齐鲁医学往事

主　审　李建军

主　编　袁魁昌

副主编　孔令华　吕　军

　　　　孙永国　寇建伟

山东大学出版社

图书在版编目(CIP)数据

齐鲁医学往事/袁魁昌主编. —济南：山东大学
出版社,2017.12(2020.9重印)
ISBN 978-7-5607-5904-3

Ⅰ.①齐… Ⅱ.①袁… Ⅲ.①山东大学齐鲁医学院－
校史 Ⅳ.①R-40

中国版本图书馆 CIP 数据核字(2017)第 310342 号

策划编辑 刘 彤
责任编辑 唐 棣
封面设计 张 荔

出版发行 山东大学出版社
社　　址 山东省济南市山大南路 20 号
邮政编码 250100
发行热线 (0531)88363008
经　　销 新华书店
印　　刷 济南巨丰印刷有限公司
规　　格 720 毫米×1000 毫米　1/16
　　　　　 30 印张　553 千字
版　　次 2017 年 12 月第 1 版
印　　次 2020 年 9 月第 2 次印刷
定　　价 66.00 元

《齐鲁医学往事》
编委会

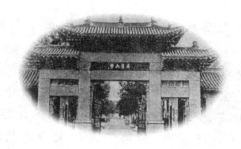

序

一

　　齐鲁医学是中国西医学高等教育的源头,也是中国高等教育的源头。她始于1917年成立的齐鲁大学医科,而齐鲁医科的历史可追溯至1864年创办于山东登州的文会馆,齐鲁医学积厚流光、源远流长,在中国医学的发展进程中具有重大而深远的影响,人们常说的"东齐鲁,西华西""北齐鲁,南湘雅""北协和,南齐鲁",都有齐鲁医学的位置,可以说,齐鲁医学是中国医学版图上的地标式医学重镇。

　　百年来,齐鲁医学汇集了一大批名医大家,培养了一大批医学栋梁,也发生了许许多多意义深远的故事。这些故事所记录的不只是齐鲁医学人的浮沉,也不只是几所学校的变迁,它所呈现的是齐鲁医学乃至中国医学波澜壮阔的历史画卷,是几代齐鲁医学人淬炼出的大医信念与高尚操守。齐鲁医学往事,有博极医源、精勤不倦的学术追求;也有见彼苦恼、若己有之的悲悯情怀;有明德启智、青蓝同盛的教育传承;还有崇德尚学、兼爱无私的大医精神。

　　这些充满魅力的往事有的被人们用纸笔记录下来,有的在人们中间口耳相传,也有许多美好的往事在流传的过程中遗失。作为齐鲁医学的传人,怀着对齐鲁医学的深厚情感,我们一直有一个愿望,就是将散落在各种文献中和人们口耳相传的齐鲁医学往事汇编整理成书,集中向大家讲述齐鲁医学的过往,讲述齐鲁医学的那些人、那些事、那种情感、那种精神。同时,也希望能将书编成研究齐鲁医学的文献和齐鲁医学人情感的寄托,成为山大医学人和山大医学生提升自我修养的范本。

齐鲁医学往事承载着伟大的齐鲁医学精神,是老一辈齐鲁医学人留给我们的一笔宝贵的精神财富,保护好、发掘好、整理好、利用好这笔宝贵的精神财富,是我们编写出版《齐鲁医学往事》的初衷。岁月无痕,但沉淀了美好的往事,留给了我们宝贵的精神财富。流年静好,但我们仍需再细细品读。继承昨日往事所承载的精神,深入地思考齐鲁医学的今天和明天。

在本书的编写过程中,我们本着尊重历史、尊重医学、尊重专家的原则,致力于所述故事的真实性和可读性,但由于我们水平有限,本书难免还有纰漏之处,敬请读者指正。

袁魁昌

2017 年 10 月

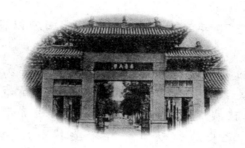

序二

　　齐鲁医学也就是以往的齐鲁医学院，它的精髓在哪里？

　　第一她是重质量而不计数量。我的老师们、前辈们都是从七年制学校毕业，但医学院实际上每年都只有不到 10 人才能顺利毕业。从历史上记载，从 1902～1926 年这 24 年，毕业学生只有 163 人，平均每年 6.8 人，都不到 10 个。所以我的医学院老师们，经常告诉我们，他是 9 年毕业的，有的是 10 年毕业的。为什么这样呢？那是因为医学院采取的教学形式是淘汰制。在预科两年，淘汰率最明显。我们班入学时一共 80 几个人，等到本科，入了本科关的不到 30 人，以后又有从福建、北京、上海等地转到医本科的，加起来也就 41 个人。我们班是最后一批七年制，最后就只有这些同学。

　　第二就是重实践。对医学院学生来说，实际操作非常重要，从预科开始一直到毕业，全都是这样。譬如说，我们做人体解剖，我的老师是赵常林，上第一课的时候他就告诉我们："你们学习的不是我，而是在你们实验室的尸体，它才是你们的老师，我讲的没有多少内容，主要是靠你们自己，根据解剖学的科学，在尸体前解剖学习。"当时我们四个人一具尸体，有的同学们为了进一步熟悉组织和器官的位置，晚上一直到 12 点才回到宿舍。我只是举一个例子，奇特的实验例子有很多，这都是说在教学过程中重实践。

　　第三是传统的精神，那就是下基层。刚才提到，24 年间，毕业生都到哪里去工作了呢？百分之七八十都到了县医院诊所和县医院工作。

转眼毕业已经 70 年了，我们所有的同学回顾以往，都要说到这几个问题。

当时医学院的氛围特别好，每个人都在为医学无私地奉献。

医学院师生关系好，平常过节，老师总是要请我们到家里吃饭，毕业的时候，也会请我们去他家就餐，给我们讲齐鲁医学的精神，让我们努力地学习，像长跑运动员一样不要掉队，要为齐鲁医学院争光。对同学来讲，我们同样要尊长爱幼。只要比我高一班的学生就像我的哥哥、姐姐一样，不分彼此。另外我们全院的工作人员也一直像一家人一样。比如护理专业，拿我自己来说，我做实习大夫的时候，有一次要到小儿科做腰穿。护士长年龄比较大，还裹着小脚，她抱着孩子，摆好了位置，喊我做穿刺。我对儿科不熟悉，她就耐心指点我应该穿刺的部位。在这一方面，别的专业同样如此。像实验室，我们做实习大夫的时候，专门有一个实习大夫的实验室，实验室有专门的实验医师教我们怎么样做心包积液等常规检查。我们的工友也是这样无私。比方做穿刺，因为当时患结核、脑膜炎的人很多，我们需要做小脑的一种穿刺，当时没有合适的穿刺针。对工友们提出这个要求，他们就马上就会给我们准备好。还有很多类似的细节，都是工友对我们的帮助，而他们对我们却从来没什么要求。

这些我只是简要的和大家介绍，实际上老校友们都很熟悉这些事情。齐鲁医学就有这样一个优良传统。

齐鲁医学院百年以来，就像接力赛一样，每次接力的时候，无论是领导、医生还是护士或其他职工，都在努力工作，争取把每一段接力赛跑得又快又好。今天山东大学的齐鲁医学院，到现在传承了齐鲁医学已经 100 年，跑到现在，我们老校友们谈起来，都非常欣慰、自豪，也非常尊重、羡慕现在的领导和中青年医生。现在正是你们长跑的时候，所以，我代表老校友们向所有领导、中青年医生和同学们表示感谢！

张茂宏

（据 2017 年 10 月 14 日山东大学齐鲁医学 100 周年老校友返校
活动中张茂宏先生的演讲整理）

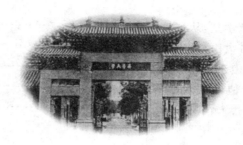

目 录

巍巍齐大

齐鲁情未了

名医传奇

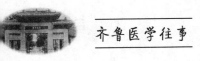

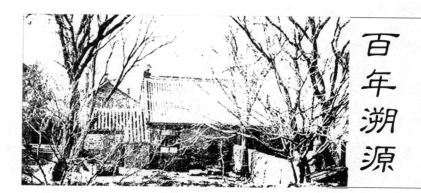

百年溯源

狄更斯在《双城记》中说：这是最好的时代，这是最坏的时代；这是智慧的时代，这是愚蠢的时代；这是信仰的时期，这是怀疑的时期；这是光明的季节，这是黑暗的季节；这是希望之春，这是失望之冬；人们面前有着各样事物，人们面前一无所有；人们正在直登天堂；人们正在直下地狱。

狄更斯这样描述工业革命发生后的时代，这同样适用于齐鲁医学萌芽的那个时代。

鸦片战争之后，中国出现"三千年未有之变局"，西方传教士籍不平等条约来华传教、设医院、办学校。齐鲁医学的萌芽悄然孕育。

溯源仍须从"登州文会馆"说起。

1864年，美国基督教北长老会传教士狄考文夫妇在登州办蒙养学堂，后改称"文会馆"，成为中国第一所近代意义上的大学，也是齐鲁大学的前身。

近代医学也于登州发端。1883年，齐鲁医科最早创始人之一、美国基督教北长老会医生聂会东夫妇到达登州，办诊所，办学。1890年，聂会东夫妇奉调到济南，创办华美医院及医校。在此后的岁月里，她们安居济南，默默耕耘，十几年后，一个让近代医学蓬勃发展的机会将要降临到她们身上。

在登州文会馆渐入正轨的时候，在青州，英国浸礼会也开始了他们的传教、设医院、办学校。

1881年，仲均安、怀恩光、卜道成等创办圣经学堂；1893年，更名"葛罗培真书院"。

1885年，武成献夫妇组建青州施医院与医学堂，后发展为青州广德医院和青州医学堂。

1886年，库寿龄夫妇将此前的寄宿学校定名为"青州广德书院"。

1887年，怀恩光在培真书院内建立山东最早的博物馆之一——青州博物堂。

此时的各地教育，虽有极大影响，却称不上蔚为大观。最终，义和团运动的爆发让各国传教士们警醒，要想变得强大需要彼此联合，譬如联合办学。

1902年6月13日，在山东的美国基督教北长老会和英国基督教会浸礼会的代表，决定联合成立山东新教大学。1909年，新教大学更名"山东基督教共合大学"。

根据首次会商决议，青州广德书院大学部和登州文会馆大学部的文理科合并,作为山东新教大学的文理学院,取两校名之首字为"广文大学",分别由登州和青州迁往潍县新校址。葛罗培真书院与广德书院神学班合并,改称"山东共合神道学堂"。

医学堂则将济南聂会东、青州武成献、邹平巴德顺、沂州(今临沂)章嘉礼所办的医校合并,成立山东共合医道学堂。学校无固定校址,分别在济南、青州、邹平、沂州(今临沂)4个教学点进行教学和轮流实习。但一校四址带来诸多不便,1906年,董事会决定为医学堂在济南建校舍。

1907年,作为医学堂的实习基地,聂会东主持的济南共合医院开设。

1908年,英、美、加等国教会出资在济南兴建新教大学主校园。

1911年共合医道学堂率先建成,成为当时教会在华所办的四大医学堂之一,并更名为"山东基督教共合大学医科",聂会东任科长。

1917年,山东基督教共合大学主校园建成,潍县广文学堂及青州共合神道学堂迁到济南,与山东基督教共合大学合并,设医科、文理科、神科。齐鲁大学由此正式建校。山东基督教共合大学医科更名为"齐鲁大学医科",其附设医院亦更名"齐鲁医院"。

泱泱齐鲁医学,至此,是谓百年之始。

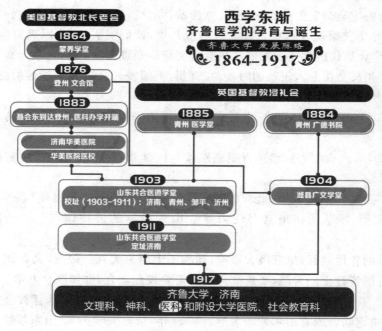

★登州文会馆沿革

◎"洋学堂"，潮涌清末

鸦片战争之前，受清政府禁教政策的限制，教会学校基本上没有进入中国内地，其分布局限在中国外围地区如马来西亚的马六甲、中国的澳门等地，数量很小。鸦片战争后，国门在西方列强的压力下不断开放，大批传教士涌入，其主要目的是传教。但当他们踏上这块土地时，遇到了中国民众的排斥，使其传教活动困难重重，举步维艰。为了扩大教会影响，传教士们创办了很多的教会学校，一时成为当时的潮流。

■ 三千年未有之变局

基督教的发展与教育始终有着十分密切的联系，甚至在历史上曾长期垄断着西方教育权。随着近代欧美传教士来华浪潮的开启，基督教教育观渐渐传入中国，其结果就是传教士在中国逐渐办起了曾被中国人视为"西塾"的教会学校。

1840 年 6 月，中英鸦片战争爆发，英国依靠"船坚炮利"取得肮脏而非正义的胜利。中国出现了"三千年未有之变局"。西方列强强迫清政府签订了一系列不平等条约，外国传教士开始取得了在通商口岸建立教堂进行传教的权利。这一时期，传教士活动范围仅限于通商口岸，传教活动也受到一定程度的限制。

从 19 世纪 40 年代，来华传教士陆续开办了一些洋学堂。1839 年 11 月 1 日，由美国耶鲁大学毕业生布朗开办了马礼逊学堂，被视为中国创办西式学堂第一人。1844 年，英国"东方女子教育促进会"派阿尔德赛（Miss Aldersay）女士在宁波开办了女子学塾，被视为外国传教士在中国开办的第一所女子学校。早期传教士开办的学校在教学内容上虽然也涉及自然科学，但以宗教知识为主。毫不夸张地说,这些早期的学校是名副其实的扫盲性质的宗教学校。

1860年10月第二次鸦片战争失败,清政府在英法联军侵入北京的胁迫下,签订《中英北京条约》《中法北京条约》《中俄北京条约》,民族危机空前深重,中外矛盾抗争急剧上升。这种日削月割、国势日衰的特殊社会背景使得不少中国人清醒地认识到国家实力的衰弱以及西方列强的强大,也逐步认识到科学及教育是西方强大的根源。清朝士阶层中的先进人士开始呼吁学习西学。而此时,中国门户洞开,传教士获得了在中国自由传教的特权,限制政策也为宗教宽容政策所取代,西方传教士凭借从不平等条约中获取的特权,纷纷来华传教、设医院、办学校。各地新设立的教会学校犹如雨后春笋,不胜枚举。据统计,到1860年,天主教会小学约90所。基督教传教士,1844年时只有31人,到1860年增至100多人。教徒从6人猛增至2000人。又据1877年《在华基督教传教士大会》的报告,自1842～1877年,基督教在华设立的学校有350所,学生5975人。

毫无疑问,早期教会学校的成功给后来者极大的启示。

无论是基督教在西方办教育的传统,还是传教士来华早期开办洋学堂的现实,这些都强烈地充斥在有识之士的潜意识里。不仅在思想上提供了通过办学来提高基督教影响力的认识,而且还在现实中提供了在不同时空开办教会学校的可行性与必要性,同时这也使得他们更加深刻地认识到教育对于人的影响。

传统教育在洋务运动推动下开始了它的现代转型。以狄考文为代表的以西方近代宗教神学及教育文化学者自居的新一代传教士审时度势,睿智地认识到“科学之花”必然在不久的将来开遍全中国。

孔孟之乡的必然之选

事实上,登州并不是被传教士第一个“相中”的地方。在孔子的春秋时代(前551～前479年),山东东部,包括现在的登州府,居住着被称为“夷”的9个部族,被中原一带的人看成是“荒蛮之地,落后之人”。孔子曾经提到过要到这一带做一种文化“传教士”。有人对孔子乐意和这样的“野蛮人”在一起过简陋生活而大为吃惊,孔子回答说:“君子居之,何陋之有?”但是,孔子并没有实践过这个计划。

1858年6月,第二次鸦片战争期间,英国政府强迫清政府签订中英《天津条约》,把登州辟为通商口岸。1860年,又签订《北京条约》,再次把《天津条约》中所规定的传教权利予以肯定,并进一步地扩充。从此,欧美传教士大批涌入山东。

登州位于山东半岛的东部,控制北洋门户,晚清时期登州在行政上是府治所在地,地理位置比较重要,传教士大部分经由海路到山东,登州是必经之地。登州是山东的主要港口之一,东部的烟台,是山东半岛北岸青岛开埠之前的最大商埠。当地美丽的海滨,宜人的气候也是吸引外国传教士之处。传教士还一直认为登州是当时中国最干净的城市之一。除了自然条件之外,传教士认为山东历史悠久,是"中国圣省",儒家文化的发源地,是整个中国传统文化的摇篮。虽然登州城保守的官绅排斥教会,但"登州城外成千上万的人民淳朴、友好,对外国人彬彬有礼。他们勤劳、忠实可靠,有许多美德",也没有外国资本的影响,可以使学校避免各种各样的"诱惑",由传教士来垄断"外国的影响",按照基督教的标准来培养学生。传教士狄考文曾说,"我感到我要用全力表示,让长老会攻打山东这个省份。在过去的时代里,中国的宗教与政治都是由山东产生,在将来的岁月里,它要把基督教贡献给中国。"

因此,传教士们选中登州为基地,开始了输入西方文化的曲折历程。

在近代史上到过登州的外国传教士数以百计,其中居住登州 10 年以上的有 15 人。如果计入其他的传教组织如美国南浸信会的人员,数目就更多了。这些传教士是一些什么样的人呢?

传教士大部分来自美国的农村和小城镇。其家庭背景虽然不完全一样,但主要来自中小农场主和中小商店主的家庭,当然有些传教士家境富裕一些,有的经济状况差一些。传教士的家庭都有虔诚信仰基督教的传统,可以说,传教士都受到过比较好的教育,即使就其本国的状况来看,在同等经济环境的青年中,传教人员的教育程度普遍要高一些。就登州的几个著名传教士来看,狄考文出身农家,本身对机械有很浓的兴趣,这对他后来在登州的活动也提供了便利。倪维思在登州的时间不算很长,但也是重要的人物。倪维思生于一个大农场主家庭,父亲早逝,他由祖父抚养成人,深受祖父的宗教熏陶。倪维思毕业后曾当过一段时期的中学教师,但立志要成为传教士,后来到了中国,从宁波来登州传教。

传教士到中国来首要的任务是传播基督教。由于中西国情不同,推广与接受的过程里势必矛盾重重。19 世纪中叶,到登州的不少传教人员都有不同程度的献身宗教的狂热精神,但中国人历来对宗教比较淡漠。

儒学占主流的传统文化对宗教最多是取"未知生,焉知死","敬鬼神而远之"的不可知论的态度。"无事不烧香,急来抱佛脚"是当时民众的普遍心理。这和西方社会中《圣经》是家家必备之书、礼拜是人人必作之事的宗教传统大相径庭。而且传教是和中国战败的耻辱联系在一起的,人民在冷淡之外还有排斥的情绪。有传教士形容这种状况,"其情形恰似把几滴水洒在坚硬的石头上,一丝一毫也渗不进去。"

倪维思夫人这样描述她创办的学校最初在社会上的影响："我的小小的学校引起了一些怀疑……终于，他们发现了秘密的线索：我们正悄悄地把这些女孩集中到一起，凑到足够人数，把她们调养好了，一艘外国轮船开来了，就把这些苦命的女孩们送到遥远的岛上，不过不是去造鸦片，而是用来炼造神秘的'长生不老药'（道士们相信这种药能使人永葆青春），把她们的身体熬成一种油，据说这种油有神奇的效果。当我进出学校时，我看到一群群人站在一处可以看到我们院子的土堆上盯着我，看我会做出什么可疑的举动。几个星期以后，这种兴奋过去了。"

　　狄考文在山东坚持旅行传教 10 余年，但收效微乎其微。他在写给美国国内差会（教会的宣教组织）总部的信中说："我们得花相当长的时间招揽听众。有一次我花了很大劲也没有找到一个人听讲。每到一个村庄，我们的耳边就充满了'洋鬼子'的喊声……我估计在近两天我至少从上万人嘴中听到这个词。"在山东的其他传教士还说过，普通的巡回布道就好比把种子撒在水里一样徒劳无获。因此，传教士们深感在中国传教很困难。要想在中国打开传教局面，就必须采取适应中国情况的传教手法。

　　传教士在实践中认识到中国有重视教育的传统。他们看到了"中国信奉教育，尊重学者……对于孔子的故乡山东，这是再合适不过的了"。

　　在登州的传教士除了少数比较保守的人外，几乎都得出了这样的认识。

　　历史的必然性在这里展示出来。

▌ 西式教育的源头——蒙养学堂

　　追忆百年齐鲁大学，必须要提到蒙养学堂。

　　1864 年，美国基督教传教士狄考文和妻子狄邦就烈从美国辗转来到登州府（府治今山东蓬莱），从一个只有 6 个孩童的蒙养学堂做起，经过小学、中学，最终发展到高等学堂——登州文会馆，成为中国第一所教会大学，同时也是第一所现代意义上的大学，而这所大学更是被公认为齐鲁大学的前身，其意义不言而喻。狄考文本人也被誉为"19 世纪后期最有影响的传教士教育家"。

▌ 不受重视的女子寄宿学校

　　1861 年 6 月，曾在宁波有过办学经验的美国基督教北长老会派倪维思（John L. Nevius）博士夫妇来到登州，他们要在这里做一件惠及后人的事情——办学。山东的第一所教会学校由此诞生。

资金有限，再加上当地文化隔阂与当地人的阻挠，倪维思夫妇只能购买一座残破的观音堂作为教学基地，整修之后，成为一所简陋的女校。为什么先办女校？显然传教士有自己的想法：教会办学根本目的是为了传教，他们看到在中国求神拜佛的多是妇女，与其意图不谋而合，故选择女校作为其传教的突破口，早期其他外国教会也都是先办女校。

1862年，倪维思夫妇招收寄宿女生开学，比清政府颁布的《学部奏定女子小学堂章程》早46年。学制和当时的美国一样，只有小学和三年制初中，课程设置也偏重家事等课。学生虽逐年有所增加，但中途辍学的也多，能坚持学业期满的极少，有时仅两三人。中国当年又兴早婚，即使学有所成也不能学有所用，毕了业结婚仍做家庭妇女，和没受过教育一样，对社会没有直接贡献，故女校的存在不为人们重视，几乎被人遗忘，甚至少数编纂史志的专家也无视女校的存在。

1863年，狄考文（Calvin Wilson Mateer）博士夫妇和郭显德（Hunter Corbett）博士夫妇，自美国纽约乘900吨小帆船，绕好望角，途遇飓风，历经艰险，同到登州，郭夫人即因肠胃病恶化而死。为了方便开展工作，第一年狄考文夫妇和郭显德在登州苦学中文。狄考文一边潜心学习，一边与汉学老师及同学合力编著《官话类编》及《华语大词典》。后来，这两本书也成为外国人学习汉语的主要教材。

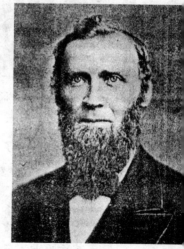

★狄考文

1864年，狄考文夫妇接管登州教区。狄考文这时已逐渐认识到中国贫穷落后的根源，是很多人不能接受教育，少数学者的文化知识（八股文）华而不实，没有科学技术内容。因而发展教育事业，是救助中国的唯一途径。他还看出办女校事倍功半，决心不墨守倪维思及同行的成规，大胆改革，毅然决定将传教为主的方针，改为以办学为主。

狄考文夫妇开始集中主要力量，利用观音堂四合院（原女校遗址）创办男校，即男童寄宿学校（Tengchow Boy's Boarding School），也称"蒙养学堂"，当地人称为"蒙塾"。

办学的流言蜚语

尽管在登州府开办男童学校并不新奇，但由一个西方人来开办这样一所学校却是一个惊人之举。当时，在招生和办学上最大的阻力就是社会上的流言蜚语。

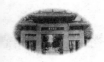

一位文会馆毕业生后来回忆："当我父母把我送进学校的时候,村子里的人都竭力反对。他们说传教士都是吸血鬼,用一些魔法从孩子们身上汲取血液,以此恐吓我的母亲。虽然我有一点害怕,但最终还是来到了学校。当春节放假回到家后,一些巫师仔细检查了我的全身,发现我的脉搏不仅跳跃正常,而且气色要好于以前,他们说在学校3个月的生活还不能验证一些灾祸,再等段日子灾祸就要降临了。"在德国人强租胶州湾并建筑铁路那段时间,谣言就更凶了。说每一个枕木下面一定埋着一个中国小孩,给火车提供车轴润滑油……妖言化为敌视,致使狄考文长时间无法摆脱生源的困扰。

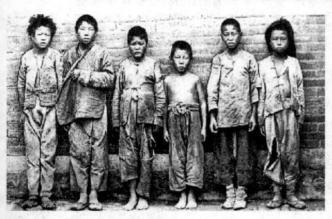

★蒙养学堂的第一批学生

早期的蒙养学堂招生条件极为优渥,不仅免收脩金,而且免费供给饮食、医药、衣帽、鞋袜、书籍、文具及灯火费、回家路费等。这是前所未有的好事,人们却怀疑洋人不会有好心,故不敢就学。只有穷得没饭吃,父母养活不了要送人的孩子,才甘冒风险就读。最后狄考文夫妇只招收了6名住宿生和2名走读生。除了1人以外年龄都不到11岁,其中认字的只有1人,不久就有3个孩子退学。

这使狄考文夫妇的办学计划几近前功尽弃。为了稳定生源,他们想了一个办法:在学生报名时,和他们的父兄签约,除非不堪造就;否则必须学满6年。签约原文如下(当年还没有标点符号):

　　大美国长老会设学于登州府城内招收生徒今有某府某县某社某村某人子某名几岁愿送入馆内读书应许自备儒书笔墨衣衾遵馆内详章依次学完方准归家营业倘无故早日领回须将入学以来所耗经费一概偿还学生逃亡须寻觅送回未毕业之先学生定亲娶亲须经监督(校长)允准方可惟学生愚顽不堪造就任监督遣归此系两厢情愿并无追悔年月日立

对于那些签订了保证书的孩子们,学校免费提供衣食和教育。但是那些留在学校里的孩子不得不忍受邻人的警告和恐吓,他们说西方人只是要控制这些男孩,为的是用魔法抽他们的血。

■ 中西合璧的教育理念

坐落在观音庙里的教室,同时也是厨房、餐厅和宿舍。除了冬天,孩子们要在早 6～8 点朗读,然后做半小时的祈祷。接着是 1 小时的早餐,饭后学习 3 个多小时。下午他们还有 4 个多小时的课程,然后是晚饭——这个地区习惯于一天两餐。冬季会改在晚上朗读和学习。

最初狄考文认为按当地习惯采用的作息表太严酷了一点,学生几乎没有时间来游戏和锻炼。然而,在观察数年以后,他的结论是中国的方法最适合于中国的儿童。

在另一所学校发生的一件事,说明了这种作息制度并没有完全耗尽孩子们旺盛的精力。这是一个暖和的下午,先生打着瞌睡后睡着了。一个大胆的学生用饱蘸墨汁的毛笔把先生的眼镜片涂黑了。先生醒过来一看天黑了,就放了学。这个"闯祸者"后来甚至在当了卫理公会主教后还在吹嘘这次恶作剧!

一开始,无论是狄考文还是夫人狄邦就烈的汉语都没熟练到能给学生教课的程度,所以他们请张幹臣先生教授"四书""五经"。除了每天早晚的祈祷外,就像中国其他的小学一样,按当时流行的方式教经书。张先生是在登州长老会举行的第一次仪式中受洗的 3 名信徒之一。

张先生授课会按照中国传统的教学模式,教给学生认识那些象形文字和符号的发音,一遍遍地重复背诵课文。老师逐个检查学生的朗读,指出他们的发音是否正确。当一个学生认为他能够背诵他的功课时,就走到教室的前面,对老师深鞠一躬,把书交给老师,然后转过身去开始朗读——或者按中国人的说法叫"背书"——转过背去是一种预防作弊的措施,以保证学生看不到书本。登州府的学校也沿用这种方法,只有狄考文夫妇在场时例外,他们坚持让学生停止喊叫而安静地学习。他们也要求教师在教学中讲解所教课文的意思,不能"不求甚解"。

有了一定基础之后,狄邦就烈就开始教授西方音乐、地理、算术、历史等课程。

随着学堂的发展,原有的观音堂已经不能满足教学的需要。1868 年,学堂扩建,可容纳 30 名寄宿生,学生穿戴由家长准备,其余"饮食、笔墨、纸张、医药、灯火、归家路费"等,仍由学堂供给。狄考文还建造了自己的住宅。

1871 年,由于狄考文夫妇和全校师生艰苦卓绝共同奋斗的结果,文会馆男校已经发展成为一流水平的六年制中学。但狄考文并不满足。

随着学堂的发展和学生水平的提高,狄考文将活动重心转向亲自授课办学上,改变了以往主要由夫人狄邦就烈主持学校教育的局面。同时,为了造就人才,"添设高等科",正式将学堂分为正斋、备斋两部分:"正斋视高等学堂之程度,即隐括中学之程度于内;备斋视高等小学堂之程度,而隐括蒙学于内"。正斋学生开始学习代数、几何、化学、力学、电学、天文学等课程,并进行大量自然科学实验。1874年,蒙养学堂更名"登州男子高等学堂",学制改为12年。据狄考文日记记载,1874年学生们所做实验课的内容,已经比狄考文本人"见过的多"了。

狄考文夫妇坚持信仰必须完全自愿,绝不勉强学生入教。他们创办男校,前9年共培养学生91人,其中只有14人入教,而且毕业时就有5人离教,他们任其自去并不强留。

▌自编教材的创举

学生们的第一册课本是一部基础性的书,叫《三字经》,或叫《三字经典》。背诵功课还间以默写课文,重点并不在于认字,而是培养写毛笔字,进而学习写作。狄考文夫妇的目的是让孩子学会中国经典,就相当于西方小学中学习希腊和拉丁文经典一样,然后再学习《圣经》及其他宗教书,如《曙光初露》《天道溯源》《基督教见证》及《教义问答》,他们还要学习算术、地理、科学、演讲和唱歌。

尽管中国人当时就和现在一样非常善于用算盘计算,但这种本领是和开店经商、兑换钱币联系在一起的,并没有被看成是培养学者的必要教育。此外,就数学教学而言并没有一个合适的方法,所以狄考文决定用西方的方法来教数学。起初他用福州基顺(Gibson)先生的一本小书,后来此书售罄,另外这本书对他的教学来说也过于简略,于是他开始编写自己的教材。

狄考文的课堂生动活泼,让学生产生了浓厚兴趣。他根据美国课本,编写一般科学知识讲稿,反复推敲。但他不用自己的讲稿直接编印课本,而是将学生的笔记加以归纳、整理、修改、润色再编印成课本。经过教学实践,中外师生结合集体创作课本,这是狄考文的一项创举。他编写的课本有《心算初学》《笔算数学》《代数备旨》《形学备旨》《振兴实学》及《要理问答》《分字略解》《教会名目并会例》、英文《神

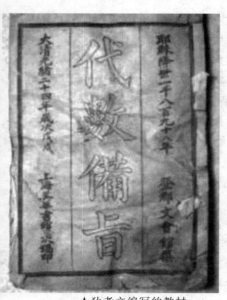

★狄考文编写的教材
《代数备旨》

字解》、英文《驳倪公传道政策》等，还编写了《理化实验》《电学全书》《电气镀金》《测绘全书》《微绩分习题》及《重修天路历程》《谈讲之法》《得道途程》等教材和参考书。

最困难的是当年中国的书籍都是竖写自右向左排列，而算术必须先学阿拉伯数字，自左向右横排，狄考文只好先用中国的传统写法，再用阿拉伯算数字横排。

后来狄考文编了一本几何书，该书在1885年出版。在那时，学习几何的中国男孩要比西方的同龄人有优越之处：因为他们都有辫子，辫梢上都系着头绳，这使得他们在黑板上画圆极为方便。不久，狄考文又编了一本代数课本，但关于高等代数的第二部分被耽搁了20多年，直到1908年他去世前的几个月才得以出版。

▎"一个培育了杰出孩子的老母亲"

狄考文在晚年反复声明，开办这所学校事实上应归功于他妻子狄邦就烈。起初他并不认为这所学校很重要，他相信他的未来仍在于布道传教。后来他看到学校的价值，才越来越关注它。

当狄邦就烈的汉语讲得比较流利时，她开始教地理、心算和唱歌，而且被证明是一个极好的教师。她甚至编了一本介绍音乐并附有许多赞美诗的书。此书有两个部分，第一部分介绍了和声（在以后的版本中被放到了第四部分）。她在这部书中采用通常的音符，只有一个例外，她借用了"爱卡恩"（Akian）体系的符号。这套办法对以前没有音乐知识的人来说极为有用。

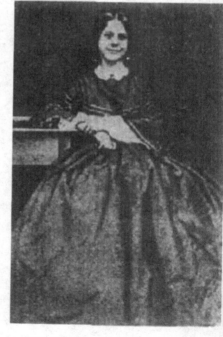

★初到中国的狄帮就烈

狄邦就烈除授课外，还分管学生的生活，操持学生的衣食住用，负责学生的道德礼仪教育。她没有孩子，就像养母那样照看这些学生，很快就赢得了他们的尊敬和爱戴。她会对学生的一言一行加以训导纠正。有的学生年龄小想家，她就讲故事说笑话，和学生一起捉迷藏做游戏；学生闹纠纷，她会亲自排解并理以曲直，学生有过错必委婉戒之，明彰其过令生悔心；对穷困的学生会以工代赈，而不示以惠；学生病了她必亲视汤药，问寒问暖，关怀备至，俨然慈母。

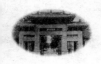

　　她总是拜访学生们的家庭,和他们的母亲交朋友。她的个性光彩照人,既有机智的幽默又有胸怀大众的献身精神。后来学生长大成人后,只要一到登州,第一个要找的人就是狄邦就烈,向她报告自己的成功,也向她倾诉自己的困惑。

　　在狄邦就烈 60 岁生日时,学生和校友送给她一件绣工精美的丝绸斗篷,上面绣满了他们的名字。他们还在狄考文家的大门挂上一块匾,或者叫光荣榜,上面刻了四个金字:"育英寿母"。这大概可以译为"一个培育了杰出孩子的老母亲"。但在中文里这还表明了她能识别有才华的幼苗并把他们培育成材。

　　狄邦就烈不仅像母亲一样照看着学校里的孩子,而且还不止一次地关怀那些失去母亲的传教士的孩子们。对她的怀念后来形成了一篇传记,十分贴切地命名为《在中国发展品格》。此书是由她丈夫的弟弟狄乐播(Robert M. Mateer)撰写的,是为了感谢狄邦就烈在他妻子去世后对他女儿的照顾。他妻子是在历经磨难和艰辛开创了潍坊传教站之后去世的。

　　　　　　　　　　　　　　　(资料来源:《齐鲁大学》《广文校谱》)

◎登州文会馆，中国近代第一所大学

栉风沐雨，历久弥新。不管当时文会馆创办者初衷何在，他们对中国近代高等教育的贡献都不可磨灭。文会馆是一所具有高等教育性质的学校，其办学体制、课程设置、管理模式等成功的经验为中国近代高等教育的发展提供了可资借鉴的模本，也因此在很多人看来，它正是中国近代的第一所大学。

■ 以文会友，文会馆成

狄考文在《基督教会与教育》曾阐释到："许多中国人都在探索，渴望学习西方如此强大的科学，科学的名声已传遍中国的每一角落。基督教教会的良机，就在于培养以基督教真理来领导这场伟大的精神和物质变革的人才；这也是使西方科学与文明迅速在中国生根开花的良好时机。我认为，不仅要培养传教士，而且还要培养教员、工程师、测量员、机械师等，这是他们的责任和特有的权利。"这篇文章刊登于登州文会馆更名当年，应该是文会馆从蒙养学堂、中学教育再递升到大学教育阶段办学经验的总结，也是办学实践历程中对教育认识的升华。

1876 年起，蒙养学堂改为"文会馆"，取以文会友的意思，狄考文担任文会馆第一任总监（校长）。1879 年，狄考文夫妇来山东 15 年后，第一次回国休假。休假期间，狄考文到各大学进修，广泛搜集各种实验设备、募捐，为建设真正高水准的大学做准备。1882 年，根据倪维思博士的提议，人们认可狄考文创办的登州学堂为大学，因为这所学堂此前已经做了多年的大学工作。同年，登州文会馆被美北长老会总部正式批准为"Tengchow College"（登州学院），中文仍称"文会馆"。直到 1904 年，登州文会馆培养出的正式毕业生虽然仅有 208 人，却

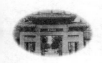

对山东乃至全国的新式教育产生了重要影响。

文会馆参照西方大学的办学模式,其具体制度在办学过程中得以实践。在学制方面,完全依照西方学制进行教学,给无明显大、中、小三级学制区分的中国传统教育提供了重要的参照,为中国近代大学制度的建立提供了模本。他们以此为借鉴,在中国兴办近代教育,中国大学制度由此开端。

过去一段时间,有不少学者认为上海圣约翰大学是中国近代第一所大学。圣约翰书院(圣约翰大学)建校初期,曾经在中国教育史上创造过多个"第一":第一份文理综合性大学学报、第一场运动会、第一个校友会、第一个研究生院……然而,近年来,随着一些学者对中国近代高等教育史研究的不断深入,大家逐渐发现,中国近代最早的教会大学应是登州文会馆。

事实上,登州文会馆不仅仅是中国近代第一所大学,更是19世纪末、20世纪初中国最好的大学之一。当时,文会馆拥有"中国最多和最好的物理、化学仪器设备",与同时代的"美国普通大学一样好"。曾先后担任京师同文馆、京师大学堂总教习的丁韪良,曾盛赞文会馆为"伟大的山东灯塔"。

▍严格的"三大件"教学

西方大学崇尚理性,重视基础教育的理念在登州文会馆的办学过程中始终表现突出。在文会馆初期的课程中,科学课程占了很大比例。科学课程主要为人文科学和自然科学,这是以博雅教育为目标的西方传统教育理念的一种体现。从历史发展角度看,这样的教育理念是先进的。

美国传教士们在创办教会学校时,往往以自己母校为蓝本来指导自己的课程设置,重视英文、数学和宗教。登州文会馆与其他教会学校有所不同,因为狄考文认为,在中国不适合英文教学,因此没有安排。这也是登州文会馆与其他教会学校重视英文教学不同的地方。作为创办较早的近代教育机构,登州文会馆在创制西学课程、教学内容等方面有自己的特色。

在登州文会馆所设课程中,西学课程的比重很大,包括数学、物理、化学、生物学、测绘学、航海学等自然科学,而数学、中文、宗教课是学生每年的必修课。狄考文治学极严,尤其重视数学和物理、化学(所谓三大件)教学,三门中只要有一门不及格,其他功课再好也不能升级,更不能毕业,故学校毕业生的数、理、化基础特别好,能胜任全国各地大学堂的教学工作。

登州文会馆对科学和数学特别重视,是因为他们认为科学和数学对培养逻辑思维至关重要,"可以使摇摆不定的心智稳定下来并养成专心的习惯","培养中国人所缺乏的推理与分析能力"。狄考文认为实验室的科学运用是发展逻辑思维的最佳方法之一,非常重视学生动手能力的培养,以使学生"洞达各学之理,俾诸生不至空谈无补耳"。因此,文会馆建立了物理、化学等科实验室,"特备各等机器,以试验各学之理、各学之用"。狄考文从蒙养学堂时期就开始收集仪器设备,到大学部开办时,学校的工作房和理化室已初具规模。至文会馆迁址潍县,规模更大,设施更加完备,有水学、气学、声学、热学、光学、电学、天文、化学等试验器材10余门类300多种。有学者认为,"这在当时是全国唯一的仪器教学制造单位"。

美国长老会山东差会在向总部提出提高文会馆等级及变更名称的要求中说,文会馆已经拥有"大量物理和化学仪器设备,拥有中国最多和最好的物理和化学仪器设备"。狄考文在给美国杰斐逊学院同学的一封信中也说:"我们现在拥有与美国普通大学一样好的仪器设备,比我们毕业时的杰斐逊学院的两倍还多。"清华大学教授史静寰曾在《教会学校与中国教育近代化》一书中认为:"……学校(文会馆)这样全面系统地开设自然科学,在当时的中国还是一个创举。"

除了自然科学之外,课程还包括心理学、逻辑学和政治经济学以及《万国通览》《二十一史约编》之类中外史地等社会科学。在这些课程的学习中,学生接触到中国以外的世界,拥有了更多的观察世界的本领。狄考文还最早提倡德、智、体、群四育,最可贵的是他能身体力行,而且坚持师生都一律住校共同生活的制度,教师以身作则,言传身教,因而学生不仅文化素质高,而且品学兼优,能为人师表。

登州文会馆使用的教材或由西方搬来,或广泛发动文会馆师生,大家一起动手,共同编译教材。狄考文组织赫士博士编写了《对数表》《声学揭要》《热学揭要》《光学揭要》《天文揭要》《天文初阶》《是非学体要》(是非学即逻辑学)以及《救世略说》和《使徒史记》等课本及参考书。狄考文还帮助学生王锡恩编《实用天文》《力学测算》《勾股演算》《图解三角》等课本,帮助学生张松溪编写《勾股题镜》和《八线备旨》等教材,学生刘光照等人也编写过好几本更加详尽的代数、几何等课本。

值得一提的是,文会馆所开设的西学课程和出版的教科书,在当时中国处于领先地位。例如,《光学揭要》和《声学揭要》第一次将X射线和声学理论引进中国。这些教材不仅解决了文会馆教学用书,而且还成了近代中国第一批教科书,成为洋务运动和"新政"时期中国新式学堂的首选和必备教材。其中《笔算数学》一书初版于1875年,1922年仍见其再版,流行达半个世纪。上海美华书馆总监费启鸿在谈到这本书时写道,"无法统计这本书的销量","整个帝国都在使用"。

登州文会馆还把欧美的自由风气带到中国,学校内部孕育了宽松的校园环境,民主、自由的气息比较浓厚,强调发挥受教育者的能动作用。除了合理的课程的设置,还有课外社团活动。文会馆立会有:辩论会、传道会、勉励会、戒烟酒会、新闻会、青年会、中国自立学术塾会。课堂上鼓励学生提问、讨论,实验由学生自己操作,鼓励师生参与学校管理。师生之间关系平等、融洽。

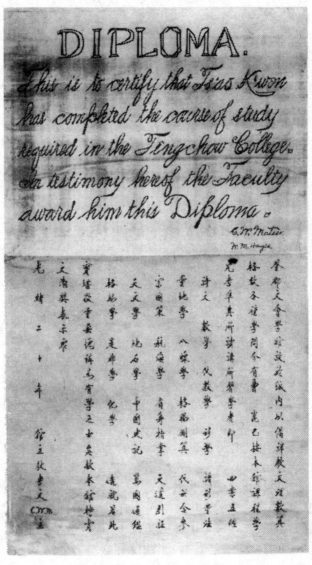

★登州文会馆1894年颁发的文凭

▌文会馆毕业生很抢手

　　登州文会馆讲求实学，注重学以致用的教育理念和方法，培养造就了中国第一批符合近代教育转型、新文化传播和社会改革发展的实用型人才。

　　当时文会馆毕业生有的参与了北京大学、北洋大学、山西大学堂的创立，有的在其中担任教习等教职。他们运用西方高等教育的方式管理中国学校，处理学校事务。西方大学的一些办学理念、办学经验，也通过他们应用到中国大学并得到推广。应该说，文会馆在很大程度上影响了中国的第一批高等教育机构的模式及各种规章制度建设，对中国大学制度的建设和发展做出了贡献。

　　洋务运动时全国各地兴办新式学堂，登州文会馆毕业生被"抢购"一空。至1904年文会馆迁往潍县，领取毕业凭证的毕业生共有206人，其中从事教育工作的达60%。当时，北至沈阳，南至云南，文会馆100多名毕业生分布于全国16个省份，先后任教200多所学校。

　　清末"新政"时期，各地兴办学堂如雨后春笋，但苦于没有西学教师，便纷纷求助于登州文会馆。上海最早最大的教会大学圣约翰大学，当年有文会馆毕业生李星奎、曹金岗、张丰年先后任教。张丰年执教数学、物理和天文学三门课程，后来又到山东大学堂任教习。中国西部第一所官办地方大学——山西大学堂，聘请了文会馆宋景清、陆之安、冯文修、李天相和朱葆琛5位毕业生。朱葆琛还任中国近代第一所大学译书院——山西大学堂译书院主笔，被誉为翻译界名流。中国近代第一所中央官办大学堂——京师大学堂（今北京大学）的总教习、美国传教士丁韪良与狄考文关系密切，建校时他曾一次聘任登州文会馆12名毕业生，以致整个京师大学堂的西学教习只有一名不是文会馆的。中国最早的官办地方大学——山东大学堂，一次聘用20多名文会馆教习和学生，并且办学所用的课本、教学内容、仪器、规条，甚至连预算和经费开支的方法等等，均为一色的"文会馆蓝本"。

　　此外，上海南洋公学（即上海交大前身）、上海震旦大学、上海英浸会大学堂、南京汇文书院（即金陵大学）、江南高等学堂（今东南大学前身）、浙江高等学堂（今浙江大学前身）、长沙雅礼大学堂、杭州之江学堂（今杭州大学前身）、开封府高等学堂、福州公立会大学堂、南京陆军学堂等以及各地中小学堂几乎都有文会馆毕业生任教。

　　由于全国西学师资短缺，文会馆毕业生供不应求，往往一个人要在两个以上学校任教。在19世纪末20世纪初中国教育由传统向近现代转型这个历史时期，这种现象，除了登州文会馆，其他是绝无仅有的。

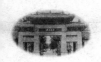

　　狄考文创办文会馆的巨大成就引起了中外人士的极大关注,北美长老会也积极支持,将发展文会馆定为大事,纳入该会的计划,增加人力物力,增派赫士(Hayes)博士及夫人赫美吉·富克济(Ritichie)、顾乐斯(Groves)、文约翰(Irwin)、路思义(Luce)等许多杰出的教育家,先后到登州参加文会馆的教学工作;狄考文派人到登州教区的黄县、招远、掖县、平度等地共创办中小学 60 多所。同时,郭显德博士和杜宇宁女士,也在烟台教区创办益文等 40 余所中小学。

（韩曰明　吴　骁）

◎文会楼——当年登州第一高

斗转星移，登州文会馆在中国近代教育史的发端之处，其建筑已荡然无存，其精神却已矗立150年，并薪火相传，向后人诉说中国第一所现代大学的功业与辉煌。当年的登州文会馆是什么样子？从发端到发展，文会馆曾经历数次扩建，今人也只能从仅存的资料里略窥一二。

1864年，狄考文夫妇创办男童寄宿学校，即登州蒙养学堂。因为没有资助也没有房屋，只能因陋就简，在登州城内西北一处观音堂内办学。观音堂东廊为校舍，狄考文夫妇居住在正殿。最初的情景被一张泛黄的老照片记录下来，观音堂狭小破败，周围有树木环绕，可这里就是近代教育的发祥地。

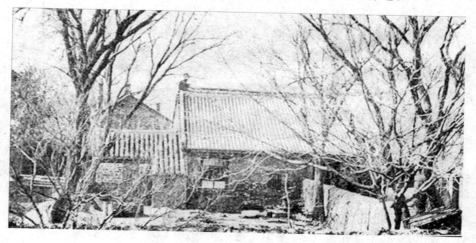

★文会馆发祥地——登州观音庙

1867年,狄考文于观音堂东邻建西式住宅一处。他将观音堂正殿改为校舍,东廊改为图书、仪器存放处和理化实验室,斋室、厨房、食堂在西院。后由于学生增多,又在西院添建斋室若干间。

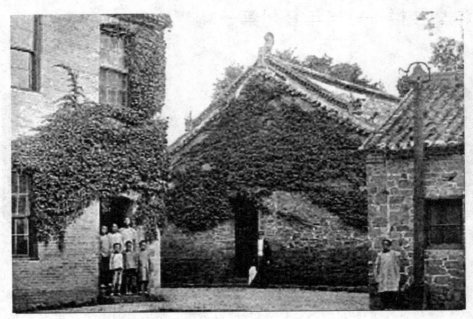

★登州文会馆

老照片也记录了狄考文当年建造的住宅模样,这个住宅是狄考文在1868年亲自设计、进料并且监督建造的。住所内还有简单的医疗室,餐桌上方"旋转着一把电动苍蝇掸子",玻璃罩内"有一个小型气动喷泉"。后来一些外地来这里避暑的传教士说狄考文作为传教士,建造这样的居所太奢侈了。狄考文当时的考虑,就是要竭尽所能向中国人展示西方文明,引起更多人的注意。他的这一目的达到了,他的居所在当时是登州城内唯一的一座西式楼房,也是当时唯一的一座楼房,是当地的一道亮丽风景。

1883年,文会馆建西式教学楼一座,里面有讲堂课堂,存放物理仪器、动植物标本。在教学楼后面建有图书室、阅览室、电机房、沐浴室、化学实验室及观星台等。同时改建斋室十几间,可容纳上百人。在教学楼前面建有博物陈列所。在学堂东北,还有西洋教员住宅一所。

后来,文会馆迁往潍县,所遗旧舍改为中学,并归登州教会管理。

登州文会馆研究会人员多次走访文会馆所在地的村民,并做了实地考察,同时结合史料,对文会馆的建筑格局、地理位置和历史变迁进行了考证和梳理,最后请蓬莱书画界知名人士孙玉江先生绘制成复原图。至此,文会馆建筑的原貌才大致呈现在今人眼前。

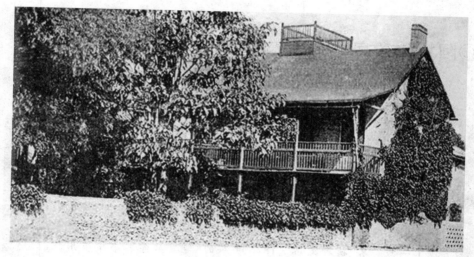

★登州狄考文住宅

石岛村村民、年近九旬的刘永乐老人,其父刘雅各当年在文会馆做过饭。刘永乐从出生到现在,一直住在文会馆的地界里,可以说是地道的"文会人"。说起当年文会馆大院的情况,刘老滔滔不绝。文会馆1904年迁住潍县,原址改为文会中学,20世纪初合并到东关后,这里又用作文会小学,直到1947年国民党将建筑拆除之前,文会馆的房屋基本保持原样。

让刘永乐老人记忆犹新的是文会馆迁走后,文会中学又建成了一座综合楼。楼高三层半,地下还有半层,楼顶中部突起,侧面画有美国旗,顶尖高耸。二、三楼有阳台,上下有柱子。楼内墙壁洁白,地面铮亮。窗门造型奇特,外观建筑错落有致,带有很浓的欧美风格。老人说,主楼楼顶和电气房的烟筒是登州城里最高建筑,所以当年日军飞机轰炸蓬莱城时,首先瞄准了这两个高点。但是,当看到楼顶挂有美国旗时,便躲开了目标。所以一遇上飞机轰炸,老百姓便跑到文会馆避难。又因为文会馆是当时城里唯一有楼房的地方,一遇上洪水,周围的居民便爬到楼上躲灾……"文会楼"意外地成了老百姓的避难所。老人记得他小时候常跟传教士的孩子玩耍。传教士老师很和气,他们家里就有药箱,一般的磕磕碰碰或头疼脑热什么的,找到他们都能得到帮助。学校地下还有冷库,常年储存冰块,所以跟洋孩子们玩,少不了糖块和冰棍之类的东西吃。

老人还听到他父亲讲,当年电气房地下有锅炉和发电设备,那时文会学校的师生们早于我们好多年就享受到暖气和电灯了。

◎阿拉伯数字在中国的传播

1、2、3、4、5……这些我们所熟悉的阿拉伯数字,原是印度人发明的,后经阿拉伯商人传播到世界各地,故称阿拉伯数字。那么,我国从什么时间开始使用这些数字的呢?之前学界认为,中国最早使用阿拉伯数字用于数学运算,见于清光绪十八年,即公元1892年山东登州文会馆师生编写的数学教材《笔算数学》一书。2013年,蓬莱发现了一本署名"狄考文撰"、1875年版的《笔算数学》,书中采用阿拉伯数字和加减乘除符号,这次发现将中国最早使用阿拉伯数字进行数学运算的记载时间提前了17年。

■ 引进西方现代数学受阻

狄考文的登州文会馆开设了56门课程,其中10门是数学等西学基础学科,成为"所有教会学校中开设数学课程门类最多的学校"。狄考文当初引进西方现代数学时遇到了许多障碍。

首先是教材的版式问题。当时中国人不懂得横向书写,如果仍然教授传统的竖写形式,学生无法阅读西方书籍,将来更无法与西方文化接轨。所以,狄考文在编写《笔算数学》一书时,兼顾中西传统习惯,将加减乘除四则运算的算术例题,设计成横式和竖式两种。这种算术格式,后来被学界称为"中国现代数学过渡时期的经典算式"。这样一来,学生既能理解题意,又可以很快适应西方新式教育。同时,《笔算数学》还完成了近代中国传统算学由中算向西算、竖排向横排的过渡,并为中国数学教材的编写提供了模板和范本。

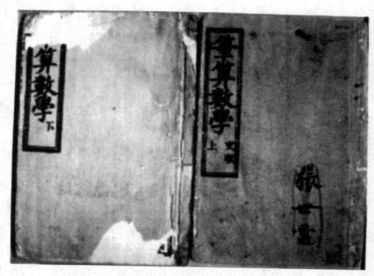

★狄考文编写的《笔算数学》

其次是文体。当时文言八股风行,普通家庭的孩子无法读懂艰涩的文言文,所以狄考文在编写数学教材时采用了"白话"和"文理(文言文)"两种文体(版本),解决了"雅俗共赏"问题,并且开创了用白话编写教科书的先河。

最重要的是阿拉伯数字的引进和使用。阿拉伯数字最初在中国被认为是"洋文",在官方看来,使用洋文是大逆不道的。据说清廷在一次科举考试中,一名考生使用了阿拉伯数字,考官认为这有损于大清帝国的尊严,便判了这位考生零分,并将其赶出了考场。所以,直至20世纪的1906年,总理衙门直属的京师大学堂(北京大学前身)的教材上,仍然见不到阿拉伯数字。

关于阿拉伯数字的戏剧性分歧

当时学界对阿拉伯数字的引进和使用也意见不一。

在19世纪晚期西学译介的领域中,傅兰雅和狄考文具有相当高的声望,在数学领域的译介各有突出成就,是19世纪末20世纪初中国两个实力派西学翻译家。在引进现代科学知识上,傅兰雅与狄考文可谓志同道合,并驾齐驱。然而,两人在是否采用阿拉伯数字的问题上却出现了戏剧性分歧。

早在1878年,狄考文就对江南制造局出版的《对数表》《代数术》《八线学》等数学书籍没采用阿拉伯数字提出了异议。他认为没有阿拉伯数字,就构不成一个完整的数学体系:"中国人普遍愿意学习这些数字,各地都有很多人知道这些数字,在课堂中学习这些数字只需要一两个小时就能掌握,这些数字用中国笔写起来也没有任何困难。如果要从根本上把西方的计算方法引入中国,即使依旧使用中文数字,也必须用到零、正负加减乘除等符号,那为什么不引入阿拉伯数字从而使数学语言体系更为完整呢?"

狄考文还说:"数学符号是一种世界语言,所有的文明国家都会使用它,而且不到万不得已是不应该轻易对其做出改变的。在本书(《笔算数学》)的编纂过程中曾给予我极大帮助的几位年轻人坚持认为我们不应该将西方的数学符号替换为中文的表达方式,也不应该将二者混杂在一起使用,而是应该原封不动地照搬过来。书中唯一的改变就是在公式的书写上采用了竖排而非横排的方式——这也是为了适应中文书写合适而不得不做出的改变。"

但是,傅兰雅始终不认可在翻译和教育工作中使用阿拉伯数字,在 1890 年的传教士大会上,他以激烈的言词表达了自己的观点:"我们该怎么说那些坚持在他们的数学课本中使用阿拉伯数字的老师呢?中文的'三'都要用阿拉伯数字 3 来代替吗?我们必须在中文书籍中使用不可思议的阿拉伯数字,让天朝大国的人们感到困惑吗?"

对此,狄考文针锋相对发表了不同意见:"不采用与全世界一致的数学体系会阻碍中国现代科学的发展,减缓它前进的步伐。倒写分数或引进新符号的人根本就没有实践经验。……中文数字使数学教学很不方便,还会在竖排的书籍中引起混淆。我敢说,不采用我们的数学体系,中国的学校就无法进行数学教学。"

就这样,狄考文与傅兰雅之间关于对阿拉伯数字的引进和使用长期分歧,相持不下,有时甚至争论得面红耳赤。然而,狄考文周围的年轻人却大力支持狄考文的做法,认为"应该完整无误地把这一体系介绍给他们"。为此,狄考文在 1877 年上海传教士大会上积极倡导使用阿拉伯数字编写中国现代教材,并身体力行,首先在文会馆教学和《笔算数学》《代数备旨》《形学备旨》等数学教材编写中,将中国大写数字改换成阿拉伯数字,加减乘除符号采用"＋、－、×、÷",分数记法也采用分子在上、分母在下,这种形式一直沿用到今天。

历史证明,现代文明的脚步是前进的。狄考文和他编写的教科书所带来的现代信息,最终还是被中国人所接受。

寻找初版《笔算数学》

《笔算数学》一书出版后,再版 30 余次,流行近半个世纪,成为清末民初全国新式学堂首选和通用的数学教材。目前,国内各大图书馆所收藏的《笔算数学》，其最早版本是 1892 年版，《中国通史》《四库大辞典》《中国近代数学教育史稿》等大型典籍和学界对阿拉伯数字在中国首次应用时间也界定于这个版本。但是，山东师范大学教授、著名学者郭大松所著的《一位在山东四十五年的传教士：狄考文》一书记载，登州文会馆在小学阶段就开设数学课。1868 年，狄考文就开始编写《笔算数学》这本书，"直到他弟弟约翰主管上海美华书馆的时候才出版了这本教材"。经查，狄考文的弟弟约翰于 1872～1877 年任美华书馆主管。由此推测，《笔算数学》还应该有初版，如果在此书中使用了阿拉伯数字，那么阿拉伯数字在中国的首次应用，就应该打破学界定论而大大提前。为此，蓬莱市历史文化研究会和登州文会馆研究会组织人力，对初版《笔算数学》一书展开了长达 3 年之久的调查和寻访。

"阿拉伯数字"的寻查之路，还得从北京电影学院一位孙姓退休教师那里说起。孙老师的祖父孙熹圣和祖母孙隋心慈以及他祖父的六兄弟和一个姐姐都先后受业于登州文会馆。孙老师听他的父亲说，爷爷孙熹圣当年在文会馆上小学时，学校就已经开设了数学课。当时还没有教材，老师一面讲，学生一面记，后来才慢慢有了课本。印象最深的是使用阿拉伯数字做算术题。现在看起来阿拉伯数字很好写，但初学时还真有点不习惯，因为中国字自古以来就是横平竖直，突然将笔画改成弯弯曲曲的，写的看的都很别扭，难怪周围其他学堂都以为他们使用的是洋文。孙老师的爷爷还在外国教师的指导下，第一次将英语"film/movie"一词，翻译成现在中国人人所皆知的"电影"。后来，电影一词才慢慢随文会馆毕业生带到全国各地……在孙老师的提示下，蓬莱相关调查人员走访了国内大型图书馆，查询了大量图书资料，得知，文会馆当年使用阿拉伯数字的事实，是出于文会馆校长狄考文和他的学生邹立文 1892 年编写的教科书《笔算数掌》一书，现代典籍和学界对中国最早使用阿拉伯数字时间上的认证，也是依据于这本教材。但是，通过文会馆后人的回忆，文会馆开学伊始就开设了数学课，那么，1892 年之前的 20 多年里文会馆不可能没有数学教材，如果有数学教材，很可能已经使用了阿拉伯数字。为此，寻找原始版本《笔算数学》便成了问题的关键。

目前，国内各大图书馆馆藏《笔算数学》一书，有几十个版本，后人对此书的解释性著作也不下 10 个版本。但是，最早的却都是 1892 年版。国家图书机构没有馆藏，唯一的途径就是民间，而民间查找无异于大海捞针。几年来，调查人员几乎走遍了所有的民间市场，并通过网络渠道与全国各地沟通、查询，可谓是"踏遍铁鞋无觅处"。正当准备放弃寻找时，一个机会偶然得知，广东的一位藏友曾发现过一本光绪早年出版的《笔算数学》，据推测，这本书很可能就是要找的《笔算数学》初版。然而，当联系到本人时，谁知他已将此书卖给了旧书摊，书摊老板将这本书又转卖给了网上书摊。最后,通过半年多"网上追踪",2013 年 12 月初,终于找到了光绪元年出版的《笔算数学》。

■ 初版现世,将阿拉伯数字在中国使用提前 17 年

原始版本《笔算数学》,出版于"耶稣降世一千八百七十五年",即公元 1875 年,扉页的右下角赫然标有"狄考文撰"字样,然而,我们最关心的还是阿拉伯数字的使用情况。当翻到书的正文开头时,几行令人激动的字眼映入眼帘。上写:

"大概各国有各国的数目字,但于笔算上,不能处处都合式,现在天下所行的笔算,大概都是用亚(阿)拉伯数目字,虽然各国所叫的音不一样,而意思和字迹却都相同,这种字容易写,于笔算也很合用,看大势是要通行天下万国的,今将其各字的样式开列于下:

1 一,2 二,3 三,4 四,5 五,6 六,7 七,8 八,9 九。

这 9 个字以外,还有一个圆圈,如此'0'写的,这个圈虽然不是数,却也算在数目字以内,等到讲究数目字的次序就可以明白它的用处。这 10 个字,虽然不多,却也足够用的,无论大小,所有的数都写得出来。"

这段文字,显然是对引进的阿拉伯数字做一个简要的介绍,给初学者一个大概的轮廓,同时预示着书中要使用阿拉伯数码了。然而,当看到书的主要内容时,先前的激动和猜测都已经不算什么了,因为全书皆用白话写成,使用了简单的标点符号,重要的是,阿拉伯数字的应用程度与 1892 年版基本相同。也就是说,此版本的现世充分证实了我们猜想:登州文会馆初版数学教科书《笔算数学》中已经使用了阿拉伯数字,它比 1892 年版又提前了 17 年,同时意味着阿拉伯数字在中国的使用也提前许多年。

另外,如果按这个时间计算,白话文、标点符号的最初使用和中国数学由中算向西算的过渡以及笔算数学的确立,也都要提前学界常论。从这个角度讲,中国科学文化的历史,真的需要改写一下了。

(资料来源:2014 年 3 月 26 日《大众日报》,作者陈鹏 蔡志书)

◎文会馆的众多"第一"

登州文会馆在中国教育史上创造的"第一"可谓数不胜数:第一套全面、系统的自然科学课程,第一批通行全国的新式教科书,第一个使用阿拉伯数字等西方现代数学符号,第一个使用白话文教学和写作,第一个发展学生自治组织……除此之外,文会馆还有哪些第一呢?

■ 点亮近代中国第一盏电灯

登州文会馆大学部开办后不久,学校的工作房和理化室已经具备了蒸汽动力机械、机床以及木工和锻工所应有的一切工具。据《登州文会馆志》中记载,登州文会馆所具备的水学器、气学器、蒸汽器、声学器、力学器、热学器、磁学器、光学器、电学器以及天文器和化学器等教学器材共达 300 多种,这些器械不但"精巧坚致不亚泰西之品",而且除本校使用外,"各省学堂亦争相购定"。

狄考文在给亲属的一封信中说道:"我花了一些时间和相当的精力与金钱制作物理仪器设备,我在这方面有天然的兴趣,我认为在中国,自然科学将推动教育事业的发展。"

文会馆第二任校长赫士说:"在潍县,数年前有一次大发电机突然不工作了,狄考文漂亮地展示了他的处理紧急事件的能力。他拆开机器,找出了问题所在,把导线重新绝缘,重缠了线圈,发电机就像通常那样供电了……狄考文在最后一次乘车回国休假途经西伯利亚某地时,机车出了毛病,火车停了下来。由于耽搁太久,狄考文走出车厢下来看看是怎么回事。他见到机车竟是鲍德温牌号,这种牌号的机车结构他早先休假在美国已经非常熟悉,很快就发现了故障的原因,不一会儿,火车就开动继续上路了。"

除了自己学校的学生之外，狄考文还利用他的仪器和机械设备影响着周围的人。

　　当时登州府里的考院定期举办考试，每到这时大批学子涌进城里。很多考生听说过外国人在城里有个机器厂，都想来听听机器到底是什么动静，因此狄考文在考院大门临街的对面建造了一个"大博物馆"，博物馆的一半是个大讲堂，同时可以搞成暗室，以便放立体幻灯或电影。博物馆里陈列着鸟的标本，四周墙上挂着各种动物图画以及各种各样的机器和零件，同时还有人不断做示范。有个人摇动一把大曲柄，使二辆小铁车先在顶部发出火花，然后围着屋子在一条循环铁轨上奔跑。屋里还展示了一台柴油引擎……这些都让他们感到"令人毛骨悚然"。更让参观者不可思议的是，狄考文用 X 线展示了每个人的双手的骨骼……当汽笛响起表示该下一批人进来的时候，这些人依旧被震撼得目瞪口呆。

　　关于购置照明设备，点亮中国第一盏电灯，是在 1879 年 5 月。狄考文第一次回国休假途径欧洲时，遇到美国商人、曾创建大西洋电报公司的塞勒斯·W·菲尔德。狄考文极力向菲尔德推介他在登州文会馆的事业，最终使这位大商人产生了共鸣。1881 年 1 月，狄考文休假结束回到蓬莱后，马上给菲尔德先生写信，请求他捐赠一台发电机。1881 年上半年，狄考文收到了对方答应捐赠一台发电机的回信。这台发电机首先在文会馆内点亮了电灯，也就此翻开了中国历史上电灯照明的新纪元。

　　据说皇宫里的第一盏电灯是光绪十四年（1888 年）点亮的。后来，宫里的这第一盏电灯在一场大火中被烧毁了。等宫里重新装修好了，光绪就命人又重新安装了电灯。这时候，宫里已经有了发电机，慈禧索性就命人把几乎所有后宫的妃嫔宫内都安装了电灯。自从皇宫用上了电灯，此后全国各大城市才慢慢用上了电灯。

　　尽管 1881 年电灯出现在文会馆并未普及，但作为一种新技术运用，登州毕竟在中国率先迈出了第一步。

▌中国历史上第一场论文答辩

　　1876 年，在科举制度根深蒂固的大清一隅——登州，经过 12 年拓荒耕耘的学校，终于迎来了收获：三名首批接受西方新式教育的学生圆满毕业，学校为他们举行了隆重的毕业典礼和严格正规的文学辩论会，此可视为中国历史上第一场大学论文答辩。

　　狄考文经过考核后认为有三名学生已经完全接受学校开设的课程，并且在思想上也颇为成熟,"随时听从狄考文使用,将他们派往自己该去的地方"。狄考文遂准许这三名学生毕业,并为他们举行了一场隆重的毕业典礼。

1877年2月,狄考文遍邀学生家长、登州当地知名士绅及在山东地区的来华传教士来参加这个长达两天的毕业仪式。狄考文的夫人狄邦就烈曾做过这样的描述:"整个晚上都在进行文学竞赛。竞赛内容是两篇官话短文,两篇文言文,两次演讲,一次辩论,由裁判员来判定每个毕业生表现得好坏。在毕业典礼那天晚上,宣布授予三位年轻人文凭,他们每个人都做了发言,其中一个题目是:'男人要履行9职责';另一个题目是:'前进,正确的生活法则',最后一个是代表毕业生所做的'告别词'"。

学生们通过辩论的形式向在场宾客显示了学校的教学质量。山东大花生的引进者、中国启暗教育的创始人梅里士认为"生活的法则"的演讲"是他听到的最具有文采的演说";著名传教士郭显德认为三名毕业生"都在演讲中很好地展示了自己";美国南浸信会的一位传教士说有一位毕业生的演讲可以和任何一所美国大学毕业生的演讲相媲美。同时,梅里士认为学校"已经是事实上的大学",在场的其他传教士也都普遍认为学校"是中国最好的大学"。

严格意义上讲,这次毕业辩论与竞赛活动与现今的大学论文答辩不能同日而语,因为毕竟时空跨越了100多年。但是,就其内容和形式而言,两者大同小异。裁判员就是现在的答辩委员会成员,官话(即白话或普通话)文章就是毕业论文,竞赛和辩论就是现在的答辩。毕业竞赛还多了一项演讲,更加丰富了论文答辩的内容。在130多年前封建闭塞的大清帝国,登州文会馆大张旗鼓地推行新式教育和现代教学模式,而且已经开始使用官话,无论从当时还是现今角度看,都是非常难得的。

狄考文借此机会宣布登州蒙养学堂正式更名为"登州文会馆",这首批三名毕业生也被后来齐鲁大学的学生视为齐鲁大学的首批校友。在此值得记下他们的名字:邹立文、李秉义和李三清。他们很快被聘用了,一人到杭州,另两人在烟台。后来他们得到了机会深造,邹立文和李秉义当了牧师,李三清成了医生。邹立文1875年在上高中时曾通过了政府举行的传统文学考试,中了举人,此事使学校声誉大增。

山东最早的篮球比赛

1891年12月,美国马萨诸塞州斯普林菲尔德市基督教青年会国际训练学校体育教师詹姆斯·奈史密斯博士发明了篮球,因为是朝着一个竹筐投球,后又称"筐球",为世界篮球及其运动之始。1896年,天津中华基督教青年会将篮球（篮球）传入中国；1910 年，中国全运会上举行了第一场男子篮球表演赛。之后，全国各大城市的学校篮球活动才逐渐开展起来。

1897 年，美国基督教传教士路思义来到文会馆任物理教习。其间，除了教课还倡导学生进行体育锻炼。那时的封建学校没有体育课，认为学生做室外运动是不务正业，有失体统。文会馆率先开设了体操、篮球等运动项目。当时学生们都穿着长袍大褂，难以跑跳，并且在意识上也都轻视体力活动。路思义最初先教学生跑步、做游戏，不久，从美国新来了一个青年教师，这使路思义有了搭档。他们请铁匠打了一个铁圈作为篮筐，又把儿子的玩具皮球借来当篮球，教授他们一些篮球规则，并在校园内组织了山东省最早的一场篮球比赛。后来路思义居然把学生们训练得蛮像样了，经常举行比赛。场上队员辫子上下飞舞，时常手脚并用，令"裁判"不知如何"执法"，场外观众也捧腹大笑……

▌最早的"乐歌"

山东登州《文会馆志》中"文会馆唱歌选抄"的 10 首"乐歌"在历史岁月中尘封了几十年后重见天日，是近年来我国近代音乐史料的又一重大发现。其意义在于首次向人们展示了 19 世纪末中国学生在教会学堂中自己编创爱国歌曲、抒情歌曲和宗教赞颂歌曲的原貌，而且全部为五线谱记写之四部、二部合唱作品。

这或许让人难以置信，因为我们早已习惯"学堂乐歌"是产生于 20 世纪初期中国在日本的留学生采用日本、欧美曲调填写歌词而形成的一种歌唱形式的研究结论。

《文会馆志》中"文会馆唱歌选抄"的 10 首"乐歌"这一新史料的发现，使我们可以得出一种新的历史结论：西方传教士在中国开办的教会学堂是我国早期"学堂乐歌"的策源地；美国传教士狄考文 1864 年到山东蓬莱（古称"登州"）开办的登州文会馆是我国近代早期开设音乐课的学堂之一；"文会馆唱歌选抄"中的 10 首歌曲则是我国目前所见最早的一批"乐歌"。

这些歌曲的曲名、作者依次为：《乐赴天城》（刘玉峰作）、《赏花》（周书训作）、《夏日》（冯志谦作）、《快乐词》（孙象乾作）、《逍遥曲》（綦鸾翔作）、《恢复志》（冯志谦作）、《仁寿》（王元德作）、《得胜歌》（连志舵作）、《快活之日》（王元德作）、《爱国歌》（刘玉峰作）。从这些多声部歌曲的旋律、和声与曲体结构的粗略分析中，能大体了解 19 世纪末在教会学堂中学生编创"乐歌"所反映的时代风貌、精神气质以及西方歌曲的创作手法。

《赏花》是我国目前所知编创年代最早的一首乐歌。作者周书训，字铭九，山东青州府安丘县逄王庄人。1888 年于登州文会馆毕业后留任教习,后曾任山东潍县文华书院教习、浙江台州知新学社教习,至中华民国成立时任青岛礼贤书院副校长,同时任长老会青岛支会长老。《赏花》的单旋律歌谱后来收入杜庭修 1932 年编印出版的《仁声歌集》和邓余鸿 1942 年编印出版的《101 中文名歌集》之中,在 20 世纪三四十年代依然有着广泛影响。《赏花》的产生年代与学堂乐歌代表人物李叔同(1880～1942)、曾志忞(1879～1929)的出生年代大致相当,在 19 世纪下半叶,我国早期"乐歌"能够有这样的作品产生,应当说是相当难能可贵了。

《恢复志》是一首结构庞大的爱国合唱歌曲。作者冯志谦是"文会馆"1898年毕业生,字益斋,山东青州府临朐县龟山庄人。毕业后曾先后任上海嘉定清华书院教习、天津师范女学堂教习、山东高等学堂教习。《恢复志》内容歌颂了中国的古老文明、锦绣河山和丰富宝藏,对帝国主义列强瓜分中国的侵略行径表示了强烈谴责,反映了盼望国家迅速强大起来收复失地的愿望。这样的多声部"乐歌"作品产生在 19 世纪末叶,特别是在教会学堂中出现的反映青年学生强烈爱国主义思想与精神风貌的歌曲作品,对于展示我国早期"学堂乐歌"的面貌,确实起到了史无前例的作用。

"文会馆歌曲"的价值在于,将我国学堂乐歌的历史提前到了 19 世纪 70 年代登州文会馆开设"乐法启蒙"课(1872 年)之时的一个前所未知的领域,较之沈心工 1902 年在日本编创的《体操——兵操》早了 30 年的时间。

（蔡志书等）

◎袁世凯与文会馆的渊源

提起袁世凯这个人，可以说是家喻户晓。但是，很少有人知道，袁世凯和狄考文、登州文会馆还有很多渊源。后来，袁世凯卸任巡抚，接替李鸿章荣升直隶总督兼北洋大臣。在任期间，他以教育改革为主的新政得以落实并见成效，仕途也最终趋于登峰造极，这些与他当年在登州的经历和济南的作为都有着千丝万缕的联系。

▌两遇狄考文

当年，袁世凯在登州当兵的时候，跟着吴长庆昼夜操办军务。忙里偷闲，也免不了出去走走。名胜古迹蓬莱阁和城里的大街小巷自然是少不了的去处，但是，作为有过科举经历的袁世凯来说，去得最多的地方，还是与军营一墙之隔的那所洋学堂——登州文会馆。

袁世凯是从科举失意到投笔从戎的。他虽然痛恨科举，但并不等于厌恶学问，他步入政坛之后大倡新学，力兴教育即是佐证。当时的登州文会馆已被公认为大学，校长狄考文名字也早已名噪学界。公务之余，袁世凯总要到文会馆转悠一会儿，与洋教习切磋几句，跟学究们谈谈古、论论今，袁世凯与狄考文就是那时相识并在他心里埋下西方现代文明的种子的。

在文会馆，最让袁世凯感兴趣的是学校的工厂和实验室，尤其那些旋转轰鸣的机械和魔术般的理

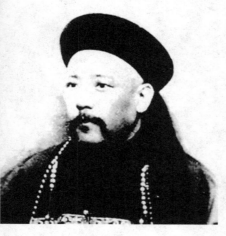

★袁世凯

化试验场景,每每令他瞠目结舌,流连忘返。后来袁世凯和吴长庆干脆雇用了狄考文的一位学生到军营任职,并培训军械所的技师。最让袁世凯受益的是,由于袁世凯与狄考文的交情,他当山东巡抚时,不费力气地将文会馆的全班人马搬到济南,帮他建成中国第一所省级官办大学堂,还请到了狄考文的得意门生丁立璜为他创办山东理化器械制造所,专门生产教学仪器供应全国学校。一个科举失意的人竟然轻易摘下了中国新式教育第一枚金牌。当然,这是后话了。

但袁世凯与狄考文第二次交往却是缘于义和团事件。

当年,登州文会馆的建筑和设施被义和团破坏。为了保护登州传教士和外国人的安全,在狄考文的请求下,袁世凯责令登州官府对当地的传教士加以保护,又电请北洋水师统领萨镇冰亲率战舰"海圻"号前赴登州海岸,将传教士及其家属接到军舰上避难,后经烟台转送到朝鲜的仁川,第二年9月才返回登州。

正是缘于狄考文与袁世凯两人的交情,登州这块近代中国教育的处女地,才得以保存下来。后来,在这块土地上长出了一株"参天大树",这就是中国现代第一所大学——登州文会馆。

▌"文会馆模式"的中国第一所省级官办大学堂

1901年,慈禧太后以光绪帝的名义发布了一道懿旨,宣布变法,这就是历史上有名的清末"新政"。改书院建学堂,是当时新政重要内容之一。

袁世凯考虑到登州文会馆在办学理念、管理体制、教育方法以及教材和师资力量等方面,足以提供全国最好的资源,所以在他看来,创办大学堂,并不是什么难事。后来在蓬莱知县(后任山东大学堂监督)李于锴和登州文会馆第二任校长(后任山东大学堂总教习)赫士的直接参与下,一份14000多字的《山东试办大学堂暂行章程》最后由袁世凯拍板。1901年11月6日,袁世凯将办学章程连同在省城设立大学堂的奏折,一同上报光绪皇帝。12天之后,光绪皇帝予以了批复:"知道了。政务处及各该衙门知道。单并发。"

当时,登州文会馆因义和团事件停课,故此,赫士便率领文会馆教习、学生、毕业生以及赫士的夫人、文会馆洋教习共20多人,套用登州文会馆办学模式、管理方法,参照文会馆的教材和教学仪器设备,甚至连文会馆的各项经费开支预算办法也搬了过来,只用了一个多月的时间,11月份的一天,济南泺源书院门口锣鼓喧天,鞭炮齐鸣,中国第一所省级官办大学——山东大学堂挂牌开张了。

袁世凯在朝廷书院改学堂的上谕颁发仅两个多月的时间,就在山东推出了大学堂,这不能不令慈禧喜出望外。更让慈禧没想到的是,胶东半岛的登州,竟

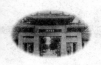

然如此藏龙卧虎。为此,她嘉奖了袁世凯和赫士。同时发布上谕:"立即仿照举办,毋许宕延。"随后,全国各省遵照清廷谕令,仿效山东的经验,纷纷办起了新式学堂。

实际上,令慈禧想不到的事还不止这些。当年,在大清土地上,没有几所新式学校没有文会馆学生任教,就连中国第一所官办大学堂——京师大学堂,里面的西学教习也几乎都是登州文会馆毕业生。文会馆在这些地区的近代高等教育事业逐渐兴起与初步发展的过程中,输出了大量宝贵的人才资源,做出了不可磨灭的贡献。

这里还有一段插曲。当年,因为赫士帮助袁世凯办学有功,慈禧授权他制定全国的办学规划、方针和各种制度,其中还包括星期天休假制度。有趣的是,张百熙、张之洞、荣庆等大臣为了讨好慈禧和皇上,后来竟将星期天改成了太后、皇帝及皇后的生日。据说赫士对这种不伦不类、土洋结合的"改革"哭笑不得,加之袁世凯过于重视孔孟之道,赫士最终与袁世凯不欢而散,辞去大学堂职务。不过,赫士当年带去的文会馆精英,仍然支撑着山东大学堂,继续为中国新式教育开路引航。赫士还协助袁世凯创办了山东最早的邮政、报纸等新兴行业。

(蔡志书)

◎登州文会馆西迁的波澜

在狄考文、赫士等人的努力下,登州文会馆发展成为中国一流的基督教大学,为教会和中国社会培养大量的教育和科技人才。但是登州文会馆的迅速发展并没有带动登州布道站的发展,特别是烟台取代登州成为通商口岸后,美国北长老会开始集中力量发展烟台教会,许多传教士如倪维思夫妇、郭显德夫妇等人离开登州前往烟台发展,登州在山东差会的地位开始下降。1876~1879年"丁戊奇荒",传教士借赈灾之机,将传教区域扩展至山东内地的济南、潍县、沂州和济宁等地,济南和潍县成为美国北长老会山东传教事业的中心,登州因其地理位置比较偏僻,且境内多山,交通不便,物资稀缺,生活成本昂贵,逐渐遭到美国北长老会的遗弃。对于海外宣教部和山东西部地区的新一代传教士而言,登州文会馆必须迁往内地,才能为整个华北长老会培养更多的传教人才。

在这样的背景下,登州文会馆不得不做出新的决定和改变。但到底是坚守还是西迁?迁到济南还是潍县?却经过了漫长而激烈的争论。

▌西迁之争

早在1878年,山东差会会议就讨论过登州文会馆的搬迁问题。稍后,山东差会在请求文会馆升格和更改校名的提案中,也曾争论过学校的最终地址,有些人暗示将学校定址烟台。但以狄考文为首的登州传教士坚决反对登州文会馆迁往烟台。1881年山东差会规定登州文会馆暂设登州,将来何时迁至更合适的中心地,留待后定。虽然山东差会对登州文会馆的搬迁问题并未做出明确的决议,但从 19 世纪 80 年代开始,登州文会馆的搬迁问题一直是山东差会及传教士的重要议题。

19 世纪 80 年代末 90 年代初,上海的哈珀博士(Dr. A. P. Parker)筹集到一笔捐款,开始筹建英华书院,又引出了登州文会馆的校址问题。在书院的选址问题上,有人提到烟台,尽管这种可能性很小,但对登州文会馆来说问题也很严重。书院最终决定设在上海,并且要与登州文会馆合并。这一提议遭到了狄考文的坚决反对。1890 年 1 月 9 日,狄考文在给海外宣教部的信中写道:"登州文会馆不能离开山东,我们可以走,仪器设备可以迁移,但学生不能。让他们或他们当中相当一批人到上海去是没有意义的,除非是特殊情况,华北的学生到上海去接受教育是不可能的。费用太高,距离太远。中国每一地区都必须有自己的学校。"

尽管最终英华书院的建立,对登州文会馆没有产生重大影响,却引起了新一轮关于登州文会馆搬迁问题的讨论。早在山东东西部差会成立之前,1894 年山东差会就提出为发展济南的教育事业,应该在济南建立一所独立于登州文会馆之外的大学,或将登州文会馆迁往济南,登州文会馆迁址问题再起。1894 年,差会会议再次就登州文会馆搬迁至山东内地的问题进行了长期的讨论,但由于狄考文等老一辈传教士反对,会议最终决定将登州文会馆留在登州。差会之所以做出这项决定,并不是因为登州是发展文会馆的理想位置,只是由于当时提出的搬迁理由无法平衡搬迁所需的昂贵费用。

虽然因为搬迁条件不成熟,差会决定将文会馆暂时留在登州,但从那时起,许多传教士开始重视登州文会馆迁址问题。1894 年 11 月,为减轻差会管理费用,山东差会通过决议,将山东差会划分为东、西两差会,东部差会管辖登州和烟台,西部差会管辖潍县、济南、沂州和济宁,决议于 1895 年 5 月 1 日生效。

1897 年,德国占领胶州湾,并计划在山东省修建两条铁路。一条从青岛出发,途经潍县直达省城济南,另一条经过济南,连接天津和上海,同时计划建设由青岛至济南的电报线。山东西部差会的潍县和济南在整个山东差会的地位进一步提高,但此时山东西部差会却没有任何高等教育机构。为进一步促进山东西部差会的发展,山东西差会的成员请求在济南建立一所大学,或者将登州文会馆迁往济南。

差会认为在山东省有两所美国北长老会大学是不合时宜的,最好的方式是将登州文会馆迁往济南。山东西部差会遂任命一个委员会,同登州文会馆的董事会和职员商谈登州文会馆迁往济南的可能性。除山东西部差会的传教士外,许多在登州文会馆工作的年轻传教士,也认为有必要将登州文会馆迁往山东内地。1898 年,路思义(H. W. Luce)仅在登州生活了一年就得出结论,学院的位置并不合适。1899 年 12 月,路思义在写给海外宣教部的信中提出:"仅从地理位置考虑,将登州文会馆继续留在登州是不合理的。"自 1899 年 12 月山东差会成立了由郭显德、路思义和其他山东西差会传教士组成的搬迁委员会,着手处理登州文会馆西迁事宜。

1900 年春,义和团运动爆发,登州文会馆被迫停课,登州的传教士前往烟台、朝鲜和日本等地避难,登州文会馆西迁问题因而搁置。义和团起义结束后,美国北长老会海外宣教部积极支持山东差会的恢复重建,登州文会馆的搬迁问题,成为差会重建亟须解决的问题。

山东东西部差会都认为:"与山东省其他地区相比,登州地区人口稀少,比较贫困,方言比较难懂;基督教徒相对较少,且与美国南浸信会划分传教地,南浸信会的教义使他们不可能与我们合作。而山东省中西部人口众多,且为政治中心,我们的大多数传教士和中国教徒都在山东中西部地区,这些都预示这个地区未来工作会有很大的发展。登州文会馆离我们大多数教徒太远,我们必须将登州文会馆迁往西部或者在那里建立一所新的大学。"

鉴于此,1900 年 12 月,山东东西部差会在烟台召开会议,要求海外宣教部批准将登州文会馆迁往潍县。

虽然山东西部差会传教士和许多在登州工作的年轻传教士认为登州文会馆迁往山东内地势在必行。但狄考文作为登州布道站和登州文会馆的创始人,对登州文会馆的搬迁问题是持保留意见的。早在 1887 年山东差会提议将登州文会馆迁往内地时,狄考文曾回应道:"在今后一段时间内,登州文会馆的搬迁是不现实和不必要的,几年前已经提议迁往潍县,但是这条道路有许多困难。"1899 年当路思义等人向狄考文谈及学校非迁不可时,狄考文"相当严肃地告诉他,提出这个问题是没有用的,因为三四年以前,就曾考虑过将学院迁往潍县的事,但被投票否决了。"在登州文会馆西迁最终确定后,1901 年 2 月 26 日,狄考文博士写信给差会总部说:"首先,关于登州文会馆,我一生大部分时间和精力都用在登州文会馆的建设上,当然,我对它的未来依然有着浓厚的兴趣。……不应该轻易忽视上帝将文会馆安排在登州这一事实,不应该丝毫不顾及登州的自然优势。"

1900 年,在山东东西差会联合会议上,传教士也指出将文会馆留在登州的合理性:"在登州已经建立校舍,没有足够的资金搬迁很难实现,这是搬迁工作最大的障碍,将学校建在沿海地区,在动乱时容易需求保护。"

但狄考文也不完全反对登州文会馆的搬迁计划,1886 年狄考文曾说:"从我个人来讲,如果学校的地位和前景能够获得提升,我不反对学校迁移。"

狄考文等老一辈传教士之所以反对登州文会馆变迁,是因为他们在登州居住多年,不愿意轻易放弃辛勤劳动的成果;另一方面是因为担心登州文会馆西迁后,差会将会放弃登州。因为随着登州文会馆的西迁,大批在登州文会馆工作的杰出的传教士将会随之前往山东内地,美国北长老会在登州的传教事业将难以为继。因此,海外宣教部在提出登州文会馆西迁的同时,也建议山东差会放弃登州的传教事业,将房产和教徒转交给美国南浸信会。这一决定遭到了登州传教士及教徒的反对。海外宣教部最终保留登州布道站,只将登州文会馆迁往内地。

■ 新校址的选择,潍县还是济南?

登州文会馆究竟应该迁往潍县还是济南,传教士也有不同意见。

义和团运动前,山东传教士认为将登州文会馆迁往潍县和济南都是可行的,1899 年聂会东(James B. Neal)在给海外宣教部的信中提及:"关于登州文会馆搬迁的地点,潍县和济南都被提及,我个人认为济南更适合将登州文会馆发展成为一所大学。"1899 年,济南传教士写信给海外宣教部,详细的陈述将登州文会馆迁往济南的合理性,他们认为即将修建的铁路和现有水路使济南更加合适,可以用合理的价钱通过水路将登州文会馆的材料和设备运往济南,在济南现有的财产中,可以找到适合建立学校的土地。同时他们认为:"英国浸礼会的大部分教徒集中在邹平,他们的年轻人将不会前往登州求学,如果我们不在济南建立一所大学,他们将会在此建立大学。"1899 年山东西部差会决定将登州文会馆迁往济南。

但潍县和山东东部差会的传教士则反对这一决定,认为比起济南潍县更加合适。曾在 1899 年山东西部差会会议上,提议将文会馆迁往潍坊的方法敛(F. H. Chalfant),在 1900 年 2 月 19 日写信给海外宣教部说:"西部差会所面临的主要问题是登州文会馆应该留在登州,还是迁往济南。我们提出第三种建议(特别是这件事是由登州的传教士向我们提出的)并不是要使问题更加复杂。特别委员会在同登州文会馆的教职人员通信后发现,许多登州和烟台的传教士希望潍县作为登州文会馆的新校址。"

时任登州文会馆校长的赫士也曾坚决反对将登州文会馆迁往济南。路思义在信中也写道:"山东东部差会似乎更喜欢潍县,潍县布道站也一致要求将文会馆迁往那里。我个人更倾向于迁往潍县。"在这种情况下,为了获得更多的捐款,济南的传教士放弃要求文会馆迁往济南,改支持潍县。曾坚决要求将登州文会馆迁往济南的传教士聂会东也在 1900 年 4 月写道:"为了响应赫士博士的要求,潍县布道站一致要求将登州文会馆迁往潍县,在同潍县通信后,济南布道站放弃将登州文会馆迁往济南的请求,同潍县布道站联合,建议将登州文会馆迁往潍县。"但聂会东仍然认为从整个中国的传教事业来看,济南是最合适的地点。

1900年义和团运动后,山东东西差会召开联合会议,讨论美国北长老会在华北的恢复重建问题,会议重点讨论登州文会馆的迁址问题。路思义经过访问调查后发现,几乎所有传教士都赞成将登州文会馆迁往潍县。

郭显德认为:"我们应该只有一所而不是两所大学,我认为我们应该以潍县为中心。"柏尔根(Paul D. Bergen)认为:"潍县现在是山东省的中心,将来也会是,也是基督教徒的中心,中国未来政治地位的变化不会影响这些条件。"布朗(Arthur J. Brown)在考察报告中写道:"我曾经同华北地区的传教士仔细讨论过这个问题,我发现对迁往潍县想法是一致的。登州布道站的领导人在会见我时,曾说在登州没有反对意见,没有必要继续讨论将文会馆迁往潍县,因为我们所关注的问题已经解决了。"

山东差会之所以舍弃济南而选择潍县,首先是由于潍县是美国北长老会在山东差会的中心。据统计,在潍县方圆25公里内至少有4000名信徒,100公里内至少有8000名信徒,其中4000名属于美国北长老会。烟台和登州的大多信徒、青岛的全部信徒距离潍县比登州更近,现在登州文会馆有2/3甚至3/4的学生来自潍县地区,连同那些到潍县比到济南近的烟台、登州和青岛地区的学生在内,可能占全部学生的80%。济南虽然位于山东内地,但对大多数美国北长老会信徒而言相对偏远,特别是对于登州、烟台和其他东部地区的教徒而言。

其次,潍县地区的宗教氛围要比济南地区浓厚。潍县位于基督教团体的中心位置,宗教氛围浓厚。传教士认为:"将登州文会馆建在大多数教徒聚集的地方,有助于提升学校的宗教氛围,对他们进行积极有效的传教工作,有利于加深他们的传教精神和思想,投身到传教事业中。"

而济南是山东省会,政府官员聚集的地方,在不久的将来西方文化和外语肯定十分受欢迎。但传教士认为这样的政治环境不利于学校的发展,会使学校为迎合官员的身份而降低宗教氛围。大量的来自官僚家庭的非基督学生,也会对学校的基督教氛围和基督教目标造成伤害。

再次,山东差会放弃济南的另一个重要原因,是不愿同清政府建立的学校竞争。传教士认为:"作为山东省的省会和文化中心,济南一定会建立一所公立大学。这些学校以国家财政为依靠,成为财政力量薄弱的教会大学的最大竞争者,如果我们将学校迁往距离济南有一定距离的地区,可以减少这种竞争。"1901年,布朗到中国考察教务时也曾说过:"我们不应该将我们的伟大而神圣的机构建在省立大学的阴影下。我们既不能与它广阔的校园和先进的设备相竞

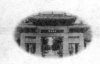

争,也没有以国家力量为后盾的机构那样的特权。在一个我们能够控制的布道站设立教育机构,有利于我们更好地培养牧师和传教助手。因此我建议海外宣教部同意将登州文会馆迁往潍县。"

在济南传教的韩维廉牧师(Rev. W. B. Hamilton)在谈到迁址问题也说:"我们无法与即将在济南建立的国立大学相竞争。我们在东京的大学正遭受这种情况,我认为我们应该在精力和财力上与潍县合作。"

最后,美国北长老会最终选择潍县作为登州文会馆西迁地址,也是出于教会未来合作的考量。除美国北长老会外,英国浸礼会是在山东传教的最重要的新教差会。义和团运动后,英国浸礼会计划在山东创办高等教育机构。如果美国北长老会将学校迁往济南,他们将在青州建立他们自己的大学,这里离美国北长老会的教徒非常近,不利于美国北长老会在山东内地的传教事业。同时美国北长老会传教士认为:"如果将登州文会馆迁往潍县,可以肯定英国浸礼会不会在青州建立大学,而可能到竞争力稍微小一点的济南,他们很有可能支持我们的大学。"另一方面,从青岛经过潍县通往济南的铁路修建完毕后,潍县与山东省其他重要地区的联系更加密切。而通过河南的另一条南北铁路将会同南长老会的宣教地联系起来。如果与登州文会馆相联系的神学院在潍县开办,铁路会使南北长老会的神学教育成为可能,同时能够加强同河南的加拿大长老会和美国北长老会北京差会的合作。

基于以上几点原因,山东东西部差会联合会议要求海外宣教部批准将登州文会馆迁往潍县。至于搬迁的具体时间,海外宣教部和山东东西部差会一致同意应该在胶济铁路完工之后。但登州文会馆的搬迁包含于潍县布道站的重建之中,因此山东传教士认为应该尽快采取措施购买土地,因为随着潍县商业的发展,土地价格会上涨。路思义在给布朗的信中也写道:"搬迁行动应该尽快开始,因为不仅土地价格会上涨,而且它还包含在潍县布道站的重建过程中,建筑物的位置和整个乐道院的安排将会改变。我们希望明年春天传教士能够返回潍县,他们应该抓住机会购买必要的土地。"

1901年春,传教士陆续回到潍县,开始重建潍县乐道院,并着手准备登州文会馆的搬迁工作。1902年,布朗到山东考察教务时,潍县布道站已经花费1496美金购买一块170尺×600尺的土地,用于登州文会馆校舍的建立。1904年,胶济铁路建成通车,登州文会馆正式迁往潍县,同英国浸礼会的广文学堂合并,称为"广文大学"。

从1878年山东传教士提出登州文会馆的搬迁问题,至1904年文会馆迁往潍县,共历时26年,期间海外宣教部、差会和传教士对登州文会馆西迁的可能性和必要性,西迁的地点进行了多次讨论。登州文会馆西迁看似简单,实则与美国北长老会在山东传教策略及传教中心的变化息息相关,是晚清美国北长老会山东差会传教事业发展变化的缩影。登州文会馆的西迁证明美国北长老会在山东的传教重心已由沿海转向内陆地区,开始采取同其他差会相互合作的传教策略。它同时也是山东政治、经济和文化多种因素综合发展的结果。德国占领胶州湾,使潍县和济南成为山东新的经济中心,也使登州文会馆的搬迁成为可能。义和团运动的爆发为登州文会馆的搬迁提供了新的契机,潍县乐道院的重建解决了登州新校舍的建设问题。同时,义和团运动后清政府开始重视新式教育,中国新式大学的建立,对教会大学的发展造成压力,为吸引更多的学生,差会和海外宣教部开始重视教会大学建设,开始了合作办学的新阶段。

（王妍红）

◎登州医校，医科办学的开端

> 1893 年，聂会东在登州开办诊所和学校，医科办学由此开端，聂会东也因此成为"齐鲁医科"最早创始人之一。自聂会东后，越来越多医学传教士认识到医疗事业对传教事业的重要作用，海外宣教部先后派遣多名医学传教士，先后在登州、潍县、济宁和沂州府等地建立医院。教会医院和诊所逐渐成为山东差传事业的重要组成部分，并日渐发展。

▌教会医疗事业的发展

与教育事业不同，传教士最初开办医疗事业出于自身需要。早期传教士漂洋过海来到山东，水土不服，生活条件差。由于缺医少药，传教士面对灾难往往束手无策。《郭显德牧师行传》中描述了登州差会的困境："登州府自设立教会以来，十年之内，未有医院，教士有病若不自己设法医治，必无生望。否则坐苫子到烟台求医施治，故往往有紧急危症，不待旋踵，即病入膏肓，不可救药者……传染相连，使人惶惶若此之甚也。郭牧师虽习过医术，然水平一般，不可以治君子。狄师母虽自备小药房，以备不时之需。然其中所有不过原料之蓖麻子油及鸦片樟脑酒之类。学生得痢疾，则以蓖麻子油攻之，学生闹肚子，则以鸦片樟脑酒止之，然不轻易发药。"

这让他们意识到医疗工作对传教事业的重要性。1863 年海外宣教部在报告中指出："登州的弟兄迫切要求派遣一名医疗传教士常驻登州，因为方圆五里内没有任何医生。"1868 年狄考文在信中写道："派遣一名医生，将会受到热情的欢迎。"但海外宣教部迟迟未找到合适人员，山东差会一直处于没有医疗传教士的尴尬境遇。1871 年，医学博士帕特森（J. P. Patterson）来到登州，只住了几个月，并未留下。1873 年，布利斯医生（S. F. Bliss）来到登州开展工作，但他无法适应差会工作,只住了一年多。1878 年 12 月,医学博士克利斯小姐(A. D. Kelsey)到达,至 1882 年 12 月离开登州去了日本。1871~1883 年,海外宣教部共派遣 6 名医学传教士到山东行医传教,但大都未能长期留在中国,致使医疗事业始终处于低潮。直到 1883 年,医学博士聂会东来到登州续办医院,山东差会的医疗事业才真正进入稳定发展期。

宗教作为一种文化势力,在山东的布道过程实际上是一种文化传播的过程,而这种异于山东本地的文化能够得以传播,在很大程度上取决于山东的社会需求和民众的接受能力。从历史上看,基督教在唐、元、明清之际先后三次进入中国,每次都注重利用医药进行传教,他们在中国一边建立教堂,一边行医术。清初,不少传教士精通医药,他们利用医药为帝王、大臣及贫民治病。他们的这些行医传教活动也成为后来者借鉴的榜样。

近代来华传教士来自现代化的西方,彼时西方医学取得长足进展,而不可否认,中国的中医理论虽然源远流长,但整个社会的医疗状况并不理想。来华传教士对山东的情况有如此描述:"医药非常缺乏,公共卫生习惯与设施几乎完全缺如,……多数人不知卫生之道,疾病甚多……"传教士们多少熟悉一些西方现代医学知识。他们初到烟台后,看到鼠疫、霍乱等疫病频发,就发放药品,对患者消毒隔离,有效抑制住流行,使许多患者得救。这对缺医少药的劳苦大众来说,其施医舍药的手段十分有吸引力,许多人病愈后加入了教会,使传教士意识到医药对传教的重要性,且其不受地点的影响,因此医疗成为教育事业之外另一种方便的传教方式。美国基督教差会负责人司弼尔直言不讳地说,"我们的慈善事业,应该以直接达到传播基督福音和开设教堂为目的。"

20 世纪的头 20 年,教会医学事业的发展如日中天,迅猛异常,其重要特征是教会大学蓬勃兴起,教会医学校在各地出现。据 1913 年的统计,教会医学校学生有 500 人。教会医院的增长虽不及医学教育显著,但是,1900 年后的头 10 年,一些著名的教会医院业已全部重建,原有的医院几乎均建在现代化的建筑里。

"齐鲁医科"的最早创始人

山东教会的医疗活动在最初时也是颇为艰难。他们投资有限,规模很小,诊疗所通常都是附设在教堂里,收容能力有限,这种状况让有身份的人不敢前往就医,只有贫苦家庭走投无路后才敢来这里碰运气。加上传教士们对这里的生活习惯并不适应,经常来去匆匆,直到传教士聂会东来了之后才出现了改变。

1883 年,美国基督教长老会传教会医生聂会东(James Boyd Neal,1855~

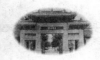

1925)夫妇到达登州，准备在文会馆设医科，因设备和人员不足，未能如愿，便租赁了一所寺庙的几间房子，用一部分作教室，另一部分作为小型诊所。医科办学由此开端，聂会东也因此成为"齐鲁医科"最早创始人之一。此后，聂会东历任共合医道学堂校长、山东基督教共合大学医科校长、齐鲁大学医科科长。1922年因病返回美国。

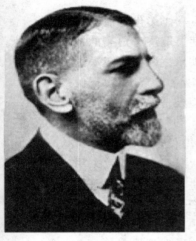

★聂会东

聂会东在登州开设医院开展医药工作，卓有成效。1884年，登州布道站报告记载："聂会东博士的到来使登州布道站备受鼓舞，他是一个非常有用的助手。"仅1885～1886年，诊所共收治病人4000余人，实施手术百余例。

但是除了医院和诊所的医疗外，聂会东最重要的贡献还是推行医学教育，并取得了显著的成绩。聂会东最初在山东招收了5名学生。1888年登州布道站报告记载："聂会东教授5名医学生，这项工作开辟了道路，使福音无处不在。同时，它在上帝的监督下，训练医生，它对中国流行的医学知识和医疗实践造成冲击。"最初的5名医学生全部为教徒，教学费用一部分自理，一部分由差会负责。

事实上，最初传教士并没有想到要开展医学教育，他们仅仅是为了医疗需要，在诊所招收学徒，授以浅显医学知识，目的是为了训练他们担任护理工作或者传教士，但是用这样的方法培养出来的人数有限，成效不高。掌握西医，必须从基本知识入手，只有创建正规的学校，才能真正获得系统的知识。

随着潍县和济南布道站的发展，聂会东认识到登州不适应现代教育的发展，曾提议登州文会馆西迁至济南，但未能实现。1890年，聂会东带领学生来到济南，开设华美医院及医校。该医校1907年与英国浸礼会在青州、邹平等地所办医院合并，建成共合医道学堂，后成为齐鲁大学医学科，聂会东为首任院长。

聂会东走后，登州医院交给了满乐道医生（Robert Coltman）负责。1893年4月，满乐道也离开登州，到北京发展。慕维甫医生（Walter F. Seymour）1893年11月1日到达登州，接替了满乐道的工作。1910年秋，道德贞小姐（Alma B. Dodd）来到登州为医院培训了一批男女护士，1912年她去滕县定居。慕维甫直到1918年才离开登州到济宁。可能是因为大批传教士及教会学校先后迁至黄县、潍县等地，后来该院也解散或搬迁了。不过，登州医院与登州文会馆一样，也把近代医学的科学种子洒向了四面八方。

◎华美医院,济南首家分科最全的医院

一间规模不大的教会诊所被扩建成华美医院,没有病房,却分科细致,成为彼时济南分科最全的医院,给当地人民的健康提供了保障。华美医校同时成立,为此后开展正规的医学教育奠定了基础。

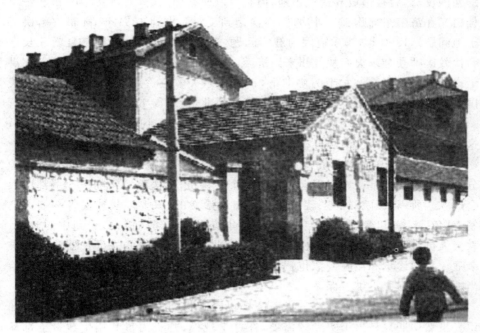

★华美医院旧影(现济南东关后坡街 117 号)

19 世纪 60 年代,美国北长老会凭借不平等条约在中国沿海各地建立布道站,但通商口岸以外的中国土地同样吸引着传教士们。山东的传教士采用巡回布道的方式,以烟台和登州为中心,建立平度、即墨等布道站,并逐渐到达了济

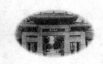

南、潍县、沂州和济宁等地。

1871年,文壁(Jasper S. McIlvaine)从北京前往济南传教,并于1872年建立济南布道站。1879年,洪士提凡医生(Dr. Stephen A. Hunter)偕妻子来华传教。洪士提凡到达济南后,即在济南开办诊所,从事医疗传教工作。1881年,由于文壁牧师病逝,洪士提凡放弃医疗工作投入传教工作。此后陆续有传教士加入,济南布道站逐渐发展壮大。1886年,传教士在济南开展了街头布道、医疗、教育和礼拜日的各项服务。美国北长老会在济南形成完整的布道体系。1885年,满乐道(Robert Coltman)到济南开办诊所,并提出在济南建立医院。1887年,他在信中写道:"济南布道站需要一间医院,有时我知道我应该做一些手术,但我经常拒绝,因为不知道是否会被打断。"但满乐道的医疗活动进展缓慢,济南布道站也一直无法获得建造医院的土地。

1880年,文壁牧师购买济南主街道房产一处,财产转交给山东差会。文壁去世后,洪士提凡和莫约翰传教士计划在这里建造医院和教堂,遭到当地文人的强烈反对,后被迫放弃这块土地,但是争取回教会的财产。1887年,传教士李佳白又在济南东郊购买一处房产,再次遭到反对。直到1891年,才最终解决了土地问题。1890年,满乐道因为健康问题,迁往登州;同年,美国基督教北长老会传教医师聂会东夫妇从登州来到济南,负责该教会在济南的医疗事务。在洪士提凡夫妇及安德逊女士的协助下,扩建了东关教会诊所。因是华方捐款,美国人建造,故名"华美医院"(院址在现青龙桥北,后坡街117号)。

最初华美医院无病房,门诊设内科、外科、妇人科、小儿科、眼科、耳鼻喉科,这是济南首家西医诊治和分科最全的医院,并实行男女分诊。

1891年,华美医院设养病室,也就是病房,收治住院病人,并开始实行医护分工。作为美国基督教公理会下设的一个慈善机构,医院每年的医疗费都由教会拨款。所以,医院对前来就医而交不出就诊费的,只要院长或医师在处方上签上"免"字,就可免费就诊,免费取药。华美医院自建院以来,得到中国政府、教会人员、医务人员和各界人士的赞助,因此能够购买一些先进仪器治疗疑难杂症。其门诊量和住院人数也逐渐增多,在很大程度上减少了病人的疾苦,给当地人民的健康提供了保障。

作为医学教育的阵地——华美医校也同时成立,以收徒授课,传播医学知识。虽然初期只是出于实际的需要,在办学规模、师资力量和招生数量上都显得比较薄弱,每年只收学生5名,医学校也没有完全脱离学徒性质,但它为山东教会开展正规的医学教育奠定了基础。

1892年,聂会东夫妇回国休假。在此期间,医院扩建,并为医校建筑学生宿舍。学生被送到沂州府由章嘉乐(Charles F. Johnson)医生上课。1893年,聂会东回到济南,华美医院扩建完毕,医校继续招生。1900年以后,医学教育得到进一步扩大。至 1902 年时,华美医校已有在校学生 4 个班,共 22 人,皆为男性。

医学传教士很快意识到这种学徒式的训练不是长久之计。因为截至 1901 年,山东设立的医院已达 15 所。要有效地发展这项工作,就需要更多训练有素的医护人员。同时,官办教育对他们亦有刺激。1901 年,

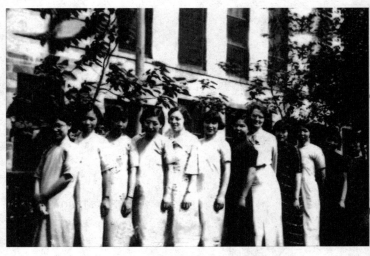

★穿着旗袍和连衣裙的华美医院职工

山东大学堂成立,设预科及正科,学生自预科起分三类编班,其中第三类便是有志于高等医学教育的学生。1906 年,官办的济南中西医院附设讲堂和医学堂,传授中西医知识。这些举措,都让传教士们意识到建立正规的西医教育的必要性和紧迫性,以此才能继续借助医学来传教。

1903 年,华美医院医校与另三个教会医学堂联合,名为"济南共合医道学堂"。

在济南最早实行新法接生的华人助产士杨瑞卿曾在华美医院学习了新法接生技术,1913 年离开医院自办产科诊所,成为济南著名的女助产士。

1914 年,华美医院开设妇人科病房和婴儿房,即"华美女医院",张美桂医师任院长。

1917 年,华美医院门诊成为齐鲁医院门诊下属分部。

1937 年 12 月,济南沦陷,华美医院遂告停办。但华美女医院仍旧开业。

◎聂会东：统一医学术语

聂会东（James Boyd Neal，1855～1925），美国基督教北长老会传教医师。1881 年到达登州，1890 年调往济南，建医院，办医学堂，编译西方医学著作，统一医学术语，为齐鲁医学做出了卓越的贡献。

聂会东 1855 年出生于美国，是美国基督教北美长老会传教医师。1881 年，聂会东伉俪到达登州，拟在文会馆开设医科，系统讲授西医理论，培养医学人才，但是艰苦的现实条件使这一切沦为空想。聂会东并没有被眼前的巨大困难吓倒，他租赁了一所寺庙的房子，用作教室和诊所。在简陋的教室里，聂会东向他的 5 名学生系统讲授了西医理论。令他甚感欣慰的是，他的学生不负所望，日后皆能独当一面。但是，艰苦的条件使他的才华无处施展。

1890 年，聂会东夫妇来到省城济南，负责教会在济南的医疗事务，此后建华美医院及医校。进入 20 世纪后，华美医院、医校各自经历了不同的发展历程。

1890 年，在第一届中华博医会上，聂会东主张在中国发展西医学教育应以中文为教学语言。由于他在行医传教的过程中发现西医是与中医截然不同的医学体系，因此对医学术语的翻译显得格外重要。翻译者既需要有较高的医学专业知识，又需要熟悉中西文化的差异，特别是由于此项工作比较繁琐且不受医学界重视，更要求翻译者具有足够的耐心和勇气。聂会东敏感地觉察到此项工作的重要性，并且是热心于此项工作的为数不多的几位学者之一。

1903 年，聂会东联合济南中外医界人士，成立了科技团体"山东博医会"。1905 年，中华博医会筹划成立了出版委员会，聂会东任主席。期间，他组织编译出版了多部西方医学著作。医学术语的统一结束了医学术语一词多义和一义多词的混乱局面，规范和促进了医学教育的发展，为以后医学辞典的编辑和西医的传播提供了便利。

聂会东是位传教医师，从他存世的为数不多的史料无法判断他从事的是医学的哪个专业,有的史料上称他为中国近代著名的皮肤病专家,且他也的确口译过《皮肤证治》(1898 年),然而他也译介过《眼科证治》(1906 年)和《化学辨质》。由此,只能认为聂会东是位知识渊博的全科医生,同时又有很好的中文功底。

1922 年,聂会东因为常年的超负荷工作积劳成疾,返回美国接受治疗,1925年,终因医治无效与世长辞。

◎青州，繁华的近代教育文脉

清朝末年，外国教会在青州建立了各种类型的学校，其中圣经学堂到后来的葛罗神学院、广德书院皆为齐鲁大学的前身，这让青州成为山东近代教育最主要的发祥地。

▍晚清时期的青州教育

清朝一直沿用宋元时代的科举教育制度。鸦片战争之后，随着资本主义的入侵，开始废科举、兴学堂。光绪二十四年（1898 年），清帝召谕各省府、州、县所有大小书院，一律改为兼习中西之学的学堂。因变法失败，政令未能实施。直到光绪二十七年（1901 年），才又复命实施。所以，废科举、兴学堂，开西学、办洋务，是晚清教育的最为突出的一大特点；另一特点是允许西方的传教士办学，即教会学校出现在中华大地上。

青州地处山东要津，有着 2000 多年的悠久历史。因此，青州在清朝末年成为东西方文化碰撞、浸渗的中心之一。早在废科举、兴学堂以前的三四十年间，就出现了一批私立教会学校。这些学校，不仅在教学内容上包含了现代科学文化知识，而且采取分科授课的教学方式，成为全省最早出现的"洋学堂"。

1864 年，北美长老会登州教区梅理士到青州开辟新教区，在城里鄡巷街路南建立一所学校，1866 年，招收寄宿生正式开学。但因距登州太远，交通不便，人力和财力不足，近十年时间没有多大发展。1875 年，烟台英国基督教华北浸礼会新主持人李提摩太（Timothy Richard）认为烟台是个偏僻小镇，北美长老会及内地会等传教办学成效显著，且帮助附近群众发展生产深得人心，浸礼会在烟台与之竞争，不如迁往青州开辟新教区。于是，浸礼会便与长老会达成协议，浸礼会让出烟台并将房产让给长老会,长老会也将青州鹦巷街办的学校转让给浸礼会。

所以,1875 年是英国浸礼会在山东工作的转折点。李提摩太离开烟台,到了 400 公里之外的内地城市青州府。该城是府治所在地,下辖 11 个县。李提摩太是一个很有独创性的人,他的一个富有成果的思想就是"找那些该找的人"。他发现当地的一些秘密会社的成员是一些寻求更好的生活方式的虔诚的人,就向他们传播了基督教的信息,并马上得到了回应。不到三年他建立了有 700 名信徒的教会,还发展了 1000 名望教者。

浓厚的基础教育氛围为青州教育工作的开展打下了良好的基础。

从 1876 年夏季到 1877 年春季,一场可怕的饥荒在山东蔓延,李提摩太忙于给灾民发放救济。后来他到了山西,因为他听说那里的灾情更严重。他把山东的工作交给秦牧师和仲钧安(Alfred G. Jones)负责。秦牧师在成为基督徒以前,曾当过太平天国起义者的簿记员。他从劳顿(Laughton)先生那里接受了神学的训练。

仲钧安 1879 年来到青州,是一位非常能干和虔诚的人。在他志愿成为传教士之前,曾是英国一个很成功的商人。他不仅自费传教,而且还为差会的计划投入了大量的金钱。他继续进行并扩大了李提摩太开创的工作。他的职责之一是照顾从灾荒中拯救出来的 600 名孤儿。英国浸礼会同时拨白银万两赈灾,他们以赈灾为名,把大批私塾、学馆接管过来,办成自己需要的学校,称为"揽馆"(即由一个教书先生招揽几个或几十个学生)。十多年间,英浸礼会传教士接手的揽馆就有几十处,学生多达 600 余人。

这些教会学校,均为蒙养(即幼儿园)或进行小学文化程度的教育。入学后,每人填写一份志愿书,条文大略是:①我愿今后无论从事何种职业,均以振兴天国为目的;②我愿毕业后无论置身何界,必以金钱赞助教会;③我愿毕业后终身布道。课程设置是在私塾应学科目的基础上,增添圣经科目及浅显的自然科学常识。学生自买汉文书籍,自备桌凳,并负担部分教员薪资。宗教用书及 2/3 的教员薪资由教会补贴。

从 19 世纪 80 年代起,英浸礼会传教士又陆续在青州办起了各种类型的寄宿学校。

从圣经学堂到葛罗神学院

1881 年,仲均安和怀恩光创办"圣经学堂",培养布道人员,并把其中表现优秀的男孩送到登州长老会的学校学习,期望将来可获得一些训练有素的领导人物,这些人后来也证明了对差会工作极有价值。该学院学制为五年,毕业后做布道员。1885年发展成为青州神学院(Tsingchow Theological College),中文校名"培真书院",又称"北书院",学制五年。1887年增设培养小学师资的师范学校,由卜道成主管,并增设师范科,同年开设社会教育科,建有讲堂、会舍、小教堂和博物堂。

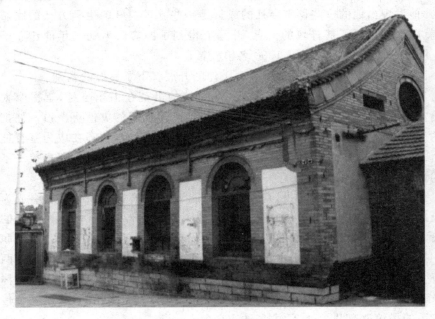

★培真书院师范学堂遗址

一幢新的建筑在青州府的主要大街上矗立起来,新校舍分上、下馆:上馆(亦称"正馆"),为神科;下馆(亦称"备馆"),为师范科,并设有圣经学校。1887年开设社会教育,建有讲堂、会舍、小教堂和博物馆,由怀恩光负责(1904年移至济南,易名"广智院",后改为"山东基督教大学社会教育科")。斋舍可容纳64名学生就宿。自1885~1902年,神学、师范两科共有毕业生227人。这些人后来多为新式学校的校长,为我国和山东近代教育的兴起发挥了重要作用,这也是山东最早的近代师范教育。

1893年神学院因得到了英国布瑞斯特尔城爱德华·罗宾逊(Edward Robinson)夫妇的慷慨捐赠而进一步扩大。这笔捐款是为了纪念罗宾逊太太的父亲葛奇(Dr. Gotch)博士和罗宾逊先生的父亲伊利沙·罗宾逊(Elisha Robinson)。神学院因此改名为"葛罗神学院"(Gotch-Robinson Theological College),中文名为"葛罗培真书院"。

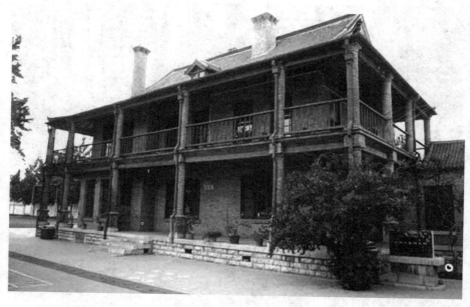

★葛罗神学院遗址

▌广德书院

　　广德书院是由英浸礼会创办的第一处寄宿学校，它的前身是美长老会创办的一处教会小学。光绪初年（1875年），李提摩太、仲钧安招收了几十名灾童，扩大了学校规模。1884年，英籍传教士库寿宁夫妇又在城里原东华门街路南兴建新校舍，招收寄宿生18名，增设了中学部（当时称"青州中学"）。课程分短程（期）、中程（期）和全程（期），大致相当于初小、高小和中学三个阶段。1886年，校舍进一步扩建，定名为"广德书院"，时称"南书院"。

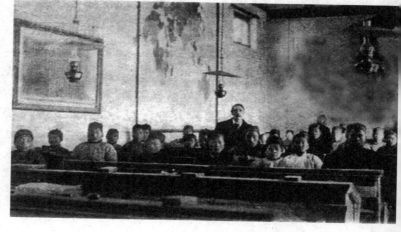

★广德书院教室内景

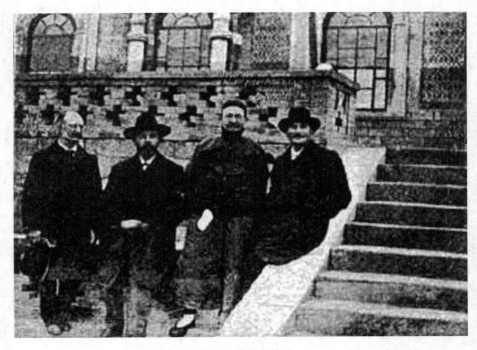

★广德书院教师合影

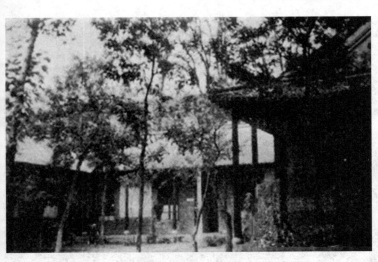

★青州广德书院旧址

1887年广德书院开设大学部，建有实验室，教学设备齐全，有发电机2台，教室有电灯，是一所大、中、小学教育兼施的综合学校。1897年在西皇城街建立起一所女子中学，这是专门招收贵族女子的寄宿学校，称为崇道书院，时称"西书院"。该校设有3个中学班和2个小学班，学生80余人。这些学校使青州的近代教育形成了完备的教育体系。

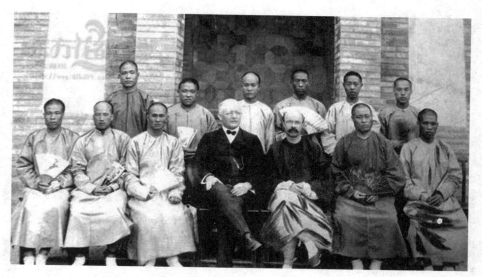

★青州共合神道学堂首届毕业生合影

　　1904年,广德书院大学部与登州文会馆合并为山东基督教共合大学的文理科,取两校之名的首字,定名为"广文学堂",搬到潍县开课。长老会的学生和长老会派在神学院的教师赫士于1904年到青州,与葛罗神学院合并于青州培真书院,校名为"青州共合神道学堂"(Tsingchow Union Theological College),卜道成被选为神学院院长。这就是齐鲁大学神学学科的前身。

◎仲均安：发展青州经济

在青州云门山下，有一处被当地人叫作"洋鬼子林"的地方，曾是青州基督教会的墓地，这里长眠着一批外国传教士。在一所房屋的墙角上，就垒砌着一块墓碑的残角，这就是当年在青州生活过且为青州人民做出很大贡献的英国传教士仲均安的墓碑。

1885年，仲均安、怀恩光和卜道成在青州建立了葛罗培真书院。培真书院附设师范科，是山东最早的师范教育。仲均安为书院付出了很多心血，还为青州的经济发展做出了很大贡献。

■ 赈灾，办孤儿院

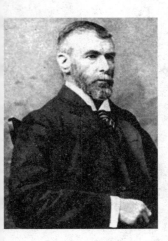
★仲钧安

仲均安（Alfred G. Jones，1846～1905），英国浸礼会传教士，是基督教新教在山东的传教士先驱之一。1846年出生于爱尔兰，长大后经商创办公司，成了一名成功的商人。后申请加入基督教浸礼会，并且自愿成为一名传教士。1876年，仲均安来到中国烟台，开始了他在中国30年的传教生涯。

1876年，"丁戊奇荒"由山东发端，干旱程度为200年一遇，青州尤为严重。居民食不果腹，多外出逃荒，出现了大规模的流民潮。据《光绪初年华北的大旱灾》一书显示：1876年，青州一带的灾民只能以米糠、麦麸、树皮、草根、草籽等充饥。

1877年5月，英国基督教浸礼会派传教士仲均安来青州协助李提摩太的赈灾工作，同时拨白银万两赈灾。李提摩太在自己的回忆录中详细记录了这段历程："当我们打算在一个村子或城镇发放救济时,我们就把银子交给当地当铺,当铺负责把银子兑换成铜币,再雇十多辆小车把铜币运往需要救济的村庄。到达目的地后,叫饥民们成排成行地坐在一处空旷的场地上,男人以及怀里抱着孩子的妇女们坐好了以后,我告诉他们我有一点点钱,如果大家能安静地坐着,我愿意把所有的救济金发给大家。第一次分发一小部分,然后再发第二次、第三次。人们都得到了救济金,没有一个人离开自己坐的地方。"

除发放救济金救助灾民外,他们还建立了5所孤儿院,对遭受灾难的孤儿进行最基本的救助,供给吃住,教导他们学习文化和技艺,后来把比较聪明的送到登州文会馆上大学。

1877年底,李提摩太奉召到山西赈济。仲均安留在青州,一个人负责英国浸礼会山东差会的工作。他负责与赈灾有关的账目和先前建立的孤儿院。孤儿院在离青州府城数十公里的一处宅院内,由于传说闹鬼,荒废已久。

当时人们对外国传教士有着严重的排外情绪,仲均安和孤儿院的生活受到很大的影响。村民扬言要放火烧他的房子,打水的井里被撒了毒药,大门经常被杂物堵住,院子里、屋里经常被扔进石块。为了抚养这些孤儿,仲均安向自己的亲朋好友、基督教会募捐。仲均安还教这些孤儿学习谋生的手段,铁技、纺织和制作绳索等技艺,并从国外订购许多机器,从各种小玩意到手动机床,使孤儿们接触到了现代工业。最终,通过大家的努力,形成了一个初具规模的工厂。

除了在青州赈灾,仲均安还在邹平赈灾。1888年6月,黄河流域连日大雨,势若倾盆,临近黄河的邹平一带,河水泛滥,发生饥荒。浸礼会派人前往这里赈灾,同时开辟新的教区。仲均安夫妇于1889年来到邹平,他在这里一边赈灾,一边传教布道,将邹平建成了继青州之后的第二个大教区。直到1896年,仲均安一家才回到青州府城。

▌引进现代机器和作物良种

仲均安意识到,单纯地靠救济灾民只能解一时之困,"授人以鱼,不如授人以渔"。他开始把希望的现代化技术引进青州并推广开来,比如机器纺织技术。

当时,山东民间妇女依旧用手工纺纱纺线,生产效率低,质量不高。仲均安创建纺线局,引进英国的纺织机器,用机器生产代替手工劳作。他出钱购买机器,聘请技术人员,招收信徒学习机器操作。1897年,纺线局正式开始营业。

在创建纺线局的同时,仲均安注意到青州当地的棉花品种质量较差,产量偏低。于是他购进了西方优良品种,1896年试种成功,产量和质量均超过青州原有棉花,推进了青州棉花品种的改革。仲均安将试种成功的经验总结成论文

《山东试种洋种简法》发表,这是我国首次介绍洋棉及其试种经验的文章,为我国棉花改良品种提供了新方法。

1898年,仲均安从欧洲购买了蚕种,结果非常成功。洋蚕产丝产量不仅多于本地蚕,而且蚕丝成色也非常好。仲均安曾自信地说:"毫无疑问,这次试验是成功的,尽管中国人在尝试和接受新事物上比较迟钝。但是,我深信这些新蚕种会慢慢流行起来的。"为了推广新蚕种,仲均安写信给《教务杂志》,愿意无偿把自己手中的蚕种分给其他地区的传教士,让他们帮助推广,以期让更多的中国人获得实惠。正是由于仲均安热心推广优质蚕种,青州后来成了山东最著名的蚕业基地。

遗憾的是,因为当地人的排斥,期间历经困难,纺线局在1900年的义和团运动中被烧掉。但是机器纺织技术却在青州推广开来,仲均安可以说是功不可没。

1893年11月11~15日,山东新教各差会在青州召开了山东第一次新教联合大会。仲均安在大会上发言,从宗教和经济两方面开出了医治山东贫穷的"药方"。他在专著《山东贫窭考》(《万国公报》1895年)中深刻分析了山东贫穷的根源:①今人却守古训,不念新学。②道心常受迷惑,不知启悟。③世人轻视德行,不能固守。④衙署病民,不合规矩。⑤风俗习染,有碍富足。

仲均安认为要改变山东的贫穷状况,向西方学习是最重要的,传教士要从各方面帮助中国人。最后,传教士要重视世俗事业,向中国人介绍西方的先进科学技术,帮助中国人发展新型工业,培训中国工人,学习西方的先进技术,引进作物良种和改良土壤等等。

▌意外去世,长眠青州

1905年7月,仲均安去泰山度假,住在泰山上的一座小庙里,周围是小山坡。7月17日晚,泰山上急风暴雨,滑坡造成小庙坍塌,把仲均安埋在了里面。

仲均安的离去,对亲人和同事是个沉重的打击。他们将他的遗体运回青州。殡葬那天,很多本地人和传教士为他送行,他就葬在青州府城外,那里照他曾经的想法修建了一个中式的坟墓。

(杨继生　王建国　闫玉新)

◎博古通今，广其智识

——从青州博物堂到济南广智院

博物堂也是教会事业发展的重要部分。清朝末年，由于闭关锁国造成民智闭塞，科技落后，经济贫穷。1887年，英国浸礼会的怀恩光在青州扩建神学院的同时，增设了博物堂，是社会教育科的组成部分。青州博物堂曾是近代史上赫赫有名的新事物，是外国人在中国最早开设的博物馆之一，它不仅影响到全国，而且波及世界。它使国人开阔视野，了解世界，为我国传入现代科学文明，激发国人崇尚科学的思潮，为推动我国的科技进步做出了贡献。1904年，博物堂迁往济南，规模进一步扩大，改称"济南广智院"。后来成为山东基督教大学的社会部。

▌用于消除偏见与误解的"博古堂"

怀恩光曾说："由于与学者、官员们接近的困难，需要特殊的努力，才能引导他们接受基督教的影响。值得注意的是这些人中多数已经对西方国家及其科学与发明具有强烈的兴趣，几乎是人人或多或少地都有点这种兴趣……假若能使这些人与外国人有友好的接触，就有机会开导他们，消除偏见与误解。"于是他于1887年在青州培真书院的前边盖了一座展览室，称之为"博物堂"，采取外国博物院或教育馆的形式，作为一种向知识界和官员们传道的特殊场所。他在博古堂的大门两边，用两块长石板刻了下列这么一副对联：

飞潜动植群生，悉上帝慈悲实验；

电磁声光诸学，皆下民富强本源。

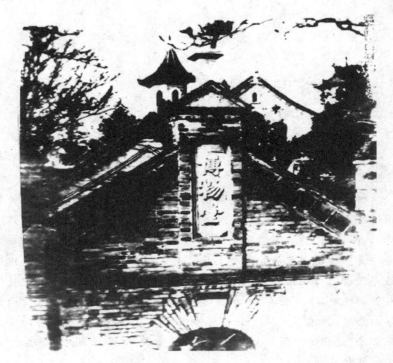

★青州博物堂旧影

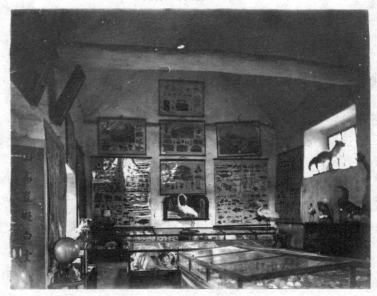

★青州博物堂展厅旧影

博物堂创办时规模很小,目的是想引起到青州参加府考的数千士子的兴趣,同时也是为了结交居住在这个城市的或途经此地去省城的官员。考虑到官绅士子通常极其仇视一切西方事物,这种做法的意义就非同寻常了。

怀恩光先生特别擅长于这类工作,他的博物堂成为赢得朋友的有效途径。博物堂的接待室按照中国风格装饰起来,为的是让来访者有宾至如归的感觉。开始时展品当然非常有限,不过第一年就有5000名参观者,次年增至2万人。

在扩大后的葛罗神学院中,博物堂也获得了更多的空间,参观者上升到每年7万人。在科举考试期间,有时一个月就有2万名学生来馆参观。博物堂经常举行关于科学和宗教问题的演讲,接待室定期进行布道,参观者满怀敬意仔细聆听。

博物堂设计的陈列品不仅向来访者展示了一个新的世界,而且还回答了他们心中最迫切的问题。地球仪和地图使他们了解了世界和外国地理,模型被用来说明太阳系的概念。一艘蒸汽挖泥船的模型展示了如何能把黄河河床的淤泥挖掉,从而避免可怕的灾难性的洪水。有关卫生的图标和模型很有意义地指出了一些常见传染病的根源。有关教堂、学校、医院和救济院的模型和图片,展示了基督教如何发展起了这些社会机构。

偶尔也有参观者表现得傲慢自大。有这么一个人坚称根本没有电这么一回事,要是有的话,中国人早就会知道了。博物堂的中国助手请他用手握住导线圈的把手,他照办了,很快就相信了电的存在。

博物堂附设一个阅览室,里面存有西方著作的译本。当发现许多平装书消失在一些读者宽大的衣袖中后,足智多谋的怀恩光把书固定在一个托盘上,图书馆员彬彬有礼地递给读者,但托盘太大了再也不能被塞进衣袖里了。

迁至济南,改名"广智院"

义和团运动被镇压下去以后,帝国主义都在策划从思想方面解除中国人民的武装,又鉴于胶济路全线通车,从济南来去胶东,无须在青州过夜,更显出济南的重要性。怀恩光乃写信向国内外教会刊物总结并汇报他在青州办"博古堂"的经验,计划将其扩大并迁到济南。

英国浸礼会欣然同意怀恩光的计划,拨了6500英镑(约合3万美元),供在济南购买土地建房之用。怀恩光得到该款后,即专程到济南,拜见当时的巡抚周馥。怀恩光自称:"在周巡抚的支持下,在济南立脚毫无困难。"乃用了有限的金钱购买南关江苏义地16英亩(约合6.4万平方米)土地。怀恩光又商请英国浸礼会派来一名姓庞的土木建筑工程师,设计了一座2.1万平方米的大型展览馆,以中国传统的庙宇和宫殿式大房顶,配上宽阔的玻璃大窗户,安上发电机,自己发电照明,定名为"广智院",借以表达"广其智识"的含义。

广智院不仅是济南最早的博物馆,而且还是中国最早的博物馆之一。

1905年12月,展览馆建筑工程基本完成,怀恩光便大肆铺张,遍发请柬,邀请在济南的各级官员惠临观光。当时任巡抚的杨士骧率领一批官僚前来参加开幕典礼,怀恩光特意安排这批穿着官服的官员们坐在展览室的大门前边摄影留念。以后又把这张相片放大高挂院内,作为重要展品之一,并制成锌版在国内外报纸杂志上刊登,以扩大宣传,声称"全省最高级的政府官员在基督教团体亲身参与其事,在山东历史上还是第一次"。杨士骧在开幕时称赞传教士工作有成效,说:"假若老百姓都信了基督教、都敬神,政府就会减少许多麻烦。"广智院这样隆重开幕之后,前来参观的人数与日俱增。在广智院入口处,装有一个可以自动计数的转轴,每进一人推动转轴,就自动拨了一齿,这样便可以记下每日进来参观的人数。据怀恩光的报告上记载:"1909年全年参观者215055人次,其中官员1085,学生43477,(来济南烧香的)香客19346,图书馆与阅览室读者37966,官太太552,其他妇女13645,士兵11480,其他的参观者则来自民间各个阶级。1912年来院参观者共有231117人,其中有教育界的约50000人,妇女21310人,图书馆和阅览室的读者共约27000人。"

在开头的几年,怀恩光是来者不拒,免费参观。辛亥革命以后,怀恩光看到参观者日多,乃酌收门票,到1930年"每年平均不下40余万人,几乎等于全济南的人数。"可见广智院在当时的影响相当广泛深入。

广智院展览室的南边,还建筑了一座庙宇式的大礼堂,可容六七百人。平日供观众休息用,传教士趁机派人向他们灌输"西方国家富强都是因为信仰基督教,中国积弱则因为不信基督教"等类的说教。大礼堂定期举行宗教和"学术"讲演,甚至一天之中连续好几次。

为了提高广智院的学术地位,当1917年齐鲁大学在南圩子外建校时,怀恩光将广智院纳入大学的编制,成为齐鲁大学的社会教育科。齐大的教育系和神学院的同学都被派往该院实习,为它做义务宣传。每逢周末广智院还放映幻灯和电影,这在当时的济南市还是首创。

自从山东巡抚周馥、杨士骧公开支持英国传教士创办广智院以后,怀恩光以及继任为院长的潘亨利、魏礼谟等,都利用广智院作为勾结旧政府官员以求得他们支持的场所。当时的封建官僚、北洋军阀也都以能与帝国主义分子勾结为荣。每逢新官上任、送往迎来、节日互相拜见,或是接见在山东省的英、美、德、法传教士等,都在广智院举行。历任山东的最高级官员,包括后来的张宗昌、韩复榘都有亲自题名的放大相片在院内悬挂展览。怀恩光、魏礼谟等也就利用这种心理和机会,每隔些时候就在院内举行一次宴会,大摆筵席,遍请高级官员、豪绅富贾,常常在酒醉饭饱之后,端出预先准备好的捐册,请他们带头题名捐献。每次都可以募到大宗款项。

▍广智院的展品

　　广智院的展览内容,在当时来说是具有一定的科学启蒙作用的,但它的主要目的,不在于讲科学,而在于传教。怀恩光曾引用欧洲古时的一句名言:"科学是信仰的仆婢",以说明广智院的宗旨。一进广智院展览室的大门,便可以看到一条大鱼骨骼。鱼是山东省渔民偶然间捕获的,传教士将它买来,制成标本,将残缺部分用石膏补上,悬挂大厅中央,用以说明造物者的奇妙。

　　展览室里还陈列一些实物,如太平洋海底的珊瑚,世界各地的飞禽、走兽和植物标本或挂图,以及物理、化学、地质、天文各种仪器模型和挂图等等。

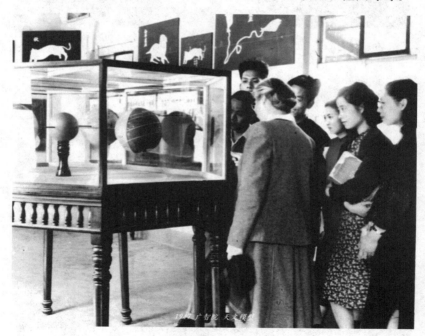

★参观天文模型

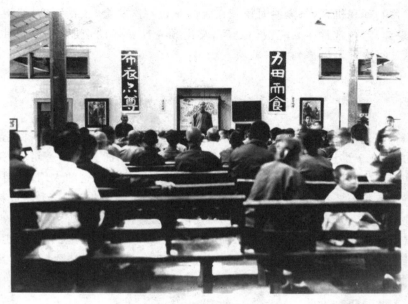

★广智院师生正在演讲

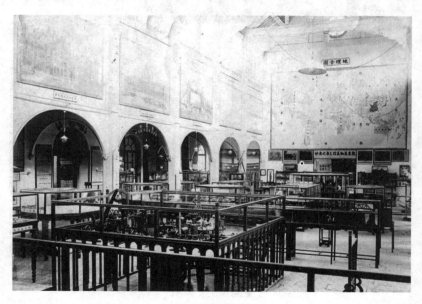

★广智院内景

　　怀恩光在青州时曾雇用一批当地民间塑造泥人的手工艺人，为博古堂制造各种模型，当时这些工人也随着迁到济南来。为了宣扬西方的物质文明，揭示中国的文化落后,广智院在陈列的洛口黄河铁桥的大模型旁边,并排放着当时我国落后的交通工具,如小木船、独轮车、挑担、抬轿等,形成鲜明的对比。在展出西方人民生活优裕,城市建设的繁荣,如高楼大厦、宽阔的街道、交通工具"日新月异"、医院设备整洁卫生、工厂林立等图片和模型的同时,让泥工们捏制出当时我国现实生活的景象,如不讲卫生、随地吐痰、居住条件恶劣、疾病丛生、没有医院、男人拖着长辫子躺在炕上吸鸦片、妇女缠着小脚步履艰难等泥塑,让观众看过之后,自愧不如。

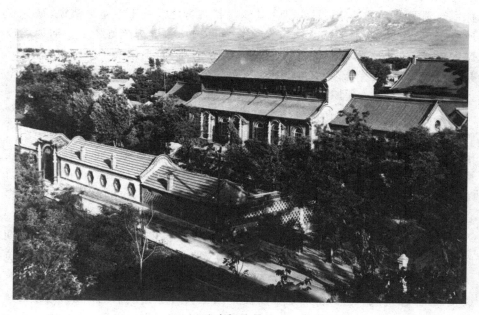

★广智院外景

20世纪20年代,我国著名的民主革命家、教育家黄炎培在济南考察时,曾专门到广智院参观,而此年正是广智院建院10年的时候。其所著《黄炎培考察教育日记》第二集《山东直隶》专册中介绍了广智院的来历和位置:"广智院者,一教育博物院也!创建于今院长英人怀恩光君,自购地建屋,于今十年,蔚然大备。院长谓十年来购地建屋及一切布置陈列约耗银九万六千元,皆陆续捐募得之,若常年费,仅三千六百元耳……院在济南城西南关山水沟,自表门入,经隙地七八丈,得巍然大建筑,四围环以高下缤纷之花木,起前为博物堂,大自鸣钟昂然矗立于云表。入堂,立记数机于门,验之,自六月一日起至昨日九月二十三

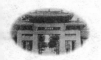

日午后四时止,除停览日外,凡九十九日,得入览者五万六千一百一十九人,平均每日五百六十六人。院长出示英文报告,去年一年间入览者男二十八万二千一百六十三人,女三万九千八百九十二人,共三十二万二千零五十五人,可云盛矣!"

记录广智院历史及建筑等方面的文史资料不少,但像此段中记录的有建设经费及参观人数等资料的则很少,所以其对于我们今天研究当时广智院在济南的影响及当时济南人对于此新鲜事物的态度有着很大的帮助。

展品记录之后,黄炎培写道:"此陈列物品大概也。每物有通俗说明,英文报告是院所最注意者,为政界与学生界。欲予以世界知识,使知文明进化之现象,其所下手之方面有三,曰社会,曰教育,曰宗教;其所用方法,陈列各种模型标本绘画图表使之观,演说使之听,其演说每日行之。关于卫生之演说,最为众所嗜听,如病之来源、治病之法、微生物之可以致病,皆为绝好资料。演说场设席六百,然有时人满,增至八百,月曜日为女子游览期,上午女子入览者,有三万余人之多,尝为女学生特开大会三次。每年春间,游人最盛,自远地来者,多至二万九千人,常见人揣墨记录图表及其他文件。"

不过,在不平等条约的保护下,在反动官吏的支持下,传教士借口为广智院收集标本,公开组织狩猎队、勘查队到我省各地测绘地形。加拿大传教士明义士,素以收集甲骨闻名,曾把美国长老会传教士柏根没有带走的甲骨71片,在广智院陈列。事实上在广智院陈列的若干出土文物、古鼎铭彝等都仅是他们留下的残余。济南解放后留在广智院内而未及运走的古董,仅明义士名下的便多达十几箱。

广智院的展品还经常更换,以适应时代的需要。例如在第一次世界大战期间,院内特开辟专室宣传"协约国"战争的正义性,并陈列各种图片报纸,吹嘘英美的军事实力。第二次世界大战之后,该院为美帝原子讹诈大肆鼓吹,夸耀英、美帝国主义的科学成就,特别是宣扬美帝国主义对遭受战祸的国家的"深情厚谊",也都制成模型、张贴画报,还放映过美国新闻处提供的电影片。

1941年12月,太平洋战争爆发后,济南的英美传教士都被集中到潍县,日本侵略军派了日本牧师村上治来接管广智院,仍由原来的中国职工负责继续开放。1945年日本投降后,英国浸礼会立即派了在中国出生、且能说一口流利中国话的林仰山来担任广智院院长。济南解放后,英、美传教士先后回国。林仰山为了应变,曾把几十年一直由英国人担任的院长一职,推给中国人袁叶如来担任。1950年,山东省文化局应全体职工的要求,将它接管过来,与省自然科学研究所合并,成立了规模比以前大出几倍的山东省博物馆,结束了50年来英国人对广智院的统治。

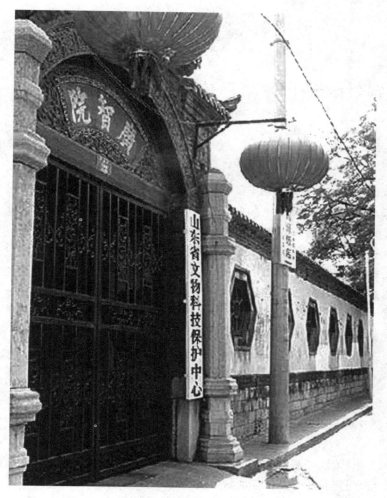

★齐鲁医学博物馆（广智院门口）

广智院原址现为齐鲁医院的齐鲁医学博物馆，以追溯山东省医学发展源头，理清山东近现代医疗实践、医学教育发展脉络，缅怀齐鲁医学创业者和先辈们的不朽功绩。

（资料来源：王神荫《我所知道的济南"广智院"》）

◎古城寻医——青州广德医院和医学堂

　　自 1840 年鸦片战争以来，国人对进入中国内地的"洋人"，有着强烈的敌视、抵触情绪。当时青州人对这些外来的"洋人"以及他们宣传的"洋玩意儿"，多采取躲闪、回避、敬而远之的态度。聪明的传教士们采取了两项措施消除中国人的抵触心理，设法接触和吸引青州民众：一是脱下西装革履，换上当地人穿的长袍、马褂，戴上长长的假辫子，尽量把自己装扮成华人模样，以消除人们的异样眼光；二是请求浸礼会总部派更多的传教士来青州，开办学堂、医院、育婴堂等福音机构，换取人们的好感。

■ 青州的施医院

　　1875 年，英国基督教浸礼会传教士李提摩太，由烟台来青州，传教布道。1877 年，青州连续干旱，李提摩太为赢得青州百姓好感，扩大传教范围，趁机设立粥厂，开办施医所，免费施粥，无偿施药，借以招引民众，从事传教活动。西医西药初现青州。

　　随着进入中国内地传教士的增多，以西医西药铺路，前来青州行医布道的洋人逐渐增加。1882 年，外科医生迪克逊在青州城里设立教会施医所，以传教为前提行医、卖书，每星期两次免费发放药品，传播西医西药知识，宣传教义理念。

　　1885 年，英国基督教浸礼会医学传教士武成献博士（Dr. James Russell Watson）偕爱格妮丝博士（Dr. Agnes）来到青州。武成献是英国浸礼会山东医学传教团的负责人，派他来山东青州的任务是建医院，开办医学堂，进行医学传教，实施医学传教计划。武成献在青州教会施医所的基础上组建医院，基督教会赐名为"青州大英帝国浸礼会施医院"。

武成献任院长,武夫人、麦德哈斯特(Medhurst)、史密斯(Smith)、兰尉光及华人孙思克为医生,药师贺明成管理药房,当地一位牧师的女儿温女士做武夫人的助手。医院分为男子医院和女子医院,生意兴隆。中国几千年来一直靠中医、中药诊疗疾病,对西方医学缺乏认识。当时在中国找不到懂西医的医师、护士、化验人员,为解决医疗助手及护理人员的缺乏难题,武成献开始招收当地有文化的青年进院,在接受基督教熏陶的同时,一边学习西医知识,一边从事护理工作,培养医院所需的医护人员。虽然每年招收学员不多,却是山东省医学教育的源头之一。

山东最大的医院和医学堂

武成献一边治病,一边带徒,一边学习汉语。第二年,武成献的汉语已学得不错,全身心地投入医学工作中去。他们的医术精湛,病人越来越多,名气越来越大,许多求医的人坐独轮车或骑驴来自很远的不同的地方,狭小的医院容纳不下来诊的病人。

1887年,浸礼会在青州衡王府旧址西皇城街购置一套房屋做医院。房群分三个院落,武成献居住在里院;中间是座两层楼,楼下设药房和化验室,楼上是为上层人物准备的病房;最前边是个很大的院子,经改建和修缮后设有诊疗室和能容纳100多人的候诊室,还有能提供优良膳宿的30张病床的住院病房,称为男科医院。同时,还买下一个相邻的院落,内有两座阁楼,有与男科医院相通的入口,建成有16张病床的妇科医院,由武夫人主管。

工作安排是上午治疗住院病人和给学生授课,同时求医者在候诊室集合,进门时发给一个木制号码牌;下午1:30开始,病人逐次被叫到诊室诊治。传教士们向候诊室的人们讲经布道,一直进行到傍晚。他们在周日到周围乡村和临淄、临朐多个传教点去,上午信徒们聚会,下午他们便给予会诊治疗,通常由学生维持会诊秩序,这样进一步扩大医学工作范围。医院门诊量和抓药者每年都在万人次以上,住院病例300多人。

施医院与广德书院毗邻,医学堂规模较小,广德书院的教师经常来授课,因此当地人把施医院附设医学堂又称为"广德书院附设医学堂"。医疗工作开展得很好,平均每月1400例门诊病患使得进一步扩大医院才能满足求医者的需求。由于医院的医生医术精湛,求医者络绎不绝,甚至有求医者从远方骑着毛驴慕名而来,扩大医院规模被再次提上了日程。

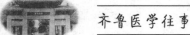
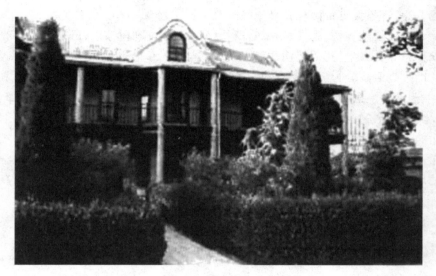

★青州广德医院和青州医学堂旧址

1888 年是灾难重重的一年：农历四月下雹雨；五月初四渤海湾发生 7.5 级地震，波及青州；五至八月淫雨成灾，黄河决口，洪水毁坏了房屋和庄稼；接踵而来的是饥荒，一场霍乱大流行，某些地区因此死去的人数占 40％以上。灾情泛滥导致大量人员死亡，人们再也经受不起这样的苦难。英浸礼会向灾民提供救援物资。武成献邀请英传教士巴德顺博士（Dr. Paterson）和 2 名女教士来到青州，他们各地奔走，把灾民队伍和灾区的惨状拍成照片，然后到国外募捐。武成献、巴德顺利用从国外募捐的部分款项准备购买地皮扩建医院和医学堂。

1892 年，筹划已久的医院终于建成。当时医院拥有一座 616 平方米的办公楼，门诊、药房、病房、教室等平房共 105 间，共 1570 平方米。医院定名为"青州广德医院"（Tsingchow Kwang Teh Hospital），同时成立青州医学堂。医院增设病床 50 张，医生 20 人，看护 14 人。这是当时山东最大的医院和医学堂。

青州医学堂的办学宗旨是对青年人在基督教的影响下进行教育，造就训练有素的医生，同时又是忠实的基督教人士。非基督教家庭出身的青年，只要他们达到了入学标准，为人正派，并愿意遵守学校的规章制度，均可录取。医学堂当年招生 14 人。

在开学典礼上，武成献宣读了教学宗旨："学校致力于对青少年进行系统的西医教育，培养训练有素的医生和忠实的基督信徒。"他制定了严格的规章制度，并亲自安排了学生的学习计划、学习课程和授课教师。

讲授解剖学的是潍县乐道院玛丽·布朗（Mary Brown）和武夫人，讲授生理学的是波特博士（Dr. Peter）和潘家川，讲授化学的是青州广德书院院长库寿龄博士,讲授药物学的是邹平医院的史密斯(E.C.Smyth)和贺明成,讲授治疗学的是武成献和夫人。学生除学习医学等专业知识外,还参加神学会的课程学习。

在以后的几年里,他不断地增加教室、学生宿舍和教学设施,积极改善学校的教学条件,使得青州医学堂日益走上正轨;同时,安排学生到青州广德医院实习,通过理论和实践相结合,使学生成为可以独当一面的医学工作者。

1896年毕业学生11人。武成献夫妇回国休假,医院和医学堂由巴德顺管理。次年武成献夫妇休假回来,扩建医院,增加了诊察室、手术室、药物实验室、病床增至100多张,同时增加教室、学生宿舍和教学设施。至1898年医院有病床100多张,每年医疗病人近2万人,青州医学堂已办学3届,招生共30多人,医学教育在全国名列前茅。1900年义和团运动爆发,学校受到破坏,医院建筑被拆,医疗、教学受到很大影响,甚至停办。山东巡抚袁世凯调军队移防青州,入驻培真书院、广德书院和广德医院,事态得以平息。

1902年,武成献继续他们的医学工作,广德医院也得以重新开业。他们以最大的努力尽快地恢复以前的工作局面。此时,胶济铁路正式开通,不少就诊病人来自100公里以外,青州医学堂也重新开学。

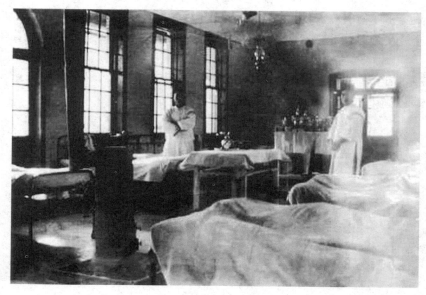

★青州广德医院病房

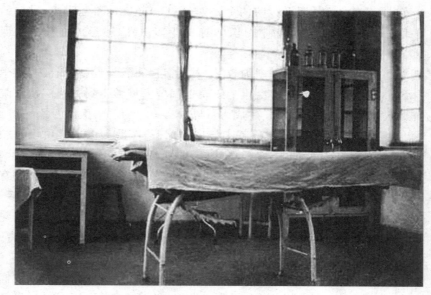

★青州广德医院手术室

1909年,山东的第一位传教护士英国人劳根(Margaret Falconer Logan)小姐来到青州广德医院工作,说服了青州女子中学里信仰基督教的女生为学生培养护士——这是山东基督教大学最早举办的护理教育,山东的护理教育从此起步。

1914年,第一次世界大战爆发,日军占领胶济铁路和青州,武成献调往周村,从邹平调巴德顺接任青州广德医院院长和护校校长。

(资料来源:《百年齐鲁医学史话》)

◎他们让西医获得认可

在100多年间里，教会医院它在介绍西医西药，培养西医和护理人才以及医院管理等方面都曾做过许许多多工作，并为千千万万疾病患者解除了痛苦甚至挽救了生命。西医得以在中国传播。

▌武成献：大力推广西医

1855年7月28日，詹姆斯·罗素（James Rusell Watson）出生于苏格兰阿伯丁，他是位医学学士、理学硕士、哲学博士。来到中国后，为了便于传教，他为自己起了个中文名字：武成献。1885年，武成献偕夫人爱格妮丝（医学学士）到达青州。他在青州府工作了32年，后在济南工作了21年，把自己的毕生精力都奉献给了齐鲁医学事业。

武成献在烟台下船登岸，一路坎坷前行奔青州。在青州地界的尧沟村西（今山东昌乐西），面对一片泥泞沼泽，他们雇用了3头毛驴，夫妻二人各骑一头，另一头驮运行李。到达弥河后舍驴换舟，弃舟登岸时，适逢村人前来告知撑船艄公：家中妻子腹痛难忍，正在痛苦挣扎。略懂中国话的武成献，认为这是上帝赐予他施展医术、赢得华人信任的良机，立即毛遂自荐，说能为艄公夫人解除痛苦。情

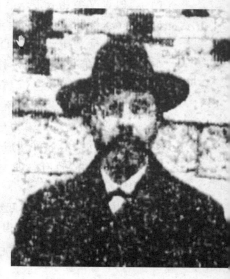

★武成献

急之下，艄公半信半疑地将这对洋人领回家为妻治病。快速治疗急重病人本来就是西医西药的拿手好戏，区区腹痛，在这对大英帝国医学学士的诊治下很快消失。艄公不但免收他们的渡河资费，而且还热情招待，留其住宿，介绍青州时况，双方结为好友。后来这位艄公曾多次到青州城里看望这位外国朋友。

在武成献到达青州之前，西方传教士大都是散兵游勇，仿佛是中国的赤脚医生，走乡串户为百姓看病来宣传基督教思想，没有固定的诊所，草根性质浓厚。武成献的到来改变了这种状况，西医逐渐为中国上至达官贵人下至山野村夫所了解、认可，大有与中医分庭抗礼之势。

武成献积极创办医院治病救人，并不断扩大医院规模，不断完善医院的科系分类。虽然工作条件非常简陋，但是施医院的成立极大地鼓舞了武成献的斗志。由于百姓对于西医缺乏了解和基本的信任，经营状况不甚理想。武成献想方设法努力增加医院效益，扩大施医院的影响力。每逢集市这天，施医院免费发放药品，这对于生活在水深火热中的贫苦百姓来说是个福音；同时，施医院积极开展外科手术，通过切实的疗效来争取病人的惠顾。此举效果显著，大大增加了医院的经济效益和知名度。

期间，武成献利用电刺激疗法成功救治了济南府一名行政官员，更是使他名声大噪，坊间被其治愈者亦颇多，西医由原来的无人问津发展到当时的门庭若市。

一位传教士后来回忆说："一个官员下属接受了很好的外科诊治，令人惊讶的是，他建议穿礼服带乐队来在门上挂牌匾，向我表示感谢，但我妻子生病不允许这样做，然而他请木匠带来了匾挂在我的门上面。"这样的例子还有很多。

对此，武成献说："我们的首要目标不是能从中国人那里得到多少，而是我们能给他们带来多大的好处。"

据《山东省卫生志》记载：1883年，最初的西医教育在青州萌生，以师带徒。在登陆青州初期，武成献所进行的医学教育就采用了这种方式。他选取学业成绩优良的中国教友子弟为学生，授课传业，同时为自己培养助手。1892年，在扩建医院的同时，武成献建成了青州医学堂并担任校长。

1892年，清政府总理大臣李鸿章视察青州时会见了武成献，对医学工作给予支持。

1902年6月13日，武成献参加了在青州举行的英国浸礼会和美国长老会的联席会，讨论两教会在山东联合举办高等教育的事宜，通过了联办山东新教大学的决议，形成《联合教育工作基础》的文件。

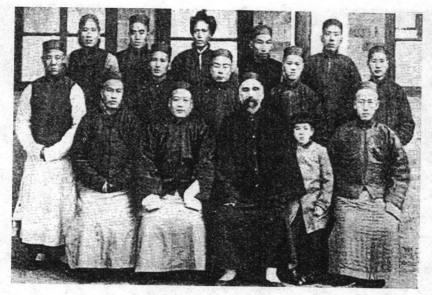

★武成献及2名华人教师与山东共和医道学堂第一届毕业合影

1903年,第一届董事会讨论了关于联合成立医学院的问题。武成献依据校舍和教师紧缺的现状,提出了联合举办高等医学教育的方案,得到了董事会一致通过。1904年,山东共合医道学堂开始招生,拉开了山东高等医学教育的序幕。

1910年10月中国东北发生鼠疫,武成献博士作为应聘专家带领山东共合医道学堂的部分学生来到东北哈尔滨,参加了抗击鼠疫的战争。1916年他得到中华民国政府颁发的勋章,表彰他在鼠疫防治中做出的贡献。

鉴于广德医院的成功案例,1915年,武成献被调往周村筹建复育医院。

1937年3月15日,武成献在济南逝世,被安葬于齐鲁大学校园内。

巴德顺:默契合作的伙伴

巴德顺(Paterson)出生于苏格兰爱丁堡市都柏林街,与武成献同为国浸礼教传教士。由于传教医生短缺,巴德顺经常被当作"救火队员"使用。从某种意义上说,巴德顺更像是武成献的助手。他服从教会工作的大局,在华工作的43年间兢兢业业。期间,开办医院和开展医学教育虽然遇到诸多困难,但是巴德顺都想方设法一一克服。对于武成献来说,他是一名非常优秀、能默契合作的伙伴。

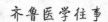

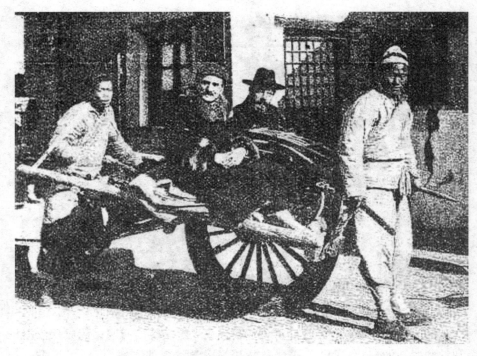

★巴德顺与武成献在青州

巴德顺在华工作的43年大体可以分为三个时期：1885～1898年，巴德顺同武成献一起创立青州广德医院和青州医学堂，并主持医学堂的教学工作。1898～1914年，巴德顺被派往邹平开办分院和医学堂。1914～1928年，巴德顺来青州任广德医院院长兼护校校长。期间，医院和医学堂经历了自然灾害的冲击和战争的破坏，但都劫后重生。在巴德顺和武成献的精心呵护下，齐鲁现代医学的幼苗持续、快速、稳定地成长。

1888年，青州府自然灾害持续不绝。巴德顺和2名女教士深入灾区。他们住在简易的帐篷里面，渴了就喝口水，饿了就吃些简易的食物，白天忙于向灾民分发生活必需品和药品，向他们讲解西医对于霍乱的防治之道，晚上整理自己对灾民的专访材料，并配以相关照片。武成献到国外四处演讲，呼吁人民募捐款项帮助青州人民渡过难关。利用募捐的款项，巴德顺和武成献建成了青州广德医院和青州医学堂，并源源不断地向灾民提供救援物资。

1990年，义和团运动爆发，青州广德医院和青州医学堂被毁严重。巴德顺和武成献积极活动，利用政府拨款和募捐款项，迅速恢复了医院和医学堂原貌，使医院和医学堂的工作步入了正轨。

1898 年，戊戌变法提出废科举兴学堂。巴德顺被派往邹平开办医学堂。他借鉴青州广德医院和青州医学堂的成功经验，在很短的时间内就使邹平的行医传教工作步入正轨。

1903 年，在山东的美国长老会和英国浸礼会决定联合举办高等医学教育，将济南、青州、邹平、沂州的医学堂合并成为"共合医道学堂"，学制四年，在四地进行教学和轮流实习。巴德顺负责学生在邹平共合医道学堂的教学工作。

1915 年，武成献调往周村筹建复育医院，巴德顺来青州任广德医院院长兼护校校长。在他主持期间，医院增加了手术室、化验室、X 线室，购置了 X 线机、显微镜、万能手术床等设备；护校增加了教室和宿舍，扩大招生。巴德顺顺应中国国情，与中国员工密切合作，制定按照中国建筑风格建设医院的计划，青州广德医院和护校在平稳中加快了发展的步伐。

由于一直忙碌于艰苦的工作，巴德顺一度重病缠身，但是他忧心于自己未竟的事业，与病魔进行顽强的斗争，终于又回到青州主持工作。1928 年，巴德顺退休。英国基督教浸礼会在 1919 年的年度报告中评价巴德顺说："无人可替代他的位置。"

◎教育联合，一个影响深远的智慧

义和团运动的爆发让各个差会紧密地走到一起。他们意识到：要想变得强大并开创更长远的事业，需要彼此联合，成为更亲密的伙伴。另一方面，随着科学技术的不断进步和现代工业的发展，要求学校发展多种学科，当时教会学校多如雨后春笋，都拥有大中小学，都向多种专科发展。各教会均感独立难支，遂兴起联合办学校的热潮。

▌潍县乐道院

狄考文不但自己办学不遗余力，而且还宣传动员自己的弟弟和同道来中国办学，二弟和三弟都先后来中国参加办学。1881年，他四弟狄乐播（Rober Mateer）也和夫人阿撒拉氏来登州，先在其兄狄考文处学习华语和文会馆办学经验。1883年，狄乐播夫妇偕同侪约翰牧师及明义士等人，由登州来潍县，在东关安丘巷租赁梭布行货房，创办格致院招生开学。清朝末年对声、光、化、电等自然科学及算学、地理、历史、绘画等学科都统称格致，格致院是穷究事物原理而获得知识的机构，也就是学校。

格致院开课后，狄乐播专程拜访在登州文会馆肄业的李芳桂，狄发现紧靠李家庄的虞河崎岖蜿蜒，上游有清泉，旱季亦不干，在我国北方极为罕见，两岸风景秀丽、环境幽静，很适合建学校和医院。便由李芳桂之弟李芳龄出面，代购李家庄西北约1华里、虞河南岸土地16.5亩，报请北长老会远东布道会差会拨款，动工兴建，主要材料有洋灰（水泥）、洋瓦、木料及金属材料等，均由大洋彼岸的美国运来。当年交通极不方便，年后材料方到齐，开工后又不顺利。附近农民有的偷材料，有的捣乱破坏，狄乐播无奈，只好住在工地上夜间亲自守护，历尽艰难，历时两年多方才建成学校、教堂、位宅及院墙，取名"乐道院"。

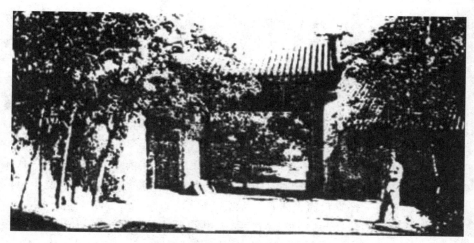

★青州乐道院

1885年,学校及宿舍建成,在潍县东关安丘巷梭布行货房里创办的格致院迁入乐道院,扩大招收寄宿生,正式开学,取名"文华馆"。格致院和文华馆都完全仿照登州文会馆,春季始业,学制六年,课程也和文会馆一样,教材全部采用文会馆编印的课本和讲义。格致院和文华馆都遵循狄考文的方针,特别重视数、理、化和实用的科技知识,狄乐播还吸取了倪维思博士夫妇先创办女校费力不讨好的教训,和狄考文一样,首先集中主要力量,创办文华馆男校。到1889年,医院建成,同时培养一批医护人才(早期亦为男性)。

1890年,义和团反洋爱国运动越来越激烈。北长老会在潍县办学校开医院17年,治病救人做了很多好事,从未发生过欺压百姓的坏事,而且在潍县城及乐道院附近也根本没有义和团活动,本来乐道院也会相安无事的。当时义和团主力正在天津与八国联军浴血奋战,山东义和团都全力以赴前往增援。这时乐道院德高望重的老主持人,狄乐播夫妇恰在美国休假,代理人费习礼接烟台美国领事馆电报紧急通知,率领所有外国人匆忙撤往烟台暂避,附近居民见洋人都逃走了,便奔走相告,大家便不约而同地涌向神秘的洋楼,多数人好奇看热闹,少数人则想趁机捡点洋货发洋财。想不到还有一个美国人没撤走,双方发生打斗及流血事件,乐道院的教堂、医院、中外工作人员宿舍及文华馆、文美书院、医护学校等都被烧成一片灰烬,共计烧毁楼房42间、瓦房136间,损失惨重。

1902年,青岛开埠后,大港已建成深水码头,可停靠万吨巨轮,胶济铁路即将全线通车,潍县是胶济铁路中枢,通过铁路可连接济南及全国各地,公路更是半岛枢纽。潍县文化悠久、经济发达,是我国较大的农副产品和手工业品的集散地。对比之下,登州却交通闭塞,口岸烟台港小水浅不能停靠巨轮,其充当中国北方重要门户的地位已被青岛取代，变成一条死胡同，再也不能适应经济发展的需要。狄考文与柏尔根等人研究，决定将长老会山东总部和文会馆大学部迁往潍县，继续发展。

百余年来，中国人难以忘记，八国联军共勒索中国赔款 4.5 亿两白银，这次美国也参加了侵略，从中分到 32939055 两。但美国政府在全国教会愤怒抗议下，将全部赔款交由教会在中国办学用。根据布朗著《旧中国的新势力》记载，潍县乐道院分得 14773 两，美国长老会又在本国募集了 3 万余两。除此之外，还有地方赔款，据 1901 年 3～4 月间，上海英文版《华北前驱》报道，当年，狄乐播、费习礼、法礼士和方法廉曾面谒山东巡抚袁世凯，递上损失清单，说乐道院共损失 64000 两。经袁世凯还价后，实赔 45000 两。

乐道院被烧的赔偿问题顺利解决后，总共得到一笔相当大的资金。1902 年开始重建，并在原来的乐道院遗址西北，增购土地 160 亩。在设计上花费了不少工夫，四周围墙很高且坚固，大门改朝北，面向秀丽的虞河，院内重新建起更多更高大雄伟的西洋式楼房，大院里面套很多小院。医院、护士学校、教堂、中、外工作人员及家属住宅，外国侨民墓地、大学部、中学男生部、女生部及小学部，均有独立的院墙和坚固的大门，像一座迷宫式的西方城堡，内栽各种名贵树木，冬夏常青，多种珍贵花卉四季常开，大门楼上高悬"乐道院"三个大字，但当地人仍习惯叫"洋楼"。

重新建造的大教堂（也是学校的大礼堂），最为富丽堂皇，平面呈"十"字形，四面都有门可通行；八角顶重叠，很像北京故宫的角楼，顶部高 20 多米，既有中国古典建筑亭阁的风格，又有欧美教堂建筑的特色，中西建筑风格结合得很协调；大厅可容纳六七百人，除星期天上午做礼拜传教外，平时是学校的大礼堂，学校的开学毕业典礼及辩论会，邀请名人来校演讲，开文娱会、演话剧及歌舞等活动都在教堂举行。此外，教堂的地下室还有锅炉和暖气设备，冬季可取暖。可惜"文化大革命"期间，大教堂被红卫兵拆毁。

重建的医院，比原来的医院更宽敞，更适用，内、外、眼、牙及妇产各科俱全，门诊部内化验室、手术室及药房等一应俱全。病房大楼是后来新建的，更为壮观。医院附设的医护学校也比以前的更完善，更宽大。

而这些新建的建筑，在不久后的一次搬迁与合并中，有了一个共同的名字——"广文学堂"。

▋英美传教士走向教育联合

义和团运动的爆发推动了山东地区早就存在的传教士们的合作运动。在这次事件之前,1893 年 11 月在青州府召开了非宗派传教士会,当时在山东传教的 9 个差会中有 7 个派出了代表,在邻省河南的加拿大长老会也派代表与会。美国公理会的傅恒理(Henry Porter)被推选为主席。1898 年 10 月在潍县举行了第二次大会,有 52 名传教士出席了会议。英国浸礼会的仲钧安和美国北长老会的狄乐播当选为主席。会议上洋溢着亲密友好的气氛,促进了彼此的认识和了解。但是义和团起事时的经历,使许多人相信必须加强进一步的合作。

合作教育运动的起源在英国浸礼会传教士波特(E. W. Burt)的《在华 50 年》中有详细的记载。他说:"直到义和团兴起的年代,尽管英国浸礼会传教士和毗邻差会的传教士有着极为友好的关系,但彼此都有界划明确的传教区域,各有自己的布道活动和教育工作。但是上帝,他用义和团的爆发让各个差会紧密地走到一起,给它们机会来计划新的合作事业。好几个月的时间里,逃亡的传教士在芝罘居住在一起,焦急地等待着领事们允许他们重返内地的那一天。他们就此形成了一种更为亲密的伙伴关系,而在此之前,这种关系仅仅是一种可能。他们日常工作的被迫中断也使他们得以回顾整个形势,共同筹划将来。如同我们已经看到的那样,中小学教育已经发端,但中国的新危机召唤更高程度的教育。坦率的会谈在山东两个最重要的差会,即美国北长老会和英国浸礼会之间频频举行,双方很快认识到,如果真要干成卓有成效的事业,那就不能独立地去干,而必须把人力和物力的资源集中起来,联合开展我们的高等教育工作。"

路思义所说的稍有不同。他说:"义和团运动爆发前没有几个月,我作为一个调查迁校问题的小型委员会主席或者秘书,写信询问青州府的仲钧安先生,如果登州学院迁往潍县,英国浸礼会可能持什么态度。在 1900 年那些紧张繁忙的日子里,他有好几个月没有给我回信,但他心里一直留着此事模糊的记忆,若干个月以后他从美国给我写信说,他对此事很感兴趣,而且他认为必须通盘考虑彼此之间的关系。这最终导致了与我们英国浸礼会朋友们的联合,我认为这种联合对两个差会、在更广阔的意义上对中国都是卓有成效和极为有益的。"

联合的基础

1902 年 6 月 13 日,在青州举行的有两个差会的代表会议上,起草了一份称之为《联合教育工作基础》的文件,此份文件是以下列序言开头的:

"感谢上帝在过去给予我们的恩典,祈求上帝继续保佑我们的事业,我们在山东的美国长老会和英国浸礼会成员,同意联合起来建立三所学院,即在潍县的文理学院、在青州府的神学院和在济南府的医学院,条文如下……"

第一条第一款声明:"联合学院第一位和最重要的目标是推进基督在中国

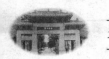
的事业。"文理学院的目标是"给予主要来自基督教家庭的青年提供具有鲜明基督教特色的教育,学院用中文授课。"

至于财产的所有权,该协议同意在潍县的文理学院产业仍归长老会所有,在青州的神学院和济南的医学院归英国浸礼会所有。同时协议认为文理学院的产业在价值上应该与神学院和医学院的总和相等。长老会要在潍县,浸礼会要在青州和济南分别为教师提供住所。各学院的日常经费由两个差会平均分担。

在这份文件中还有关于教师人员的规定,但规模非常小。该文件要求文理学院至少有4名外国男教师,神学院至少有2名外国男教师,医学院也至少有2名男教师,总共才8人。这样每个差会只负责提供4名教师。这就是这个联合机构简陋的开端。

在最初的几年里,这个机构被称为"山东新教大学"(Shantung Protestant University),中文名字是"合会学府",或者"差会联合学校"。下设3个学院:文理学院在英语中叫作"山东联合学院",中文称"广文学堂"。医学院英语叫作"联合医学院",中文称"医道学堂"。神学院的中文名字是"神道学堂"。这项联合事业的管理被委托给一个6人委员会,每个差会各出3名委员。委员会有权决定课程和正式教员的人选,但3个学院院长的选举结果必须得到纽约和伦敦的差会委员会批准,差会委员会掌握大学最高权力。这些有关联合的规定后来进行了修改,以便其他差会参加联合。

山东传教士在教育方面的联合行动和其他受义和团运动影响地区的类似活动是同时发生的。1901年在满洲的苏格兰长老会和爱尔兰长老会在沈阳联合建立了一所学院和一所医科学校,后来丹麦路德会也参与其事。在北京及其近郊,美国公理会、美国长老会和伦敦会组成了华北教育联合会,建立了一所男子学院、一所女子学院、一所神学院和一所男子医学院。后来还建立了一所女子医学院,该院最后从北京迁往济南,成为山东基督教大学的一部分。

山东传教士的联合也并不是一帆风顺的。在英国浸礼会方面,库寿龄先生坚决反对联合,因为他雄心勃勃地要把自己的高中扩展为文理学院。起初仲钧安也是踌躇不前,他当时是浸礼会的公认领袖。他考虑到执行这项计划的重重困难,特别担心浸礼会在提供人员和资金方面不能与长老会并驾齐驱。后来他感到计划相当圆满,就施加自己的影响全力支持联合。他是第一届委员会成员之一,直到他悲剧性地因故身亡前,他是大学发展最重要的推动力之一。1905年7月17日,他正住在中国的泰山上,暴雨引起山石滑坡,带走了他下榻的那座庙宇。

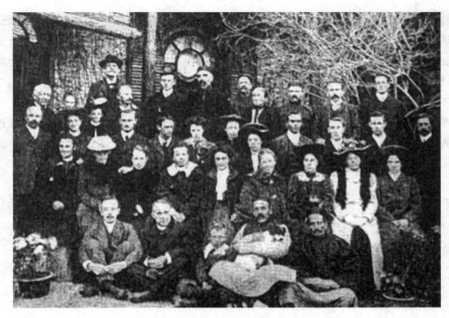

★山东新教大学师生合影

在长老会一方,反对来自狄考文。联合决议通过时,正值他在美国度休假年,虽然他回来后对此大加批评,但终未能取消联合决议。所以他接受这一决定,带着他 1900 年新婚的妻子海雯(Ada Haven)从登州迁往潍县(狄邦就烈于1898 年去世)。他也搬走了他为学院弄到的望远镜,以及他亲手建立并用自己写书的收入装备起来的小车间,这个车间在制造科学仪器方面极为有用。他仍然投入主要精力翻译圣经。

▌联合扩大了

1908 年底,山东新教大学发生了一个重要变化。山东圣公会主教提议把他的差会加入到大学的文理学院,把泰安、平阴两所学校的毕业班学生送到潍县,并提供一名教师。1909 年山东新教大学校董会同意了这个决定,同时他们意识到,联合的条款需要做一些调整,以使其他差会有可能参与进来,承担同样的义务。董事们最后还投票决定,把山东新教大学改名为"山东基督教共合大学"。

此外,还有加拿大长老会。从 1888 年时起,他们就与山东长老会有密切联系。麦克鲁阿(William McClure)是加拿大长老会的先驱,1888 年来到中国河南,1916 年被差会派到济南的医学院教书。他是后来齐鲁大学医学系教授兼主任,在医学院服务多年。1919 年,加拿大扩大了对大学的参与,增派麦克瑞到神学院任教,后来他支持奥古斯丁长老会在 1920 年筹款 5 万美元,为他建造一栋寓所,为学校建了一个图书馆,该图书馆名为"奥古斯丁图书馆"。1920 年,加拿大长老会开始负责提供一位加拿大人哈克尼斯的费用,他之前受美国长老会的派遣在文理学院工作。这样,加拿大长老会就和 3 个学院都有了关系。

最终在 1917 年,参加齐鲁大学组建的差会达到了 14 个之多。其中属于美国系统的有 8 个,英国系统的有 5 个,加拿大系统的有 1 个。为了共同掌握控制齐鲁大学,上述三国的 14 个差会联合组织了一个理事部(Board of Gove-mors),总部设在加拿大多伦多,在纽约和伦敦分别设有分部。

(资料来源:《广文校谱》《齐鲁大学》)

◎"中国哈佛"——潍县广文学堂

在这所充满宗教色彩的院子里,除了教堂,还设有学校、诊所。如今,百年已过,院落容颜已改,物是人非,这里的旧事却仍让人记忆犹新。因为这里曾是被美国人称为"中国哈佛"和"现代教育的温床"的大学——广文学堂。

▌源流众多的广文学堂

根据 1902 年 6 月 13 日英国浸礼会和美国北长老会联席会议上的决议,青州广德书院大学部和登州文会馆大学部的文理科合并,作为山东新教大学的文理学院,取两校名之首字为中文校名"广文学堂",又称"广文大学"(Wei Hsien Arts and Science College)。文会馆和广德书院两校大学部,分别由登州和青州迁往潍县乐道院广文大学新校,文会馆和广德书院的中学部仍留在院校。合并后的学生中 84 人来自登州,30 人来自青州,教员中 10 名中国人,4 名西方人是英国浸礼会的库寿龄和波特(E. W. burt),美国长老会的柏尔根(Panl D. Bergen)和路思义(Henry Winter Luce),柏尔根被选为校长。1915 年德位思(L. J. Davies)接任校长。

1903 年夏关于登州文会馆西迁时间最终确定,差会决定登州文会馆于 1904 年夏季学期结束后,正式迁往潍县。1904 年 6 月,登州文化馆大量的家具、物资和设备等由水路运往潍县。1904 年 7 月 1 日,柏尔根提前前往潍县做准备工作,1904 年 10 月 24 日所有搬迁工作完成。

在文理学院搬到潍县城东李家庄之前,旧址曾是由狄考文的弟弟狄乐播与夫人狄珍珠于 1884 年开办的男子中学"文华馆"和 1895 年开办的女子中学"文美书院"及医院"乐道院",后在义和团运动期间被烧毁重建,至 1904 年学院搬往潍县时建筑尚未完全竣工。

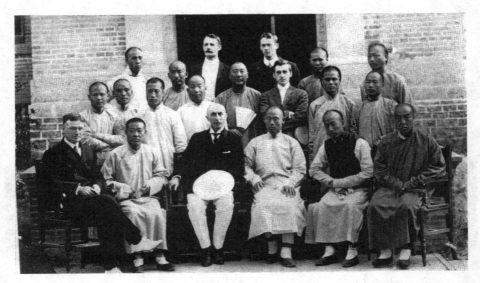

★潍县广文学堂教师合影（前排左三为柏尔根校长，左一为路思义）

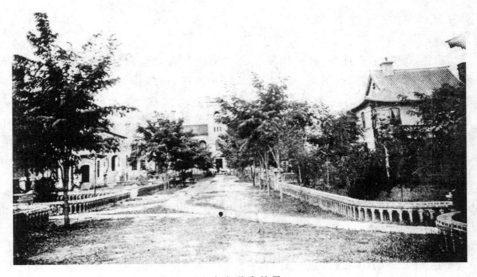

★广文学堂外景

　　新建的广文学堂，有雄伟的教学办公大楼，是当年潍县最高大的建筑，包括14间大教室及会议室、办公室。大楼中部的钟楼高约30米，楼顶上的巨钟，声响可达10余公里。先进的科学馆大楼是美国基督教徒康伟捐献，故亦叫"康伟楼"，一、二层为物理、化学及生物实验室、仪器室和预备室，三、四层为图书资料室、陈列室、阅览室，藏书13000余册。学堂还有一座先进的天文台。大操场旁两排男生宿舍如兵营,大餐厅能容 400 多人进餐,也有浴室、田径及足球场、铁工厂、木工厂及理化仪器制造所等,应有尽有。

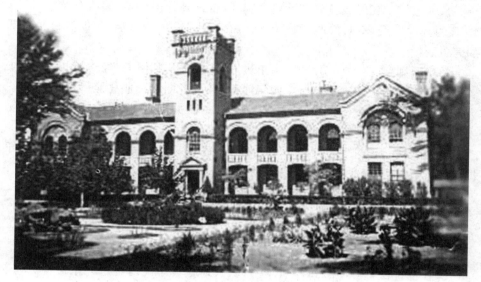

★广文学堂教学办公大楼

1906 年路思义离校度休假年,在此期间他为学校再募得 3 万美元,其中包括了老麦考密克夫人(Mrs. Cyrus H. McCormick Sr.)作为礼物捐赠的一栋住宅的费用。路思义募捐的成功预示着他未来将从事这方面的工作。库寿龄先生 1906 年调往青州神学院接替休假的卜道成(J. Percy Bruce)。卜道成 1908 年回国后,库寿龄先生赴上海工作,再也没有回到大学来,他也从没有对联合一事表示完全的谅解。

1917 年,广文学堂迁济南,乐道院仍是长老会的中心,包括医院、医院人员及传教士的宿舍、校舍和学生宿舍则成为广文中学的新校园。珍珠港事变后它被封闭,成为集中营的所在。

完备的大学规章

合并后的广文学堂被今人称为"中国哈佛"和"现代教育的温床",其拥有中西合璧的师资队伍。1908 年,在校教师 13 名,其中美国 2 名,英国 2 名,青州府 5 名,莱州府 4 名。1917 年在校教师 26 名,其中美国 5 名,英国 2 名,山东 19 名。外籍教师都是国外大学毕业,有的还是双学历,主要教授英文、圣经、道学、

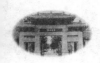

理化等课程。国内教师有 2 名贡生、1 名举人，其余多是文会馆或者广文大学毕业生，一般教授国文、历史、地质、数理化等课程。有好多老师一人兼任几门课程，还有多位潍县传教士担任兼职教师。

从文会馆创建时就自立各种规章制度，自订各种课程，自编所有教材，经历 40 年的教学实践，不断修改渐趋完善。后经合并成广文学堂，其各项制度也更加完备。

招生原则：学生共分两等：一为正班，须从各中学堂毕业，经学校招考，考准者收为正班。学生学完学校所定四年课程，考准者即给毕业凭照以示奖励。一为选班，须年满 16 岁，入学时必先试以议论一篇，并默讲"四书"，考准者方能收入，在校期间的要求与正班相同。

学费：学生每年膳费 24 元，学费 30 元，每学期各缴一半；贫困学生学校可提供借贷，每学期至少须缴足英洋 7 元；选班贫困学生则每学期至少须缴足 14 元。凡不能缴纳 54 元者必先与学校订立合同，至离校后必各遵前约缴足欠资，未毕业就退学者亦须一律偿还欠资。此外，凡学格物化学者每学期各科缴实验费 1 元，凡学英文者每学期另行缴费 5 元。学费须在开学时立即交足否则不能入学。

课程设置：学制 5 年，每年所学不同，大体包含十类内容：修身、讲经、中国文、外国文、历史、算学、博物、理化、法制、心理学、体操，除英文和少数科目外，多为必修课程。学生在第四年或第五年年终考试及格者即发给毕业凭照。

招考课程：包括讲"四书"，背《尚书》《诗经》、地理、数学、代数、西史、新旧约故事、作文等。满 60 分为合格，或有一样分数不足但总分平均 66 分以上者亦得收入，唯次季必须补考，若两样以上分数不足者概不录取。

此外，为培养学生民主自治的能力，狄考文办文会馆时就首创了辩论会，与广德书院合并迁潍后，学生立会已经蔚然成风：辩论会、传道会、勉励会、戒烟酒会、赞扬福音会、新闻会、青年会、中国自立学塾会等。当然，所有会有强迫入会的也有自愿入会的。其中最主要的是辩论会，该会还设立了章程。

广文学堂在潍县的 10 余年时间里，培养了一批掌握新知识、具备新思想的社会精英，为当时中国新文化的传播及社会的发展进步发挥了积极的作用。方维廉在 1914 年时曾评价学校的学生："自新校落成去今仅十年，期间学成已去者不下数百人。北而京津，南而湖广，足迹遍布天下。或侧身政界，或执业商界，而以学界为尤多。"

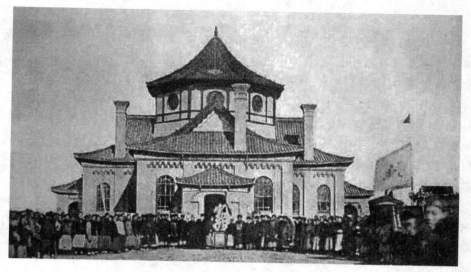

★潍县广文学堂为狄考文庆祝 70 岁生日

▌在潍县的生活

众多的教会学校合并在一起,各校的情况不同,校风各异,自然会有很多矛盾。1902 年,广德书院和文会馆最早合并时,授课教授最初有北美长老会的柏尔根、方维廉和路思义等,英国浸礼会有库寿龄、白向义和李恩溥,不久因为办学目的不同,意见不合,政策不统一,英国浸礼会的库寿龄、白向义和李恩溥都先后辞职。

库寿龄的办学目的,主要是培养代理人,替他赚钱(可以说是经济侵略),他资助穷孩子宋传典上学,由夫人亲授英语,目的是让宋感恩戴德,忠心为其效力。库寿龄与意大利商人库尔德合伙,利用教会学校的房产办花边庄,兼营草帽辫以及花生、棉花、核桃等土产出口,获暴利,故为狄考文和柏尔根所不容。库寿龄因而辞职,他离校后,将青州的花边庄交给宋传典代营。宋很会经营,不久又发展发网房、肥皂公司、棉花栈、缫丝厂等,成为山东最大的买办。宋传典用 28 万元巨款行贿,当上省议长,并与军阀张宗昌勾结反对北伐军,依仗议长和外商势力不纳税、走私、侵吞贪污巨款等等,坏事做尽,后被政府通缉,复行贿竟得免追究。后来,库寿龄以考古为名,盗卖我国珍贵文物"贝""布""甲骨"、石针及编钟等,被我国政府查获没收。

与科举制度相比,广文大学课程及教法新颖,只是许多学生在学习上很不适应,加之考试及毕业十分严格,学生的毕业率很低,以至于入学容易毕业难。

1905～1908 年,毕业的学生只有 36 人,肄业学生 232 人。

一个典型的例子是体育锻炼。在文理学院落脚于潍县的最初岁月里,劝说学生参加体育锻炼可不是件容易的事情。千真万确,孔夫子是个爱运动的人,他钓鱼但反对用网捕鱼,他用弓箭打猎但反对射杀归宿的鸟。显然,他还会骑马驾车。但是那些信奉他的学说的人对所有这些一概不感兴趣;相反,他们告诉自己的学生,如果一个人的举止不庄重,那他的学问一定不高深。他们让学生学习有三千礼仪的大书,使他们在任何场合都循规蹈矩行为得体。第一条礼仪是"面容须严肃深沉",第二条是"步履须稳重方正",还有一条说:"如雨之降临亦须徐步而行"。

想象一下这些传统学者在与西方人接触时受到的震撼吧!西方人总是匆匆忙忙,极端准时,行事唐突,不拘礼节。但是最令他们目瞪口呆的是,当他们看到这些异国人穿上运动服,打开了网球,或者用最不成体统的方式踢起了足球时的情景。

中国学生因此被朝着两个相反的方向推拉。青年人天生的精力旺盛使他们感到踢足球一定非常有意思,但他们过去受到的教育又使他们感到这种行为有失庄重。对他们来说摇晃着扇子或者端着茶壶更合规矩。此外他们的长衫和辫子在参加体育活动时也不方便。

大概在日本大败俄国后,这种情形发生了变化。年轻的中国人深受鼓舞,感到自己的国家也能变得强大起来。学生们要求参加军事训练。他们也变得热衷于野外运动、竞走、跳高和撑竿跳等种种活动。足球队逐渐发展起来了,但学生从不参加橄榄球或者任何其他剧烈冲撞的运动。不过他们喜欢网球和篮球。

(资料来源:《广文校谱》《齐鲁大学》等)

◎山东共合医道学堂，从一校四地到定址济南

青州广德医院和医学堂蓬勃发展的时候，在齐鲁大地的经济、文化中心——济南，也正在孕育着齐鲁医学的另一条血脉。在多方努力下，最后，这里出现了彼时中国国内最新型、最宽大、设备最佳的医院和教会在华所办的四大医学堂之一，它们就是共合医道学堂与济南共合医院，它们的建成为齐鲁大学医学院和附属医院的建立奠定了基础。

■ 一校四处的山东共合医道学堂

1902 年 6 月 13 日，英国浸礼会和美国北长老会起草《联合教育工作基础》的文件，决定成立山东新教大学，这所大学分为文理科、神科和医科，各科分在省内不同地区。

1903 年新教大学第一次董事会通过了青州医学堂与济南华美医院医校，还有邹平巴德顺的教会医学堂、沂州章嘉乐创办的医学堂联合成立医学院的方案，设青州、济南、邹平、沂州 4 个教学点，学制为四年。青州是主校，武成献任校长。这所医学院被命名为"山东共合医道学堂"（Shandung Union Medical College）。

邹平的教学点由英国浸礼会传教士巴德顺负责。早在 1889 年，英浸礼会仲钧安就在邹平创办了诊所，商德成主持药房。1898 年，商德成调往周村，医院由巴德顺接任。为扩建医院，在邹平东门外强征土地。1900 年，义和团起事，医院被捣毁，英国教士 30 多人逃离邹平。1901 年，义和团被镇压，传教士们都回到了各自的布道站。巴德顺在邹平再建医院，定名为"施医院"，设有病床 10 余张。另有传道员对病人进行传道。同时开设医学堂。巴德顺借鉴青州广德医院和青州医学堂的成功经验，在很短的时间内就使邹平的行医传教工作步入正轨。

沂州的教学点由章嘉乐负责。章嘉乐在 1890 年作为美国长老会的教育工

作者和医学传教士来到中国。抵达中国后他在青岛短暂停留和工作,1890 年同几位其他长老会传教士一起深入到沂州。像过去许多时候一样,传教士首次到达一个新的地方,中国人是带着好奇和敌意的态度对待他们。他们到沂州的初期,就被人从附近的城墙上几次用石头砸他们的住房。章嘉乐在沂州创办了医疗诊所,1896 年,建立沂州男子医院,并于 1900 年建立女子医院。随后由于义和团运动爆发,医院暂时中断。1901 年秋,章嘉乐返回沂州继续开展医疗工作。章嘉乐同时开办了医学堂,培养本地医疗助手。1901 年沂州布道站报告中记载:"1900 年春天,布道站组建了一个由 10 名学生组成的医学训练班,他们需要自己支付学费和书费。"自 1902 年起,章嘉乐还开始教授学生英语。

来自英美教会的学生从青州入学,在青州学习一年半后转到济南,再学习一年后分别到四个教学点完成专业实习,最后再返回青州完成毕业考试。当年,招收医学生 13 人。

定址济南

联合办学带来诸多不便,董事会决定尽快结束这种复杂的局面。英国浸礼会和美国长老会开始寻找一处合适的地方筹建新校。恰在此时,1904 年 5 月 1 日,在胶济铁路通车前一个月,济南这座历经千年风雨沧桑的古老城市,发生了一件中国城市发展史上堪称里程碑式的重大事件:北洋大臣、直隶总督袁世凯与山东巡抚周馥联名上奏,请求将济南设为通商口岸,"以期中外咸受利益"。一个月后,这座千年历史古城开来了第一列火车,很多市民跑到火车站目睹了这个稀奇的钢铁"怪物"——胶济铁路开通了,济南开埠了。从此,济南这座千年古城开始以主动开放的姿态吸纳异域文明,逐渐成为山东及华北地区较有活力的中心城市之一。

在诸如此类的背景下,1906 年,联合委员会制定明确计划,为医学院在济南建设校舍。武成献与聂会东代表英美双方教会进行协商,决定共同出资,由聂会东、怀恩光等人组成筹建小组负责实施。

1907 年,医学院得到英国利兹的罗伯特·阿辛顿遗产组成的阿辛顿(Arthington)基金会的慷慨资助,同时美国北长老会也募到了一批款项,使得在济南为医学院购买一块地皮成为可能,地点就选在南郊,紧靠英国浸礼会差会所在地。同一年,作为学堂的实习基地,聂会东在今南新街开设济南共合医院,分内、外两科,设药房、化验室,美籍医生徐伟廉任化验室主任。

1908 年秋天,共合医道学堂固定校舍开始兴建。修建的建筑群包括一栋有教室、实验室、手术室的主建筑,以及诊疗所、学生宿舍、接待来访演讲者的平房和教师的住所。土地财产的所有权归在英国浸礼会的名下。这些建筑 1910 年春天尚未完工就投入使用,当年招收学员,共招 10 名。

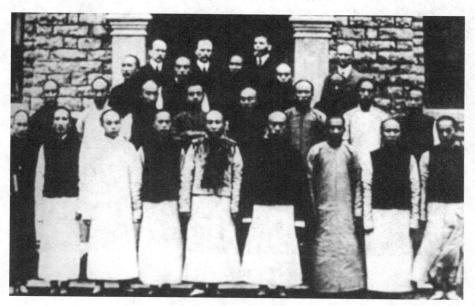

★共合医道学堂师生合影

在医学大讲堂和诊病所竣工后,1911 年 4 月 17 日,济南共合医道学堂举行庆典——这一天被定为齐鲁大学医学院的建院纪念日。山东巡抚孙宝琦和其他贵宾出席了这一仪式。次日,这些贵宾的夫人出席了由传教士女眷们举行的招待会。第三天,基督教徒和医学院的街坊邻居被邀请参观学院建筑。据记载,当日最引人注目的是人体模型,客人们把它叫作"假人"。

医学大讲堂建筑面积 3016 平方米,是共合医道学堂的主体建筑,当时称"大主楼"。楼内有会计室、教室,还有可容纳百余名学生的大会堂,有设有阶梯座位的手术室,以及组织学、药理学、生理学、病理学和临床等各类实验室。该楼的一部分还用作医院的高级病房。

已经巡回学习了三年的学生被认可为四年级学生。两个差会的协议规定至少有 2 名西方籍教员,但实际上开始就有 4 个西方人在工作。长老会派出了 3 个人:武成献没有到济南来,仍留在青州,担任广德医院院长兼护校校长。聂会东被选为新校的校长;章嘉乐博士,以及 1909 年来华的舒尔茨(William M. Schultz)博士,拜伦·冯·沃森(Baron Von Werthen)博士代表英国浸礼会。共合医道学堂成为当时教会在华所办的四大医学堂之一。市政府当局为方便学校与医院之间交通往来,特于南蜓子辟门一座,名曰"新建门",下面有地道相通。

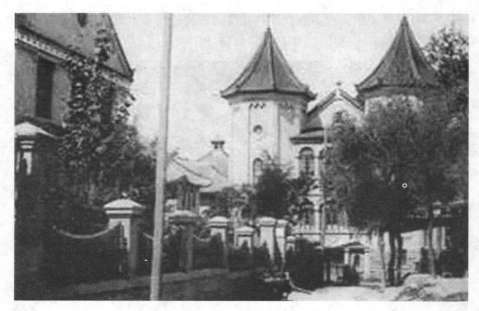

★济南共合医院

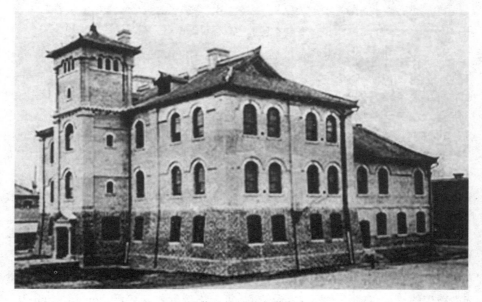

★昔日的医学大讲堂

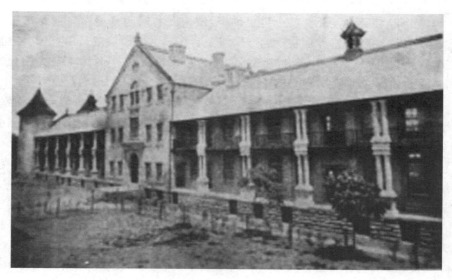

★养病所(共合楼)

　　1911 年 4 月 17 日,山东基督教共合医道学堂更名为"山东基督教共合大学医科",科长(即校长)为聂会东,与当时的广文学堂、青州的神学堂并称为"山东基督教共合大学的医、文、理、神学四科"。

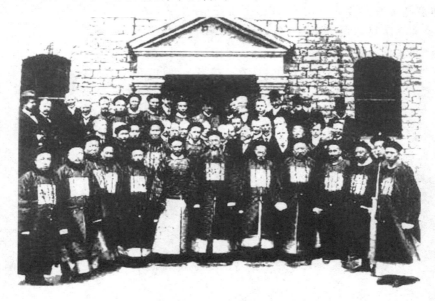

★1911 年 4 月 17 日,共合医道学堂主楼落成典礼后,
山东巡抚孙宝琦等来宾与医道学堂教师合影

1914年,在英国浸礼会的全力资助下,济南共合医院开始在东双龙街扩建养病楼。1915年9月,养病楼(共合楼)竣工启用。共合医院院长由英国人巴慕德担任。该楼为三层砖木结构,建筑面积3171平方米,是当时医院最大的建筑物,也是该院标志性建筑,更庆幸的是,该建筑完好保留至今。

共合楼内有院长办公室、护士长办公室等,有病床115张,分男女养病室,设割症房(手术室)、化验室、X线室、配药室等。所设外科病房很受欢迎,因为西医手术见效快、疗效好。此外,门诊部分还设有新式诊所大厅为候诊处,连以各科门诊诊病室及发药室、X线室。X线室已配备新式X线机进行胸部透视,辅助医生对肺炎、胸膜炎、肺结核的诊断。化验室用显微镜可做血、尿、粪三大常规检查。济南共合医院是当时国内最新型、最宽大、设备最佳的医院。

该院诊病所收取病人的医药费比大多外省的教会医院低,所以有很多外地病人来此医治。

从此,山东基督教共合大学医科有了固定的校址和设备齐全的教学医院,教学环境大为改观。

这所新大学的名称包括了9个中文字——山东基督教共合大学,英语中的意思就是山东基督教联合大学。1915年,校务委员会批准了以"齐鲁大学"作为在非正式用法中的校名,意思是齐鲁地区的大学。英语中拼写为CHEELOO。原山东基督教共合大学医科随之改称"齐鲁大学医科",原济南共合医院改称"齐鲁大学医科附设医院",简称"齐鲁医院",华美医院门诊成为齐鲁医院门诊下属分部。

(资料来源:《百年齐鲁医学史话》《齐鲁大学》等)

◎实力雄厚的齐大医科

　　洛克菲勒基金会的参与在很大程度上促进了齐鲁医学教育的发展。在它的影响下，有三所医学院校迁到济南与齐鲁大学的医科合并，另外还有一所暂时合在一起。1916 年 10 月，北京协和医学院的65 名学生和教师惠义路（Dr. Edwin R. Wheeler）来到济南，惠义路1917 年成为齐鲁大学医科的外科教授和医院院长；1917 年 2 月，金陵大学医学系的 14 名学生迁到济南；1917 年 9 月，汉口医学院的12 名学生在老师纪立生（Thomas Gillison）率领下来到齐鲁大学医科。这样一来，齐鲁大学医科就成为规模最大的一所学院，也是当时中国实力最强、影响最大的西医教育机构。

　　学生如此，师资力量也很强大。任课老师有：生理学和眼科学教授聂会东；临床病理学教授舒尔茨（William Schultz）、寇克伦（Samuel Cochran）；治疗学、内科学教授弗莱明（W. Fleming）；解剖学、外科学教授劳爱（K. Roys）、惠义路；外科学教授巴慕德、斯迪恩（T. Steam）；卫生学、产科学教授章嘉乐（Charles F. Johnson）；诊断学教授麦克鲁阿（W. Mc. Clure）；组织学、胚胎学、解剖学教授施尔德（Randolph T. Shields）；药理学教授培林（W. P. Pailing）；解剖学教授吴超兴、王会文；生理学教授易文思（Philip. S. Evans. Jr.）。

　　不久，上海大同医学校、扬州葛夏医学校、北京华北协和女子医学堂等，英美教会办的医学院校，也都先后都迁往济南，并归齐鲁大学医科。

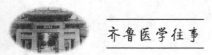
北京协和医学院暂入医学院

洛克菲勒基金会于 1914 年决定参加中国的医学工作,他们派出医学委员会来华研究医学状况,决定尽可能参与到传教士在中国的医学工作当中,而且所参与的教育工作,应该保持切实可行的高水准,提出一定要用英语教学。之后,他们组织了一个中华医学基金会来贯彻他们的意见。1915 年 4 月,中华博医会就此事在上海召开会议,他们提出,如果只是援助用英语教学的学校,那一定会让那些用中文教学的医学院处于劣势。所以至少应该有一所使用中文教学的医学院被提高到一流水平。

经过一番讨论,大会觉得济南的医学院是最佳选择。

最后,洛克菲勒基金会派出第二个医学委员会来中国调查,他们去了很多地方,最后形成报告。然后中华医学基金会决定,它不负责支持济南的医学院。但是它提出一个建议:因为它们刚刚接管由 5 个差会办理的北京协和医学院,需要为学校建设更大规模的建筑和医院,如果济南的医学院愿意在它们施工期间,接收这里三个年级的学生,那么基金会愿意提供 5 万美元给济南医学院进行必要的扩建和购买设备,并在此后分 5 年拨给 10 万美元的维持费。这个提议被接受了。1916 年 10 月,65 名学生从北京迁到济南。和他们一起从北京来的教员是惠义路,1917 年,他成为齐大医科的外科教授和医院院长。

金陵医学院迁往济南

中华医学基金会和齐鲁大学的协定在中华博医会于 1916 年 6 月在上海举行的第二次大会上得到肯定的评价。出席会议的成员都认为,现在摆在各个差会面前的是一个无与伦比的机会,它可以用来展示通过中文教学提供一流的医学教育的可能性。但是他们同时意识到,除非大家同心协力提供合适的教学人员,否则这个实验就可能流于失败。鉴于能够使用中文教授医学的传教士人数有限,差会要求放弃华中和华东地区用中文教学的其他医学院,把力量集中用来维持和发展济南的医学院。

金陵大学的医学系是第一个按此方针行动的,它这么做不仅是由于上述的讨论,而且还由于上海地区发展的影响。起初金陵大学欢迎中华医学基金会的建议在上海发展一所医学院,也答应与之合作。但后来这一点变得很明显:上海的机构不接受金陵大学的医科学生,也几乎不会接受它的任何教师。因此对大学董事会来说,1916 年底毕业班一毕业,马上关闭医学系,把当时该系仅有的一年级学生转到济南是最好的选择。1917 年 2 月,14 名学生就这样被迁到济南。

金陵大学的医学系是 1913 年在刚刚接收了华东医学院的基础上开创的,后者是 1913 年由下列 7 个美国差会建立的:南北浸信会、使徒会(Disciples)、南北卫理公会和南北长老会。使这些先前支持医学系的差会全部转而支持济南的医学院是不可能的。新的大力支持来自南长老会,它把曾是金陵大学医学系主任的施尔德(Randolph T. Shields)博士调往济南。后来美国卫理公会也给予积极的合作。

▌汉口医学院迁往济南

汉口的联合医学院接着也迁往济南,与山东基督教大学合并。该校是由伦敦会和英国卫理公会办理的。

第一位从汉口到济南的是一位苏格兰人、伦敦会的传教士纪立生(Thomas Gillison),他获得过医学士学位。他一直要求差会在医学教学方面进行联合,但希望他在汉口的学校被选为中心。他于 1917 年 9 月率 12 名学生到济南。早在 1914 年当洛克菲勒基金会打算为中国医学教育做点什么但尚未明朗化时,他为中国差会年鉴写了几段文章,描绘了差会办理的医学院令人沮丧的状况,要求它们联合起来。他在一段文章中写道:"我们教会医学院现在是一种怎样的情况呢?我想大概有 10~12 所所谓这样的学院。我们给了这些学校夸大其词的名称,但他们到底如何呢?它们规模太小,挣扎求生,假如有一个教师垮下来的话,学校随时都可能崩溃。因为大多数学院只有二三个或者四个教员,北京的协和医学院——人员方面情况最好的学校——为了达到有效的教学水平正迫切需要支援。工作极度紧张,需求空前急迫,为了应付这种局面,教员超负荷工作,教员们经常面临垮下来的威胁。大批学生急切地想进来学习。学费也很容易收起来,但人手和工作负担不成比例。怎样来解决这个困难呢?答案很简单,'联合',通过联合,每个差会都能受益,因此每个差会都应援之以手。大一点的差会必须拨出它们 1/4 的医学人员,到 10 所已经建立的医学院中去培养学生,每一所这样的学校必须至少有 6 个外国教师和 4 名中国教师。除非为进入这些学校作预备,分散的教学不应受到鼓励……"

纪立生博士在济南最主要的成就是在中华博医会出版委员会下的编译部工作。这个部门在翻译和修订医学教科书方面起了重要的作用。1920 年汉口学校的另一教员、获得过爱丁堡大学医学士和化学士的麦考尔(P. Lonsdale Mc All)成为齐鲁大学医学院的教师,他的主要精力也在翻译部。

以前一直为汉口医学院提供人员的威斯利卫理公会于 1921 年派英国皇家外科医师学会和红十字会会员爱理斯(Johnstan Jey Ems)到济南。1919 年,在他来中国之前,他曾是盖伊斯医院、英国皇家海军医院伦敦东区儿童医院的 X 线师。1923 年,威斯利卫理公会派那恩(Gladys V. L. Nunn)——一位受过训练的理疗师到济南医院来工作。

▌医学教育方面的男女同校

除了广州的一次尝试,在中国其他地区传教士们进行医学教育时,一直把女学生和男学生分开来,直到 1919 年中国政府批准男女同校。

在此要特别提一下 1908 年在北京组建的女子协和医学院,该院是 3 个美国差会:卫理公会、长老会和公理会的联合计划,后来它成为华北教育联合会(North China Educational Union)的一个组成部分。课堂教育是在卫理公会的女子中学进行的,学校附近的斯理普-戴维斯女子医院被用来进行临床教学。上课使用中国官话,医前期教学由被称作"华北女子联合学院"的文理学院承担。但这个学院在 1920 年时成为燕京大学的一部分,因此按燕京大学政策,医前期教育要使用英语,以便为学生进入北京协和医学院做准备。后者由中华医学基金会接过去后,实行男女同校的教育。对女子医学院来说,同协和医学院竞争变得日益困难,因为它们财力微薄,人手有限。

大概就在这个时候,寇克伦博士(Samuel Cochran)作为长老会的代表于1921 年来到齐鲁大学医学院。正如多年以后他在一封信中真实地再现当年的情景一样,他写道:

我还能清楚地记起来的一件事,大概是在 1921~1922 年的冬天,我们有一个客人,他的名字我忘了,他曾当过协和医院的院长(西姆博士 DR. Ralph B. Seem),他也当过霍普金斯医院的院长。有一个晚上他和教员们一块儿讨论建立一个教学医院的设想。这对我和我们所有的人都是极为感兴趣的事情,如讨论每一个科室该有多少病床,各层楼中病房、临床实验室及辅助设施怎样安排最合适等等。我很快意识到任何一件所谓合适的事情都大大地超出我们现在的经费来源。

一个想法冒出来了,为什么不和北京女子医学院合并呢?我们知道女子医学院人手短缺,没有足够的师资进行有效的教学,我们也是一样。我们也知道女子学院有指望从斯派尔曼基金(Spelman Fund)中得到 35 万美元。大体说来,她们同样可以从联合中得到与我们大致相当的好处,这对两家来说都是很可观的。我可能在这次会见中或者此后不久提出了这个想法，并没有经过多少讨论，大家就同意我们应该与他们接触协商。合作教育对两所学校来说都不生疏，几乎不用费心讨论，此后的经验证明了无论在理论上还是实践上都没有任何困难。

我忘了当时谁是院长，可能是惠义路，但他们派我做使者，也许因为是我提出并且热衷此事。我永远也不会忘记，我孤零零的一个男人和一群神情紧张、心情迫切的妇女们在北京的那一上午漫长的讨论，也不会忘记她们提出的那些追根刨底的问题。我也感到相当的紧张和迫切，因为我相信我的使命，想让它获得成功。我就像走在一根绷紧的绳索上，既要实实在在地答复她们的问题，又要不做出超过济南同事们所能履行的承诺。她们问我是否打算让男人当教授，而女人只能当助教！在会谈结束时，有人提出一个事实上并不坏的问题：一旦她们参加进来，并为联合放弃一切，她们将得到什么保证，确保她们将来受到公平的对待。我只能回答她们，唯一保证就是相信我们合作的目的是正大光明的。我老老实实地告诉她们，我来找她们的目的就是需要她们 35 万美元的"陪嫁"和她们这些人来充实我们的师资。最终结果很好，她们同意了。我想在双方的教员中没有一个人会为加入联合有一丁点儿的遗憾，哪怕是片刻的遗憾。那次会谈尽管紧张，却是我一生中最愉快的经历之一。毫无疑义，联合使两个学校都得到了加强。

寇克伦博士的建议被华北女子协和医学院接受了，并获得了有关的差会董事会的批准。1921 年，来中国的巴顿教育委员会（Burton Educational Commission）也同意这个决定。于是，女子学生宿舍（后来被称作"雷那德宿舍"，中文里称为"景兰斋"）在济南 1923 中矗立起来，女教师住宅也盖起来了。这一切使得 1923 年 9 月医学院的入学年级和医预科的两个班级中可以招收女学生了。1924 年 2 月，从北京转来两个班的女生和医科班的男生合并到了一起。一起到来的还有 5 名教员：北长老会的雷那德博士、斯考特博士和威德尔博士；卫理公会的希丝博士和毛根博士。

正如医学院 1925 年年度报告中说的那样，男女合校教育有条不紊："本年的经验使我们更为确信医学教育上男女合校的可行性。女学生在学校生活中找到了她们自己的位置，迄今为止，我们从没有感到在任何情况下解决这方面的问题有什么大的困难，我们也没有任何理由为未来感到担忧。当我们看到两个团体合作的优越性与日俱增时，我们在所有方面都有理由庆幸我们采取了这样的步骤。"

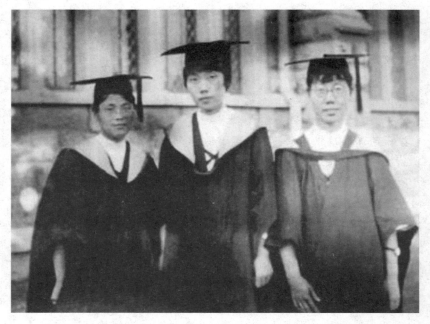

★齐大医学院第一届毕业女生:李悌如、陈可瑞、王世新(1928年)

　　仅能容纳110张床位的大学医院对扩大了的医学院来说,显然是太小了。女教师们感到用于妇女儿童的设备尤其欠缺。建造新医院的计划日臻完善,但1927年的革命使得新建筑物的开工不得不推迟到1934年。

（资料来源:《齐鲁大学》《百年齐鲁医学史话》)

◎天使的摇篮，山东早期的护士教育

　　护士工作曾被看成是伺候人的工作，鲜有人问津。随着医院规模的扩大，训练有素的护理人员已成必然。其中，山东护士教育开创者劳根的作用不可小觑且影响深远。从青州到济南，从广德医院护士学校到齐鲁大学的护理专科，齐鲁医学的历史里，诞生了大批优秀的护理人才。

　　山东最早的护士教育始于 1910 年，而开创者是来自英国的劳根（Margaret Falconer Logan）小姐，她是在山东工作的第一位传教护士。

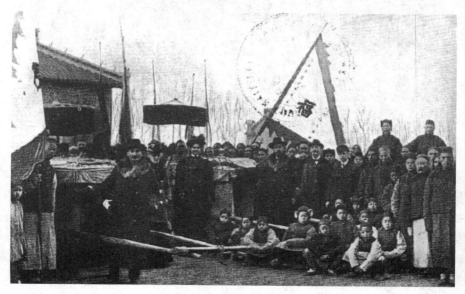

★1909 年，浸礼会护士罗根到青州

105

劳根小姐1908年毕业于英国格拉斯哥皇家医院,此后在那里当了一年的看护小姐。1910年,她受英国浸礼会派遣来到中国,先到浸礼会在青州开办的广德医院工作。此时的广德医院在英国人武成献领导下刚刚经过了扩建,规模较前扩大了很多,急需训练有素的护士来承担繁重的护理工作。根据医院的实际情况,劳根护士提出必须培养成批的护理人员。于是,武成献与劳根开始举办护士教育。

最初,护士工作在中国被看做是伺候人的工作,被人瞧不起,因此,招收护士学员比较困难。劳根首先雇用了几名清洁工,还说服了青州女子中学的3名基督徒女生为学生。1911年,青州广德医院护士学校成立,武成献任校长。

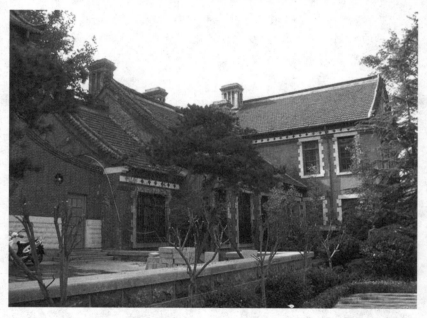

★1915年落成的护士养成学校主楼,后更名为"和平楼",即齐鲁医院查体中心

1913年,劳根小姐被浸礼会派到济南工作。同年,英国浸礼会传教士巴慕德博士(Dr. Harold Balme)被浸礼会调到济南,负责于1904年成立的山东基督教共合医道学堂附设新医院的筹建。巴慕德是英国皇家医学会会员、公共卫生学博士。在到济南之前,他已在山西太原从事传教活动5年。巴慕德到济南后即着手制订了详细的附设新医院的兴建计划。1914年,附设新医院开始动工兴建;1915年夏天竣工。竣工后的附设新医院拥有可容纳250人就诊的候诊室、5个门诊间、1个药房、1个小外科手术室、1个眼科部和110张床位,是当时中国最现代化的医院。

随着附设新医院建设的即将完工,劳根小姐越来越迫切地感受到大量的受过专门培训的护士对这所新生医院未来的重要性。于是,她从广德医院护士学校要走了 3 名毕业的护士并带走了几名有护理经验的清洁工到济南做自己的助手,着手在济南再创办一所更大规模的护士学校。她向各个教会学校发去了招收护士的通知,同时向人们解释护士这个职业在西方社会的地位。令她感到惊喜的是,在通知发出后不久就有 40 多人报名,而且都是基督徒,都是高中生。她从这 40 多个候选人中挑选了 12 人,在刚刚接收了第一批病人的附设医院先承担一个月的繁重工作。在这一个月里,这 12 名见习护士没有理论课的学习,只是每天从事接收病人并帮助他们洗澡这样简单但却繁重的工作。她们既值夜班又值白班,工作强度之大可想而知。劳根之所以这样做,就是为了考验这些候选人,看看她们是否真的愿意从事这份职业。结果一个月下来,11 个人经受住了考验,1 人打了退堂鼓,但因她离去而留下的空缺很快就被填补了。

就这样,山东基督教共合医道学堂附设护士学校于 1915 年正式成立,此后学生数量逐步增加,到 1924 年学生数量已达 40 人。鉴于劳根小姐工作的繁重,为了减轻她的负担,1916 年,英国浸礼会又派遣 1915 年毕业于巴斯总医院的波拉德小姐(Ethel Pollard)来华做劳根小姐的助手。医学基金会(全称中华医学基金会,是 1914 年美国洛克菲勒基金会发起成立的)也派出 1912 年毕业于卫理公会医院护士学校的巴莎·狄克莱克小姐(Bertha Dinkelacker)和 1911 年毕业于同一所学校的爱菲狄克莱克小姐(Effie Dinkelacker)来到济南,帮助劳根小姐。

随着师资力量的不断加强,山东基督教共合大学医科附设护士学校的招生人数和办学规模也不断扩大。

1917 年齐鲁大学成立,山东基督教共合大学医科成为齐鲁大学医学院,其附设护士学校也随之成为医学院的护理专科。1929 年,齐大董事会决议,将其改为独立科,按照课程要求,由四年毕业改为五年(预科三年,正科二年),入学时应试资格与医科相同。

齐鲁大学在当时是全国最大的大学之一,有"南齐(齐鲁大学)北燕(燕京大学)"之说。作为这样一所全国知名的大学的护理专科(后改名为"高级护士学校"),无论从师资力量、办学规模,还是教学质量来说,在全国都是名列前茅的,尤其治学十分严格,学生有病要试体温,不发烧都不准请假,因而培养了大批优秀的护理人才。

1915 年,武成献调往周村筹建抚育医院,巴德顺任广德医院院长。1918 年,"一战"结束后,在巴德顺的努力下,护士学校扩大招生。1928 年,山东临淄人苑连芳接任广德医院院长和护校校长。此人 1921 年毕业于齐鲁大学医科,是个基督徒,曾任北伐军某部卫生处处长。由于他的基督徒身份和军队背景,使他得以与教会和非教会民众以及社会各界建立广泛的联系。这一切,为广德医院护士学校在当时的迅速发展奠定了良好的基础。

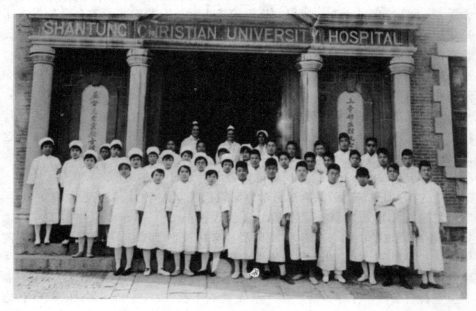

★1928 年,大学医院前的护士

1934 年,英国浸礼会派遣传教护士伊高美丽女士(Mrs. H. A. Emmott)来到青州广德医院护士学校任职。伊女士是中华护士学会早期永久会员,在她的努力下,广德医院护士学校于 1935 年完成了在中华护士学会的注册。自此,广德医院护士学校毕业的学生可持中华护士学会颁发的会考毕业证在全国就业。

1946 年 1 月,华东军区卫生部接管广德医院和护校。6 月,青州守善中学校长王均堂为广德医院代理院长和护校校长。

1947 年 8 月国民党军队进犯解放区,华东军区卫生部转移黄河北,医院停诊,护校被迫停课。1948 年 3 月 21 日,青州解放,中共中央华东局领导机关进驻青州境内。6 月,华东军区卫生部直接领导的华东白求恩医学院迁至青州,将广德医院护校的 70 名学员招收到华东白求恩医学院。

1949 年 7 月,昌潍专署直属医院接管广德医院。经整编后,1950 年 5 月定名为"山东省立医院第二分院",校名更为"山东省立医院第二分院附设护士学校",归山东省卫生厅直接领导。这是建国后最早的国立护士学校之一。

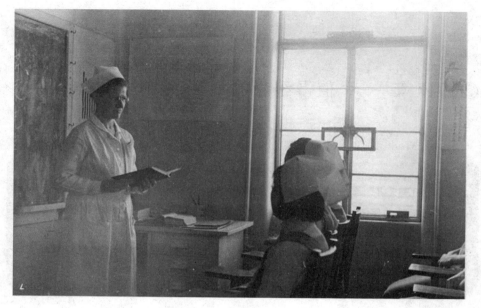

★1941年,护士训练班

　　1951年,人民政府接管齐鲁大学。1952年夏,全国院系调整,除医学院外,其他如理学院、文学院等被划归其他大学,保留的医学院也与山东医学院合并,更名为"山东医学院",其护理专科转归山东省立第二医院(原齐鲁医院),称"山东省立二院护校",后又称"山东医学院附属医院护校""山东医科大学卫生学校"。2000年,山东大学、山东医科大学、山东工业大学合并组建新的山东大学,山东医科大学卫生学校与原山东医科大学护理系合并组成山东大学护理学院。

　　　　　　　　　　　　　　　　　　　　(资料来源:《百年齐鲁医学史话》)

◎1917 年，一个值得纪念的日子

> 1917 年，是个值得纪念的日子。这一年，山东基督教大学的文学院、理学院及神学院分别从潍县、青州迁到济南，三院归一而成齐鲁大学。这所由外国传教士创办的大学，成为中国近代高等教育的一个重要样本，与中国当时的社会形态息息相关。彼时的创建与未来的消失，皆是合着时代的脉搏。

■ 寻找一个共同的校址

如果不是芝加哥大学的巴顿教授（Ernest D. Burton）提出校址问题，山东基督教大学可能仍然是沿着 230 公里的胶济线在济南、青州、潍县 3 个地方办学，而不能享有一个共同校址的优越性。巴顿教授作为东方教育委员会的主席，于 1909 年访问中国。该委员会是洛克菲勒在他的牧师和"科学慈善事业"顾问盖茨（Frederick T. Gates）的建议下资助建立的。

洛克菲勒和盖茨曾在创办芝加哥大学时互相合作过，他们都乐于在彼此都感兴趣的中国建立一所规模宏大的大学。但在开创这样一项事业以前，最好是尽可能充分地了解情况，因此就有了东方教育委员会。这个委员会中没有一个人曾访问过散处各地的山东基督教大学的任何一个学院，但柏尔根和路思义曾在青岛和巴顿协商过有关问题。

巴顿博士提出了下列问题：

1.是否一个学生从开始受教育到升入文理学院一年级之前仅仅上过 8 年学？你们是否打算逐步使你们的教育体制与中国政府的体制一致起来？

2.假如大学随后迁到另一个共同的地点，大学从最节省的角度看最迫切的需要是什么？

3. 一所建立在长江下游的大学将对你们的工作产生什么样的影响？

这些问题被递交到校务会的一次特别会议上讨论,会议起草的一封信中对巴顿博士的问题答复如下：

对问题 1 的答复是,我们不仅愿意而且乐于将我们的教育体制与中国政府的体制一致起来。对问题 2 的答复是,我们最迫切的需要是,第一,人员,除了目前的人员外我们还需要 12 个人;第二,我们需要大量增加我们的设备,以及需要帮助支付目前的开支。对问题 3 的答复是,长江下游的大学不能满足山东的需要。它对这个省的影响,事实上将会很小。我们主张,济南府是一所基督教大学毋庸置疑的中心,山东基督教大学,从它过去历史看,从差会和个人已经做出的牺牲看,以及从它现在取得的成绩来看,有充分的理由将它扩大到拟议中的规模。

洛克菲勒和盖茨设想中的大学一直没有实现。东方教育委员会提交的报告达 6 卷之多,报告相当清楚地指出,差会董事会和差会将不会在一所没有鲜明基督教特色的大学里参与合作,中国政府也不会接受 1000 万美元的赠与,除非它能完全控制这所大学——这个办法显然不能使委员会满意。

接到这份报告后,盖茨先生无可奈何地承认,他要在中国建立一所规模宏大的大学的梦想难以成真。不过两年以后,在柔思(Wickliffe Rose)博士主持下控制钩虫试验的成功,使盖茨先生萌生了在中国传播医学和卫生科学的主意。这个思想最终促成了中国医学会的建立。

校务委员会的决定中提议把大学集中到济南来,虽然有洛克菲勒可能大量投资于中国教育的因素,但这显然是一个正确的发展目标。所以即使在洛克菲勒的计划暂时受挫后,校务会还是坚持这个立场。这个建议被送到山东的美国长老会和英国浸礼会,在获得它们的批准后,又被分别送到美国和英国的董事会,几个月以后这个建议最后获得批准。

▌济南新校落成

1911 年 1 月,校务委员会进一步采取行动,任命一个 5 人委员会制定搬迁计划以及在济南寻找合适的地点。该委员会在 5 月 23 日提出了关于此事进展的报告,指出有好几处可以得到的地产,但积极建议购买城外南郊毗连城内新建医学院的那片土地。医学院就在怀恩光的广智院西面。校务委员会很快就批准了这个拟议中的地点,因为这可以使大学的其余部分与已经占地 97 亩的医学院和广智院连成一片。

教会征得中华民国时期第一任山东都督周自齐同意后,在济南南圩子门外名为永租实为强购 600 余亩土地，尽管都是一小块一小块买下来的，这很大程度上要归功于怀恩光先生的不懈努力。

长老会负责筹集济南文理学院校舍的建筑费用，路思义又一次被要求回美国募集资金。他在 1912 年初就离开中国，直到 1915 年才回来。他在这几年里不辞辛劳地为大学募捐。钱来得很慢，但他耐心沉着、百折不挠地投身于他的工作，最后他成功了。

多年以后，路思义解释了他筹款活动的办法。早在数年前，他为把学校从登州迁到潍坊筹款时，就采取了明确的行动哲学。他写道："当然，从所有方面看，都没有迹象表明搬迁怎么能得以完成。在我们所能考虑到的范围内，没有经费，就是在将来也没有可信的征兆预示着钱在哪儿。但当时我懂得了以后对我一直行之有效的一个信条，即如果要解决一个问题，首先要决定是否为了上帝之国的利益必须要办这件事，然后充分细致地去计划、去估量，不要考虑是否已经看到了金钱。或许随后的结果是基于这样一个事实：在计划的过程中，信心伴随着计划的健全化和倾注于其中的智慧与日俱增，在一定的时规内那些能够使梦想成真的人就会参与到这个事业中来。"

与此同时，英国浸礼会正在为神学院迁到济南筹款，1915 年卜道成向校务委员会报告，已经募得 6700 英镑，还要募集的仅剩 1300 英镑。

当路思义募到的经费足以在济南动工兴建校舍时，芝加哥的珀金斯（Perkins）、法罗斯（Fellows）和汉密尔顿（Hamilton）公司被请来负责建筑事务，法罗斯先生肩负为金陵大学和山东基督教大学工作的双重使命前往中国。他在济南得到以前负责建设医学院的传教士建筑师佩利姆（G. H. Perriam）的协助。建筑上采取了保留中国屋顶的斜线风格，尽管这建筑物有好几层楼高，这在中国建筑中是很少见的。由于法罗斯不可能长期待在中国，路思义就和家人在 1916 年搬到济南监督工程的进行。

用某个学生一句绝妙的话来说："四条交叉大道把校园安排得恰到好处。"从上北下南的鸟瞰附图，可以对学校的场地和建筑有更清晰的概念，它不仅列出了最终矗立起来的大楼，而且还列出了虚线表示的那些希望中的建筑物。在图的上部，即城墙里是医学中心，其中部是教室和实验室、老医院、门诊部。护士的家就在城墙内，医学院男生宿舍则在城墙外。在医学中心右边是学校的社会部，它包括了阿辛顿（Arthington）大楼及博物馆和演讲厅。

在城墙之外是 6 栋主建筑。最远的是麦考密克（McCormick）行政大楼，其中有大学办公室和出版社。此外还有康穆堂（Kumler），主要用于化学和生物学教学的柏尔根科学楼，用于物理学和生理学教学的狄考文楼，奥古斯丁（Augustine）图书馆、葛罗神学院等等。

　　学生们显然被新校园的面貌深深地打动了，这可以从下面他们所作的描绘中看出来："校园非常宽敞。到处是美丽的鲜花和林木，中心的小花园尤其如此。这个小花园被花卉和小道分割开来，看上去就像英国国旗。这非常有趣，同时也意蕴深长。每当我走过这里，我就会想到这些。麦考密克行政楼是我们学校中最引人注目的主楼之一。楼的底部是用大石块砌起来的。上面部分是青砖建筑。里面是各个部门的办公室。大楼旁边生长着各种各样的松树和梨树，一些漂亮的花卉竞相开放。学校的学生宿舍建得非常好，桌子、椅子、火炉、书架和床一应俱全，电灯、自来水及暖气应有尽有，所有这些对健康十分有益。我们医学院是在城墙内。学校的铁门顶上有山东基督教大学字样。一条大道不仅通向医学院，而且还可以通往教师住宅、护士楼、医院、男生宿舍和门诊部。道路两旁都有玫瑰花，当春天到来时，树枝绽开了美丽的新叶，玫瑰花吐露芬芳。这看上去像是伊甸的花园！我们大学的教堂耸立在校园的南部，这是一座石建筑，它的美和宽敞会深深地打动你。如果你站在塔楼上放眼四望，大自然的美景尽收眼底。也许你能分辨出生活在尘世和离群索居的区别。教堂里和外面几乎一样明亮，因为我们的教堂有一百多个窗户。"

　　在山东基督教大学的编年史上，1917年是个值得纪念的日子，因为当年9月，潍县的文学院、理学院，青州府的神学院和师范学校迁到济南的新校园安家落户。新校园就在城墙以南，一道城墙把它和医科的建筑分隔开来。师范学校现在成了文理科的一部分。

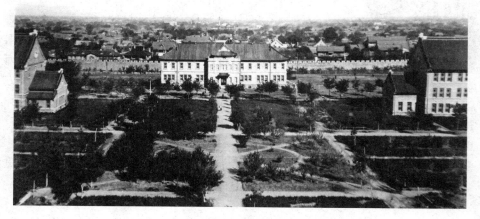

★齐鲁大学全景

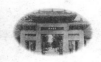

■ 新大学的命名与调整

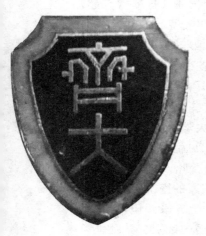

★齐鲁大学校徽

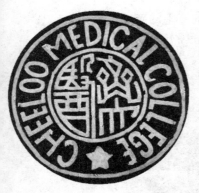

★齐鲁大学医学系徽章

1917年,在山东基督教大学编年史上是个重要的日子,这一年9月,早在1915年就已经以"齐鲁大学"为非正式用名的山东基督教大学在新校址以"齐鲁大学"为正式校名举行了开学典礼(后来,在立案时,"齐鲁大学"成为学校的正式名称)。齐鲁大学正式开学,设文理科、医科和神科。1917年秋季,大学共招生303人。其中文理科有134名学生,但他们中间有24人是医科的预科生;神科51名学生;医科118名学生,拥有学生的数量严格意义上说居全校之冠。

为了加强集中办学的管理,大学校务委员会决定设立校长、副校长,以及各院院长。卜道成为校长,路斯义为副校长,波特(E. W. Burt)接替卜道成为神科科长,德位思(L. J. Davies)继续担任文理科科长,聂会东仍为医科科长。

齐鲁大学是当年外国人在中国创办的13所教会大学之一,也是中国历史最悠久的大学之一。齐鲁大学成立后,采用西方教育模式,办学质量优良,校长、系所主任及教授大部分由外国传教士担任,大多数采用英语教学,其教学水平"接近了同时代欧美一般大学的程度"。

齐鲁大学虽是一所教会学校,它的宗旨为:"依基督教主义教育中国青年,俾皆被基督教之泽。"但它在中国教育近代化过程中起着某种程度的示范与导向作用。因为它在体制、机构、计划、课程、方法乃至规章制度诸多方面,更为直接地引进西方近代教育模式,从而在教育界和社会上产生了颇为深刻的影响。在办学的过程中,齐鲁大学不断调整政策,改善管理体制,提高办学质量,使学校的教育目标能与我国社会现实需要相符合。就整体而言,齐鲁大学已融入中国学校教育系统之中,成为中国高等教育的重要组成部分,在山东省高等教育发展史中占有重要的一席之地。

(资料来源:《齐鲁大学》《百年齐鲁医学史话》)

◎募款办学，两代人情系中国

> 1897 年 9 月 5 日，美国传教士路思义和妻子伊丽莎白斯受美国基督教差会长老会的派遣来到中国，从此，他开始投身中国的教育事业，并为筹建大学殚精竭虑。其子受其影响，也把山东当作故乡。

■ 在文会馆担任物理教师

路思义（Henry W. Luce），后来译为路斯或鲁斯，名亨利（其长子亦名亨利，即世界名人鲁斯 Henry R. Luce），1868 年 9 月 24 日出生于美国宾夕法尼亚州的斯克兰顿市郊，父亲是一个杂货批发店主。他的童年时代正是美国从农业社会进入工业化社会的时代，生活在这样一个环境里，先进的科学技术对路思义产生了深深的影响。相比之下，当时的中国基本上还是一个完整的封建农业社会，人们仍然生活在那沿袭了几千年的生活模式之中。胶东半岛地区更是如此。

1888 年春天，路思义考上了耶鲁大学，临毕业时，决定把一生献给传教事业，进入纽约神学院学习，为去东方传教做准备。

1897 年，路思义和伊丽莎白斯结婚，她是一名青年基督教会的会员，听力不太好。同年，这对新婚夫妇受美国基督教会长老会的派遣，来到中国芝罘

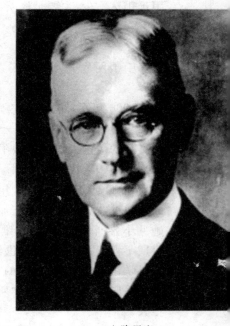

★路思义

115

（即今天的烟台），在岸上迎接他们的是一位山东东部长老会的领导人柏尔根。第二天早晨，他们开始向登州城出发。

路思义来到登州时，文会馆已有20年的历史。根据当时教学的需要，学校让他担任物理教师，但是首先，要跟一位中国老师学一年中文。

1898年4月，路思义的第一个孩子出生了，这就是后来美国《时代》周刊的创刊人鲁斯。

路思义除了教课之外，还经常下乡到周围各县去传教和熟悉情况。通过大量地与当地人接触，路思义与胶东人民结下了深厚感情，并产生了由衷的敬佩之心。早年的一些幻想消失了，他看到了痛苦的生活现实，也发现了这个民族的内在力量，这些都表现在胶东人民的许多优秀品质上，如吃苦耐劳、善良朴素、顽强坚韧等。

早在1898年，山东西部长老会就提议把文会馆迁到济南，年轻的路思义也看出学校搬迁的趋势。因为登州地处一隅，在当时交通不发达的情况下，学生来上学十分困难。另外，路思义感到学校的教学内容有些陈旧，需要增添新的内容。但是，正是他有这些想法，反而使他遭到学校领导的冷遇。

1904年的大部分时间里，路思义为学校的搬迁工作紧张地忙碌。截至秋季开学时，学生们已在潍县上学而不再是登州了。学校虽已迁至潍县，但面临的困难仍然不少，主要是经费问题。1905年秋，柏尔根要求路思义回国休假并筹募资金。路思义知道这是一项艰巨而长期的任务，他答应了。

为中国两所著名大学募款

1906年春，路思义和家人一起回到美国。当时，进教堂的美国人已经非常习惯为传教士捐款，但为一个教会办大学捐款却是从未有过的事。路思义发现大多数的美国人对中国很不了解，所以，他的工作不仅仅包括筹集捐款，而且还必须让美国人民了解中国。这样，在美国他又成了一个宣传中国的"传教士"。

从1906年春至1907年春，他走遍美国各地，到处募集资金并做宣传中国的工作。路思义一家在芝加哥遇到国际农具公司创办人的遗孀麦考米克夫人。她见小鲁斯聪明伶俐，思维敏锐，对答如流，欲收为义子，供他在美国读书。小鲁斯不肯留下，麦夫人就供给他教育费用，并捐巨款给广文大学，建了一座雄伟的科学馆大楼，按照美国的传统习惯，以捐款人的姓名命名。路思义还利用校友关系向耶鲁大学和普林斯顿出身的富家募了很多钱，对广文大学的建设贡献很大。

1912年，长老会再次派路思义募款，老路思义跑遍了美国各地和美洲各国，每到一地,他就直接去找乐善好施的富豪(都是教徒),他口才特别好,尤善于投其所好说服顽固守财的人。他把筹建中的大学描绘得完美动人,并出示设计好的学校各部门建筑蓝图,动员富豪认捐。历时 3 年,共募集到 50 多万美元巨款。

1915 年,老路思义捐得巨款后,自己在国外就计划好并请人设计了施工图纸,给化学楼定名"柏尔根楼",物理楼定名狄考文楼,神科仍叫"葛罗培真楼",礼拜堂叫"康穆堂",图书馆为"奥古斯丁楼"(纪念捐款人)。钱是路思义捐募来的,本来谁也无法反对,却遭其他教派妒忌。路思义便愤而离校。

此前,中国曾有几所大学邀请路思义去干副校长,都被他拒绝。但是 1918 年 12 月司徒雷登的一个邀请却打动了他。司徒雷登当时任南京神学院希腊语系主任,此时他被北京新成立的一所大学邀去干校长。他约路思义一起先去北京看看行情,这所新成立的大学就是后来的燕京大学。

司徒雷登和路思义到北京后,很快被那里的条件吸引住了。司徒答应当校长,条件是必须请路思义当副校长。获得同意后,司徒把建校筹款的任务交给了路思义。

1919 年 5 月,路思义再次返回美国休假与筹款。1919~1924 年,五年间路思义一直住在美国。到 1924 年春返回中国时,他的筹款总数达到 200 多万美元。一个伟大的目标实现了,燕京大学变成了现实。继齐鲁大学之后,路思义为中国的又一所大学立下了汗马功劳。不过多年的奔波操劳,他的身体健康受到严重影响,消化系统的疾病加剧。

抗战时期呼吁美国支持中国

1926 年,燕京大学搬入新址。随之而来的仍然是需要大笔的款子来盖房、买地、购置仪器设备等。学校要求路思义在美国继续筹款。路思义估算了一下,在以后的 10 年内,学校需要五六百万美元的经费,筹集这笔款子是项巨大的任务。路思义决定不回中国了,他的身体已不允许他来回折腾了。经过 1927 年上半年从未有过的紧张工作之后,年近 60 岁的路思义辞去燕京大学的工作。

1935 年春,67 岁的路思义退休。当年夏天,他途经日本对中国做了最后一次旅行。他来到济南,参观了齐鲁大学。18 年过去,学校发生了很大变化,齐鲁大学已成为一所非常重要的大学。

路思义对日本扩张侵略的野心早有注意,卢沟桥事变爆发后,他呼吁美国政府停止与日本贸易,以支持中国。同时,他在美国就中国问题做了多次讲演。

1939 年 7 月,路思义约集一些研究中国的学者举办讲习班,学习结束后,学员对中国有了更深的了解和同情。1940年夏季,这个学习班第二次开课时,有更多的人参加。在准备1941年夏季的第三期时,路思义的身体已衰弱得难以支持。

过了大半辈子流动的生活之后,路思义总算有着一个幸福的子孙绕膝的晚年。他的大儿子鲁斯此时已成为美国新闻界的著名人物,在左右美国和国际舆论方面有着举足轻重的地位。

1941年12月7日,日本飞机偷袭珍珠港的消息传来,美国举国上下为之震惊。整整一天,他的神经一直处在紧张状态,听广播,写东西,在电话上与大儿子谈话。第二天早晨,他的女儿去卧室看望他的时候,发现这位73岁的老人已经溘然长逝了。

▌两代情系中国

路思义的大儿子亨利·鲁斯,也就是著名的美国杂志《时代》周刊的创始人。亨利·鲁斯在中国生活了10多年,他回国后创办了《时代》周刊。《时代》周刊基本上每年都会刊登一名中国人作为封面人物,它刊登的第一名中国人就是吴佩孚,而吴佩孚就是蓬莱人。

麦考米克夫人曾捐巨款资助小鲁斯上学,小鲁斯后考入耶鲁大学。小鲁斯边学习边给学生自己办的报纸写文章,与主编海登结识为莫逆,后来两人合编《耶鲁日报》和《时代》杂志,各展其才获得成功,不久海登去世,鲁斯又创办《幸运月刊》和《生活》杂志,最后吃掉竞争对手《文艺周刊》,垄断并发展了美国的新闻事业且享誉世界。世界各国元首无不与之交往,曾与中国的蒋介石和毛泽东分别合影,与周恩来长谈并派人去延安,反对希特勒和日本天皇,曾多次批评罗斯福并影响美国的政策,成为"无冕之王"。

小鲁斯发迹后,多次回到他出生的登州,幼年生活自学的潍县广文中学,初中寄读的烟台芝罘学校,夏日避暑的青岛,济南的齐鲁大学,北京燕京大学,以及上海、天津和齐大流亡四川寄居的华西大学。他对这些学校多有捐赠。燕京大学用他的捐款造了一座大楼,命名为"鲁斯馆",以纪念他的贡献和老鲁斯的功劳。小鲁斯每到一地,当地首脑无不按外国元首礼仪隆重接待,他热爱中国,把山东当作故乡,多次指责罗斯福在中日战争中卖汽油和废铁给日本、轻视中国战场,力促美国政府增加对中国的援助,对中国局势有重大影响。他1967年病逝。

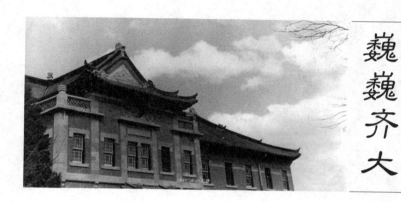

巍巍齐大

　　中国人十分看重历史，一个原因是，历史往往能滋养人心，告知今天，昭示未来。而齐鲁医学的多元思想与文化气象，也成就了其内涵的博大与精深。

　　创办之初的齐鲁大学，采用西方教育模式，校内职务大部分由外国传教士担任，其教学水平"接近同时代欧美一般大学的程度"。1924 年，齐大毕业生获得加拿大政府承认的文凭与学位，但因其教会办学的特殊身份，政府不承认其学历，医科毕业生也不能在公立卫生机构行医。收回教育权的运动浩浩荡荡，从 1925 年齐鲁大学向北京政府申请立案，直至 1931 年底，教育部才予以批准。

　　20 世纪 30 年代，齐大步入鼎盛时期，老舍、钱穆、顾颉刚、栾调甫等一批学术名家先后在此执教，学界有"南齐鲁，北燕京"之说。而学校医科实力最强，亦有"北协和，南湘雅，东齐鲁，西华西"之誉。

　　在齐大医科声名鹊起之时，1932 年，尹莘农创办山东省立医专，是当时山东唯一的省立高等教育机构，师资与教学质量不容小觑。

　　1937 年，抗战爆发。齐大迁成都华西坝，与其他四所教会大学并称"华西坝五大学"。在这段特殊的历史时期，齐大医学亦有名家荟萃，堪称华西坝上的医学圣殿。山东省立医专也碍于时艰，一边辗转跋涉，一边救死扶伤。

　　而彼时，一股红色医学血脉兴起，并渐成燎原之势。随着八路军、新四军日益壮大，急需大批医务人员。1944 年，新四军军医学校遂成立，后改名为"华东白求恩医学院"。

　　抗战胜利后，齐大师生结束华西坝上的烽火岁月，陆续回到济南。同年，尹莘农也率全校师生返济，1948 年，改名"山东省立医学院"。同年，华东白求恩医学院迁入济南，与山东省立医学院合并。两年后又改名为"山东医学院"。

　　1948 年，国共大决战之前，齐大再次开始了颠沛流离的生活，医学院南迁福州。不过，这段流浪生涯并没有持续很久，不到一年，齐大医学院师生再度回到济南。期间，虽历经波折险阻，齐鲁医学的根基依旧，也因此，才能铸就巍巍齐大。

　　而此时，等待他们的是另一个重大的历史时刻。

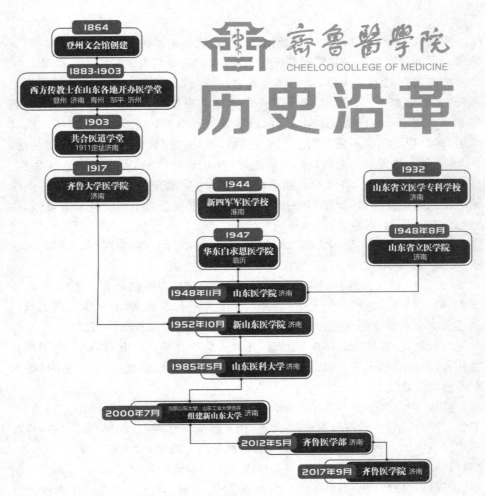

1864
登州文会馆创建

1883-1903
西方传教士在山东各地开办医学堂
登州 济南 青州 邹平 沂州

1903
共合医道学堂
1911定址济南

1917
齐鲁大学医学院
济南

1944
新四军军医学校
淮南

1947
华东白求恩医学院
临沂

1932
山东省立医学专科学校
济南

1948年8月
山东省立医学院
济南

1948年11月 山东医学院 济南

1952年10月 新山东医学院 济南

1985年5月 山东医科大学 济南

2000年7月 与原山东大学、山东工业大学合并 组建新山东大学 济南

2012年5月 齐鲁医学部 济南

2017年9月 齐鲁医学院 济南

★齐鲁大学传承图

◎"南齐鲁，北燕京"

创办之初的齐鲁大学，采用西方教育模式，办学质量优良，校长、系所主任及教授大部分由外国传教士担任，其教学水平"接近了同时代欧美一般大学的程度"。中华民国政府定都南京后，开始收回"教权"。1930年，孔祥熙担任了齐鲁大学董事长兼名誉校长。不久，校长之职改由齐大文学院长林济青代理，齐鲁大学进入了鼎盛期。

■ "先齐鲁，后协和"

齐鲁大学最负盛名的是它的医学院，为社会输送了大量的医学人才。

山东大学原校长徐显明在2013级开学典礼上说过这样的话："在你见到协和的同学时，你可以这样讲，这也是协和人自己讲的——'先齐鲁，后协和'。我们在医学上有诸多先创，目前的主要学科均处国内第一方阵。世界著名医学院校如耶鲁、哈佛、多伦多、卡洛琳斯卡等都是我校合作伙伴……"

此言不虚，历史上的齐大医学在许多方面领先于全国医界。

除了建校时间悠久，"齐鲁"还牛在综合实力强。齐鲁大学医科的前身共合医道学堂1911年就成为当时教会办的全国四大学堂之一，有着固定的校址、设备较齐全的教学医院及医学基础课的各科实验室和教室。其共合医院也已建成当时中国国内最新型、最宽大、设备最佳的医院。

我们窥共合医院病房一角即可体会它的规模：养病楼设普通病房十间，隔离病房及加护病房数间，有病床115张，分男女养病室，收治内、外、妇产、小儿、眼、耳鼻喉、皮肤、牙等科病人，此外还有割症房（手术室）、化验室和配药室。所设外科病房很受欢迎，因为对创伤、急性腹腔病变等疾病，西医手术见效快、疗效好，故外科发展也较内科快。此外，门诊部分有新式诊病所大厅，分为候诊

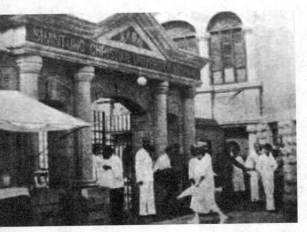

★中华民国时期齐大医院校门

处、各科门诊诊病室及发药室、X线室。当时挂牌的门诊有内科、外科和眼科。X线室已配备新式X线机进行胸部透视,辅助医生对肺炎、胸膜炎、肺结核的诊断。化验室用显微镜可做血、尿、粪三大常规检查。院中有全部的电气设备,有自设的发电机,有中央系统的暖气设备,有自己供应的冷暖自来水设备,各方面可以说是相当齐全的。该院诊病所收取病人之医药费比各省大埠多数教会医院所收皆低,有极多在当地不便医治的患者都来此求诊……

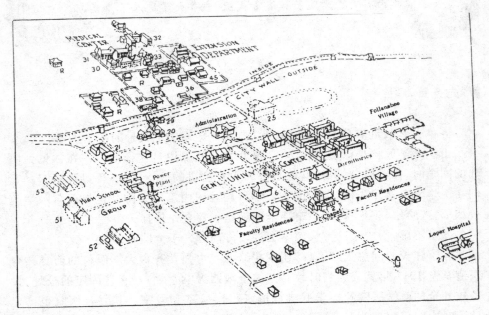

★齐鲁大学鸟瞰图

1.办公楼 2.康穆堂 3.柏尔根科学楼(现教学三楼) 4.狄考文楼(现教学五楼) 5.奥古斯丁图书馆 6.葛罗神学院(现教学四楼) 11~14.号院 20.圣保罗教堂和圣保罗楼 21.景岚斋 26.发电厂 27.麻风病疗养院 27.麻风病疗养院 29.校友们 30.新兴楼 31.共合楼 33.门诊部 36.医学院男生宿舍 38.护士宿舍 45.广智院

据医科学生后来回忆，学校全部采用英语教学，教学水平接近了同代欧美一般大学的程度，当时，对医科生的考核并不以60分及格为标准，而是分为了甲乙丙丁几个档次，甚至还将"医生风度"作为一项评分标准，考察实习期间为病人的服务的能力，如此的高标准教学让很多学生中途即被淘汰，能顺利毕业者称得上是精英。

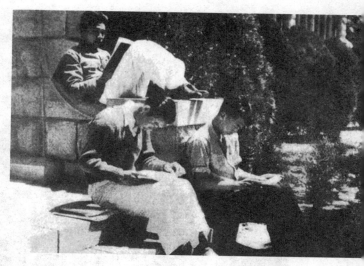

★当年齐大学生在康穆堂台阶上看书自修，
其中多数为医学预科的学生

另外值得称道的是在当时的那些教会大学中，齐鲁大学校园最美。在当年，齐大西式建筑群不仅规模大，其以德、英、美为主的建筑风格也展露了中西合璧的特色，"堪称近现代建筑博物馆"。

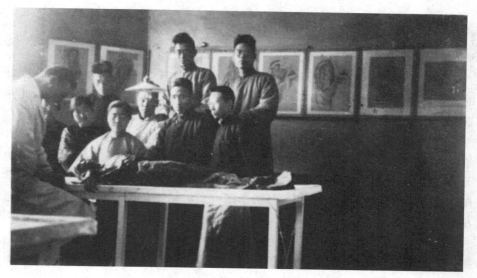

★齐鲁大学医科学生在上解剖学课程

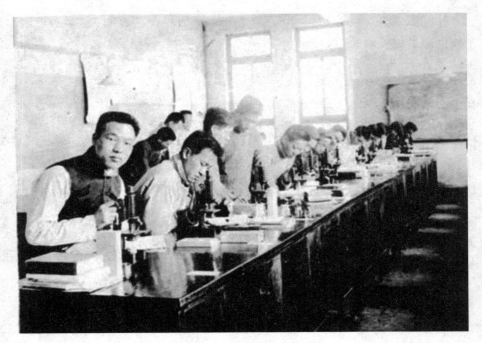

★齐鲁大学医科学生在观察病变组织

尽揽天下英才

第二任校长林济清创新办学思路，广泛延揽人才。先进的办学模式、良好的教学氛围及公园式的美丽校园使得齐大声名鹊起，一时学界有"南齐鲁，北燕京"之誉。

1930年，根据蜚声海内外的墨子研究专家，人称"齐鲁一大怪杰"并被梁启超称为"迈越前人，石破天惊"的齐鲁大学文学院教授栾调甫倡议，在林济青的大力支持下，创办了国学研究所。齐鲁大学一时成为全国国学研究的重地。学校还编辑学术性校刊《齐大季刊》及国学研究所编辑出版的《国学汇编》，影响遍及国内外。

1930年，从英国归国不久的老舍先生来到齐鲁大学文学院任院长，住在南新街的一个四合院里，距离学校仅有一箭之遥。在这段日子里老舍创作了大量优秀作品。

1932年，加拿大人明义士被齐大聘为考古学教授，他将自己在河南安阳收集到的甲骨和其他文物运到济南，在校内建博物馆。

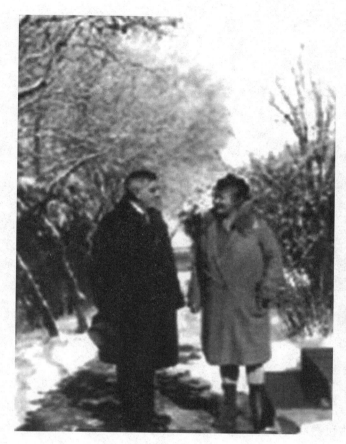

★明义士夫妇

　　1934年夏,青年剧作家马彦祥来到齐鲁大学,接替赴青岛山东大学任教的老舍先生。马彦祥毕业于上海复旦大学,是故宫博物院院长、著名学者马衡之子,当时虽只有二十七八岁,但已在话剧界颇有名声。

　　另外,齐鲁大学还曾经招来钱穆、顾颉刚、张维华、孙伏园等一大批文化精英任教。

◎老舍：主编齐鲁大学校刊

1930 年 7 月，刚刚从英国归国不久的老舍应齐鲁大学校长林济青之聘来到济南，担任齐大国学研究所文学主任兼文学院教授，负责讲授《文学概论》《文学批评》《文艺思潮》《小说及作法》《世界文艺名著》等课程。授课之余，老舍还为学校主编了《齐大月刊》，向学校师生介绍了当时国内外的一些新文学作品和理论，为这所古老的教会学校带来了一股清新的新文学之风。

■ 亲自执笔捉刀

《齐大月刊》是由齐鲁大学文学院、理学院和医学院于 1930 年 10 月创办的一个综合性刊物，编辑部由文、理、医三学院各派 2 名教师和 2 名学生任编辑委员。老舍到齐鲁大学任教后，被选派为编辑部主任，主持该刊的编辑和出版工作。在编辑部同仁的共同努力下，《齐大月刊》创刊号于 1930 年 10 月 10 日正式出版，为大 32 开本，90 余页。

老舍在《编辑部的一两句》中道出了《齐大月刊》创刊时的仓促与艰辛："开学后三四礼拜，便要出本月刊，稿子既不能从天而降，自然大有困难。学生正在选课，交费，检验身体；教师正在准备功课，忙个不了，谁来起个三更给月刊写稿子呢！所（以）是编辑员苦矣！加以编辑部的成立才不过半月，不用说为征集稿子着慌，就是笔墨砚台稿纸也是临时购置呀。"

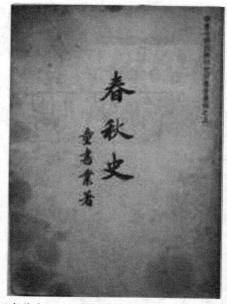

★《春秋史》——国学研究所出版的主要书籍　★《先秦史》——国学研究所出版的主要书籍

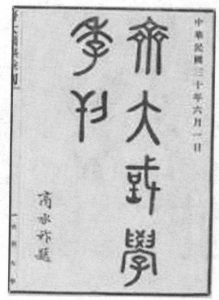

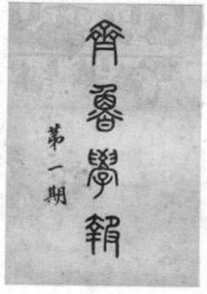

★《齐大国学季刊》　　　　　　　　　★《齐鲁学报》
　——国学研究所出版的主要刊物　　　——国学研究所出版的主要刊物

鉴于这种组稿极难（当时稿子采用后并无稿酬）的情况，老舍本人只好亲自执笔提刀，我们熟悉的长篇散文《一些印象》就是在这种情况下写成的。在这篇优美的散文中，老舍先生以清新活泼的文笔，漫谈随笔的形式，幽默而细腻地描写了到济南后所得到的一系列印象——马车、难行道路、喜人的大葱、可爱的秋冬以及美丽的齐大校园。这部作品自1930年秋至1931年夏随写随发，全文共1万字左右，共分7次在《齐大月刊》连载。据统计，从1930年10月至1932年4月不到两年的时间里，老舍先生在《齐大月刊》上先后发表了20多篇作品，这些作品既有小说、诗歌、散文，也有论文和译著，老舍幽默隽永的文章已成为《齐大月刊》的拳头产品。据当时参加《齐大月刊》编辑部工作的张惠泉先生回忆，当年《齐大月刊》一出版，许多人都争着翻一翻，看看老舍又在上面发表作品了没有。与此同时，老舍与诸位编辑部同仁还在不违背《私立齐鲁大学印行月刊简章》中所规定的"文艺作品不得过月刊页数四分之一"的前提下，尽可能地增加外国文艺理论与文艺作品的翻译和介绍，以及新文艺作品所占的比重，给当时的齐鲁大学带来了一股新文学热潮。

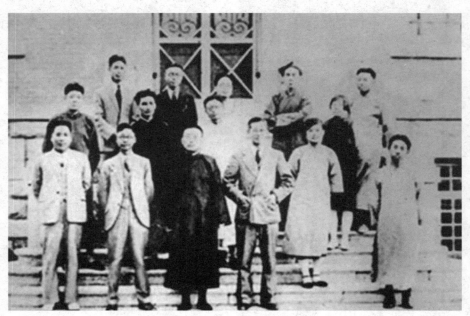

★老舍（前排左三）《齐大月刊》编辑部同仁的合影

白眼和非议

但这本深受齐大师生喜爱的刊物却遭到了部分所谓"国学派"的强烈反对，老舍本人也因此而受到了某种程度的排挤和打击。原来，齐鲁大学作为一所英、美、加三国基督教长老会集资兴办的私立教会大学，长期以来校改大权一直掌握在洋人手里，它的文学院国文系是专为中国各地的教会中学培养国文教员而设的。因此学校极为注重中国古文化资料的搜集与研究，历届国文系主任和教员多是擅长八股文的前清举人、秀才，虽经新文化运动的冲击，但所开课程仍为文字、音韵、经学、文选等"国学"，并无"新文学"一说。

这种状况在 1929～1930 年间起了微妙变化，当时国民政府颁布大学组织法与大学规程，要求所有教会大学一律立案纳入管辖，校长必须由中国人充任。在这种背景下，时任齐鲁大学文理学院院长的林济青兼任齐大校长。林济青上任后转变办学思路，准备在提高齐大知名度上有所建树，专门去北平请来了老舍、郝立权、余天麻、陈祖炳、谢惠和王长平等六位学术名家到齐大任教。据当时的"齐大文理学院各系一览表"记载，当时老舍到校后任国学研究所文学主任兼文学院新文学教授，郝立权任国文系主任，余天麻任社会经济系主任，陈祖炳任物理系主任，谢惠任化学系主任，王长平任教育系主任。这六位教授代替了原来由外国人和守旧派人士把持的重要学术岗位，成为齐鲁大学新的教学和研究骨干。

正是因为这些原因，使老舍等人在踏入齐大校门之初便遭到一些国学派先生们的白眼和非议，特别是老舍讲授的新课程打破了齐大文学院原无"新文学"的历史，更成为国学派的眼中钉和肉中刺。因此他们极力攻击老舍主办的《齐大月刊》。

在这帮国学先生的攻击下，《齐大月刊》在出满两卷（每卷 8 期）后便更名为《齐大季刊》，当初参加《齐大月刊》编辑的老师和学生除老舍之外统统遭到清除，老舍也由编辑部主任改任普通编辑，刊物内容由国学、外国文学和新文学并存变成几乎是纯国学，办刊风格也由原来的清新活泼变得死气沉沉。

1934 年夏，老舍离济赴青岛的山东大学任教。

（王　凯）

◎忆老舍先生在齐鲁大学

1933年夏天,张昆河先生考上齐鲁大学国文系。当时的文学院院长兼校长是林济青,国文系主任是郝立权(字柄衡)先生。而当时国文系一年级《文学概论》与《文艺批评》两门课的业课教授,就是声名卓著的新文学家舒舍予——老舍先生。

初见老舍先生

第一次见先生是暑假期间,在文理学院办公楼二层的院长室里。当时我是个"文学谜",慕名前来拜访的我吃惊地呆立着,半天没有说出话来。因为站在我面前的这位舒先生,只有30多岁年纪:身材不高,清瘦,梳分头,戴圆片金丝眼镜,两眼异常有神。他身着一件西式白色纺绸衬衫,举止洒脱,气度不凡。但绝没有一般留洋归来者那种洋味十足的绅士派头,也不见有何名士风流的逸气,与我想象中那位被称作"《论语》八仙"之一的幽默大师毫无共同之处。

这次谈话时间不长。先生没有显出多少幽默,似乎也无意谈文学,只是一本正经地向我这个1933级新生介绍了一番齐鲁大学的院系建制和课程安排。后来,看到先生在一篇文章里说,他虽然很喜欢幽默,但对初次见面的人并不太爱讲话,尤其女人。

即使如此,我还是有点大喜过望和受宠若惊,以至于来前路上准备好的一肚子话,一点儿也没倒出来;老舍先生究竟说了些什么,也呆呆地大半没有听进去。如今还能清楚记得的,只有最后那句话——就是先生介绍到开课的教材,都是他自己编的时,说:"我这是'现蒸现卖',讲不好,您呐——凑合着听。"一句地地道道的老北京俚语,幽默而毫无教授架子。

▌文科讲"新学"，老舍第一人

老舍先生讲课，是坐着的。后来知道，他有腿病。但讲着讲着，兴致上来，便也站起来，讲得逸兴湍飞时，常有妙语脱出，冷不丁袭来，引得哄堂大笑。但先生自己可不笑，始终板着脸，一本正经。老舍在齐大所开课程，除了一年级的"文学概论"和"文艺批评"外，还有"小说和作法""但丁研究"与"莎士比亚研究"（一些回忆文章把后两门合称为"世界名著研究"，但当时，这是两门课）。"小说和作法"是给国文系二年级开的；"但丁研究"与"莎士比亚研究"是三年级的选修课。

先生讲这两门课，并不看讲义，也很少手势，挥洒自如，纵横跌宕。虽是浓重的北京口音，但经过了淘洗和净化，没有那种"京片子"的贫、虚、俗，没有哗众取宠的江湖气。例子多是外国的，课却轻松动听，并不涩奥，颇有融古今中外作一勺烩的味道。

舒先生对当时的军阀统治是不满的，课堂上亦有言涉时政之辞，但多是反语、冷箭，含沙射影，藏而不露。而同在"国学研究所"后来成为老舍朋友的墨学家栾调甫先生，则常常是不忌生冷，不管是韩复榘，还是蒋介石，逮谁骂谁，皆可拍案大骂。

先生的文学概论与文艺批评课，大受青年学子的欢迎。除了国文系一年级，其他许多系的也跑来听，柏尔根楼（今物理楼）的教室里坐满了学生，这在齐大实属罕见。因为当时学生人数很少，一般一门课，必修与选修加在一起，也不过一二十人。譬如，加拿大籍教授、传教士出身的明义士的甲骨文课，自始至终只有3个学生选听。

当然，这既是先生个人的魅力，也是新文学本身的魅力。一个灾难深重的民族，凡是有些血气的青年，谁不愿意接受新思潮，喜欢新文学呢？这是当时时代的大潮，大潮浩荡任谁人也无可阻挡。然而，齐鲁大学是美、英、加拿大三国基督教会为便于传播宗教而集资兴办的一所私立大学。它的文学院国文系的宗旨，是为各教会中学培养国文教员。在老舍、郝立权等先生到来之前，其历届国文系的系主任和教员，都是擅长八股文的举人、拔贡之类的老夫子。所授课目，皆是《尚书》《诗经》、文选、音韵、训诂一类所谓"旧学"。因此，在齐鲁大学的历史上，文科开讲"新学"，老舍乃是第一人。这在齐大是堪称创举的。

老舍先生开讲新文学，在齐大荡起一股清新之风。影响所及，连那个酷好中国古文化的明义士家里，也摆有老舍题了字的新版长篇小说《离婚》。

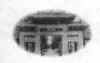

■ 想方设法与老舍接触

当时，无论是《齐大月刊》《现代》杂志，还是林语堂主办《论语》半月刊，只要一有先生的文章登出，都会在一些爱好文学的学生中引起一阵骚动，大家争相传阅，先睹为快。再不然，就自己跑到院前东方书社买它一本，带回宿舍细细阅读，慢慢消受。

读着，读着，我们中间一些人也难耐跃跃欲试之情，便也要组织文学社。记得班上马琳等八九个男女同学，成立了一个"未央社"，常凑到一起，颇为自负地谈诗论文。我也不甘寂寞，参加到一个叫"时代青年"的文学社里去充数。它是校外的，主要成员是当时济南省立一中的几名年轻语文教师，由刚从北大毕业回来的严薇青（建国后为山东师范大学中文系主任）主办。那时，卞之琳、李广田等人，也在一中教书。

当时，老舍先生并不给我们开"小说和作法"，但这毫不妨碍我们这些人把自己写的称作小说、散文、诗歌的一类东西朝他手里塞。每逢下课，先生腋下必云集起厚厚的一叠"杰作"带回家。下次上课时，又是一摞。

先生宽容大度，和蔼可亲，常于繁忙之中，不惜时间，耐心地看这些习作，坦率地指出不足并给予指导，但一向要求严格，从不奉送廉价的夸奖。记得有一次，先生在别的班上表扬了马琳写的一篇散文和我的一篇小说，说写得还可以。我闻讯大喜，又送上一些新诗。得到的回答却是："你这新诗写得可不好，没劲儿（先生主张：新诗要像一团火，语言要有热力）！受旧诗影响太深。"一下子打消了我想当新诗人的念头。

愈是如此，同学们愈是敬重先生，想方设法与之亲近。

最好的接触机会，莫过于系会。所谓系会，就是全系师生联欢会。这是一个例会，规定每学期举行两次，一首一尾。会上，最受学生们欢迎的节目，便是老舍先生的京剧清唱和讲笑话。先生熟悉民间事物，爱好广博，他的笑话大都精彩不俗。

至今，还记得他那个关于票友的笑话：

我在北京有一位朋友，是个票友。此人对京戏迷得厉害，一心想"下海"成名角儿。可唱得太差，谁听了谁捂耳朵，花钱请也请不来，财主也拉不住。没办法。只好自个儿找了一个清静的地界儿——跑到西山去唱。上了装，提把青龙偃月刀，连做带打，唱《单刀赴会》。

正唱着唱着，山上下来一个老头儿，打柴的。一看这位，吓蒙了：不知是关老爷显圣，还是土匪劫道。赶忙跪下磕头：好汉爷饶命！好汉爷饶命！

票友一看，心中暗喜，大喝一声：老头儿休怕！饶尔性命不难，只需听我一段西皮，便可免你不死。便又野唱起来。

唱着，唱着，老头儿"扑通"一声又跪下了：好汉爷，你甭唱了，还是杀了我吧！票友惊问：为何？老头哭道：我觉得，还是杀了我更好受。

人们哄堂大笑。老舍话锋一转，说："写文章也是这样，光自个儿感觉好不成，还得有读者。我有一个哥哥，就很爱读张恨水的小说，而决不看我写的，杀头也不看。"

找先生聊文学

齐鲁大学校北，围子门里南新街 54 号（今 58 号），是老舍先生结婚后的寓所。那时，我们这些文学迷，曾多次涉足这所幽静的小院找先生聊文学。

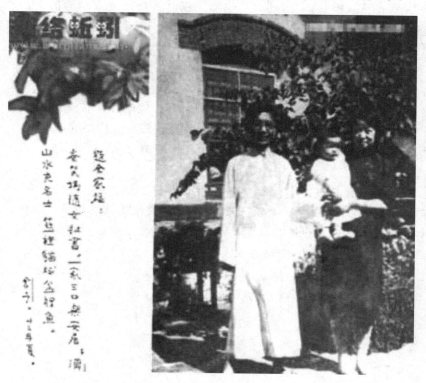

★1934 年夏天，老舍一家在南新街 54 号的全家福

我们与老舍先生交谈，年轻的舒师母胡絜青女士有时也微笑着立在一旁，但并不插话。胡女士二十五六岁，梳着当时知识女性中流行的齐耳短发，穿短

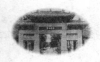
袖旗袍,身材修长,颇有大家闺秀的风姿。听说她也是一个旗人,一位画家的女儿,女才子。那时她已从北京师范大学毕业,随先生来济后,在齐鲁中学(今济南五中)教国文。

曾有一个时期,胡女士在我们班听齐树平先生的《中国美术史》课。一开始大家并不知道是舒师母,只见她每次总是腋下挟个硬皮笔记本独往独来,来后便静静地坐到最后一排,并不按齐大"尊重女性"的惯例:女生坐前,男生在后。

老舍先生的寓所不大,却种了不少花草,记得院子里有一眼井,好像还有一株紫丁香和一大缸荷花,在北屋西侧的会客室里,先生向我们谈了对于自己小说的看法。先生说《老张的哲学》虽然你们都愿意看,但太粗糙,不过是抱着幽默死啃。如果现在再写,可三倍于原作。《猫城记》不太成功。对《小坡的生日》《离婚》还比较满意。

当然,这里有谦虚之词。谁都知道,老舍在济南的三四年间,写了为数可观的长、短篇小说和幽默诗文,还有一组专门描写济南风土人情的散文。这是先生抗战前的黄金时代,也是其一生创作的重要转折时期。他逐渐淘洗了前期作品里那类不必要的插科打诨,他那独具特色的幽默风格更加成熟,更趋深沉了。

遗憾的是,我们终于没能听到先生的"小说和作法"课。因为,1934年夏天,老舍就辞教他适了。

1937年夏天,老舍先生重返齐大。不久,日本侵略者兵临城下,韩复榘的国军炸毁黄河大桥,弃土南走。11月15日晚上,在韩投弹炸桥的爆炸声中,先生毅然决然,弃家独行,奔赴国难。仅携一只小手提箱,怀揣50块钱。

从此,我便再也没有见过先生。

注:口述者张昆河。张先生1936年毕业于齐鲁大学文学院国文系,乃当年山东省议会参议长张岳之大公子,其父张岳是韩复榘西北军的首领人物。做笔录时,张为济南铁路一中退休历史教师,济南知名文史专家。整理者李耀曦,在20世纪80末90年代初与张老先生多有交往。

(资料来源:《山东医科大学学报(社会科学版)》1999年第3期)

◎拥有两个国家的学位，一段特殊的"福利"

在相当长的一段时间内，文凭问题一度成为制约齐鲁大学发展的障碍。这因为，从1864年直到1924年，齐鲁大学及其前身都只是教会拨款、传教士自行建立的学校，既没有得到中国政府认可，也没有得到其他国家的执照，所以不能颁发符合任何国家规定的毕业证或学位。这一状况在1924年得到改变。很快，齐鲁大学的学生开始有了一段特殊的"福利"：学生既可以获得加拿大多伦多授予的学士学位，又能得到教育部盖章的齐鲁大学的学士学位。

▌获取加拿大执照

作为现代教育的开创者，教会大学开始并不会给学生发毕业证书，直到民国初期，这种状况发生了变化。当时，各种教会学校数目增多，很多机构并不符合标准。教育部认为有必要发布规定，制定标准。1920年发布的政策表示：由外国人捐助经费建立的教育机构，应受到与本国私立学校同等的待遇。这正是当时齐鲁大学的需要，它需要一个执照，使它可以授予学生学位，而且当时中国的燕京大学、岭南大学、金陵大学等都已经获得美国执照。

由于英国人在齐鲁的数量要多于在其他任何一所在中国的教会大学，所以，应该争取获得英国执照的建议被提了出来，并得到美国同事的热烈支持。英国接着就调查了这种可能性，但发现没有一条法律允许给在英国国外的教育机构颁发执照，同时要让国会通过一项特别立法将是一个漫长和艰难的过程。英方随后建议，齐鲁大学可以向纽约州的大学评议委员会申请执照。美国的相关机构为实现这个目标采取了初步行动，但不久就发现这条道路存在着严重的障碍。举例来说，只有当美国公民在学校领导机构中占多数席位的情况下，才

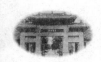

能授予这样的执照——而且不能使英国、加拿大差会感到不公平，否则就没法达到这个要求。

在这个节骨眼上，争取加拿大执照的建议被提了出来。当地人对接受这个建议有几分不情愿，因为加拿大的大学在中国鲜为人知，但那些支持这一建议的人争辩说，如果齐鲁大学在加拿大执照下能保持高水准的话，那么对这种和加拿大的联系的尊重感也会与日俱增。最后，由加拿大长老会委员会的阿姆斯特朗（A. E. Armstrong）、已不再担任纽约州教育局长的芬利（John H. Finley）等人组成委员会，被授权与加拿大当局谈判。一开始阿姆斯特朗先生就表示，这个任务不会很难办。他说："我们将会得到总理的同情，他曾经到过中国。饶威尔（Rowell）先生作为加拿大前任枢密院长的影响将会起很大的作用。"阿姆斯特朗先生的预言被证明是对的，加拿大议会通过一项特别的社团法，给山东基督教大学授予执照，这项法令在 1924 年 7 月 19 日获得乔治五世的批准。

加拿大的执照十分宽松，非常适用于特殊的社会环境。它授权组织一个理事会，但并没有要求加拿大人在成员中占有特别的比例。理事会获准可以有两个组成部分：一个在英国，另一个在北美。大学也被授权，按照其理事会的规定，"可以授予与中国法律相一致的文凭和学位"。这个执照并没有要求向在渥太华的加拿大政府提交任何报告。

加拿大议会对大学抱有信心，这个判断一点没错。大学在制定学位颁发条例时，清楚地表明了维持高标准的愿望。文理学院只颁发文学士和理学士学位。医学院按照英国比较保守的做法，只颁发医学士学位。神学院颁发道学士和神学士两种学位。如果一个人在学 3 年神学之前只学了一年大学课程的话，那么他在神学院毕业时可获道学士学位。要获神学士学位者必须先有文学士或理学士学位。

尽管 1931 年大学在中国政府教育部立案后，很大程度上减轻了加拿大执照的重要性，但它的有效期一直持续到 1946 年 1 月 18 日，在大学董事会（它已成为在华教会大学联合董事会的一个组成部分）的要求下，安太罗高等法院发布"终止法"为止。

一位"双证"学生的回忆

中华民国国民政府是在 1931 年 10 月才批准私立齐鲁大学注册立案。齐鲁大学同时颁发国民政府教育部统一样式的大学文凭以及原有的加拿大文凭，这也成为了齐大毕业生的一大特色。其英文文凭上使用"Shantung Christian

University(Cheeloo University)"即"山东基督教共合大学（齐鲁大学）"作为校名。

一位曾经因此"获利"去加拿大多伦多大学学习的学生回忆了那段历史：

多伦多并不是加拿大的首府，但多伦多大学却是加拿大最大的大学，它创建于1827年，由16个不同的学院组成。

加拿大自从成为自治领后，对发展海外势力可以说是不遗余力，曾派大批传教士到中国各地，其中也包括相当数量的医生、教授到齐大。按欧美的规矩，开办大学必须有政府批准，得到"特许状"后才有权颁发学位。当时在中国的教会大学，多半都是在美国得到这种"特许状"的，而齐鲁大学于1917年才初具规模。当美国政府还在考虑是否给这个不重视英语的大学以'特许状'的时候，加拿大却捷足先登，于1924年给予特许状，由英皇乔治五世御批"恩准"并且还破例申明采取宽大态度，不要求齐大董事会成员中有多少加拿大人的名额，也不要求齐大每年向加拿大政府提出书面报告。

自此以后，齐大有权授予该校毕业生以各种学位，甚至在1931年齐大经南京国民政府批准立案以后，齐大仍按旧制办事，医学院的学生在修毕7年课程毕业时，上午在广智院大礼堂举行毕业典礼，授予教育部盖章的医学学士学位；晚上，还要在医学院礼堂另搞一套，增发一个加拿大多伦多大学的医学博士学位。

尽管这种畸形的从属关系在我去加拿大时已经中止，但当我于该年9月到达多伦多时，该大学见到当时还在成都的齐大寄去的证件和成绩单后依然承认我的学历，接收我为该大学的正式研究生。我在两年时间内，修完了规定的课程，交上论文经审批后，参加在多伦多大学举行的毕业并授予文凭和学位典礼。那天，校长和主要教授、导师们都穿上大礼服，大礼服上面都披戴着各种颜色（表示不同的学校）的学位帽或巾，一个个依次上台就座。毕业的同学也都穿着黑色学士礼服，戴着方帽子，坐在大礼堂的前边座位上。等行礼如仪后，学生们一个个上台领取文凭和披戴学位帽。我记得还要跪在校长面前，将自己的双手夹在校长的手掌中，校长口里还念了两句我不懂的拉丁语。接过文凭后，旁边有人将一项帽子不像帽子、围巾不像围巾的兜布或罩布披在我的身上，并将头上戴的四方帽子的穗子从左边挪到右边，表示得到了学位。

这种学位帽原是中世纪欧洲大学或修道院的学者外出时所穿外套上的头巾或帽子，类似我国从前老人戴的风帽，进到屋子以后就顺手将它脱下背在脊梁上。天长日久就变成一种服式，并由两三块有颜色的布拼成的围巾或帽子，颜色则表示不同的院校，到后来则变成没有实用价值，只显示学位的标志。欧美大学和礼拜堂内遇有大典时，教授、牧师都在礼服上披戴各种式样不同、颜色不同的学位帽或学位巾。有位教徒听见我得有学位，还特地送给我他家祖传的学位帽。"文化大革命"抄家时，被红卫兵发现，把学位帽撕得粉碎。从此，我也就没有学位帽了。

▍"西方学者第一人"与齐大的缘分

自齐鲁大学申请到加拿大政府颁发的执照以后，直至 1952 年以前，两校一直保持着密切的交流与合作。

在这里，有必要关注一下甲骨研究"西方学者第一人"的明义士。明义士（James Mellon Menzis），1885 年 2 月出生于加拿大安大略省克林顿镇一个基督新教家庭，自小受洗入教。1903 年，他考入多伦多大学毕业。在中国传教期间喜欢上了考古。

1932 年，加拿大人明义士被齐鲁大学聘为考古学教授，他将自己在河南安阳收集到的甲骨和其他文物运到济南，在校内建博物馆。齐鲁大学任教四年时间也是明义士学术研究最多产的时期，他先后完成了《甲骨研究》《考古学通论》讲义的写作，并发表了一系列研究甲骨文的论文，使齐鲁大学成为甲骨学研究的重要阵地之一。据方辉先生统计，在齐鲁大学期间，明义士完成的研究成果有：《商代文化》《甲骨研究》（初编）、《马可波罗时代基督教在中国的传播》（英文）、《表校新旧版〈殷墟书契前编〉并记所得之新材料》《中国商代之卜骨》《论汇印聂克逊先生所收藏青铜十字押》《柏根氏旧藏之甲骨文字》《商代的美术》（英文）、《商代的文化与宗教思想》（英文）、《中国早期的上帝观》（英文）。此外还有数种未能完成的研究计划。另外，明义士对城子崖遗址及济南市附近地区进行了多次考古调查，收集到了数以千计的陶片，对这些古代遗址进行了研究。

明义士的儿子明明德曾任加拿大驻华大使，1999 年 6 月来到济南，将父亲生前收集的 3 箱有关中国考古学的研究资料和图书捐赠给山东大学，为这些浸润明义士心血的金石拓片、照片、书籍、信件、日记、手稿等找到了最佳归宿。

◎波澜壮阔的反帝爱国斗争

在直至 1948 年 9 月 24 日济南解放以前的 58 年间,反帝爱国斗争从未间断。尽管齐鲁大学及其医院是帝国主义文化侵略长期经营的堡垒,但中国的学生及职工也曾有多次波澜壮阔的反帝爱国斗争,其中五四运动、"一二·九运动"都是反帝爱国斗争的典型代表之一。齐鲁大学的师生、职工们在这些爱国运动中都有着突出的表现。

■ 此起彼伏罢工潮

1919 年,北京爆发了伟大的五四爱国运动,发展迅猛,济南的学生迅速起来响应,齐大的学生也立即投入这一运动。齐大学生会印发反日救国传单,要"踢倒富士山,踏平琵琶湖",齐大医学生、后来担任医学院院长的张汇泉教授和大家一齐上街示威游行,宣传讲演,检查日货,到政府请愿。齐大的学生王志谦,因阻止推小车的人给贩卖日货的奸商运面粉,被济南镇守使署捕去。齐大学生闻知后,全体冒雨要求镇守使马良释放被捕学生,在雨中整整淋了一天,直到王志谦被释放,才全体整队返校。在全城各学校都恢复上课后,齐大学生会才命令复课。

帝国主义传教士们是不赞成学生参加这次运动的,但五四爱国运动声势浩大,全国奋起,加之职工、商人热烈响应,大力支持,所以他们不敢公开压制。但到次年 5 月,为了纪念五四运动一周年,学生又兴起了宣传反帝爱国、罢课的活动,学校采取了压制措施,做出了"惩罚"学生的决议。勒令学生离校,并宣布这一学期的学生一律不给学分。学校暂时关闭,暑假后再开学。数百名学生白白浪费了一个学期的宝贵时间,致使该批学生晚毕业半年。

1925 年,齐大斋夫、医院工友和洋人教职员中的仆役共 300 余人,秘密组成

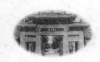

"校工大同盟",要求增加工资,不堪忍受最低下的生活待遇。初派代表数人至洋人校长、院长处提出条件被拒绝,遂于清明节全体工友大罢工,并一律出校、离院,致使无人给病人做饭,无人打扫卫生,院方只好请学生组织炊饭团,请教员组织洒扫队以解燃眉之急。经学生会协助调解,院方被迫同意适当加薪,罢工问题始得和平解决。

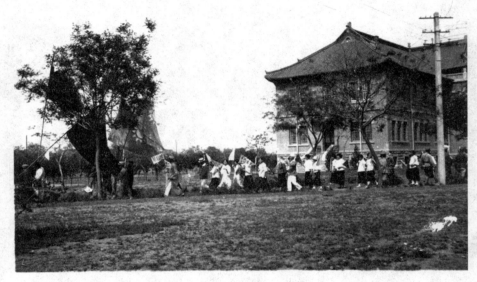

★1928年,学生参加抗议"济南事件"游行

　　1928年,国民革命军北伐入鲁,很快全国统一。青年中掀起一股反对旧传统、反对宗教的浪潮,在河南、山东等地到处扒庙、拉神,对外国教会学校更具反感,含有反对帝国主义侵略的成分。于是在全国各地发起了收回外国人在华教育权的运动。1929年,因制造"五三惨案"而占领济南的日军撤退,中国政府又收回济南主权;秋季,济南各校如期开学。10月27日星期天,齐大校园突起风潮,学生们举旗敲鼓在校园里结队游行,捣毁一校董事的后窗,抛进大石块,以示警告。他们在墙上、树上到处张贴"基督教是帝国主义侵略中国的先锋""废除不平等条约""粉碎奴化中国青年的教会教育政策"等标语,高呼"收回教育权""打倒帝国主义"等爱国革命口号。这样进行了好多天没有结果,学生正式罢课。校方把教室的门都锁起来,不让学生开会。学生仍继续坚持斗争,拖延了很长时间。

　　后来全校工人(包括勤杂工、机器房和自来水房的工人)都罢工,以支持学生。接着洋人家里雇用的厨师、工友也都罢工响应,因此他们不得不自己擦地板、下厨房做饭,非常狼狈,使得上台不久的齐大校长李天禄偷偷地逃到南京去。学校当局的洋人当权者搜查了学生办公室,把几个学生领袖关闭起来并开除学籍,还有几个人受到停学一年或二年的处分,宣布齐大暂时停课。

1929年11月,医院护士因生活待遇低,又对伙食不满,与院方交涉没有得到满意答复,因而全体罢工7天以示抗议。

齐大洋人对中国工友平素甚为苛刻,压迫亦重,致使他们住地下室或楼梯间,整日难见阳光,工资每月9~15元者占多数,生活相当困苦。因此该校、医院工友们久怀不满,力求改善条件,他们趁年假期间(1929年12月31日至1930年1月2日)向校方提出五条进行交涉:①每人每月增加工资3元;②招、辞工友须得劳资双方同意;③为工会设办公室;④每月供给工会经费50元;⑤工会设办事员。结果学校只同意③⑤两条,其余拒绝。于是全体200余名工友议决,"为反抗帝国主义压迫,自3日早起,完全罢工"。他们组织纠察队员24人,监督工友不许工作。"该校自来水即刻断绝,学生饮食须自己下厨房。最感困难者,为医院中之70余名病人,无人侍奉;其病势轻者,均已出院。病重者由院内外国人及医生分班侍奉。有工人王永祥擅自工作,被工会送往总工会。"校方电请西南乡公安局派队长强迫工友工作,遭到断然拒绝。"校内电灯无电,汽炉无火,已成黑暗世界。"罢工共坚持两个多月,但因缺乏坚强的领导,后被国民党政府镇压,罢工终归失败。

1930年春,学生因学校诱迫学生信仰基督教产生反感,并对外国教职员自认地位优越、趾高气扬而轻视中国职工,住房、设备待遇相差也太悬殊,有天渊之别(外国教授分住12座二层洋楼,家中雇着中国厨师、工役,月薪高达700元,而中国教授却住在洋楼旁边的低矮平房里,月薪仅70元),十分气愤,而要求平等、民主,又掀起过学潮,也得到医护员工的同情和支持。

1930年秋,齐大又正式开学,孔祥熙当了董事长,增加中国籍董事的比重至2/3,增聘中国教授。孔又请教育部次长朱经农来担任校长,南京国民政府正式批准立案,名义上算是收回了教育权,一场风波始告平息。

■ "刘贝事件"和"侯贝事件"

1935年5月,日本侵略军进一步侵入华北,司令官梅津与南京国民政府代表何应钦签订"何梅协定",中国因而丧失了河北和察哈尔两省的大部分主权,华北危机,局势日益严重。全国人民发出救亡图存的呼声。在中国共产党领导下,"一二·九"青年爱国运动在北平爆发,上万学生不顾敌人和反动势力的威胁,走上街头,喊出了"打倒日本帝国主义""反对华北自治"等口号,要求"停止

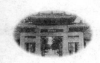

内战,一致对外"。这一爱国大示威震动了全国。北平学生的南下扩大宣传团到达济南后,齐大学生亦奋起响应,全体罢课,到省政府请愿,并准备次日参加大规模的示威游行。学校洋人当权派勾结了反动军阀韩复榘,派出全副武装的军队包围了齐大,强迫学生解散离校,各自回家。因此这一爱国反帝运动没有能进一步开展。

1945年,已迁往成都的齐大校长汤吉禾也因镇压学生爱国运动而被迫辞职。

济南解放后,齐大的帝国主义分子们错误地估计了形势和师生们的思想觉悟,还想以美元作后盾而仗势欺侮已站起来的中国人民,结果碰得头破血流。其中,贝雅德在"刘贝事件"和"侯贝事件"中的惨败,就是最好的证明。

1950年,英籍教授贝雅德担任骨科主任,工作之余全力投入"宗教活动",组织学生团契和英文查经班,以主领人的身份散布谣言,做崇美、恐美的欺骗宣传,企图抵消党的领导作用,并为美帝出兵朝鲜辩解,表现相当活跃。他在工作中飞扬跋扈,目中无人。有一次,中国籍外科医生刘福龄已排好手术,贝雅德为了抢做自己的手术而毫无道理地停止刘的手术,并恶语伤人,引起了医院中同仁的愤慨和学生们的强烈反对。贝雅德并到学生会强迫学生们支持他,结果更激起师生们的抗议热潮,最后贝雅德不得不撤回自己的决定,当面向刘福龄认错。

同年6月,齐大医学院院长张汇泉教授要聘请齐大医学院1935年毕业生侯纯之为外科教授,又遭到贝雅德的反对。他威胁齐鲁医院赵常林院长说:"侯若来校,将降低医学院之质量,齐大从此休矣。侯若来,教会将停止对本校的经济支持。外科一致反对侯来院。若必聘侯,则外科全体或本人将离校。"他并对当时的校长杨德斋狂妄地声言:"聘书只是一张废纸!"

贝雅德万万没有想到,他的行为引发了全校的抗议和谴责。为此,校长杨德斋在化学楼333教室开会,报告了全部经过,并严词驳斥贝雅德:"美元之有无并不能左右本校之存亡,谁走,请便!"大长了中国职工的志气。

最后,贝雅德向校长、院长道歉了结。

报道此条消息的《齐大校闻》1950年第二期上大字标题是:"齐大在反帝思想、反封建残余意识、反宗派关门主义斗争中昂进。"

（资料来源:《山东大学齐鲁医院志》）

◎邓恩铭和齐大学子的一段往事

1986年初,我国著名的组织学与胚胎学家张汇泉87岁,他已经在病床上躺了两年,身体已经很虚弱了,一天他对服侍他的儿子、原山东医科大学外语教研室主任张公平教授说:"我快不行了,有一件事压在我心底很久很久了,是讲的时候了,再不讲这件事可能就被淹没在历史长河中了。""您讲吧,什么事?""我在齐鲁大学医学院读书时,和党的一大代表邓恩铭有段很深的交往。"听到此话,张公平吃惊异常,愕然地盯着父亲看了半天。"您怎么能认识邓恩铭呢?您和他怎么认识的?"张公平问。张汇泉这才讲述了他在齐鲁大学的尘封往事。

▌参加学生运动

张汇泉在齐大上学时,受北京五四运动的影响,反帝爱国斗争很快席卷山东大地,因为有在北京燕京大学参加五四运动的经历,张汇泉义无反顾地成为齐鲁大学学生运动的领袖。

有天早上,他正准备带领70多名学生上街游行的时候,齐大校长巴慕德在校门口进行阻拦,他对游行的学生说:"学生的责任是学习,学生不读书而去游行不对,我要把学校大门关起来……"张汇泉理直气壮地说:"你关不关校门,我们都要去游行抗议,中国人在中国的领土上游行,这是我们的权利。"他带领学生不顾校长的阻拦,毅然走出了校门,带领同学们走上街头游行示威,张贴标语,宣传爱国思想。这次学生运动激起了巴慕德的极大愤怒,一周后,巴慕德就颁布了校方的布告,布告上写道:凡参加游行的学生,由于耽误了学业,均延后毕业半年云云。张汇泉本来是1925年夏毕业,但由于组织学生爱国运动,直到1926年初才毕业。

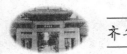

▍张汇泉与邓恩铭在齐鲁大学

张汇泉与邓恩铭是怎样结识的呢？

邓恩铭，中共一大代表，1901年生，贵州省荔波县人，水族。1918年，依靠在山东的叔叔黄泽沛资助，邓恩铭考入济南省立第一中学。五四运动爆发后，他积极响应北京学生爱国运动，被选为学生自治会领导人，组织学生参加罢课运动。1921年春，在北京、上海共产党早期组织的影响和帮助下，他与王尽美等在济南发起成立了济南共产党早期组织。1921年7月，邓恩铭与王尽美参加了在上海召开的中国共产党第一次代表大会。

就在1919年夏天，当邓恩铭得知张汇泉组织齐大学生运动后，他主动到齐鲁大学寻找张汇泉。一天下午课后，邓恩铭找到了张汇泉的宿舍。据张公平回忆："我父亲当时就住在四号院北面二楼最西边的一间房子，当时邓恩铭与父亲谈了什么，我父亲也不记得了，从父亲的只言片语中得知他们第一次见面就很谈得来，很投机。"从这以后，邓恩铭经常下午到学生宿舍或在晚饭后去齐大操场看张汇泉踢球。

为什么邓恩铭到操场找张汇泉呢？因为张汇泉非常喜欢运动，特别擅长足球和跳高，课余饭后，他经常拿双钉子鞋，到操场去锻炼。1928年他参加在北京举行的华北运动会，获得了跳高冠军，成绩为1.76米。

两个学生领袖都是贫苦农民的孩子，又都是外乡人，他俩的性格、思想、爱好都相似相融，惺惺相惜。论年龄呢，邓恩铭比张汇泉小两岁，所以邓恩铭把张汇泉当做兄长，无话不说，交流甚广。张汇泉和邓恩铭就这样成了最好的朋友。1921年7月15日，邓恩铭到齐鲁大学与张汇泉话别。"我要去上海办点事。""你自己去吗？什么时候回来？""办完事就回，下午3点钟的火车。"

"那好，我去送你。""人生交一知己，足矣！多保重！"

吃过午饭，张汇泉把邓恩铭送到济南火车站，上车前邓恩铭有些不舍地对张汇泉说："你知道马克思吗？"张汇泉有些惊讶，回答道："我不知道，似乎是俄国人吧？"火车汽笛长鸣了一声，邓恩铭与张汇泉握手告别，上车的一刹那，邓恩铭拍了拍张汇泉的肩头，说出了他心存已久的一句话：好好学习，有为的青年要为国家、为工农大众效力啊！后会有期……张汇泉向他挥了挥手，凝望着他的背影，看了看济南火车站德国哥特式建筑钟楼，时针指向3点，就这样送走了一位生活中的挚友。

回来的路上张汇泉思索着，这一别还能再见面吗？历史真是跟他开了一个玩笑，这一别他就再也没见过邓恩铭。随着岁月的流逝，邓恩铭这个名字渐渐地在他记忆中淡忘了。

那次送别竟成了永别

1981 年，张汇泉应邀去上海参加医学学术会议，会后，参会人员参观中共一大纪念馆，纪念馆坐落于上海法租界，据张汇泉回忆，那是一片旧上海的老房子，进了老房子的门，就是中国共产党一大会议的旧址，虽然很狭窄，但气氛却很凝重。里面大多是些图片文字资料，记录着中国共产党人那段不平凡的历史，也有一些实物资料，上面布满了历史的沧桑和厚重，让人对前辈们的前仆后继和英勇牺牲的精神肃然起敬。会场悬挂着 13 位出席党的一大代表的照片，突然他眼前一亮，看到了邓恩铭的挂像，这不是邓恩铭吗？他差点喊出声来，随即用手揉了揉眼睛，真是邓恩铭。他当时既激动，又兴奋，眼里含着泪花，驻足在邓恩铭的挂像前，看了又看，久久不肯离去……

与邓恩铭在齐鲁大学交往的那段难忘岁月，不断在张汇泉脑海中浮现，这时他才恍然大悟，原来 1921 年 7 月 15 日，邓恩铭去上海是参加中共一大会议呀！可惜那次送别竟成了永别。

（山东大学文学院　张洪刚）

◎艰难并入"国家队"

虽然在 1924 年，加拿大政府就准予了齐鲁大学立案，批准其具有学位授予权，可它在国内立案，却经历了一番不小的曲折。

五四运动前，齐鲁大学一直延续基督教的教学宗旨。随着五四运动的爆发，国内青年知识分子民族主义情绪日趋高涨，反基督教运动也愈演愈烈；国民政府也在 1920～1927 年连续发布文件，督促教会大学按照政府要求进行改革并申请立案；1928 年发生的"济南事件"（"五三惨案"）更是激起了齐大学生和中国教职工的民族主义激情，齐鲁校园内连续爆发了学生罢课和校工罢工事件，一度使学校的办学处于停顿状态。

齐鲁大学在此背景下，在校政、中外籍老师比例、学科设置和课程等方面开始进行改革。1931 年 10 月 17 日，改革后的齐鲁大学终于获准政府立案，标志着齐鲁大学完成了本地化过程，部分教育权已被中国人收回，中国人形式上掌握了学校的领导权。

▌教会掌握学校事务的最终决定权

其实最初，教会大学并不在乎立案。因为在光绪年间，清政府曾颁布《咨各省督抚外人设学无庸立案文》，能独立于中国教育体系之外生长，自然不必理会中国教育部门的管束。最初的齐鲁大学一直延续基督教的教学宗旨，培养基督教领袖、牧师和布道员等。学校"总因耶稣道而设，故以圣道为至要""本校之目的在造就中国基督教领袖人才，尤特别注意于布道、医术、师范和看护等专门事业"，因此校园内都充斥着浓郁的宗教气氛。

学校设有专门的宗教系，开设旧约历史、圣经新解和基督教教义等课程。学校的教堂——康穆堂于 1923 年竣工，每周日早晨 8 点，老师和学生从各个角落前来参加 20 分钟的晨祷。学校的医院也保持着浓厚的宗教气氛,英国浸礼会的培林牧师同时担任医院的药物学教授和医院牧师。医院用《福音书》和《使徒行传》对病人布道,为了加强宣传效果,医院还在病房里放映关于耶稣的幻灯片。

1917 年,齐鲁大学由多个各类学院组成,而参加学校组建的差会达到了 14 个之多。为了共同掌握控制齐鲁大学,英国、美国、加拿大三国的 14 个差会联合组织了一个理事部,理事会控制着齐鲁大学的经费,因此掌握着学校的行政大权。齐鲁大学还成立了董事会,在齐鲁大学未立案前,董事会是由各"合会"选派代表一至二人组成,起初的成员都是清一色的英美传教士。它有权选举各院院长及西籍教师,有权决定其他校内事务,并掌握着学校的财产。董事会下设财政和账目稽核二个委员会,校长负责选聘中国教师。这样,学校就建起了一套从理事部——董事会——院长的多级管理体制。英、美两个差会势力强大,掌握了学校事务的最终决定权,中国人无权参与校政。

1918 年 12 月医学院教务会议所列出的六大常务委员会 18 名代表中,无一名中国代表。自 1917 年齐鲁大学成立后十年的时间里,学校的校长一直由西方人担任。西方传教士为了更有效地控制齐鲁大学,还规定学校召开的各类会议都要用英文讨论、记录。学校的布告,在外国人当院长、校长的时期,也都用英文。直到后来由中国人担任了学校的校长和院长后,学校的一些会议中才实行中、英文兼用,但英文仍占据重要地位。

当时中西教员间也存在不平等的待遇问题。当时差会对学校的支持方式为差会董事会提供给大学经费资助的份额,最通常的是采用提供西籍人员的方式,而非直接投资。因此,在此制度下,用西籍人员来填补职位上的空缺,要比用中国人容易得多。这给学校要增加中国教授的比例带来极大的困难。不过中国教师的水平普遍不高也制约着他们在大学里供职。在大学分散的各部在济南安家之前,大部分教师没有机会攻读研究生,无论是在国内还是到国外。因此,他们很难和西方同事们平起平坐。

收回教育权运动

到了 20 世纪 20 年代,中国的民族主义越来越高涨,反基督教运动也愈演愈烈,终于爆发了 1922～1927 年的非基督教运动。学生纷纷举行罢课和示威活动,进行反基督教运动并引发了收回教育权运动。他们态度坚决、力量强大,加速了学校管理权向中国人手中的转移。

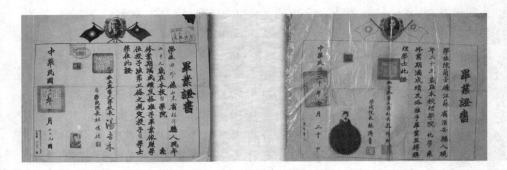

★齐鲁大学医学院 1943 届毕业生田珍　　　★1931 年齐鲁大学颁发的
　获得的毕业证和医学士学位证书　　　　　　毕业证和理学学位证书

　　中国日益高涨的民族主义,加速了传教士们对基督教传教形式以及教会大学办学方针的变革。以美国传教士司徒雷登(John Leighton Stuart)为代表的现代派传教士认为,在处理教会大学与中国关系的问题上,教会大学应主动向中国政府注册,以求获得认可,甚至表示"一俟中国人得有办学之经验及能力,便将学校主权归还"。

　　另一方面,面对"新形势",自 1917～1927 年,中国政府先后六次颁布立案规则,步步紧逼:①组织校董事会;②不得以外国人担任校长;③不得以宗教科目为必修课;④如有宗教仪式不得强迫学生参加;⑤以限期呈请立案。

　　1925 年,齐鲁大学为申请政府立案而进行改革,将医科改称"齐鲁大学医学院",齐鲁医院又称作"齐鲁大学医学院附设教学医院"。1926 年成立了"立案委员会",1928 年底决定立刻采取立案措施,向南京国民政府申请立案,并于 1929 年 5 月底,将正式的申请递到了当时的山东省教育厅。

　　1929 年,为了满足中国政府的注册要求,平息因注册问题而起的学生罢课运动,齐鲁大学决定将神学院独立出去,将文理学院分为文学院和自然科学院两部分。1930 年 2 月的教务会议决定取消宗教系,将宗教课分配到其他系中,如教育系(宗教教育)、社会系(耶稣社会准则)、历史系(教会史等)、哲学系(基督教伦理等)和英语系(英语圣经文学等)。此后,学校的宗教课程已经不再具有强迫性,宗教课程随之减少。

　　为了符合政府的要求,齐鲁大学在 1927 年将文理学院院长李天禄升副校长,学校的校级领导人中第一次有中国人的身影。1928 年,新成立的南京国民政府教育部反复强化对立案的要求。鉴于新的规定,齐鲁大学的区域委员会在 1928 年建议李天禄担任代理校长。1929 年 7 月,根据投票建议,李天禄由代理校长升为校长,成为了齐鲁大学建校以来第一位中国校长。在 1929 年夏天,政府派出的一个视察委员会到齐鲁大学为学校的注册进行考察，在考察结束后就提出了有关于行政管理权方面的意见。视察委员会"强调董事会成员中必须有2/3 的中国人，而不仅仅是占多数"。

▍孔祥熙出面"解困"

可这似乎仍不足以即刻"扭转乾坤"。于是，传教士们又着力"攻关"——派女生部主任麦美德前往南京，请实业部长孔祥熙出面"解困"。

麦美德为何请得动孔祥熙？这要从两人一段匪浅的师生缘分说起。

据《孔祥熙家事》《孔祥熙传》等书记载，孔祥熙出生在山西太古一个封建大家庭里。1889 年，在私塾上学的孔祥熙病重难愈，其父孔繁慈无奈中前往传教士的诊所求医，在那医好了疾病，自此，父子二人对教会感情极深。后来，孔繁慈就将儿子送入基督教会办的华美公学读书。几年后，孔祥熙又被推荐进入美国公理会设的通州潞河学院深造，在那里，他遇到了教授地理、历史等课程的传教士麦美德。最终，麦美德引导自己这位"得意弟子"成为一名基督教徒。

而孔祥熙能赴美求学，也多亏麦美德相助。1900 年，以"扶清灭洋"为口号的义和团运动兴起，潞河学院停课，孔祥熙返乡，随后便展开了一系列营救当地传教士及教民的行动。义和团被清剿后，他又料理了传教士和教徒的后事，更进京向华北公理会汇报了太谷教案的案情，还作为华北教会派赴山西教案善后谈判代表的助手赴晋谈判。基于这一系列的"护教义举"，麦美德从中做了大力的推荐工作，促成孔祥熙留学美国。

后来，麦美德辗转来到齐鲁大学工作，而孔祥熙成为南京国民政府高官。因为这段渊源，麦美德亲赴南京向弟子求助，以解学校的燃眉之急。

麦与孔的重逢想必是充满了温情。《南渡北归：南渡》一书中写得生动："当孔氏与满脸皱纹的麦美德相会后，突然从记忆深处唤醒了自己美好的回忆，真可谓别有一番滋味在心头。"即便真实的场景已无从还原，但从会面的成果看，孔祥熙展现出了重情、念旧的一面——他当即应允，亲自出任该校名誉校长及校董事长——直到 1947 年去美国做寓公之前，齐大校董事长始终为孔祥熙。

此后孔祥熙还找到时任教育部次长的老友朱经农出任齐大校长。而在他的直接过问帮助下，齐大的立案变得顺风顺水，终于在 1931 年 12 月 17 日等到了通知——"齐鲁大学申请立案，经教育部派员视察。兹据视察报告，该校之设施管理，尚属满意，因此准予立案。"至此，齐鲁大学终被南京政府教育部核准立案。

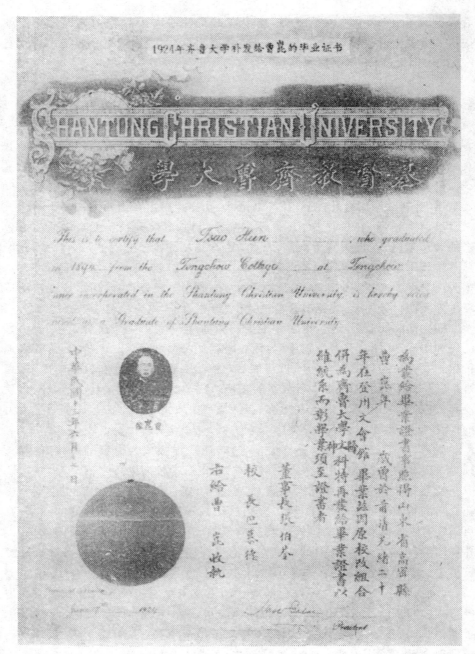

★1942年齐鲁大学重发给文会馆毕业生曹岚的毕业证

针对学校中存在的中西籍教员待遇不平等问题,注册文件中指出:"教授等级须仔细核定,俾使薪水等差不至过于悬殊。"注册之后的齐鲁大学加速了教学师资的本土化进程,学校请来老舍等大批中国教授来校任教,中国教员的数量得以增加。以齐鲁大学文理学院为例,到 1935 年共有教师 84 人,外籍教师仅为 16 人,不到教师总数的 1/5。中国教员待遇与以前相比也大幅度提高,在住宿条件上,他们与西方教员一同住在学校的洋房里。

抗日战争爆发前的 30 年代里,齐鲁大学处于全盛时期,拥有文、理、医三个学院。到抗战前夕,齐鲁大学已是国内比较有影响的教会大学。至 1936 年秋,注册学生达到 576 人,比以前任何时候都要多。它的学生来自国内多个省市、各个阶层,毕业后大多从事于社会服务工作,在社会上享有良好口碑和较高声誉。

(赵景龙等)

◎孔祥熙与齐大的缘分

孔祥熙和齐大的缘分匪浅,除了帮忙解决了"立案风波",还曾受邀参观齐大,并做了轰动一时的演讲。在抗战时期,更为齐大慷慨捐款,一解齐大燃眉之急。

■ 孔祥熙给齐大师生做演讲

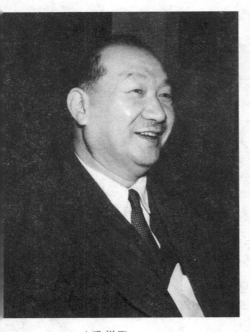

★孔祥熙

在应允昔日恩师麦美德出任齐鲁大学名誉校长及校董事长,并帮忙解决"立案"一事后,很快,孔祥熙就受邀来齐鲁大学参观。

1932年6月,孔祥熙受当时国民政府军事委员会委员长蒋介石委派,以"中华民国考察欧美各国实业特使"的名义出访欧美各国,临行前,回山西老家祭祖。6月3日,所乘火车路过济南,在齐鲁大学教务长德位思及校董兼神学教授衣振青博士等人热情邀请下,身为校董的孔祥熙盛情难却,中途下车,对齐鲁大学进行了为期一天的参观访问。

当时的新闻媒体对孔祥熙此行用了很大篇幅介绍。孔祥熙此行过程是这样的:

6月3日傍晚6时,时任国民政府实业部长的孔祥熙由京抵济后,齐鲁大学教务长德位思及校董衣振青博士等人前往济南火车站迎接,入住齐鲁大学休息。

6月4日早,孔祥熙在教务长德位思等人的陪同下参观了各院系的教室、图书馆等地。上午8时,在齐鲁大学医学院礼堂,孔祥熙以齐鲁大学董事长兼名誉校长的身份,面向全校师生发表了演讲。至9时,演讲完毕后,齐鲁大学又在校大礼堂召开茶话会,列席者为该校董事及全体教员等,有百余人。茶话会上,孔祥熙对学校图书馆收藏中国古籍之多表示赞许,同时强调,在学校教务方面,要多注重中国旧有文化,多读古圣先贤之书,将来能使中国旧有文化得以传扬到欧美,与西洋文化融合一气,让西方知道中国为礼仪之邦,为注重礼教之古文明国,已具有悠久的历史。

是日,山东教育厅厅长何思源赴齐鲁大学,拜会了孔祥熙。何思源陪同孔祥熙赴省府拜会了国民党山东省主席韩复榘,韩复榘为孔祥熙一行设欢迎午宴。宴会结束后,傍晚6时40分,孔祥熙由济南乘平浦202次火车北上,结束了齐鲁大学之旅。

不过,孔祥熙此次齐鲁大学之行,给全校师生留下深刻印象的便是题为"教育之意义及求学之目的"的演讲。孔祥熙在齐鲁大学发表的演讲大致分为四个小论题:

一是学是求实用的,以谋他人之幸福为目的。国家花钱办学,父兄供给子弟求学,其目的是期望子弟做一个有用的人。今日之学生,今日读这种课程,明日读那种课程,若果然是,恐将一无所成。如入研究院者,欲研究其所有之课程,至少需400年的光阴。试问人生能活几年呢?

二是求学要切实。非求知识,乃是为的住学堂,毕了业就算终了,不但不能帮助社会,多为社会增加了许多无用之人,所学非所用,实为今日教育之大缺点!即求学者,亦非为实用,个人没有经验,学而无用,若是如此,则不若仍作八股的文字。学堂求实用,始有益于社会。

三是学应知己,并非读书写字就是学,乃是教人如何为人,如何服务社会。现今社会上最大的毛病,就是彼此互相攻击。最奇怪者,乃是有知识的分子,聚谈的时候,也是常常的攻击这个或是那个,结果就是中国人虽多,没人可以合作。厌世者,则跳入黄浦江,正乃消极的一派;积极的则打倒别人我来干,仍然是一样的不好,但自己觉着很好。中国现在的毛病就是如此。我们求学,应先知己,然后再去说人。

四是学为服务。从前常以读书好,为扬名声,显父母等等,并没有以做官为做事,只以穷而做官,故做官即可以发财,欲发财必须做官,这是我国最大的缺点。总理说:"要立志做大事,不要做大官",其意义就在此。我们不知如何整理中国,但是要想把国家治理好,须得先把自己求利的心去掉才行,所以人有了学识,是要服务社会,并非为自己。诸位的环境,与他人不同,不要以为求学,只关虚名,要求实用;要服务社会,或者以后中国的内忧外患就可以截止。

今天再看孔祥熙的演讲,其所阐述的教育思想仍然适用。

▌大手笔捐资齐大

抗战中齐鲁大学内迁四川成都华西坝,孔祥熙慨捐 2 万元修建齐大女生宿舍美德斋。这对孔财神来说可谓是破天荒的大手笔。需知 1936 年其捐修《孔子世家族谱》得以列为圣人后裔,才捐款了 100 元。这次孔祥熙为何会如此大方? 其实,在齐大,孔祥熙还与另一个人物颇有渊源,就是齐大女生部主任刘兰华。

刘兰华 1928 年被齐大聘为文理学院教育学教授,她的丈夫就是余心清,冯玉祥的智囊。但是早年刘兰华曾是孔祥熙堂弟的未婚妻,这又是怎么回事呢?

孔祥熙的这个堂弟名孔祥珍,是他五叔孔繁杏的儿子。孔繁杏曾在山西榆次任知县,与刘兰华之父相识,并结为亲家。

1911 年辛亥革命爆发,孔祥熙与孔繁杏一起,斡旋于南方革命党人与北方袁世凯之间。孔祥珍 1910 年赴美国哥伦毕业大学留学,1911 年暑假回国也积极参与其中。后孔祥珍密谋组织革命青年团,起事前不慎泄密,遭暗算身亡,年仅 20 岁。孔祥珍的意外身亡,让刘兰华十分悲痛,打算离开伤心地,赴哥伦毕业大学留学。

此后,刘兰华历经种种,最终嫁与余心清。抗战爆发后,余心清随冯玉祥去了武汉,后又到了陪都重庆。刘兰华则携带幼女随齐大辗转内迁成都华西坝。

当时抗战中五大学齐集成都华西坝,借华西协和大学的校舍和教室上课。齐大男女生宿舍皆为瓦顶木板的临建房。

华西协和大学校门前为小天竺街。齐大女生宿舍美德斋位于小天竺街东头一条小径内,小径两侧及宿舍四周均以竹篱笆隔离。美德斋的大门也是竹篱笆编成的,进大门后,左右各有一个大房间,中间通道两侧皆为小房间。大房间沿墙安放 7 张木床,房屋中间 2 张书桌,木床为上下铺,总共可住 14 个人。小房间安放 3 张木床上下铺,可住 6 个人。这里住着齐大文、理、医学院 8 个系的数十名女生。刘兰华和小女余华心就住在进大门左侧一间小屋内。

这座女生宿舍美德斋就是孔祥熙捐款 2 万元所建。

(李耀曦　曲海波)

◎医学院的"一流"生活

作者张智康,系 1940 年齐鲁大学医学院毕业。此文详细介绍了当时在齐大的学习、生活环境,从 1933 年入校到 1937 年迁校成都,期间历经波折,齐大却克尽时艰,不为外扰,一心向学,体现了其严谨的治学风骨与情怀。

▌南下入学

我的中学是在久负盛名的天津南开中学读的,校长张伯苓先生是全国知名的教育家,践履笃行,毕生献身教育,曾经亲沐教诲六年的我,更是引以为荣。愉快的中学阶段很快接近尾声,我已是高三了,平时未曾考虑过将来要学什么,忽然到了对将来要做抉择的时候,不禁感到些许茫然。家父是学矿冶的,乃开滦煤矿工程师,矿区有一所设备完善的医院,儿时对穿白大衣的医生和护士常有羡慕的念头;由于家父是学工的,我对于工程也有相当的好感,如果要在这二者之间做一选择,却感到十分犹豫,在彷徨之际,乃向张校长求教。校长很诚恳地说:"学工或学医师都好,要紧的是应以兴趣作为选择的准绳。如果对医有兴趣,可在协和与齐鲁之间做一选择。协和比较偏重理论方面,齐鲁的训练则非常实际,脚踏实地,可以达到为民服务的目的。"

说真格的,当时我想学医,并没有救国救民的伟大抱负,只是为了兴趣,1931 年报考大学时,我报了清华的工学院、齐鲁的医学院,放弃了南开的直升。也许是命运之神的安排,历年来南开中学考清华的录取率都相当高,那一年却出奇的低,我没有录取,平日比我成绩好的同学也落了榜,我考取了齐大医学院,而且是在前几名,于是决定南下入学。

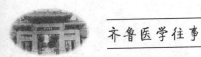

中国大学最美的校园之一

　　1933 年秋,我赴济南入学,出乎意料,齐大的校园竟是那么美,那么广阔,叫人迷恋。清华与燕京校园之美之大是众所周知的,齐大校园的美使我喜出望外。它们的美各具特色,很难说哪一个最美。把齐大的校园列入中国大学最美的校园之一,应是持平之论。

　　济南有内城和外城,一般都将外城称作"圩子",齐大的文、理学院和医预科都在南圩子之外,医学院、附属医院、护理系和广智院(博物馆)则在南圩子里,虽然被一道城墙分割,但距离很近,两地由颇具特色的大理石板路相通。

　　齐大有些楼房是由大块青石构筑的,是不是与附近的千佛山或稍远的白马山有关系,我没有查问过。偌大的校区由排列齐整的林荫大道贯穿着,布满了各种花木、草坪,整个学校像在一个大公园里。齐大的校门(由 1924 级毕业校友捐建,因之通称为"校友门"),与南圩子门正对着,进了校门不久,右面就是让人宾至如归之感的招待所。再向左前方走去,面向千佛山,绿荫层中矗立着魏巍的行政大楼,行政大楼的基石是用大块的青石构成的。上面则由灰色砖砌成,周围有各种松树、花木、宽广的草坪,煞是清幽宜人。行政大楼的右前方为化学楼,左前方为物理楼;正前方较远处,则为学校的小公园,置有各色玫瑰、花木,小径穿过其中,整个的图案恰似英国国旗。

　　小公园的另一边,面对行政大楼的是宏伟的教堂,全由大石建成,由塔顶下望,全校景色尽收眼底,教堂有大小窗子 100 多个,故采光极佳。教堂左右相当距离则为深具田园之美的教授宿舍。女生宿舍是景兰斋和美德楼,位于校区之西部,环境幽静门禁森严,乃男生之禁地,男士戏称之为"紫禁宫"。男生宿舍则位于校区之东部,有 8 栋楼房,分 4 个院落。男生宿舍之北方为面积广大的体育场,在男生宿舍之东方为教职员宿舍,环境优美。在教堂之右前方为建筑典雅壮观的图书馆,在教堂之左前方则为以树木环绕、看似封闭的神学院。神学院本在教育部立案之后,奉部令停止招生。在校区东南方较远处有一独立的院落,自成一格,那是齐大医院附设之麻风病院,为便于管理,故与校区隔离。另在女生宿舍之后方,则为齐大附属小学。

　　齐大的设备很好,不论男女宿舍都是一人一间,有书桌、书架、壁橱、暖气、钢丝床,可谓应有尽有,每一个院落都有工友一人,负责倒开水、送信、传达等杂务。工友也兼营小生意,特别是读书至晚 11 时左右会饿,于是"老王! 来碗面"。当然,那碗面没什么味道,只是充饥而已。说也奇怪,学校的门禁相当严,校警不准小贩进入,但唯有一个瘦小的,60 余岁的老头可以挑着担子进来,没人知道他与学校有什么渊源，也无人追问。学生们很喜欢他，不知他姓甚名谁是何许人，但都以 Shelock 呼之，也有叫他犹太的，但并无恶意。他来的时候只是吆喝一两声"苹果、桃！"声音不高，也不多叫，同学们听到之后，总会三三两两地来买东西。他卖的东西很公道，绝不二价。他与同学们混得很熟，同学常与之开玩笑，他不气也不恼，学生也不欺侮他。不知他会不会写字，有的同学要赊账时，他并不问姓名，只在墙上轻轻地画一道线；如再续赊就再加一道，到了第五次就做个这样的"正"记号，不论你欠多久，他绝不向你要账。如果到了相当时候你要还他钱，假如你是欠了他七毛五分钱，你故意跟他开玩笑，说是六毛五，他会毫不犹豫地纠正你说是七毛五，一点也不会错。赊账的人不少，他没有账本，却从来不会记错，也不会张冠李戴，他的记忆力真叫人佩服。由他不向人要账来看，他的气度也很大，总是和颜悦色的，人人喜欢他是有道理的。

晚饭过后，校园中总是一群群的人，散步闲聊的，谈情说爱的，也有人约"图书馆"的，相互占位子的，当然也有进圩子逛大街的，著名的趵突泉离齐大医院很近，常常有人去看泉，看人，吃东西。圩子里的医科高年级老大哥们，也常常相约到圩子外"观光"一番。"听说今年新生中有贝满来的，很漂亮。"另外还有在"紫禁宫"外"站岗"的，操场边、树荫下，对着月亮喊叫的，各式各样，不一而足。

学业繁重的医学院

医学院的一、二年级须在圩子外，与文、理学院在一起作息，所修课程亦多为理学院的基础课程，以化学和生物最重。两位化学老师让我印象极深，受益亦最大。王继泽教授教普通化学，对学生的要求非常严格。另一位是德国人舒乐尔（Schuler）博士，教有机化学，教学严格，不苟言笑，似乎只知工作。他的活动范围仿佛只有实验室、教室和家庭，敬业精神叫人钦佩，穿衣服很随便。他好像只有两套西装，夏季就是一套山东绸的西装，西装一上身，总是乱蓬蓬的，不修边幅，很有点爱因斯坦的气质。上课是用英文讲，但他的英文是带德国口音的，听起来很吃力，过了好长一段时间才能习惯他的发音。舒乐尔师母教我们德文，认真负责，跟她先生一样。德国人的朴实、严谨和实干的精神，在他们夫妇身上充分地表露无遗。

医预科与文理学院在一起上课、作息，颇有可取之处，接触的同学各系的都有，很自然的，结交朋友领域较广，心胸和知识领域也随之开阔。齐大虽然在济南，但学生并非完全来自山东，特别是医学院的学生，几乎各省市都有，远自广东、广西和云南的同学也都慕名前来，北方各省当然更多。在齐大的那段时间，只有在医预科还有时间交游，进了圩子，课业的压力太大，除了"死磕"之外，一切都免谈了。就是在医预科，也是胆战心惊的。我入学时全班几十人，两年后进圩子时只剩下 25 人。有的同学被迫转系或转学。齐大有个规定，由医学院可以转理学院或文学院，但文、理学院的学生不可以转医学院。进入医本科之后，每年也可能刷掉一两个，甚至做了实习医生也仍然有 Repeat 的可能，教学之严格和认真可见一斑。

齐大医学院的学制迥异于其他学校，教务方面是"独立"的。一年分三个学期，这样在课程的安排方面较有弹性，因为有的课程所需时间较多，而有的课程则较少，如此可使时间充分地利用。

解剖学是现代医学的四大支柱（解剖学、生理学、微生物学、实验药物学）之首，没有解剖学也就没有现代医学。解剖学课常常又是医学生的拦路虎。齐大医学院的解剖学教授是英籍传教士英格尔（Engle），他 1920 年代就来到中国，先在北京语言学校学北方官话，认识 4000 多个汉字后，到齐大任教。

Dr. Engle 之严格，几乎可以说是逼死人的。他的讲解十分清楚，画的图极好，在黑板上用不同颜色的粉笔表示神经、血管、静脉、动脉、肌肉，很清晰地，一层一层地画出胸腔图，既吸引人，也予人以极深的印象。那时，帮 Dr. Engle 的是讲师叶鹿鸣医生，对学生的要求甚至较 Dr. Engle 尤有过之。考试除了笔试之外，还有口试。口试是最头痛的：在一个长方形的房间里，学生由前门进去，叶医生随便从一大堆骨头中捡起一块来，"这是什么骨头？这是哪一个部位？血管从哪里经过？这地方叫什么名字？"

解剖学最感困难的还有尸体得来不易，国人守旧，死后一定要保持全尸，除了必要的病理解剖之外，家属多不允剖尸，遑论捐赠尸体。我们那时颇为"幸运"，军阀韩复榘在山东主政时，时常枪毙人，无家属者则捐给学校，所以尸体不虑匮乏。解剖室里有 8 张台子，每 4 个人一个，可以很仔细地解剖，以了解人体构造。由于课程逼得太紧，同学们几乎是从早到晚在解剖室里，白天做不完，晚上再去。开始时颇有点害怕，特别是女同学，不免会有同学装鬼吓唬人。工友老王胆子可真大，一个人住在解剖室里，经常将尸体背来抱去的，不论白天或夜晚，毫不在意。同学们对他十分佩服，晚上只要有他在，大家都不害怕。到了晚上 11 点左右，同学们离开解剖室，纷纷到医院附近的剪子巷吃饺子或面条，再回宿舍。也有时走得稍远一点，到趵突泉对面的小馆子吃鸡丝面。在与死人为伍之后去吃消夜，也算是慰劳自己一番。

关于骨头的名词太多，血管流经路线都很难记，为了背诵方便，大家经常带骨头回宿舍，有带头颅的，带大腿的，带手臂的，形形色色。有时某一块骨头在尸体上找不到，没有实物念起来是很困难的，于是，有时很想保有某一块骨头，怎么办呢？乃与同学计议，相约于半夜同赴"乱葬岗子"（郊区无主的墓地），挖坟捡骨头。其时,战战兢兢,如履薄冰,并不是怕什么鬼魂,倒是怕野狗偷袭,或遇到什么流氓等,如今想来,那真是值得回味的一番"经历"。

叶医生的解剖课,给人的威胁太大,分数严,"杀"得凶,没有人不怕的。为了背骨头的名称,大家的确到了寝食难安的程度,不论吃饭睡觉都抱着骨头念。有位女同学乔素云,因为太用功,考了几乎是破纪录的 78 分,但因此也种下了病根,毕业后未及半年就故去了。

到了四年级,就有偶尔到医院看看特殊病例的机会;五年级到医院里上课的机会就更多;六年级有一半的时间在医院里,逐渐地习惯于医院中的一切,不会有初做临床诊断而手足无所措的事;七年级做实习医生,全部在医院里。齐大医学院的训练是最严格的、扎实的,它并不期望人人成为名医,或是成为某一专科的顶尖医生,但是切实地要求每一个学生能做各科的医疗工作,能做外科手术,可做耳鼻喉科的诊察,也可做内科,也能做产科,也可单独地做公共卫生方面的工作或寄生虫的防治等。它鼓动学生下乡,为广大的人群服务,到最需要医生的地方去;虽在设备不良的情况下,亦要求学生可做各种需要的手术和治疗。因为中国的面积太大了,人口太多了,普遍的落后和贫穷,迫不及待地需要医疗服务。正如学校所希望的,大部分的医学院的毕业生,分别到各个角落实地从事医疗工作,重视医德,赢得了一般人对齐大医学院的好感和认识。齐大医学院的毕业生,在各科顶尖专家不算多,然而,齐大医学院之名却广为流传,一提起齐鲁大学,就必然地联想到医学院,就是这个原因。恰如我们的校训所说:"尔将释真理,真理必释尔。"

▋名医汇集成都,极一时之盛

我四年级读完的时候,遇到了七七事变。学校原定 9 月开学,但战局逆转,华北局势紧张,学校奉命南迁。成都华西大学来电欢迎,允借部分校舍和校地,在教学方面盼与齐大合作。学校立做迁校成都之决定,大部分外籍教授不愿意去成都,拟留济南维护医院之运作,但均赞成学生去成都。绝大多数本国籍教授愿随学校撤往后方,只有少数有特殊原因不能随行者留下来。我还记得南行之日,美籍教授盖勒特(Dr. Ganlt)赴车站送别的情形,那副依依不舍,眼里含着泪水,欲言又止的难过样子,久久不能忘怀。

济南沦陷之后,外籍教授曾幻想使医院继续运作,并设法招生。然而珍珠港事件发生之后,太平洋战争爆发,学校和医院均被日军接管,所有美籍教授和眷属、部分本国籍教授都关进了集中营,且有部分教授很吃了些苦头,直至战争结束才全部放出来。

我们入川的路线是由济南沿津浦线乘车至徐州，再换乘陇海路至郑州，由郑州改乘平汉线至汉口，再由汉口乘船溯长江至重庆。途经三峡天险，形势险要，令人叹为观止，若非迁校途经该处，真不敢说平生能否一窥三峡真貌。然后由重庆乘汽车到达成都。是时成都物价极廉，1元钱可买鸡蛋120个，做一套西装才25元，其他可以想见，虽说是逃避战乱，流亡成都，在生活上倒没感到什么困难。只是在济南时，宿舍是每人一间，睡钢丝床，到成都之后，睡六人一间的上下铺，甚觉不是滋味；尤令人难耐的是上有飞机（蚊子），下有坦克车（臭虫）的侵袭，真是入眠为艰。

　　当时借用华西大学校舍的并非仅有齐鲁大学，另外还有中央大学医学院。中大其他各学院均在重庆沙平坝，只有医学院为了教学和实习的需要迁来成都，中大在成都虽有部分校舍，但缺乏设备，更甭说实习医院了。在珍珠港事变发生之后，北平的协和医学院也关闭了，部分师生历尽千辛万苦，辗转到了成都。很难得，也值得赞扬的是，华西大学医学院打开欢迎之门，竭诚地接纳这三个外来学校，大家合班上课，共用实习医院，四校的教授有机会各展所长，教授阵容之整齐、坚强，前所未见，尤为难能可贵的是真正做到了合作无间，没有摩擦，不分彼此。平时，华西大学由于交通不便，请教授十分困难，现在三校的精英都荟萃于华西坝，几乎是没有保留的，相互展长补短，胸襟之开阔是令人佩服的。

　　那时的医学教育不唯严，甚至有点苛求，除了医学知识之外，还要求医德，注重伦理，并且讲求专业态度。因为学医不同于其他行业，除了知识、技术、医德之外，还应注意仪表和品行。有一个男同学，因为不打领带，不刮胡子而重修一年；另有位实习医生，因为在医院里与女病人太亲昵而重修一年。的确，品德在医学教育中应占很重要的地位，各校有其特色，各校有不同的教学重点。例如北平的协和医学院，着重研究人才的训练，分科较严，鼓励学生在某一科多做钻研；其他大学的医学院则偏重于全科的训练，因为鼓励学生下乡服务，训练学生能在设备不完善的情况下做必要的手术，着重于让学生动手。以前，每班的学生人数少，动手的机会多；现在，特别是私立学校，学生人多，自然动手的机会较少，如何期望学生都能获得良好的训练？

　　当时，在成都我们有三个实习医院，四圣祠的仁济男科医院各科都有，陕西街的存仁医院是眼耳鼻喉科的专科医院，再就是专为妇产科而设的仁济女医院。由于各科的专家都有，很自然地形成了大后方的医疗中心，各省市的疑难杂症都相继赴成都就医，名医汇集成都，的确是极一时之盛，外科泰斗董秉琦先生、内科权威戚寿南先生都是我们的教授。

（资料来源：《山东文献》第九卷第二期）

◎刘世传：四请之下就任校长

提起齐鲁大学，人们并不陌生。而许多人或许并不了解，1935年齐鲁大学因经费拮据，国民党政府袖手旁观，不仅不予支持，而且还想趁火打劫，扼杀齐鲁大学。在那危难的关头，刘世传临危不惧、挺身而出，回到自己的母校肩负起校长重任，力挽狂澜。

10 岁肩负起生活重担

刘世传，字书铭，1893 年 3 月 26 日生于蓬莱县村里镇温石汤村一个教师家庭。刘世传之父刘常德不曾"入学"，却当上了私塾先生，一家老少靠他的"束修"生存。不幸他年纪轻轻就患了肺病，死时才 30 岁。当时刘世传才 10 岁，因为是长子，不得不肩负起生活的重担，早起种地，夜里苦读。刘世传母亲是位精明强干的农村妇女，不知如何结识了美国北长老会的传教士狄考文夫妇，与他们达成"协议"——以自己一生献身义务传教为条件，换取教会供养刘世传及几个孩子入学读书的优惠。就这样，刘世传兄弟姊妹六人都先后到蓬莱城里文会中学读书。

刘世传的学业最好，高中毕业考试，名列第一，由学校保送到潍县广文大学政治系读书。后随校并入齐鲁大学，1914 年冬毕业，转年到济南青年会任总干事。1919 年考取公费留美，先入沃士特大学

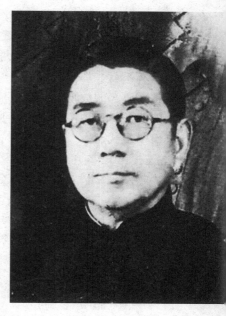

★刘世传

神学院学习"神学",不久他就感到,学"神学"不能救中国,于是,经过艰难的交涉,转入哈佛大学政治系,攻读国际公法。1924年取得法学博士学位,1925年赴德国、法国留学三年。这期间他在国外完成了重要著作——《国际公法》,奠定了学术研究基础,1930年回国。

刘世传回国后,应聘到东北大学任政治系教授,与章士钊、梁漱溟、刘仙洲、梁思成、罗文干等学者共事论学。1933年刘世传大女儿刘贞模毕业于东北大学附小,因毕业证将籍贯蓬莱错写为"逢来",性格耿直的刘世传办事求真,更有点执着,找附小校长理论。校长是张学良的亲信,指责刘世传小题大做,双方弄得不欢而散。此后,刘世传便产生了离去的念头。

不久,北平大学、中国大学、朝阳大学、民国大学、辅仁大学等7所大学纷纷发来聘书,正在刘世传不知何去何从的当儿,民国大学校长鲁荡平先生亲自到家来送聘书,其情意感动了刘世传,于是他决定到民国大学任政法学教授。

▌这校长是非当不可了

1934年暑假中,齐鲁大学董事会的代表、美国人戴维(David)先后四次从济南来北平刘世传的家,请刘世传回母校任校长。刘世传感到齐大的校长难当——校长是个傀儡,一切均由"洋鬼子"说了算,朱家骅来齐大当校长,不到3个月就下台了,清华大学校长梅贻琦的弟弟梅贻宝接任校长,一进齐大校门就看到校园张贴着"霉(梅)毒来了"的大标语!再说政府不拨经费,美国又不再接济,拖欠教工的工资多达两三年,教授都走光了,这校长怎么当?于是,刘世传坚辞不就。那位代表最后一次到家相请,说:"刘先生,我听说你们中国刘备三请诸葛亮的故事,刘备是皇帝有面子,我连跑四次,你都不给面子,难道你能眼看你的母校关门大吉吗?明天我就召集在北平的校友和校董开会,请你向大家有个交代。"

第二天,齐大的校友及董事们果然召开了会议,北平聋哑学校的赵校长代表校友到家请刘世传参加会议。校友们的诚意感动了他,他答应先到济南看看再说。

到济南一下火车,看到中外教授们打着"欢迎刘世传校长"的大标语,刘世传感动地落下了眼泪,这校长是非当不可了。

刘世传就任齐鲁大学校长后,首先抓好了三件事:亲赴美国到各地演说募捐,带回了一笔办学资金;还清了拖欠教工的工资和债务;多次跑到南京教育部说服了部长为齐大备了案,齐大从此进入了名牌大学之林。

七七事变后全面抗战爆发,国民党政府看到刘世传精通五门外语(英语、德语、法语、俄语、西班牙语)的专长,命令他以民间使者的身份,到美、欧、非、中亚21个国家去宣传中国的抗日战争。从他遗留下的照片得知,当年他不仅到过美、英、法、俄、意等几个大国,而且还到过埃及、土耳其、约旦、耶路撒冷、伊拉克、伊朗等地区与国家。刘世传所到之处,就用英、德、法、俄文写文章发表于各地的报刊上,宣传抗日,在国际上造成影响。回国后,受到日本侵略军的通缉,汉奸更是对他怀恨在心,济南大街小巷贴满了"活抓刘世传者奖给大洋2万元"的招贴。刘世传将大女儿贞模送到青岛教会中学,让妻子带其他子女回到烟台避难,刘世传一人去了国外。

半年后,刘世传回国,即与齐大董事会开会研究,筹划齐大内迁成都的工作。他竭尽全力组织齐大教工转移的有关事宜,并将图书、仪器先运到上海,再乘船到香港转越南经昆明到达成都,齐大终于在华西坝复校了!这时的齐大,名教授荟萃一堂,钱穆、顾颉刚、孙伏园、胡厚宣、高亨、马彦祥、朱东润、王献堂、张维华、严耕望等名教授都在齐大执过教。

1942年,抗战最艰难的时候,齐大经费拮据,向财政部请求经费,孔祥熙以自己当齐大董事长,并让他的女婿吴克明当齐大校长相胁迫。刘世传为了保全齐大及为学生的前途着想,辞去了校长职务,到四川大学当教授。

刘世传是研究国际问题的教授,在成都经常讲演印度问题,蒋介石到成都"召见"过他,令他出任驻印度大使或到香港任职,均被他拒绝。

中华人民共和国成立后,刘世传被分配到成都中苏友好协会做翻译并兼任干部俄语班的教学工作,业余翻译了一些列宁的著作。1951年,刘世传被误判为反革命罪,判刑一年,剥夺政治权利5年,1958年再次被剥夺政治权利。1985年,成都人民法院为刘世传彻底平了反,给他恢复了名誉。可惜他已经看不到了。刘世传于1964年3月4日病故,享年71岁。他临终前自言自语地说道:"过去齐大师生称我为'刘大炮',这是我的荣誉,人们知道,我的炮口是针对黑暗势力开炮的!"

(刘贞一口述,李思乐整理)

◎驰名国内外的医院往事

> 在齐鲁大学成立时，山东基督教共合大学医科改名为"齐鲁大学医科"，原共合医院随之改称"齐鲁大学医科附设医院"，简称"齐鲁医院"。1925年，齐鲁大学为申请政府立案而进行改革，将医科改称"齐鲁大学医学院"，该院亦改为"齐鲁大学医学院附设教学医院"，有时称"齐鲁大学附设医院""齐鲁大学医院""齐大医院""齐鲁医院"，并见诸学校、政府正式文件。齐鲁医院迎来了建院以来的鼎盛时期，成为济南最大的医疗单位，在全国亦负盛名。

■ 抗战之前，驰名国内外

齐鲁大学以办医学院及其附属齐鲁医院驰名国内外。抗日战争以前的20年是齐鲁医院的辉煌时期，在这一时期，它得到了迅速的发展和扩充。

彼时，已是第一次世界大战末期，日本帝国主义趁机侵入中国，控制山东；国内则是连年军阀混战，人民生活在水深火热之中。齐鲁医院因是英、美、加拿大基督教会合办，恰似外国租界领地，轻易无人侵扰，而得以保全和发展。

1917年，齐鲁大学医科医院的大体布局是：大门即现在文化西路107号院北门，上书"齐大医院 Shantung Christian University Hospital"。大门西，北墙内为共合楼，内设医院院长办公室、护士长办公室、病房、手术室等，可容病床125张。大门以东，北墙内为求真楼，系门诊部分，当时称诊病所，内有内科、外科、皮肤花柳科等门诊诊察室、药房、手术室、X线室。

医科在共合楼南面的医学大讲堂，内除有医科科长办公室、编译部、图书室、会堂、教研室、教室、实验室等外，尚有临诊室和特别病房。

当时医科科长聂会东负责生理学、眼科学讲课，医院院长巴慕德负责外科

166

手术学课程,他们并兼任临床医师,带领学生实习。

齐鲁医院附设护士学校的位置在大院西南隅,有三层楼和二层楼、平房等。罗根护士长和 3 名教员除教学外,还负责医院的护理工作。

1924 年 2 月,北京的华北女子协和医学校全部师生迁入济南齐大医科,从此医科有了女生,齐鲁医院也就有了女实习生。

经过十余年的发展,此时的齐鲁医院人员和设备不断增加,就医者日益增多,原来的病房、门诊开始不敷应用,也有了另建新院舍的必要。美国教会方面募集巨款,于旧医院的东北方购地 29 亩(东双龙街 90 号),预备建大规模的新医院。但是由于当时战乱匪患,加上天灾不断,时局不靖,交通阻塞,材料未能采办,一直拖了 4 年无法动工。

1928 年,日本在济南制造了惨绝人寰的"五三惨案",市民死伤极众。齐鲁医院遂于新购地附带的建筑物内添设临时医院,以救护受伤的民众。秋天,将这些旧有民房修理加大,迁入待诊室、挂号室,扩大了诊病所,男女病人得以同时诊治。

1931 年,齐大在国民政府正式立案,1933 年春,开始着手建造新医院;1934 年动工,1935 年建成原设计的 1/3,即新医院四层病房楼和与之相连的二层门诊楼,共 307 间,建筑面积 3769 平方米,耗资 45 万美元。剩下的 2/3 的工程虽有建筑费,但无经常费用,因而停建。

1936 年 6 月 22 日,新医院举行开幕典礼,全院上午停止门诊,在新门诊楼下过厅内开庆祝会,有 300 多人参加。时任山东省主席韩复榘致词,大谈良相与良医,并到大楼外合影,会后开放参观。

新病房楼顶层为露台,用作屋顶花园;四层为小儿科病房,设以玻璃隔间;三层为男内科通房及特别病室;二层为女内科通房、电疗室等;一层为办公室、会议室、问事处、庶务办公室、病例储藏室。外科及妇产科病房,暂用共合楼。新门诊共有 12 个分科,42 间房,用作诊察室、治疗室和医师办公室等,全门诊可容 400 人同时出入而不致混乱。

由于新医院大楼落成,对原诊病所(求真楼,现办公一楼)另行改修,其东翼原为外科诊室,改为公共卫生处;其西翼原为眼科诊室及药房,改为传染病隔离室;中部原小儿科、内科诊室,改为女医生宿舍。准备迁入部分护士,因原有之女护士宿舍楼亦不敷应用。

至此,齐鲁医院迎来了建院以来的鼎盛时期,成为济南最大的医疗单位,在全国亦负盛名。

▌外国人主持一切

　　齐鲁医院房地产与设备和学校一样，均为基督教会所拥有或购置，经费来源主要靠教会，所以性质上属私立教会医院，隶属于齐鲁大学医学院，系其教学、实习医院。

　　齐鲁大学医学院是齐鲁大学四个学院中的重点学院，在国内外久负盛名。齐鲁大学受英、美、加拿大基督教的14个差会（教会组织）组成的联合托事部（又称"管理总部"，设在加拿大的多伦多）及两个分部（各设在美国纽约第十区第五街150号及英国伦敦艾登门2号）的领导。

　　齐鲁大学最高权力机构是董事会，董事会按国外联合托事部的指示决定学校各学院的大政方针。最初，学校行政大权均由外国人主持，1946年以前，齐鲁医院院长几乎全是外国人担任，唯一的一名中国院长陈崇寿也只当了3个月，就被英国药师普瑞格（Stanley Presscott）代替。那时的校务会、教务会自然也是由操行政大权的外国人主持一切。

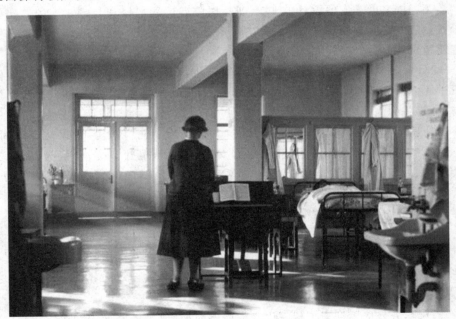

★齐鲁大学医院内，为病人祈祷

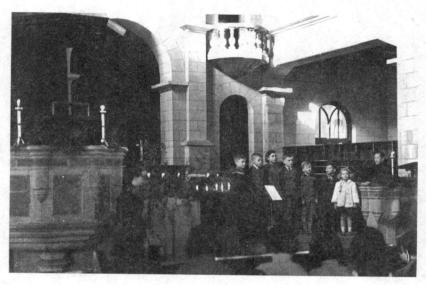

★康姆堂内唱颂歌

1931 年,齐大在中国政府立案后,校长、教务长等职务名义上由中国人担任,也只是掩人耳目以欺骗群众而已。因为齐大及医院所用的中国人大都是出身于教会学校的教徒,由教会一手提拔,一般都俯首帖耳,唯教会之命是听,否则也干不下去。直至 1950 年齐大仍由美国人赖恩源和英国人林仰山代理校务,经济大权始终为外国人掌握,他们一直是为齐大送钱的外国大资本家和教会在中国的代理人,中国籍的教职员工,甚至校长、院长也是无权过问的。原齐鲁医院副院长杨锡范就说过:"我虽然名义是副院长,可我从来没坐过办公室,一直做我的医生工作。什么时候当的院长也记不清了。"

(资料来源:《山东大学齐鲁医院志》)

◎齐鲁医院有个"抗战院长"

加拿大人白求恩支援中国人民抗战事业的故事因"老三篇"中《纪念白求恩》一文而广为人知。殊不知在山东军民抗战之中还有个英国人希荣德也是位白求恩式的人物。他用他精湛的医术挽救了无数抗日部队与游击队伤病员的生命。抗战胜利后希荣德又重返中国山东,曾出任齐鲁大学医学院附属医院代理院长。

■ 从传教医士到抗战志士

希荣德(1908~1985),英名罗纳德·詹姆斯·斯蒂尔,出生于苏格兰一个基督教新教家庭,父亲为浸礼会受命教长。1935年8月受英国浸礼会派遣,医学博士罗纳德偕新婚不久的妻子来到中国。妻子是他剑桥大学的同学,英名格温妮丝·玛丽·约翰逊。到中国后,罗纳德取汉名"希荣德",格温妮丝取汉名"张荣真"。他们的三个女儿都出生在山东周村,分别名为希如梅、希如兰、希如莉,寓意是像这三种花一样高洁美丽。

山东周村有座英浸会开办的复育医院。希荣德在这里任外科主治医师,并全面负责医院所有医疗工作。希荣德在复育医院工作十分忙碌。每天都要收治各种外伤病人。有因偷人驴子被枪击伤大腿的乡民,有在铁道上玩被货车碾过的孩子,有患杨梅大疮的商人。当时没有抗生素,病人手术后,需在医院住上几周,伤口才能愈合。此时山东地区因黄河泛滥而瘟疫流行,除肺结核、麻风、天花之外,最厉害的是黑热病。此病多发生在婴幼儿身上,一年之后死亡率高达95%。希荣德在英国时学习过治疗黑热病,挽救了许多人的生命。他还向医院申请减免了许多贫苦乡民的医疗费。

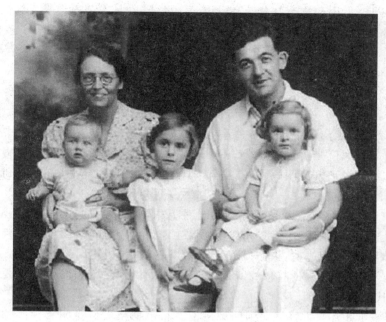

★希荣德一家在周村

　　希荣德有写日记的习惯,并经常给远在英国的父母写信。在书信中向二老描述他在中国周村怡然自得的茅舍田园生活。然而这田园牧歌式的温馨生活并没有持续多久,便被华北日军进攻山东的隆隆炮声所打破。

　　山东战火初起之时,希荣德正陪同妻女在青岛度假。闻讯后遂独自一人迅速返回周村复育医院。当时"黄河保卫战"打了一个半月,山东部队损失惨重,许多伤员被转移至周村教会医院救治。希荣德即投入救治中国军队伤病员工作之中。

　　1937年12月25日,日军兵临周村城下。希荣德置生死于度仍坚持在手术台上。其日记中写道:"在手术室工作的中国护士,虽然就在窗口,仍然勇敢地站在她的岗位上,向医生递出每个必需的手术器具,不顾外面敌机在疯狂地轰炸,机关枪在扫射;护士们把楼上的病人转移到楼下躲避敌机轰炸。"

　　战事爆发后,每五个入院患者中就有四位是枪伤或刺刀伤,大多数人无法支付治疗费用。希荣德申请给伤病员提供了约300天的免费治疗。1938年1～2月,希荣德和复育医院同仁共做了80多台手术,其中60多个都是枪伤或炸伤。

　　直至太平洋战争爆发后,日本人占据了房屋,没收了医院的财产,希荣德夫妇被送进集中营。希荣德作为医生,依旧在集中营中负责人们的健康,他不知疲倦地工作，但因药物奇缺他常常无能为力。随着日军战事吃紧，集中营的生活越来越严酷，苦役、饥饿、瘟疫、殴打、恐怖，伴随他们度过了 900 多个日日夜夜。

▌出任齐鲁大学医院代理院长

希荣德从走出集中营的第一天起就想重返山东，尽快见到他那些中国老同事，看看复育医院是否仍然存在。但由于在集中营的铁窗岁月严重损害了他的身体，加之已经离开英国故乡 10 多年，于是全家乘船离开上海，先回到英国与父母团聚。

1946 年 6 月，希荣德留下妻女独自重返中国山东。他首先去了周村，但复育医院已近一片废墟，后去青州广德医院工作了一段时间。1947 年 5 月接受齐鲁大学附属医院的邀请，去医院妇产科做主任医师，因当时妇产科尚无主任医师。不久齐鲁医院院长赵常林博士去美国学术休假，齐大校长吴克明遂聘请希荣德为代理院长。

1948 年 8 月赵常林从美国回到济南。希荣德又被吴克明聘为医院妇产科长期主任，英国浸礼会同意了这一聘任，但建议他先回英国与家人待一段时间。于是 1948 年 9 月 1 日希荣德离开济南返回英国休假，而这一去也再也没有回来。

1984 年，老希荣德准备故地重游，或许是兴奋过度，希荣德突发心脏病去世，享年 77 岁。

（李耀曦）

◎麻风战场上的齐大人

麻风病曾是一种危害性极大的传染病。山东南部是世界上麻风传染最猖獗处之一，最严重的时期，有3万多人患病并濒于死亡。组建麻风病医院迫在眉睫。

1926年，在至少倡导了5年以后，济南麻风病医院终于成立。起初，这是山东省政府、济南自立教会、齐鲁大学和英国麻风会的一项合作计划，归齐鲁大学医学院管理，附设于齐鲁医院。1927年政治动荡，使这个合作计划就此中止，此后只有英国麻风会和大学负责这所医院。省政府的2500银元被用来在大学校园东南约1/4英里处买了一块土地。英国麻风会提供了2万银元，建造了专门用于救治麻风病的房舍，在建筑上采用了中西合璧的风格。建成后的医院可以接纳50名病人。起初，只收治男性病人，后来也接纳女病人。

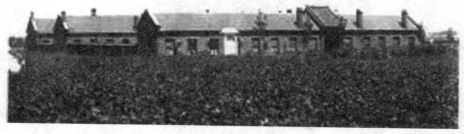

★1930年，齐大麻风病疗养院外景

这项工做出自 2 名齐鲁大学毕业生的想法。一个是黄祖高医生,他一直在青岛治疗麻风病人,希望以一种更好的方式来进行这种工作。另一个是济南自立教会的秘书王元德,他看到了用中药治疗这种病的重要成果,到大学来协商能否建立一个机构治疗麻风病人。大学与麻风会进行了接触,麻风会伦敦办公室的安德森(Anderson)先生和该会驻华代表福乐博士(Fowler)访问了济南,制定了建造一所麻风病医院的计划。曾经是皮肤学教授的海贝殖博士(LeRoy F. Heimburger)从 1923 年起负责这项工作。

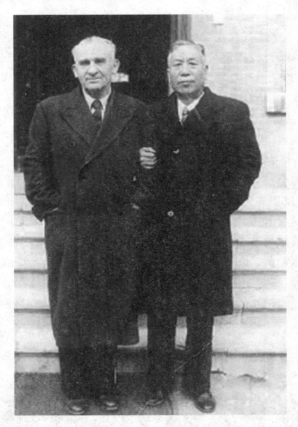

★海贝殖和尤家骏

医院只接收那些看上去经过治疗能够好转、患病不超过两年的患者。他们接受当时最先进方法的治疗,并且这种方法随着新的发现,不断加以改进。1926～1932 年,收治了 169 名病人。出院病人 115 名,其中 60 人是显著症状消失后出院治疗的病人,37 人的状况明显改善,只有 18 人没有疗效。在这里医学院学生能够学习治疗麻风病的技术,这种病在中国许多地方都有发现。

在英国麻风会的慷慨资助下,海贝殖博士和他的助手尤家骏医师开展了对麻风病的诊治,并采用中西结合的方法,同时用中西药进行试验性治疗。实验表明,这些治疗再辅以良好的食宿、卫生条件,以及保持身体和心理、体质与精神的良好状态,将会产生显著的疗效。结果,许多患者细菌感染和临床症状消失,康复回家了。

尤家骏后来成为全国闻名的一代皮肤病专家。1932年8月,由于他努力工作谦虚好学,被海贝殖送到奥地利维也纳大学皮肤病院专修,深造一年。回国后接替海贝殖兼任济南麻风病疗养院院长,副院长是基督教神职人员孙吉祥,负责行政和病员管理,使该院极富宗教色彩。最后该院由齐鲁医院内科主任英籍教授司美礼兼管。该院是全省较早的麻风病疗养院,在华北也很有名。

1937年抗战时期,齐鲁大学大部内迁四川成都华西坝,济南齐鲁医院仍然存在。1941年太平洋爆发后,日本与英美断交,该院一度陷于困境。齐大被日军占领后,1942年1月,麻风病院被日伪政府省属派员接管,归山东省立救济院接办。1943年5月定名为"山东省赈务委员会附设麻风病疗养所",孙宪慈、黄祝三先后任所长。这段时间,经费来源几度中断,药品奇缺,致使大部分患者病情恶化。

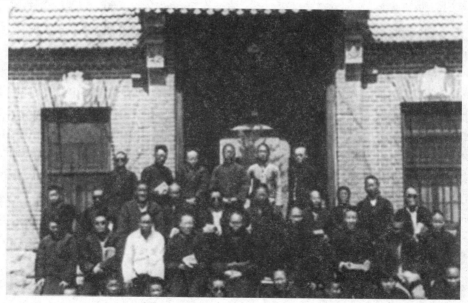

★出院病人在门前合影,背面墙上写着(麻)风医(院)字样

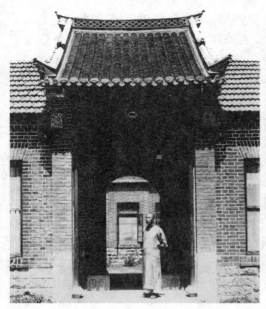

★齐大麻风病院正门

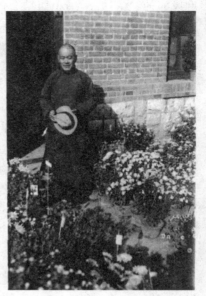

★麻风病医院的养护——刘牧师

抗战胜利后,该所继续勉强维持。经教会、齐鲁医院及省政府协同进行战后恢复整理工作后,1947年院名又恢复为"麻风病疗养院",性质为民办公助。1950年人民政府接管后,院址迁西郊,改名为"济南麻风病院"。

值得一提的是院长尤家骏,在齐大任皮肤科主任,兼任麻风病医院的院长,甘冒风险为病人看病,对病人同情、体贴,从不歧视。1948年,尤家骏作为国际麻风病学会会员出席在古巴哈瓦那召开的国际麻风病会议。在会上,语惊四座,以丰富的实践经验说明麻风病并非不治之症,驳斥了外国传教士们,特别是英国某传教士的危言耸听,把中国描写为麻风之国的无稽之谈,引起了强烈反响。

◎华西坝的烽火岁月

一夜之间,江水西流。贫瘠的西南成了抗战救国的后方。那段艰难的岁月,史称坝上"五大学时期"。最初,迁入的中央大学医学院、金陵大学、金陵女子文理学院、齐鲁大学,加上本土的华西协和大学,被称为"前五大时期";在中央大学医学院迁走后,1942年燕京大学成都复校,又被称为"后五大时期"。五大学共有文、法、理、医、农等五个学院六七十个学系,应该是战时中国规模最大、学科设置最完整的大学。

▍战争来了

一夜之间,战争猝然爆发。

齐大秋季开学定在9月1日,但注册的学生只有297人,较常年少了近半。10月,日军逼近黄河,英美领事已昭示侨民迅速离开。但齐大的外籍教职员并没撤离。教育部建议迁至西安以西约130公里的五公县,因考虑迁建费用巨大,学校不敢贸然执行。当得知华西协和大学愿意接受医学院高年级师生,其余的学生也可以到坝上借读,遂动了迁川的念头。校长刘世传精通多门外语,国外有人脉,遂受政府之托,以民间身份去海外宣传抗战,也顺带为学校募捐。他不辱使命,筹回一笔巨款,立即与校董事会商量迁川事宜。他组织教工先将图书仪器运到上海,再乘船到香港转越南经昆明到成都。11月中旬,除医学院照常开放外,大学关闭,文理学院迁至成都,只留下神学院和护士学校及乡村服务社。

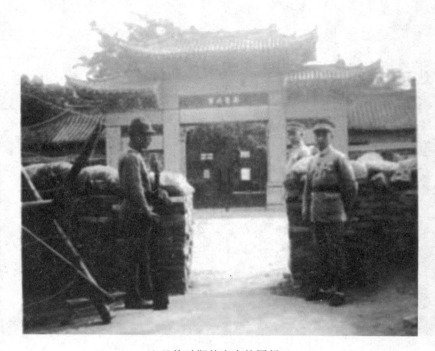

★日伪时期的齐大校园门口

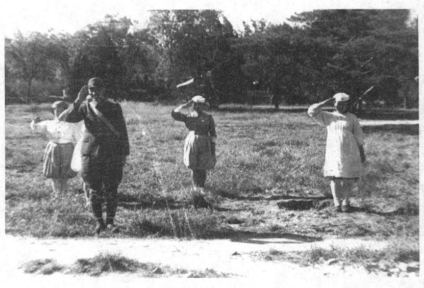

★日伪时期的齐大校园

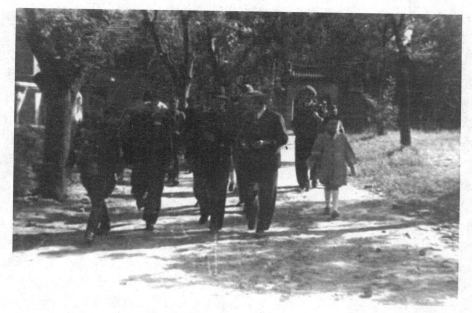

★日伪时期的齐大校园

1940年夏,北平青年王翰章考入济南城外千佛山脚下的齐大医预科,那时大部分教师都已南迁,只剩一些外籍教师和个别中国教师。王翰章回忆:

> 校园周围都是日本兵的碉堡,校门有岗哨把守,进出经过都要走到日本兵面前鞠90度的躬,不然非打即骂,甚至罚跪。一次,一个同学经过岗亭时,嘴里嚼着口香糖,一个日本兵冲过去就给他几耳光。所以平时同学根本就不出校门。1941年冬珍珠港事件爆发,夜里大概两三点钟,日本兵封锁校园,把所有的外籍教师逮捕起来,送到山东潍坊附近的一个集中营。有个外科医生,姓孟,是英国人孟和礼的儿子。他喜欢画画,我常跟他一起写生。我画粉笔画,他也送我些颜料什么的。那天,他匆忙和我告别,还告诉我,他把一批有字的甲骨埋起来了。日本兵抓走老师,也把我们学生轰出了校园。

迁川路上

齐大西迁,文学院院长杨懋春回忆:

> 教职员由济南往成都迁移时,……凡动身早的人,能幸运用上由济南——南京——重庆——成都那条路线,费时少,也不太辛苦,但这条路于战争爆发后不久就断了。那些动身迟的人,就必须改由济南先到青岛,而

后经上海、广州、香港，或上海、香港、西贡（或海防）、昆明、重庆至成都。经这条路，用时长，花钱多，也很辛苦……

齐鲁大学的学生的迁移全是逃难。开始一段时间，可能每人多少有点钱，就在路上购买食品。走了一天，需要休息或睡眠，他们就走进城镇、乡村的学校、寺庙、教会、礼拜堂等。当地的主事者见他们是流亡学生，会欢迎他们，或以膳食款待。战争经过一年半载后，由沦陷区逃出来的学生为数众多，成了无数股流亡潮。政府就派人在沦陷区内各处秘密给予引导，带流亡学生走那些比较安全、能早日平安到达自由区的路径。齐鲁学生就是以这种方式，经过千山万水到达成都。

▌五大校长

"坝上五大校"校长陈裕光、吴贻芳、刘世传（及后任汤吉禾、吴克明）、梅贻宝、张凌高等，皆国之高士。他们求学时即为学生领袖，在民族大义上，任事担当，表现卓越。如五四时期率学生上街游行，九一八事变后带头抵制日货，卢沟桥事变后积极领导救亡运动等；同时，他们又都有在教会大学学习的经历，是虔诚的基督教徒，具有仁慈怜悯之心，深受西方文化的影响，具有开阔的学术眼光，颇具个人魅力。

齐大迁川，运道不济。如胡厚宣所言："我在齐鲁大学六年半，其间由于教会学校校友间的争夺，共换了三位校长。齐大校长一职先是刘世传，其次汤吉禾，汤以教务长身份挤走前校长刘氏取而代之。1944 年前后齐鲁大学一些学生闹风潮，学生称汤作'赖汤圆'，又演戏称《审头刺汤》，最后把校长赶走了，继任校长是吴克明。"

刘世传，字书铭，山东蓬莱人，1919 年毕业于齐鲁大学，任济南青年会秘书 4 年，赴美留学，在霍士德学院（College of Wooster）获文学学士，哈佛大学获硕士学位，修习国际法博士学位，未完成。回国后，任教国立东北大学，九一八事变后，他到北平，任教国立北平大学法学院。1935 年秋，他回到众望所归的母校齐大主校。

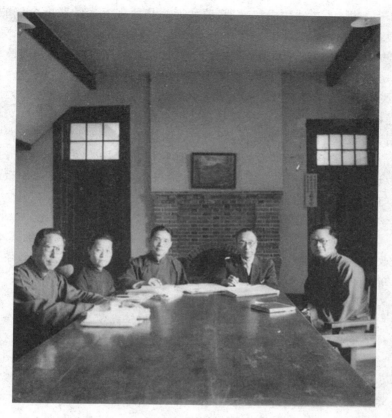

五大学校长 1940 年合影,自左至右分别是:燕京大学代理校长梅贻宝、
金陵女子文理学院校长吴贻芳、金陵大学校长陈裕光、
华西协和大学校长张凌高、齐鲁大学校长刘世传

曾任齐大文学院院长的杨懋春谈道:

  刘校长擅长于法学与行政,又因在东北大学及北京大学两校的服务成绩,山东省政府教育厅内人不敢轻视他,国府教育部的人也知道他。经过一段时间后,他在齐鲁大学的校长地位就稳定下来。戴维斯副校长及文理两个学院的重要教授,包括英美籍者,都支持他。医学院的骄纵之气也终于收敛了很多。在诸种有利条件下,校务得以顺利进行。文学院中的社会学、政治学、教育学、经济学及历史等科系均因增聘教员,刷新课程而增强……医学院仍常得到美国某些教育基金会与医药助华会的捐助,故能继续扩大。……可以说,这是齐鲁大学的光明时期。

战争改变了刘世传的命运。他主持齐大迁川,异地复课,把齐大带入一个相对平静的环境。学生眼中,"刘先生为国际公法专家,身材魁梧,健步如飞,口若悬河,声若洪钟,在过往成都时期,蔚然而为华西坝五大学联席会议的主席,见解高超,语惊四座。"可惜好景不长,天纵之才往往刚性有余而韧性不足。1943年初,因学校内部矛盾,离开齐鲁大学,他是在各方面均不愉快的情形下离去的。

1943年秋,政治学教授兼齐大教务长汤吉禾接替刘世传,成为齐大历史上第14任校长。褚承志写道:"教务长汤吉禾先生是江西九江人,武昌文华大学毕业,后留学美国,得了四个学位,其中包含哈佛大学政治学博士。"汤吉禾研究清朝政治制度,但汤吉禾的政治观,显然有些标新立异。汤吉禾治校,态度粗暴,常以训斥手段处理校务问题,不懂得开诚布公及必要妥协,不久即激起学生的反感与多数教职员的不满。

文学院院长杨懋春写道:

> 在战时,政府不准在后方有罢工、罢课、游行等活动。但有一天,不知何故,成都一切学校的学生都罢课,到街上去游行,只齐鲁大学的学生为校长所禁止,未能参加。事后,各校学生都讥笑齐大学生胆小无能。而汤校长又见人就说,只他有力量与办法使学生不罢课、不游行。齐大学生既已受到别校学生的讥笑,又听到自己校长这种轻视学生的妄语,就全体起来反对汤校长。学生指控他克扣政府发给学生们的膳食补助金。这种控告虽经校外公正人士查无实据,而学生们则继续控告不停,且向新闻界请求声援,又在校园上张贴标语。校董会召集特别会议,研讨此事。多数董事虑事件扩大,就决定请汤校长休假一年,出国考察。

此后汤吉禾入幕,担任蒋介石侍从室秘书。

1945年,化学家吴克明继任齐大校长。据刘世传的女儿刘贞一说,吴克明之所以当上校长,是因为他是孔祥熙的女婿。论人衡事,此说或带意气。

吴克明是山东青州人,早年丧父,教会资助他完成学业。1919年齐大毕业留校教化学。1923年秋,被推荐到山西太谷铭贤学校任教员兼教务主任,校长即太谷人孔祥熙。1929年,铭贤学校资助吴克明赴美,进欧柏林大学研究院研习化学,两年后获硕士学位。1931年归国后,先后担任铭贤学校教员兼训导主任、国立中央研究院药物研究所研究员兼化学组主任。1938年,吴克明返铭贤学校任校务长,带领师生一路西迁,最后落脚四川金堂,学校更名为"铭贤学院",吴克明任院长。1944年春至1945年夏,他应聘中央财政部盐务总局做技术专员,研究解决后方食盐不足的问题。1945年秋,齐大校董会与校友会共议,请回校友吴克明出任校长。

联合办学

战火绵延,战争升级。1939 年 4 月,全国基督教教会大学在香港召开校长联席会议,讨论"国家危机时期的政策"和"长期的应急调整与重建"等议题。来自内地 12 所大学的校长一致声明:"我们认为应当维护基督徒的品格、学术自由和对国家忠诚,尤其是在国家处于危机时期。我们要坚定庄严的信念:为保护这些权利做出任何牺牲都是值得的。"关于长期应急调整,通过了应对成都和上海教会大学形势等问题的决定。

坝上人员骤增至 3000 人上下,张龄高领导的华大应接不暇。他在 1938 年 4 月 5 日致友人的信中写道:"本校工作较前增多,自中央医学院、齐鲁大学、金陵大学、金陵女大移蓉后,本校教室住所均感不敷应用,现正漆修化学室、新医院、教员住所。"其应对措施一是挖潜,如紧缩师生用房,二是争取经费,积极扩建,以解决暂时困难。殊不知,这一"暂时"就是 8 年!

此前各校办学各有一套成熟的运行机制和规章制度。五大学汇聚坝上,各种矛盾层出不穷。面对纷纭乱象,唯有协商。对不同意见的妥协,为了获取有用的结果而妥协,为了避免决裂纷争而妥协——这样的妥协可以说是民主政治的一个运用原则。坝上常开各种协调会,每周至少四校长例会一次,迄无冲突摩擦之虞;每月有四校教务协会,由四校教务长、注册主任会商有关授课时间安排,招生考试等问题。

美国"中国基督教大学联合董事会"资助华大、金大、金女大、齐大共建一栋化学楼。1941 年化学楼落成,联席会商定:由四校的化学系及金大的化工系合用,战后归华大。五大学曾联合招收本科生及研究生。1944 年的《联合招生简章》规定,学生报考各校,可参加五大学联合组织的入学考试。出卷、阅卷等均由五大学统一组织。

五大学共有文、法、理、医、农等五个学院六七十个学系,应该是战时中国规模最大、学科设置最完整的大学。各校采取统一安排、分别开课的办法,允许教师跨校讲学,学生自由选课,学校承认学分。

医学院是禁区,对外不开放,但在必要时也个别开放他们的专用课室。

残缺的天空

1938 年,为帮助沦陷区西迁的学生完成学业,国民政府开始给断绝家庭联系的流亡学生提供贷金。教育部规定贷金数额为"全额每月八元或十元",此后随物价涨幅,"参考各地生活程度增加至每生十元至十六元不等"。

坝上有中央大学医学院、齐大医学院,加上本土的华大医学院,教研临床的力量国内无双,但并不意味着就是健康的保证。1940年,华西校医处报告,当年新体检81名男生,发现有显著身体缺点者75人,占被检人数的92.6%。1941年,五大学组建学生暑期边疆服务团,"在成都华西坝各大学征集团员时,报名时达300余人,因须体质强健,经两次甄别,仅选得57人,集中训练后,复请三大学联合医院举行全体体格检查,经照射X线,仍有患肺结核病者16人,且其中11人已极危殆。1942年坝上肺病流行,四大学同学患病甚多,因无条件医疗,只好同华大当局协商,求诊于华大新医院。

战争之初,成都物美民淳,坝上五大学经费基本能够保证,学生的家境大多不差,贫困生可以享受贷学金。大家对伙食基本满意。有校友忆起齐大学生食堂:

> 菜既丰富,又合营养,也许是因为有医学院的关系,对于这方面特别予以重视。早晨馒头、稀饭、小菜等,中午和晚间,都是四菜一汤,遇到星期六或者庆祝节日,还要加菜打牙祭,菜有糖醋排骨、豆瓣鱼、韭菜炒肉丝、宫保鸡丁、红烧牛肉……时常变换,花样百出,口味新鲜,令人食量大增。其时,教育部对沦陷区学生都发给贷金,付伙食费之外,还略有剩余。物价上涨,就略嫌不够。另外一项补助就是宿舍后面的"八角亭"——厕所;可谓生财有道。

齐大师生人数较少,都在坝上安置。当年齐大学生甘克俊讲述:

> 齐鲁大学的校舍,教室、男生宿舍及食堂位于小天竺街(现为成都市大学路)北侧,从华西图书馆旁的铁门出来,穿过街到达对面院内,向前不远的右侧,即为齐鲁校舍,只有三排简易平房,中间是个空坝,右侧为教室,左侧为男生宿舍。两排房子的尽头是男生食堂。教室不大,条形课桌与课桌之间距离较近,一次课间休息,坐在前面课桌的男生转过身来讲话,胳膊肘竟压碎了我放在桌上的眼镜。……女生宿舍美德斋,位于小天竺街东端的一条小径内。小径的两侧及宿舍周围以竹篱隔离。大门也是竹篱笆编的,进去后,左右各有一大房间,中间通道的其余房间为小房间。美德斋住着齐大文、理、医学院数十名女生。我住在进门右侧大房间内,沿墙放了7张木制的上下铺,共14人,文理医各年级都有。

齐大学生姚耀宇回忆:

> 抗战期间,同学们都很关心国事,看报如同吃饭,每天都不可少。大家愿意分担费用,共订了三份报纸,即《中央日报》《新中国日报》及《新新新闻》。同室同学,相处融洽。那个寝室,在烽火满天、离流失所时,无异就是

我的家,前后四易寒暑,逢年过节不见亲人,孤单痛苦,由心而生。记得每逢过农历年时,门两旁老是贴着那副对联:年年难过年年过,处处无家处处家。

▌青年从军运动

战争初期,蒋介石听从胡适建议,对教育曾做出"战时应作平时看"的指示,不在学校征兵。但战事一开,国军溃退,国土沦陷,其中一个重要原因是兵源素质差。1941年招考飞行学员,首次破例在全国各大学学生中选拔。1942年,日寇入侵缅甸和我国滇西,驻缅英军节节败退,中国远征军入缅作战。5月,远征军失利。东南亚盟军副总司令兼中国战区参谋长史迪威向蒋介石建议,应加紧征调大批知识青年,空运印度,在短期内建立一支新型部队。蒋依计通电全国各级学校征兵。1943年10月11日,全国知识青年从军运动会议在重庆召开,蒋介石两次到会讲话,号召青年从军报国。

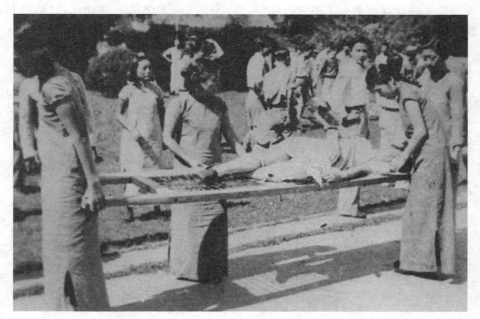

★五大学战时服务团学生开展战地救护训练

最早入伍的是医科学生。前线抗日将士的鲜血仿佛无声的命令。1942年起中大、华大、齐大的医学院,连续三年征召医学生入伍。齐大的张汝黻也走向军旅征程。她回忆道:

1945 年二三月间，我和吕犹龙、刘瑞圣报考昆明译员训练班第七期，被录取去昆明受短期培训后，都被分配到昆明岗头村鸿翔部队（伞兵部队）为美国教官做翻译工作。在接受严格的地面军事训练和艰苦的跳伞训练后，我被分配到突击总队第一队（即伞兵第一队）为一美国军医做医务翻译，并于 1945 年 7 月 12 日深夜 3 时全队 180 名伞兵乘十余架 C-46 型运输机从昆明呈贡机场起飞，凌晨空降于广东省敌后开平县苍城镇。当我在高空中从机舱里跳出时，满天都是白色、红白、黄色和绿色的迎风展开的降落伞，真是壮观，令人兴奋难忘。8 月 3 日，准备部队从罗定出发，成功突击了日寇驻守的重要渡口南江口，歼敌数十人，有效地干扰了海南岛日寇北撤广州的行动。我们正准备第二次战斗任务时，8 月 15 日日寇宣布无条件投降，抗战结束。我们这支装备非常精良的伞兵部队首先进入广州市，成为对日受降的先遣部队。

抗战后期，青年从军运动，导致数以万计的大学生直接参加正面战场的国民党军队或为盟军服务；也有一些同学奔赴延安参加共产党军队。应当说，绝大多数人的动机都是为了国家民族，然而，谁也不能预测未来的命运，抗战胜利的几年之后，一部分人成了共和国的功臣；而另一部分人则拖着一条历史的尾巴抑郁偷生。

（资料来源：岱峻《风过华西坝》）

◎顾颉刚，华西坝上求真知

顾颉刚(1893~1980)，江苏吴县人，历史学家。1920 年北京大学哲学系毕业，历任中山大学、燕京大学教授、历史系主任，云南大学、齐鲁大学、中央大学、复旦大学、兰州大学、诚明文学院等校教授，北平研究院研究员，中央研究院历史语言研究所通讯研究员、院士。中华人民共和国成立后，任中国科学院、中国社会科学院历史研究所研究员和学术委员。从事古史研究和古籍整理工作，应毛泽东、周恩来之请，负责校点《资治通鉴别》和《二十四史》。

■"华西坝"是天堂

顾颉刚先生曾说他想要的生活很简单，只有两种：一种是"充军式"的生活，一种是"监禁式"的生活，前者是容许他到各地去搜集资料，开辟学问的疆土；后者是把他关在图书馆和研究室里，远去人事的纷扰。1939 年 9 月至 1941 年 6 月与 1944 年 7 月至 1945 年 1 月客寓成都，在华西坝"五大学"之一的齐鲁大学主持国学研究所。第一次住了一年又九个月，先在华西坝，后迁北郊新都的赖家院子。第二次住的时间只有半年，研究所已由郊区迁回华西坝鲁村。

第一次来成都之前，顾颉刚辗转过不少地方，1937 年到过甘肃、青海两地，1938 年又应熊庆来之邀去云南大学任教，但三地的生活对他而言并不是很惬意。1939 年，游历昆明的齐鲁大学校长刘世传和历史系主任张维华前来拜访，表示欲在成都恢复该校的国学研究所，并礼聘他主持所务。1939 年秋，顾颉刚踏上天府之国成都，任齐鲁大学国学研究所主任，任齐大"中国古代史"课，并先后到郫县、双流、新津等地考察。

"在前方，枪炮的声音惊天动地，到了重庆是上天下地，来到华西坝使人感到欢天喜地。"这段话，是顾颉刚在华西坝演讲中的一段开场白，足以见出他对成都治学环境的满意程度。当年，流寓大后方的教师与学生流传着一个谈资，说"华西坝"是天堂。

来到成都，顾颉刚居住于状元街附近的青莲巷，齐鲁大学国学研究所设在华西坝。不久之后，由于人员增加，房屋不敷使用，顾颉刚又将研究所迁到成都北郊崇义桥的赖家院子（今四川成都新都区内）。此地远离市区，处于农田包围之中，环境更加安静。园内花木扶疏，池水静谧。

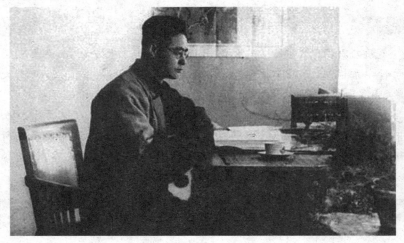

★顾颉刚

从喧闹归于平静，顾颉刚不由得感到身心轻松而舒坦。与抗战时来到成都的许多学者一样，他对这里的文化氛围也很满意，尤其是建立研究所必需的图书资料，在这个文化故都是不缺乏的，许许多多的旧书店成为他搜集资料的好去处，位于和平街16号成都著名的私家藏书楼"贲园"他也曾慕名前往。华西协和大学图书馆藏有一位广东藏书家寄存的大批图书，顾颉刚通过协商，将这批书置于研究所，供研究人员朝夕查阅，可谓"软件"与"硬件"齐备。那时候，当东方的曙光尚未初现，当成都坝子的浓雾尚萦绕在农田，清晨大约6点之时，头发斑白、身材颀长的顾颉刚已身在他的办公室了。他的学生胡厚宣经常于此时听见老师办公室内传出琅琅的读书声，后来方知，顾颉刚是在反复念读自己的文章，以找到最佳语感而修订。

▌标点《二十四史》的梦想

在成都，顾颉刚最大的雄心是想实现他标点《二十四史》的学术计划，并与当时的著名出版家王云五商量过此事。王云五承诺如标点完毕，他将用一年的时间将其印刷出版。可这个计划何其庞大,他的研究所虽然先后请了钱穆、杨向奎、胡厚宣、沈镜如、孙次舟等人,再加所带研究生孔玉芳、张蓉初、严耕望、杜充简、钱树棠、许毓峰、魏鸿祯等人,但要将浩漫的《二十四史》整理标点出来仍是漫漫长路。

顾颉刚素来以大手笔的学术气魄而闻名,他年轻时的梦想是作四部著作:一是《帝系考》,二是《王制考》,三是《道统考》,四是《经学考》,总名为《古史四考》。后来又想编纂一部《中国民族史料集》。其学术胃口的确大得惊人,这成为他的优势同时也成为他的"短板"。那时候在学术圈之中,谈到顾先生的学问大都会说:"他的计划太大",而下一句便不肯说出来——"难以实现啊!"就拿标点《二十四史》来说,顾颉刚后来自己也说要将其书"细细读过不是件容易事,这一部 3243 卷的大书,仅读下来即需时几年,再加上编辑和研究的工作,不是又需十年吗?"不过,顾颉刚确有"咬定青山不放松"的精神。几十年之后,他在新的历史境遇之下主持《二十四史》点校,该丛书的标点工作才得以完成,尽管离他当时的构想——将史籍中散乱的材料串联、集合成为有系统的,可成为各种专史的材料集,仍有很大的差距。

天才加勤奋是顾颉刚显著的学术性格,虽然他以有生之涯未竟毕生之愿,但仍以高产的史学著作为中国历史文化研究做出了杰出贡献。他的《学术年谱》记录着他在成都期间耕耘的成果:1939 年 11 月,整理写于昆明的学术著作《浪口村笔记》。12 月,写毕《西庑读书记》,以读书于成都学宫之西廊而题此名。1940 年,写作、发表文章及文集 94 篇(册)。《骆园笔记》一册以赁屋于华西坝骆园题名。1941 年,写作、发表的文章有 32 篇。其间,还会外出考察古物古迹。这粗约的统计无疑反映了顾在成都的专志著述,果然是成绩不菲。

在教学与著述之外,顾颉刚还创办了《责善》半月刊,主编《齐大国学季刊》、参与《三大学研究所中国文化研究汇刊》和《中国边疆》月刊、《边回》周刊、《边疆丛书》的编辑,发起创立《史学季刊》,还担任了不少的学术职务。顾颉刚曾在给他的学生郑德坤信札中叙说自己的忙碌,说自己恨不得分身为两个人,以应付做不完的工作。看来,他在成都难得的"清静",也只是远离了一些琐事缠绕,他的头脑却是不停地在为学术而运转着。古人所说勤奋读书人在车上、马上、厕上也不闲着,他是淋漓尽致地体现出来了。

(资料来源:《成都日报》)

◎华西坝上的医学圣殿

华西坝无愧战时中国的医学教育和临床中心。拥有一流校舍和教学设备及临床医院的华西协和大学医学院,战时更先后接纳了西迁的中央大学医学院和齐鲁大学医学院。三大医学院联合办医院,强强联合,优势互补,更集合了国内外行业翘楚,一时风头无两。1946年,齐大东归。

▍"三大学联合医院"

七七事变后,大后方的首善之区成都,是流浪者的天堂。坝上的华大医学院拥有一流的校舍、教学设备及临床医院,吸纳了众多的同行,成了战时中国的医学中心。

最早抵达的是中央大学医学院和齐大医学院,接踵而至的是东吴大学生物系。由美国基督教监理会创建的东吴大学,战争中4次迁移,生物系教授刘承钊、陆近仁及另外2名职工带领18名学生,辗转千里,于1938年1月27日到达坝上;同期到达的还有北京协和医学院和协和护士学校部分师生(包括内科专家张光弼),两路人马一起并入华大医学院。太平洋战争爆发后,香港沦陷。在香港大学医学院院长戈登(Gorden King)的带领下,20多名医学生长途跋涉,于1942年下半年抵达成都。在侯宝璋的帮助下,这批港大医学生在齐大医学院插班入学。

此时,三大学医学院鼎立坝上:中大医学院的外科和内科名扬天下,齐大医学院病理学首屈一指,华大的牙科学、制药学、眼耳鼻喉科学居全国之首。每个医学院都有一批翘楚,如齐大医学院陈耀真(眼科学)、侯宝璋(病理学)、叶鹿鸣(解剖学)、张汇泉(组织学)等。

齐大医学院初来时，没有教学设备、图书和行管人员，便在华大注册，与华大的同学一起上课。华大医科原来的临床教学和实习的仁济男、女医院及牙症医院和存仁眼耳鼻喉专科等四所教会医院，为适应联合办学的需要，改组为"华大、中大、齐大三大学联合医院"，由中大医学院院长戚寿南任总院长，统一领导，统一财务和管理，共同使用病床。仿照北平协和医院，建起从住院医师、住院总医师、主治医师到科主任，从助理护士、护士、护士长到总护士长，一整套规章制度。1941年7月，中大医学院迁出华西坝，在正府街建立成都公立医院。"三大学联合医院"缺了一条腿，故更名为"华西-齐鲁大学联合医院"。

"好风凭借力，送我上青云。"此时的医学院既有软环境，又有硬条件，培养了一大批高素质的医学生。60多年后，90多岁的西医骨科权威沈怀信述说当年，还栩栩如生——

那时医学院可以自由选课，齐鲁医学院的阵营最强，侯宝璋、薛宁、张汇泉、刘荣耀、樊培禄等都是一流的专家学者。第一天上课，英文老师叫我们造句，一个单词又是名词，又是动词。我举手站起来，我造的是"我做了一个梦"。也许有些调侃的意味，不想竟把老师得罪了。他说，你不必上课了。我找到医学院院长，他听了我的诉说，向我建议，跟金陵大学上哲学课，一个医生懂点哲学好。金陵大学哲学课也是英语授课，给我们上课的是华西大学文学院院长罗忠恕。医学院的课很扎实，逻辑性很强。罗老师上课不一样，他摆一阵龙门阵，一开始就讲柏拉图，哲学课我听了摸不着头脑，就把它作为英文课来学。图书馆医科室在八楼，天还不黑，所有的位置都占满了。医学院的学生最怕老师说自己不读书。

好鸟栖碧树。那时坝上的华大、齐大医学院及联合医院，接受过来自东南亚、苏联、东欧以及美国、德国的各类各科留学生。

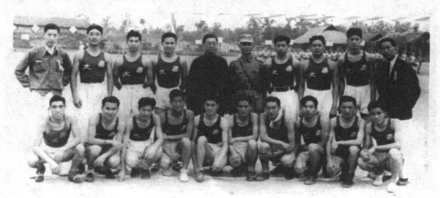

★齐大学生参加1943年成都市运动会

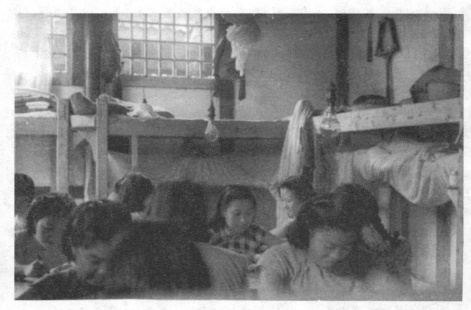

★齐鲁大学学生在临时宿舍内自习,住宿条件与济南的景岚斋相差甚远

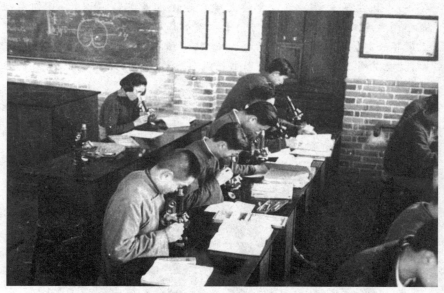

★在成都,齐鲁大学的学生在上实验课

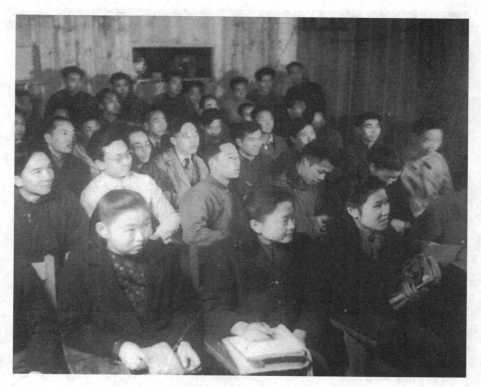

★1941年，齐鲁大学的考试

战争结束，庆祝胜利

1945年7月8日，这是一个星期天。迁来成都的金陵大学（简称"金大"）、金陵女子文理学院（简称"金女大"）、齐鲁大学（简称"齐大"）、燕京大学（简称"燕大"）和本土的华西协和大学（简称"华大"）在赫斐院行毕业典礼。往常多是各行其是，这一次因抗战胜利在即，故五大学联合举行。

塔楼的钟声刚敲响8点，坝上各条小径上已人潮涌动。头戴方冠，身着博士黑氅的教授、院长、系主任走在人群的最前面，他们的博士服以黑、红二色的缎条显出学衔学位。他们身后紧跟着一顺溜青年学子。五大学虽聚一地，然学生气质有殊，一望可知。通常认为，金大"神气"，金女大"洋气"，华大"阔气"，齐大"土气"。来自山东济南的齐大学生当然不服。

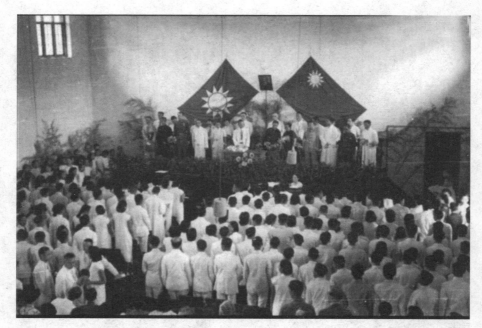

★1943年,齐鲁大学、金陵大学、华西协和大学和金陵女子学院四大学联合举行毕业典礼

有校友这样回忆:

　　我们的男同学,硬是把"土气"说成"士气"。所谓"土气",多半是因他们的衣着和求知态度的一丝不苟而来。身为齐鲁学生的我,却深深地喜爱那份"土气"。求知,自应是理性的择善固执。再说男同学的衣着,真是中规中矩,大都是穿活泼洒脱的夹克、西裤,偶有严肃的中山装,更多的是飘逸潇洒的长衫。

　　这次不同寻常,参加典礼的毕业生已难分彼此。因行典礼的人数骤增,学士袍一时难以备齐,只好改为男生着白西装,女生穿白旗袍——一条条素雅的小溪,缓缓从华西坝的各个方向,流入赫斐院。

　　赫斐院又名"合德堂",是1920年加拿大英美会为纪念早期来川的美国医生、传教士赫斐秋(Virgil Chittenden C. Hart)而捐建的。大厦门楣和走廊装点着鲜花和彩带,主席台上高悬着"五大学毕业典礼"的横幅。顷刻间,礼堂内已座无虚席。应届毕业生坐在台下前几排。后面坐满了持观礼券的来宾,他们中有好些是从外地赶来的毕业生家长。

　　9时整,金大校长陈裕光、金女大校长吴贻芳、齐大校长吴克明、燕大梅贻宝校长的代表马鉴和华大校长张凌高,款款登台,陪着四川省省主席兼成都行辕主任张群、川康绥靖公署主任邓锡侯以及四川省教育厅厅长郭有守等特邀嘉宾,在主席台上就座。张群担任燕大董事会首席副董事长,家就住在华西后坝,儿子张继忠在坝上读金大附中蓉城分班,僚属如省府顾问施友忠博士、民政厅厅长胡次威等都在五大学兼课,因此他的身份算半客半主。他穿蓝袍黑马褂,随意中透着精心。邓锡侯将军全副戎装,郭有守厅长则西服笔挺。

张群和邓锡侯的讲话,多系祝贺训勉之辞,无非给盛典增添些气氛。郭有守是清末民初文化人杨度的女婿,留法的经济学博士,精通英法德等国语言,开口却是四川土音。他说,当初各校从敌占区千里迢迢,西迁来蓉,师生离乡背井,刻尽时艰。而今抗战胜利在望,大家要珍惜来之不易的局面,多出成果,早成重才。讲话中,他颇有创意地将坝上五大学比喻为"Big Five"(五强),好比反法西斯的美英法苏中五大同盟国,借以赞颂五校在艰难时世,传薪播火,弦歌不辍的精神。郭的讲话博得满堂彩。

接下来是五大学校长唱名发证书。在阵阵掌声中,毕业生鱼贯上台从各自的校长手上接领毕业文凭。白色的人流井然有序地汇成一线。手捧着红缎带束腰的文凭卷筒,个个掩不住内心的喜悦,"三更灯火五更鸡",终于"金榜题名"时。五大学毕业生人数上百,该项仪式进行了一个多小时。本来还有授优秀毕业生"金钥匙"(Colden Key)奖等仪式,因时间不够,只得各自回校择时举行。欢乐之情溢满校园,那句"Big Five"之妙喻也不胫而走,借助媒体的传播,飞向全国。

一个多月后的某天下午,张群与几所大学的校长正在坝上款待教育部次长杭立武,金大的训导主任悄声问身边的一位:"战争会在中秋节之前结束吗?"有人回答:"还会延续半年或一年。"一个信差突然而至,交给张群一封信。只听张群情绪激动地喊道:"哎呀!战争结束了。"突如其来的胜利令所有的人欢呼雀跃,喜极而泣。

1945 年 8 月 15 日,日本裕仁天皇宣告无条件投降。

成都最先得知这一消息并传播开去的,是燕大新闻系的曹俊华。她当时在《华西日报》报馆实习采编业务。得知胜利的消息后,她马上跑回燕大陕西街女生宿舍。顿时,同学们欢呼跳跃,惊喜若狂。喜讯像荡开的涟漪,一会儿成千上万的人涌上街头,欢呼声、歌声、鞭炮声响彻云霄,整个蓉城沸腾起来。

亲历者吴荔明事后回忆:"当时从五大学的女生中选了一位美丽的姑娘扮自由女神,她是燕大 42 学号家政系的许维馨。由金女大的王安贞给女神化装,她身上的衣服用了一匹白绸子。女神端庄地坐在一个大平板车上,大家拥着车缓慢地前进。四周站着化装成各少数民族的学生。女神头上戴着一圈小电灯泡,由华西大学的男生控制开关,手举着一个火炬,我们这些孩子高兴地在游行队伍中穿梭跳跃。"

8月底,教育部发出通告:因战区各校多遭日军破坏或征用,校舍设备须待修复,迁至大后方各校须留在迁居地,待明年暑假复员原校,本学年按学历开学,安心开课,详作复校计划。

1946年4月15日,坝上召开五大学最后一次联合集会。各学校负责人纷纷向东道主辞行。齐大校长吴克明写道:

> 叔轩校长吾兄勋鉴:旅川数年,备承关垂,感荷盛情,实无涯涣。握别后已于本月十八日返济垣矣。复校伊始,诸待整备,未早笺候,当希原宥为幸。敝校留蓉师生,务祈捱情照拂,不胜感祷。鸿思多便,时盼佳音,以便藉通声息。

> 专此,敬颂

教祺

弟吴克明拜上

卅五,九,廿六

▌齐大东归,百废待兴

即将复员的四大学共同草拟了一篇纪念碑碑文,以铭记"Big Five"的这段历史。文曰:

> 成都自古为西南名郡,文物之胜,资源之富,风土之美,冠于全国。故中原有警而西南转为人文荟萃之区,此征之既往而然者也。民国肇兴,华西协和大学于焉成立,规模宏伟,设备完善,而校园清旷,草色如茵,花光似锦,不仅为成都名胜,亦西南学府。四方人士心向往之,而蜀道艰难未迨身临其境也。

> 抗战军兴,全国移动。华西协和大学张校长凌高博士虑敌摧残我教育,奴化我青年,因驰书基督教各友校迁蓉,毋使弦歌中辍。其卓识宏谋固已超出寻常,使人感激而景仰之矣。既而金陵女子文理学院、金陵大学、齐鲁大学均先后莅止,而燕京大学亦于太平洋战起被迫解散,旋即复校成都,于是有"华西坝五大学"之称。而华西协和大学之校舍、图书馆及一切科学设备亦无不与四大学共之。甚至事无大小,均由五大学会议公决,而不以主客悬殊,强人就我。即学术研究亦公诸同人,而不以自秘,此尤人所难能。若持之以恒,八年如一日,则难之又难者也。诚以所得之效果言之,远方之人,得身临天府之国,一览其名胜,又不废其学业,斯亦足以心满而意足矣。然此犹其小焉者也。夫全国基督教大学十有三而各处一隅,无由合作。今则五大学齐聚于坝上,其名称虽有不同,而精神实已一致。教会大

学之合作即以五大学发其端,则前所未有之创举,而今乃见之于颠沛流离之际,岂不感哉!行见五大学继此而益谋密切之合,即其他各校亦皆闻风而兴起,则其成就之大,又不可以道里计矣。

兹值胜利复员,四大学东归在即,成谋所以,寄其感激欣慰之意者,爰作斯文,铸之吉金,以垂不朽。

金陵大学　金陵女子文理学院　齐鲁大学　燕京大学
中华民国三十五年六月三十日

然而,这页文稿只存藏于华大博物馆,并未勒石树碑,而"Big Five"却声名远播,恰似口碑。1947年,出任北大校长的胡适说过:"假如国立大学不努力,在学术上没有成就,很可能是几个教会大学取而代之。"知彼知己,他显然清楚后者的实力。

在济南的齐大校园,已被日军占领,学校的设备被拆除了,奥古斯丁图书馆内部损毁了80%,整个校园一片狼藉。校长吴克明委派教务长孙恩三与医学院院长杜儒德等,飞济南主持复员工作。1946年1月,日本人全部撤走,又经过半年的修葺,学校各项准备工作基本完毕。师生们五、六月份陆续回到济南,9月正式开学。

齐大史社系学生安作璋回忆:

那时齐大刚从成都复员回来不久,教师队伍尚不够整齐。史社系历史专业的教师有吴金鼎(考古学家,兼文学院院长)、杨勉斋(社会学家,兼史社系主任)、张立志、许衍梁、吴鸣岗(以上三位都是历史学家)、胡厚宣和一位加拿大籍教师明义士(以上二位都是甲骨学研究专家)等人。实际给我们上课的只有二人,即教中国通史的吴鸣岗和教世界史的许衍梁,这两位先生都是兼职,上课来下课就走,很少有请教的机会。所以这一学年主要靠自学。好在上大学比中学课余时间多,齐大图书馆藏书又相当丰富,这就为我自学提供了有利的条件。

直到1947年上半学期,齐大才逐渐走上正轨。在校生人数达到442名,教职员工70人。其时,第二绥靖区司令官、山东省政府主席王耀武拟任命精通英文的吴克明为少将衔"绥署"副秘书长,吴克明坚辞不就。他有一个梦,把齐大带入全国一流大学的行列。

(资料来源:岱峻《风过华西坝》)

◎钱穆在齐大开"百家讲坛"

1939 年 9 月，顾颉刚至成都任齐鲁大学国学研究所主任，力邀钱穆入所，后钱穆主政国学研究所。在齐大，钱穆一边潜心治学，一边授课，因才华满腹，能言善辩，更成为齐大的"学术明星"。

▌地僻幽静，为读书写作佳境

钱穆（1895～1990），原名恩，字宾四，1912 年改名穆，现代历史学家，国学大师。钱家世居江苏省无锡县南延祥乡啸傲泾七房桥村。钱穆 7 岁入私塾，10 岁进无锡荡口镇私立果育小学。1910 年冬钱穆因故退学，次春转入南京钟英中学读书。辛亥革命爆发后，学校被迫解散，钱穆辍学回乡，从此结束了他的学生时代，开始了乡间教书的生涯。1912 年，钱穆 18 岁，任教秦家水渠三兼小学。1922 年秋，到县立第一高等小学任教。1923 年，无锡江苏省立第三师范资深教席钱基博先生荐钱穆至同校任教。1927 年秋，钱穆执教苏州省立中学，任最高班国文教师兼班主任，为全校国文课主任教席。

由于顾颉刚的推荐，1930 年秋，钱穆得以任北平燕京大学讲师，讲授国文，时年 36 岁，从此开始了他几十年的大学教书生涯。1930～1937 年在北平，任教于北大，又兼清华、燕大、师大等学校的课。

1937 年夏，钱穆经香港、上海回苏州侍母。1939 年 9 月，顾颉刚至成都任齐鲁大学国学研究所主任，力挺钱穆入所。钱穆亦应顾氏之邀，但为其《国史大纲》稿付印及侍奉老母，通函顾颉刚请假一年。顾复函允假，薪水照发，且嘱托钱穆主编《齐鲁学报》。1940 年夏秋之际，钱穆离家入川，经重庆，10 月至成都履任齐鲁大学国学研究所职事。由于顾颉刚在研究所内的权力受到限制及掣肘，遂生离齐之心，意将执管之权渐交钱穆。

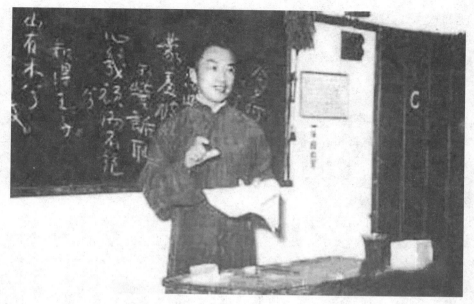

★钱穆早年在中学任教

　　齐鲁大学国学研究所在成都西北郊崇义桥赖家花园,地僻幽静,为读书佳境。研究员、助理员共 10 余人,各自钻研。钱穆主政期间,每周六举行讲论会,每月一外出旅行,师生彼此交流融洽,共同讨论,对诸生启发很大。

　　研究所前主任顾颉刚在时,从美国哈佛燕京学社得到捐助并购置很多图书,又从沦陷区北平购得金石考古等学术著作,还有成都等地藏书家寄存了 8 万册图书,海量藏书,让钱穆大为高兴。当时钱穆应上峰及教育部邀,潜心撰写《清儒学案》,正可借助这里丰富的图书资料。当时撰著的另一著作为《中国文化史导论》,该书从中西比较出发,详论中国文化产生、发展、演变的历程,揭示中国文化内在的精神及其独特的发展规律。

传道有方,当年爱徒成大匠

　　钱穆能言善辩,颇具演讲才能。未到成都之前,他在昆明联合大学讲授《中国通史》,时值抗战,他每每将民族意识涵纳到演讲之中,"词锋所扇,动人心弦"。前来听课者络绎不绝,连校外人员也慕名涌入讲堂。有时候人满为患,他进入课堂时不得不踩着课桌跃入讲台之上。来到成都,这番盛景再度重现。

　　曾与他同在成都的顾颉刚后来描叙说,钱穆"在华西坝上课时,不但齐大学生来听,其他各大学的学生也来听,城里许多中学教员也来听,以致课堂容不下，每次上课必在大礼堂……"对于这般景况钱穆十分享受，他曾说："一登上讲坛，发表讲论，讲到得意处，不但不见前面有一大群人，也浑忘天地人间，连自己都忘掉了，只是上下古今毫无顾忌地创造性地尽情地发挥，淋漓尽致，其乐无比！"

以一个中学教员的资质而取得成功，钱穆当然应该自豪。他的演讲有如现今的"百家讲坛"，在社会的各个层面都获得了关注，连国民政府最高领袖也对这位"学术明星"刮目相看，来成都时两次召见他，后来国民党高官陈布雷还邀请他去重庆给中央训练团演讲。当年的钱穆可谓"粉丝"如云，安徽桐城人严耕望即是倾慕他的"粉丝"之一，但是严却非泛泛之辈，他是为数极少承继钱穆衣钵而成就卓著的人。

严耕望本为乐山武汉大学学生，1941年3月19日钱穆从成都去武大做短暂讲学，授课中强调，要学好历史学必须精研历史制度与历史地理，严听后不觉兴奋异常，因为他彼时正好对此发生着兴趣。过了不久，当钱穆邀请他毕业之后去做助理研究员，严耕望当然是求之不得。当年的8月5日，严离开乐山到了成都。两日之后，他饶有兴趣地坐上川西平原特有的鸡公车，一路吱呀着来到了离城30里的齐鲁大学国学研究所所在地赖家院子。在这里，他追随钱穆约3年时间，得耳提面授，得读书要诀，更为关键的是，他获得了治学信心。师徒二人当年在成都有如下问答：

严问："我总觉自己天资有限，求得一方面的成就已经不容易，若要奢望走第一流的路线，恐怕画虎不成不类狗！"

钱答："这只关自己的气魄及精神意志，与天资无大关系，因为聪明的人总无毅力与傻气。你的天资虽不高，但也不很低，正可求长进！"

这番话犹如醍醐灌顶，支撑着严耕望在历史学领域中沉潜下来，勇猛精进，他后来完成的200余万字的史学巨制《唐代交通图考》被认为是中国人文地理研究的集大成之作。与此相映衬的是，当年被师生公认天资一等，与他同时在赖家院子追随钱穆的另一位同学，正是因为没有"毅力与傻气"，后来果然成就平平。此事说明钱穆不但识史亦能识人，不但能做普及性演讲亦能渡后学迷津。

1943年秋，齐鲁国学所停办，钱穆应邀任教华西大学，兼四川大学教席。

（雷文景）

◎百年将门齐大情

—— 记抗日将军冯玉祥家族与齐鲁大学

2014 年 5 月，笔者在录制"外国语学院老教授影像资料库"的时候，专访了张公平教授，他提到了冯玉祥将军与齐鲁大学女生部主任刘兰华教授的家族情缘，以及冯将军两次隐居泰山与齐大师生的交往。张教授所讲的这段往事深深勾起了笔者的兴趣，那么冯将军与齐鲁大学有渊源吗？

值得庆幸的是在 2014 年 12 月，通过多方联络，笔者联系上了冯玉祥将军的儿媳，现年 81 岁的余华心女士，她也是齐大刘兰华教授唯一的女儿，并与其进行了书信联系。近日，笔者又通过电话对余华心女士进行了采访，听她讲述了冯玉祥一家三代与齐鲁大学、山东大学的情缘。2015 年 4 月 16 日，笔者将梳理的《百年将门齐大情》一文用电子邮箱发给了余华心女士，请她指正，当日即收到了余女士的回复。她写道："洪刚先生：此文甚好，把一段珍贵的、世人知之甚少的历史整理出来，功德无量！"这句话也许是对笔者的鞭策吧！山东大学、齐鲁大学植根于齐鲁大地，人文底蕴深厚，在深入挖掘梳理人文历史上，要做的事还有很多很多，一种强烈的责任感和使命感油然而生。

▌与齐鲁大学结下不解之缘

抗日将军冯玉祥（1882~1948），原名冯基善，字焕章，祖籍安徽巢县，寄籍河北保定。国民革命军陆军一级上将，中华民国时期著名军阀、军事家、爱国将领、民主人士。

冯玉祥家族与齐鲁大学有着极为密切的联系。早在 1921 年，冯玉祥就与

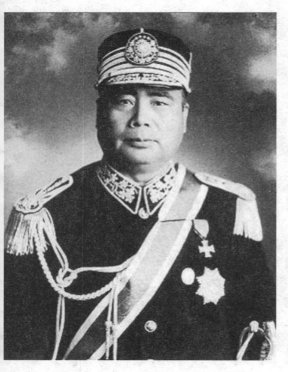

★冯玉祥

登州文会馆学生、山东大学堂西学教习仲伟仪结下友谊,请其在军中传教、讲学。20世纪30年代,冯玉祥曾两次隐居泰山,期间他与齐鲁大学结下不解之缘,与齐大的刘兰华、老舍、侯宝璋、张汇泉等教授结下了深厚友谊。

1937年齐鲁大学南迁成都华西坝,冯玉祥曾为师生进行抗日演讲。对这一时期奉命南迁到武昌的国立山东大学,冯玉祥也曾慷慨解囊,捐助山大师生。1942年8月,冯玉祥结识了齐大社会系教授张雪岩,他们一起组织基督徒节约献金救国运动会,在支持抗战中结下了友谊。抗战期间,冯玉祥的两个女儿冯弗矜、冯理达先后就读于齐鲁大学医学院;1981年他的孙女冯丹龙又就读于山东大学外文系,续写了家族与山大的传奇。

从民国初期,冯玉祥就在中国现代史上留下了一个独特的称号———"基督将军"。1915年,冯玉祥在北京亚斯里教堂,由著名的中国牧师刘芳为他行洗礼。也正是由于他的基督教情怀,才结识了山东大学堂西学教习仲伟仪。

仲伟仪(1865~1936),字子凤,别号昶轩,又号补衮子,仲家集(今龙口市南仲家)人。仲伟仪"弱冠以最优等毕业于登州文会馆"。登州文会馆即齐鲁大学前身,系山东省最早的教会大学,也是中国首所现代高等学府。据《狄邦就烈传》所附录的登州文会馆资料,仲伟仪是光绪十一年(1885年)毕业的,毕业后在母校执教7年,担任文理科教习。1901年山东巡抚袁世凯在济南创办山东大学堂,聘文会馆主赫士为总教习,仲伟仪为格致分教习,任教时间为1901~1903年。1904起,仲伟仪任天津基督教青年会华总干事兼青年会附设的普通中学校长。

1921年,仲伟仪辞职自行布道,西出潼关,受到了十一师师长冯玉祥的盛邀。后来冯任"抗日同盟军"司令时,其司令部即设于仲伟仪曾任主任的张家口察哈尔区立图书馆内。

▍冯玉祥与齐大女生部主任刘兰华

刘兰华是冯玉祥夫人李德全在贝满女中时期的同学,曾任山西贝露女中校长、齐鲁大学教授兼女生部主任、北京辅仁大学外语系教授、齐鲁大学英文教授。

刘兰华的丈夫为冯玉祥智囊,有"红色牧师"之称的余心清。1924 年,余心清被基督将军冯玉祥派往美国留学,入哥伦比亚大学行政系修习。此时刘兰华已获得博士学位留美工作。在一次哥大校友联谊会上,余心清偶然遇上落落大方、一派女学者风度的刘兰华,一见倾心。1927 年两人携手回国,在太原举行了婚礼。

1928 年国民革命军北伐到济南,余心清与新婚夫人刘兰华双双到了济南。刘兰华任职于齐鲁大学女生部主任兼教育行政系教授。女生部英文称之为"妇女学院",在教会大学中是个独立机构。女生部主任即为"妇女学院"院长,不仅与其他学院院长们平起平坐,在校评议会中自然占有一席之地,而且手中握有财权,可以自主支配之。刘兰华是齐鲁大学历史上第三任女生部主任。1931 年齐大在南京教育部注册立案之后,学校有了很大发展,女生人数迅速增多,刘兰华便将历年余款 2 万多美元全部取出,修建了女生第二宿舍美德楼。

1932 年冯玉祥两次下野隐居泰山期间,当时余心清经常往返于泰安与济南之间。冯玉祥二次隐居泰山时,在同盟军中任总务处长的余心清带着妻子和一岁多的女儿余华心,也上山居住。

抗日战争爆发后,余心清随冯玉祥去了武汉,后又到陪都重庆。刘兰华则携余华心随齐大辗转内迁成都华西坝。当时齐鲁大学与在这一期间汇集至此地的金陵大学、金陵女子文理学院、燕京大学、华西协和大学,形成了名噪一时的"华西坝五大学"。在全民抗战和世界反法西斯的形势下,"五大学"的师生们怀着满腔热血,崇高的正义,爱国精神,投身于抗日救亡活动。

1939 年 1 月 13 日,冯玉祥由重庆来到成都华西坝,为"五大学"师生做了"坚持抗战到底"的演说,激昂地号召与日寇拼个死活,枪弹打光了用刺刀,刺刀断了用枪托,枪托断了就拳打脚踢,拳脚受伤了就用口咬。冯玉祥还当场挥毫题写了"还我山河",深深激发了听众,许多学生把自己身上的毛衣、棉衣都脱下来捐献。冯玉祥告诉学生们要珍惜无数前方将士浴血奋战保下的大后方学习环境,好好学本领,还大讲日本必败、中国必胜的形势,以长国人志气。

那天,冯玉祥站在桌子上一直讲到下午 5:40 才结束。讲演会上,张素芳同学代表华西坝"五大学"战时服务团赠送给冯玉祥一面绣着"深入民间"四字的锦旗,表达师生们敬佩冯玉祥将军四处奔波、亲力亲为宣传动员抗日救国的精神。

余华心回忆:

> 1943年春节,母亲带着9岁的我去给将军拜年,他穿着北方农民那种半截子粗布棉袍,和我们面对面站定,互行三鞠躬。留饭后,他把我们领到书房,给我们母女俩每人画了一幅蔬菜水彩画,给母亲画上的题词是:"一个大白菜,味是真正美,大家常常吃,打得倭寇必败北";给我画上的题词是:"红萝卜,紫茄子,味都好,味都香,大家多吃些,一定打过鸭绿江。"表现出他对抗日战争必胜的坚定信念。

1948年7月,冯玉祥应中共中央邀请参加中国人民政治协商会议筹备工作,自美国回国,乘"胜利"轮途经黑海途中,因轮船失火,不幸遇难,享年66岁。余心清在狱中得知冯玉祥遇难的消息,内心非常悲恸,不禁老泪盈眶。余心清由于在1947年,因联络美国领事馆,策动国民党第11战区司令孙连仲起义,遭到国民党逮捕。余心清曾在牢中撰拟了一副对联,遥为吊祭:"海上惊噩耗,狱中哭先生。"中华人民共和国成立后,余心清历任中央人民政府办公厅副主任、局长,政务院机关事务管理局局长,国家民委副主任,全国人大常委会副秘书长等职。

余心清、刘兰华唯一的女儿余华心嫁给了冯玉祥的小儿子冯洪达。余华心,1934年出生在济南齐鲁大学,1947年在北平贝满女中读书,1956年,复旦大学中文系毕业。曾任大连市政协文史委员会副主任,辽宁省及大连市作家协会会员。冯洪达(1930～1993)生于天津,1948年9月入苏联列宁格勒大学学习,后转入苏联巴库海军学校学习海军专业。曾任中国人民解放军海军北海舰队副司令员。

1953年,余心清的一个老朋友热心地牵线介绍余华心和冯洪达认识了。在上海大厦的一场舞会上,冯洪达对容貌端庄漂亮而又有"才女"之称的余华心一见钟情。1958年,余华心和时任海军北海舰队驱逐舰副舰长的冯洪达共结连理,结下了一世情缘。

"文化大革命"结束后,余华心开始搜集资料为冯玉祥著书立传,先后出版了《冯玉祥将军魂归中华》《传奇将军冯玉祥》《冯玉祥自传》等著作。尤其是《冯玉祥将军魂归中华》这部书的出版,意义重大,促成了对冯家的政策落实。1982年,中央政府安排了隆重的冯玉祥百年诞辰纪念大会。散落各地的冯家后代聚集北京,连远在美国的冯洪志一家也来了。在人民大会堂,邓小平接见了冯家的第二代。

冯玉祥曾两次被迫下野隐居泰山,其智囊"红色牧师"余心清,始终不弃不离追随其左右,为之四方奔走联络。而当年在这位红色牧师身旁,还时常可以看到一位端庄秀丽的身影,这便是比他大九岁的博士夫人,时任齐鲁大学女生部主任的刘兰华。冯玉祥就是通过余心清、刘兰华夫妇结识了齐鲁大学老舍、侯宝璋、张汇泉等知名教授。

▊ 与老舍抗战期间结为终身友谊

老舍曾两次执教齐鲁大学:第一次是 1930 年 7 月至 1934 年 7 月,第二次是 1937 年全面抗日战争爆发前。1930 年初,老舍结束了英国伦敦大学东方学院的教职后,返回祖国。当年 7 月,接受齐鲁大学的聘书,任国学研究所文学主任兼文学院文学教授。1932 年冯玉祥在泰山读书时,就对老舍的小说和幽默小品赞赏不已。当时冯玉祥曾托往来于济南与泰山之间的余心清邀老舍到泰山,想同他畅谈文艺。可惜老舍由于教学和写作繁忙未能赴会。1937 年老舍再执教齐鲁大学,不久,抗日战争爆发,老舍离别妻儿,毅然只身来到武汉,投身抗战事业,一时传为美谈。冯玉祥为此作了一首"丘八诗":

老舍先生到武汉,提只提箱赴国难。

妻子儿女全不顾,蹈汤赴火为抗战!

老舍先生不顾家,提个小箱攘中华。

满腔热血有如此,全民团结笔生花!"

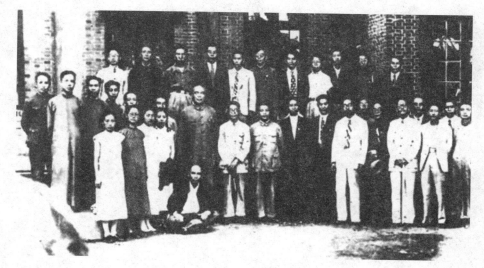

★1942 年 9 月,冯玉祥(第一排左五)、老舍(第一排左六)在成都与"文协"分会成员合影

抗日期间,冯玉祥给予老舍持续帮助。老舍初到武汉,冯玉祥便派王向晨前来约请老舍,接到武昌千家街福音堂自己的临时公馆居住。后来,他们又先

后到了重庆,一同以中华全国文艺界抗敌协会理事的身份组织抗战文艺运动。1937 年底,阳翰笙首先以个人名义倡议成立一个"文协"组织,立即得到各方面的热烈响应。经过周恩来、王明和冯玉祥将军共同商议,准备邀请老舍出面主持"文协"工作。经过一个多月的紧张筹备,1938 年 3 月 27 日,正式成立了"中华全国文艺界抗敌协会"。老舍当选为"文协"的常务理事和总务部主任,周恩来当选为"文协"的名誉理事。500 多名文学艺术家参加了大会,邵力子、周恩来、郭沫若、冯玉祥等都发表了讲话。

1938 年 7 月 30 日,当老舍携带着中华全国文艺界抗敌协会的印鉴和其他文件离开武汉赴重庆时,冯玉祥又及时派人送来了路费。到达重庆之后,老舍几乎每年夏天都寄寓在陈家桥冯玉祥的公馆里进行写作。1942 年夏天,当重庆久旱无雨,老舍生活正无着落之际,冯玉祥又约请老舍一同前往灌县。

1947 年 10 月,冯玉祥与老舍在美国重逢,两人一起共进晚餐,在餐桌旁侃侃而谈。第二年的 8 月,冯玉祥在返回祖国的途中遇难牺牲,患难中的一对知己,就这样在异国诀别。

(山东大学文学院　张洪刚)

◎女生部主任刘兰华，民国奇女子

她是一位民国奇女子，出身基督教家庭，是冯玉祥夫人李德全在贝满女中时期的同学。1922年赴美国留学，先后获奥柏林大学教育学士、哥伦比亚大学教育硕士学位。在美国偶遇余心清，回国后两人结为夫妇。1928年与齐鲁大学结缘，先后任教育行政系教授、女生部主任；抗战期间随齐大南迁华西坝，济南解放后再次任齐大教授；1952年院系调整，齐大被撤销建制，她又任山东医学院外语教研室主任。

笔者曾在辽宁大连采访了81岁的余华心女士，她是刘兰华教授的女儿。她身体硬朗，思维敏捷，豁达健谈，满头银发一丝不苟地拢起，颇显端庄大方。谈起齐鲁大学，谈起母亲，她仿佛打开了记忆的闸门，一桩桩、一件件往事娓娓道来……

▌任齐大女生部主任

刘兰华(1889～1969)，山西榆次人，出身基督教家庭，父母因信奉基督教被义和团杀害，兄妹四人被教会收养。1902年入山西太谷贝露小学堂读书。后到北平贝满女中读书；1917年任教于贝露中学，后担任校长。1922年赴美国留学，1925年在奥柏林大学获教育学士，1927年在哥伦比亚大学获教育硕士学位。

在美国，刘兰华结识了余心清。1924年，余心清被冯玉祥派往美国留学，入哥伦比亚大学行政系修习。在一次哥大校友联谊会上，余心清偶然遇上落落大方的刘兰华，一见倾心。1928年两人携手回国，1930年在太原举行了婚礼。

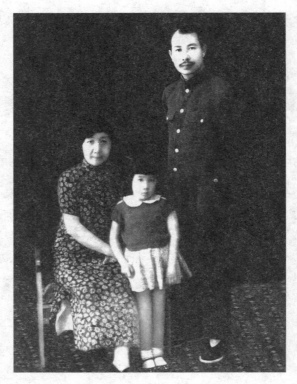

★余心清、刘兰华与女儿余华心

　　1928 年刘兰华与齐大结缘,先后任教育行政系教授,女生部主任。女生部英文称之为"妇女学院",在齐大是个独立机构。女生部主任即为"妇女学院"院长,不仅与其他学院院长们平起平坐,在校评议会中自然占有一席之地,而且手中握有财权,可以自主支配。

　　齐大之所以设有女生部,是因为实现了"男女同校"。1924 年春,华北协和女子医学院的 5 位女教师带着两个班的 32 名女学生来到济南并入齐大。五位女教师皆为美籍医学博士,其中蓝纳德到校之后任女生部首任主任。自此之后,齐大文、理、医学各系科遂善门大开,普招女生入学。1925 年蓝纳德退休,由燕京大学来的原华北协和女子学院院长麦美德接任女生部主任。

　　麦美德与刘兰华有师生之谊。1904 年麦美德任北京贝满女中校长期间,刘兰华曾就读于此。刘兰华之所以与齐鲁大学结缘,源于麦美德的引荐。1929 年秋,齐大爆发学潮反对洋人把持校政,而此时麦美德已是 68 岁高龄,遂将女生部主任让位于刘兰华。

　　1931 年齐大在南京教育部注册立案之后,学校有了很大发展,女生人数迅速增多,刘兰华负责筹建了女生第二宿舍美德楼。美德楼于1933年建成,可容40余人入住,是为纪念前女生部主任麦美德而命名的。

景兰斋、美德楼被设为男生禁地,虽有"紫禁宫"之称,但并不意味着教会大学限制男女同学之间的正常交往。齐大男女同学之间,除在教室里共同上课,实验室里共同做实验,操场上打打网球一类之外,还有内容极为丰富的课外社团活动,其中最受同学们欢迎的莫过于假日或周末外出郊游了。约上一大帮男女同学去大明湖划船,去南山寻幽探胜,去长清灵岩寺看宋代彩塑、佛塔等。女生部负有管理女生校园生活,指导言谈举止,培养优雅风度之责。这些活动往往都由女生部主任刘兰华带队前往。

南迁华西坝

1937年全面抗日战争爆发后,9月1日,齐大仍照常开学。但只有297名学生,与上年的567人相比,来上学的人少多了。预期有200名女生入学,但来注册的仅有80人。10月齐大宣布停课,决定在铁路线切断之前,把学生,特别是女生送走。正在此时,齐大接到了四川成都华西协和大学的邀请,愿意为医学院3个高年级班和教师提供帮助。齐大接受了邀请,3个班级的学生和14名中国教师离开济南前往成都。女生部主任刘兰华带着幼女余华心,陪伴13名女生同行。

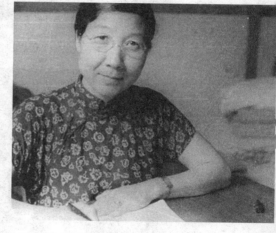

★刘兰华(1942年)

在华西坝上的齐大食堂,菜既丰富,又营养,也许是因为医学院的关系,对于这方面特别予以重视。早晨馒头、稀饭、小菜等,中午和晚间都是四菜一汤,遇到星期六或者庆祝日,还要加菜打牙祭。

齐大女生朴素无华,无论出自平民之家还是名门显贵,一律旗袍、短袜、皮鞋或布鞋,发式多为清汤挂面,也有双辫披肩者,旗袍皆长及膝下三寸,天冷时旗袍外加一件毛线衣。齐大政治经济系女生罗素贞曾回忆道:"说到女同学的服装、修饰、涵养,女生宿舍主任余夫人(刘兰华)是十分注意的。凡是她认为不雅的举止、不适当的言行,都会去纠正,务要使同学们都拥有高雅大方的气质、温文可亲的风范,人人都具备时代女性的美德。"

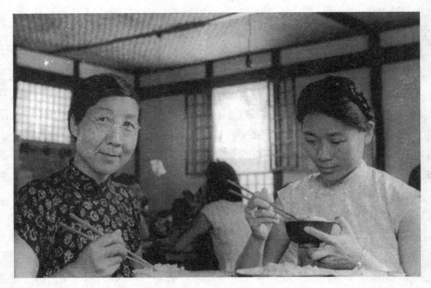

★1942 年,齐鲁大学食堂内

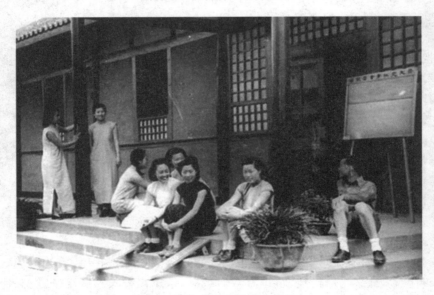

★1942 年,齐鲁大学宿舍门前

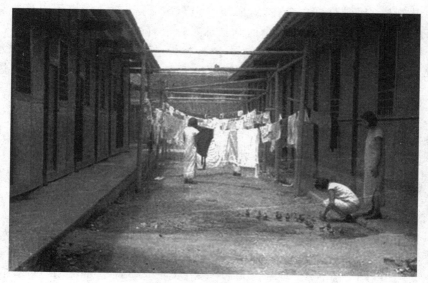

★1942 年，齐鲁大学女生宿舍

任山医外语教研室主任

刘兰华上中学时就患上了关节炎，到华西坝后，阴湿的气候加重了病情，致使抗战还没结束，她就辞去齐大教职，赴美国治病，在旧金山一家幼儿园里当保育员，挣钱吃饭。

1946 年 9 月余心清在北平策动冯玉祥旧部孙连仲起义时，北平地下党的秘密电台被敌侦破，余心清写在香烟盒背面的电文手迹未能及时销毁，导致余心清于 1947 年 9 月 26 日被捕入狱。刘兰华闻讯立即回国，后求助于司徒雷登、冯玉祥才得以释放。

中华人民共和国成立前夕，刘兰华、余心清夫妇辗转来到了北平，住在了中南海。1949 年 10 月 1 日中华人民共和国成立，余心清作为中央人民政府典礼局局长，操办了开国大典的各种庆典礼仪事宜。当时，刘兰华在辅仁大学教英文。

余华心说："1950 年母亲带着我回济南访友，来到齐鲁大学，见到了还留守在学校的一位负责的美国女士，她当时也准备回国了，她邀请母亲重回齐大工作，并把她住的小楼（今长柏路 7 号）和厨师留给了母亲。就这样一个偶然的机会，母亲又回到了齐大。"

1952 年高等学校院系调整，齐鲁大学医学院与先前合并的华东白求恩医学院和山东省立医学院再次合并,组成新的山东医学院,刘兰华担任山东医学院外语教研室主任、英文教授。当时师资非常薄弱,除刘兰华外,另外有胡玫、王洛白、王仁航、王士侠等四位助教。英语教材由老师自编、自刻蜡纸,上课发散页,期末时装订成册。教学方法采用中华人民共和国成立前传统的英语教学法。

刘兰华学的虽不是英语专业,但是她在美国待了8年,英语口语十分流利。她教授英语口语,由于学生还需懂得拉丁文,她就刻苦自学,边学边教,晚上经常到教室去给学生补习。"我记得近70岁的母亲仍照常在教学一线,她血压很高,走在路上就像踩在棉花上一样眩晕,我劝她晚上不要出去了,但她坚持要这样做。站在路口目送她拄着拐杖慢慢行走的背影,心里酸酸的,难过地流下了眼泪。"谈到此时余华心眼睛湿润了。

1960年71岁的刘兰华退休时,外语教研室已初具规模,有教师10余人,并成立了英语教学小组及俄语各年级教学小组,还设立了阅览室。刘兰华还积极组织教师编写了《俄语基本词汇6000个》和《英语基本词汇6000个》两本手册。教师邹枢生和李怀玉主编的俄语教材,被卫生部推荐为全国通用的乙种教材,英语教材也正式改为铅印。刘兰华为外语教研室的发展做出了积极贡献。

刘兰华1953年加入民革,历任民革山东省委员会委员、山东省人民代表大会代表、山东省妇联执委、济南市妇联副主席、山东省政协委员等职。1968年,78岁的刘兰华在"文化大革命"中默默去世。"生于济南齐大,长于成都齐大,一九五零重返齐大,母亲一生奉献齐大。齐大齐大心中之花,记忆永存怎能忘她。"余华心感慨地说。

(山东大学文学院　张洪刚)

◎刘谦初与张文秋，上演现实版"潜伏"

刘谦初，对很多人来说并不陌生。他曾就读于齐鲁大学预科，在那个白色恐怖年代，又曾以齐大教师的身份作为掩护，与妻子张文秋并肩在济南战斗，被捕后壮烈牺牲。中华人民共和国成立后，其女刘思齐嫁给了毛岸英。

■ 齐大的热血青年

刘谦初，原名刘德元，1897年出生于山东省平度县。1918年考入山东齐鲁大学预科。此时，新文化运动正在兴起，李大钊、陈独秀等人的革命主张激荡校园。刘谦初深受感召，认为"这才是救国良方，起死回生的良药"。不久，五四运动爆发，各地学生举行了声势浩大的总罢课和示威游行，很快波及济南，刘谦初也活跃在这支队伍中，领呼口号，在街头演讲。时任齐大校长的巴慕德还因为学生运动暂时关闭了学校，同年秋天才宣布复学。

1920年末，刘谦初从齐大预科毕业，因生活贫困，无力求学，遂到黄县崇实中学任教。1921年，参加基督教上海圣教书报公会的征文大奖赛，凭出众才华获第一名，被保送燕京大学读书深造。在校期间，刘谦初依旧是进步青年，刻苦学习马克思著作，与李大钊领导的学生组织建立了秘密联系，是燕大学生运动的主要负责人。

1926年12月，刘谦初来到革命中心武昌，参加国民革命军第十一军，被任命为政治部宣传科科长，在宣传北伐军的宗旨、主张、纪律、作战方针等方面发挥了重要作用。1927年1月加入了中国共产党。

1927年2月的一天，刘谦初被邀到黄埔军校武汉分校做演讲。他的演讲慷慨激昂，吸引了台下的一位姑娘，她就是时任中共京山县委副书记、24岁的张文秋。演讲后,在恽代英的住处,两人很巧地见面了。恽代英介绍他们认识。之后,他们相约一起去听演讲,参加各种活动,恽代英后来见二人彼此有意,遂促成了二人。

1927年4月4日,刘谦初得知毛泽东创办的中央农民运动讲习所举行开学典礼的消息,邀张文秋一起参加。在开学典礼上,毛泽东发表了《湖南农民运动考察报告》的演讲,详细地介绍了湖南农民运动的经过。遗憾的是,因为人太多,刘谦初和张文秋根本无法请毛泽东指导。二人后来专程去拜访了毛泽东,听他分析当时的政治形势与农民运动。在那里,他们还见到了杨开慧和毛岸英、毛岸青。

4月18日,武汉举行了第二次北伐誓师典礼。4月26日,张文秋和刘谦初在武汉结婚。29日,刘谦初接到紧急命令随军北伐,张文秋留在故乡继续战斗。夫妻二人这一别就是两年。

这期间,刘谦初先后调上海、福建等地,张文秋也转战南北。

▌夫妻先后被捕,刘谦初英勇就义

1929年3月,刘谦初再次来到济南,这时他的身份是中共山东省委书记。他找到齐鲁大学简育文先生。简是一位爱国民主人士,他将刘谦初安插在齐鲁大学教历史和英文。这时,刘谦初化名黄伯襄。

张文秋是一个月后调到山东的,任山东省委执行委员兼妇女部长,同时担任省委机要秘书。

在济南重逢后,夫妻二人上演了一段现实版的"潜伏"。面对险恶环境,他们把生死置之度外,传达党中央的指示,宣传鼓舞群众组织对敌斗争,很快重建和发展了被敌人破坏的党组织。

意外来得猝不及防。

1929年7月2日,张文秋去省委秘书机关开会,因有人告密,秘书机关遭到破坏,张文秋等同志不幸被捕。

几天后,刘谦初决定离开济南,到上海向党中央汇报情况,在明水车站,因叛徒出卖而被捕。与张文秋都被关押在山东第一模范监狱。

在狱中,夫妻二人受尽酷刑。那时,张文秋已经有孕在身。关于铁窗生活,张文秋后来回忆:"我们住在又黑又潮湿的屋子里,房子里只有一个小土炕能勉强睡3个人。炕上铺着一张席子,满是虱子。墙壁上涂满臭虫血,屋顶上高挂着一盏小电灯,昏暗无光。铁门紧锁着,屋内潮湿异常,阵阵秽气熏人,终日不见阳光,每天只放15分钟的风。吃的是高粱窝头和一盆盐水汤,整年不见油。"

1930 年 1 月,经党组织营救,张文秋出狱。此时,张文秋已有 7 个月的身孕。临别前,她让刘谦初给孩子取个名字。刘谦初说:"无论是男是女,就叫'思齐'吧,让我们的孩子时时记住这块地方。"

刘谦初在狱中,坚贞不屈,以惊人的毅力,翻译了《反杜林论》,并组织狱中同志学习马列著作,带领大家成立了狱中党支部。在狱中,刘谦初还结识了共产党员、山东省委前领导人邓恩铭。支部成立后,两人成为狱中同志的核心。刘谦初还在狱中为战友们争取到了写信的权利。

刘谦初的信,中央的负责同志看过,无不为其精神所感。在营救刘谦初的过程中,中央做过大量的工作,以张学良的名义与反动军阀韩复榘协商,请求释放刘谦初等人。结果,韩复榘为了证明"剿共"有力,向蒋介石邀功,指示将所有人一律枪决。

就义前夕,刘谦初给妻子留下遗书:"望你不要为我悲伤,希你紧记住我的话,无论在任何条件下,都要好好爱护母亲(指党)!孝敬母亲!听母亲的话!"

1931 年 4 月 5 日,刘谦初与邓恩铭等 21 名同志英勇就义,时年 34 岁。

1937 年抗日战争爆发后,长期在上海做地下工作的张文秋,受党组织派遣,携女儿来到延安。在延安,张文秋与八路军 129 师荣军学校政治处主任陈振亚结婚,第二年秋生下女儿张少华,后改名"邵华"。

在延安时,刘谦初的女儿小思齐聪明伶俐,能歌善舞,经常参加文艺演出。有一次,她担任主角的话剧《弃儿》在中央军委礼堂上演,剧情是表现革命烈士后代流浪的故事。台下看演出的就有毛泽东等领导人,小思齐的表演让大家很感动。毛泽东当场认小思齐做干女儿。

1948 年初,毛岸英从苏联归国,与刘思齐相识相恋。这样的机缘,让两家人都十分高兴。1949 年 10 月 15 日,在中南海的丰泽园,毛岸英和刘思齐举行了新婚典礼。

1960 年,张文秋的另一个女儿邵华与毛岸青结婚。

◎ "红色医生"魏一斋

在当年延安中央医院里,有一名齐鲁医学毕业生,他医学知识渊博,医术精湛,是继 1939 年白求恩后,再次受领袖题词表彰的大夫,堪称是"为革命服务"的医生。他就是魏一斋。

▌少年学医,投身革命

魏一斋生于 1906 年 11 月,其父靠种地为生,养有三子二女,家教甚严。魏一斋是家中幼子,父亲给他起名魏兴谦,意为谦恭做人,到延安后为了保护家人他改名"魏一斋"。

少年魏一斋敦厚诚实,聪敏好学,学业优异,16 岁考入潍县文华中学(现广文中学)读书。在校期间,思想进步,参加了中共地下党组织领导的中华民族解放先锋队,时常阅读《向导》《新青年》《共产党宣言》等革命读物,并与追求进步的同学一起宣传"打倒军阀、帝国主义和土豪劣绅,废除不平等条约,实行耕者有其田"等爱国、进步思想,勇敢地揭露当地军阀反动派的黑暗与腐败,以热血激情迎接北伐军。

青年魏一斋在学习和社会活动中,受到革命教育和锻炼。中学毕业后,考入齐鲁大学医学院,学习妇科,从此走上从医的道路。1934 年毕业后,留校任妇产科医师。1936 年,入协和医院深造,后留任妇产科医师,与我国著名医学家林巧稚相处共事。

抗日战争爆发后,魏一斋到安徽巢县普仁医院工作。1938 年春,他参加了共产党领导的抗日救国团体,积极进行救亡活动,结识共产党员刘矶夫后,随即要求去延安。但钱之光却希望他留在武汉协和医院,以便协助一批新四军伤病员免费住院治疗,他同意了。同年夏,遵照武汉八路军办事处的安排,担任了武汉协和医院妇产科主任。在此期间,利用职务之便使新四军一批伤病员(其中包括予川、李先念等同志)得以免费住院治疗。

1938 年 9 月,武汉告急,武汉协和医院迁往重庆。经王梓木、钱之光介绍,在西安八路军办事处协助下,魏一斋当月 16 日到达延安,夙愿终得实现。

魏一斋到了延安后,对技术精益求精,工作也非常勤奋,经常干到深夜。他先后担任中央卫生部直属卫生所医务主任,八路军医院医务主任,中央医院医务主任、院长,兼亚洲学生疗养院院长,西北联防司令部重伤医院院长,西北联防司令部卫生部副部长等职,并一直兼任中央医科大学教师和中央主要领导人的保健大夫。他不但在医务人员中起到了模范带头作用,还为我党我军培养出了大批医护人才,为边区卫生事业的发展做出了重大贡献。

延安中央医院 1939 年建于延安,主要建筑为 40 多个窑洞,医疗设备和器械绝大多数都是自己制作,条件极其艰苦。1939 年 11 月医院正式开业,是中央机关和边区居民的第一所医院。魏一斋利用齐鲁大学校友的特殊关系,成功地动员红十字会医疗队的金茂岳等医生留在延安工作,使他们感到在延安工作备受尊重,大有用武之地,从而为中央医院的建设留住了人才。

中央主要领导得知中华红十字会医疗队金茂岳等医生决定留延安工作的讯息,十分高兴,鼓励他们向白求恩大夫学习,努力办好医院,为革命做贡献,并为其亲笔题词、合影留念。毛泽东的题词是"为革命服务"。周恩来的题词是"为边区医院树模范作风"。朱德的题词是"救人、救国、救世"。

1941 年 1 月,魏一斋加入中国共产党。

不领薪金的医学院院长

1949 年青岛解放后,党派魏一斋到山东大学工作,任山东大学医学院院长,兼任青岛市卫生局局长。当时凡是党派去的干部均改为薪金制,所以把他从供给制改为薪金制,但他却认为自己是因为不满意国民党的腐败统治才投身革命的,而不是为了金钱,他甘愿过供给制的艰苦生活而不愿领取薪金,所以坚持了 2 个月未领薪金。在党组织的劝说和命令下才领取薪金,表现了一个革命者的襟怀。在他任职卫生部副司长到逝世时,工资未增加,较他同时期的教授同学相差 180 多元,但他无怨言。

"文化大革命"中,组织补发了工资,魏一斋没拿回家就交了党费。可是,他的生活是较困难的。在任山东大学医学院院长期间,想方设法提高教育质量,他通过各种渠道为医学院聘请优秀的教授和讲师,充实扩大医教队伍,重视医德培养。他聘请了叶衍增、田临泉等有一定名望的学者,新组建微生物和卫生学两个学科的教育,并最早提出教育与实践结合,曾多次组织医疗队到胶东各县农村看病,为老解放区人民解除疾病痛苦。在美国发动侵略战争,战火烧到我鸭绿江边时,他及时抽调外科最优秀的教授,以冯忱等人为医务骨干力量,组成抗美援朝医疗队前往战地医院工作,医疗队出色的工作为医学院赢得了荣誉。他一方面致力于医学教育事业,一方面领导解放后青岛市医疗机构的改造和建设工作,埋头苦干,不求名利,其家乡亲朋都不知他在青岛工作。

1951年3月至1954年10月,魏一斋调北京任中央卫生部教育处副处长。1954年10月至1975年9月病逝前,一直担任中央卫生部教育司副司长,并兼任中华医学会妇产科学会副主任委员。

（常　杰）

◎中央医院里的"保健大夫"金茂岳

在延安革命时期有一名非常优秀的回族妇产科医生，许多人对他的名字并不熟悉，但他的事迹却如雷贯耳——他曾作为助手与白求恩大夫一起做过外科手术，他曾长期担任中央首长的保健大夫。他的名字叫金茂岳，齐鲁大学医学院博士毕业生。

▌立志学习现代西医

金茂岳（1907～1987）的祖籍在山东济南历城县小金庄，父亲金有重自幼读私塾，喜欢看药书、学医道。受家庭环境的影响，金茂岳在 1927 年高中毕业后保送到济南上大学时，选择了医科。当时学医预科两年，预科学完后考试，因其有机化学没及格，留级一年，在这一年中，金茂岳学习了配药，1935 年，医科毕业。

金茂岳齐鲁大学医科毕业以后，留在学校附属医院，协助妇产科代理主任恺大夫做妇产科工作。七七事变以后，齐鲁大学迁到成都，金茂岳因拖家带口未能远走。这期间，齐鲁大学老毕业生王禹昌，组织未撤离的医护人员于 10 月 10 号到兖州府集合，后去了南京。金茂岳随后也到了南京卫生署，在这里认识了南京中央医院的外科主任张查理。当时，张的医疗队在包头被日本兵打散，卫生署副署长金宝善让两边整合力量，这

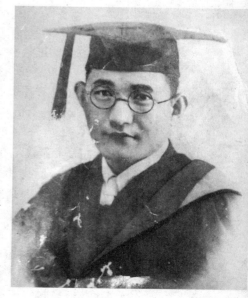

★齐鲁大学毕业时的金茂岳

219

样,就成立了中大、齐大救护队手术组,张查理当队长,王禹昌为副队长。手术组成立后,被派往安徽安庆的一个师范学院。不久,日本兵攻陷南京,医疗组撤到汉口。当时齐鲁大学曾打电报,叫金茂岳回成都的学校去。因无钱买船票,金茂岳只好继续留在汉口,在中国红十字会的领导下开展工作。

1937年底,中国红十字会在贵阳成立中国红十字会医疗队,金茂岳所在的医疗队手术组组成中国红十字会二十三医疗队,王禹昌、侯道之分别为正副队长。1938年1月医疗队到达西安,他们曾要求到国民政府军医署所辖的伤病医院去工作,被拒绝。

当金茂岳所在医疗队在西安要求工作未果时,八路军西安办事处的伍云甫来到该队驻地。他询问了二十三医疗队的情况以后说:"这里不要,你们是不是可以到延安去工作? 延安有伤病员,同时还有群众,缺医少药,欢迎你们去。"1938年1月5号,林伯渠亲自找医疗队成员谈话,他讲:"现在是国共合作,中国共产党决定打日本帝国主义,军委坚决执行。你们参加抗战医疗工作,我们很欢迎,我们也欢迎你们的家属孩子去,也给你们一些方便。延安有工作,有伤员,有病员,群众很需要医务人员。"在林伯渠的鼓励与指引下,金茂岳毅然走上革命圣地——延安。

在延安向白求恩学习

金茂岳等到达延安后,先留在宝塔山边区医院。边区医院给金茂岳大夫安排了一个窑洞,另外安排其两个孩子到干部子弟学校上学。

1938年春天,白求恩在马德里保卫战结束后来到延安,当时十八集团军的卫生顾问、美国医生马海德带着白求恩大夫到宝塔山边去医院参观。宝塔山边区医院院长傅连暲、金茂岳一起带着白求恩大夫参观了病房和各科的设备情况。

白求恩同志对工作极端负责,对病人的检查极为认真仔细,把所有的情况都详细记在本子上,再做出诊断和处理。金茂岳一面陪白求恩查房,一面为他做现场翻译,跟白求恩学习到很多。

为了交流医术,金茂岳邀请白求恩为联防司令员萧劲光的女儿萧平做扁桃体割除。金茂岳诊断以后,认为做扁桃体手术摘除才能控制关节炎的发展,但因其为妇产科大夫,不是耳鼻喉科大夫,没有器械,又不会这项技术操作,所以请白大夫做手术,他做助手。做手术时,白求恩用开口器把病人的嘴撑开,拉住舌头,刀子向两边一划,快速取出了扁桃体。几分钟后,萧平起身,什么事也没有似地走了。金茂岳十分惊讶白求恩竟然没有用耳鼻喉科的器械做手术,白求恩说:"我是外科大夫,有了这个(头)去想一想,有了这个(手)去为他解决问题,还有比他们更好的器械吗?"白求恩大夫的话,让金茂岳深受启发。在以后的工作中,他一直尝试着去创造一切,去改变一切,并且牢牢记着:作为医生,就要一切为病人着想。

▌在延安中央医院承担医疗保健工作

1938 年夏天,延安成立了中央总卫生处,傅连暲任处长,筹备中央医院。1939 年 9 月,中央医院成立时,金茂岳做医务副主任并且主持妇产科事务。在这期间,金茂岳充分发挥自己专业优势,不断提升医疗品质。据统计,当时国内产妇平均死亡率为 1.5%,而中央医院在几年间收治的 3143 名产妇中,除 1941 年因农村旧式接生难产病危才送医院而死亡的两人外,无一例产妇死亡,在延安当时那样艰苦的环境下堪称是医学奇迹了。由他接生的孩子多达 3000 余人,其中包括毛泽东的女儿李讷、林彪的女儿林豆豆、贺龙的儿子贺鹏飞、陈云的女儿陈伟力等。

李讷曾对金茂岳的儿子金德崇说:"是你父亲把我接到这个世界上来的,这我是永远忘不了的。"

延安中央医院在当时主要承担党的领导人及其家属的医疗保健工作。20 世纪 40 年代初的延安相对稳定,党的高级领导人毛泽东便集中精力进行党的理论创作,由于长时间的伏案写作和思考,患上了肩周炎症。1942 年初,金茂岳曾到杨家岭给毛主席诊病。在那次诊病中,毛主席"预防为主"的话引起了金茂岳的重视。

1941 年延安伤寒病的蔓延更引起了人们对预防工作的重视。1943 年春,中央医院组织巡回医疗队宣传卫生防疫知识。1944 年,中央医院的秧歌剧《护士拜年》就得到了广泛的好评。

为了提高妇女预防意识及普及卫生知识,金茂岳还到女子大学讲授《妇女卫生》课程。他还在边区政府举办过助产训练班,给农村培养助产士,以解决农村因土法接生婴儿和产妇死亡率高的问题。

在中央领导的支持下,在金茂岳为代表的广大卫生工作人员的努力下,延安的卫生状况取得了长足进展,尤其是妇女卫生工作。如当时北平协和医院统计产妇死亡率为 3%。当然在旧中国非难产一般不进医院,这与中央医院的情况不一样。但以产后染菌率相比,战前协和医院统计为 4.8%,而中央医院仅为 1.2%。

(金　坡　马新芳　马媛丽)

◎尹莘农与山东省立医专

在齐大巍巍发展之时，齐鲁大地上还有另两支医学血脉得以酝酿蔓延，它们最终与齐大汇聚一起。

▌尹莘农其人

尹莘农（1893～1973），名懋谦，字莘农，日照涛雒镇人，医学教育家。自幼聪慧，尤喜读书。先是负笈青岛，入德国人开办的礼贤书院，毕业后以优异成绩保送上海同济大学医科，毕业后任上海宝隆医院医师、同德医学专门学校教授、青岛中德医院院长、国立青岛大学校医等职。学识渊博，医术高超，当时稳坐山东德医派第一把交椅。

尹莘农在同济求学期间，追随丁惟汾投身革命，加入国民党，以学生或医师身份，往来于沪鲁之间。1924年按丁惟汾指示，在青岛山东路33号（今中山路81号）开办"青岛共和大药房"，挂"医学博士尹莘农"铜牌执业行医，以此为掩护，接应往来齐鲁之国共革命人士。1925年5月，身为同济大学学生的胞弟尹景伊在"五卅运动"中带领游行队伍示威，遭巡捕枪杀，以身殉国。尹莘农写《尹烈士景伊殉国痛史》，强烈控诉帝国主义强盗行

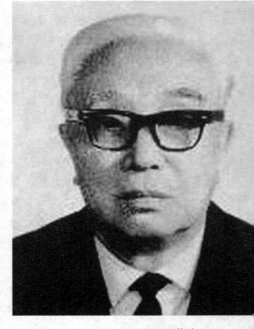

★尹莘农

222

径和暴行,表达对亡弟深切的哀悼和痛惜,"甘死恐为夷狄笑,轻生深惧祖宗嗔,可怜弱冠成名未,赢得千秋烈士身"。张宗昌督办山东时期,尹莘农身份暴露,遭到追杀,他潜藏礼贤书院,深夜化装出逃上海,逃过一劫。

北伐胜利后,丁惟汾出任国民党中央秘书长,尹莘农受任南京国民党中央党部卫生科主任兼总干事,另一日照同乡王献唐出任中央党部秘书科科长。后随北伐军回到山东,出任青岛市立医院院长,王献唐到济南出任山东省图书馆馆长。1930年,丁惟汾的侄子丁基石在中共满洲省委任组织部长,因搞抗日宣传活动被捕,与饶漱石、赵尚志等7人一起被定了死罪,关在沈阳监狱。其时国共已成为两个营垒,尹莘农冒着很大风险,以共和大药房名义每月垫送200块钱给丁基石,用于几人狱中生活,后来丁惟汾找张学良把他们保了出来。

1931年,尹莘农奉命代表国民政府教育部视察、接收齐鲁大学医学院。齐鲁大学是英、美、加三国基督教会在山东所办私立大学,但未经中国政府立案,1930年7月齐大再次向国民政府申请立案。尹莘农对齐大医学院进行严格视察评估后认为合于标准,据此教育部才换发有教育部钤章的毕业证书,由此,齐鲁大学医科毕业生行医身份问题得以解决。

尹莘农不仅精研医学,专业教育,而且熟读史书,长于文章书法,诗词造诣尤深,日常与文人名流多有往来。其济南住所位于趵突泉南边的南新街51号,那条街曾住过老舍等多位文化名人。尹莘农与王献唐是至交,早年二人同在青岛礼贤书院读书,同在南京供职,又在观海山下共同买地建房,一门进出,通院而居。及至济南,更是朝夕相处,奎虚堂前,金线泉边,二人赏泉品茗,纵论古今,多有唱和,仅《余生诗草》中记有"献唐"二字的唱和之作就有十几处之多。1937年抗战爆发,省立医专和省图书馆奉命转移,王献唐向韩复榘请派车辆遭拒,尹莘农安排医院车辆护送王献唐将省图书馆的珍贵馆藏运出济南,经曲阜辗转南下至汉口装船去四川。1949年1月尹莘农去台湾,二人就此天各一方。

▌辗转跋涉,救死扶伤

山东省立医学专科学校1932年8月正式挂牌成立,聘尹莘农为校长和附属医院院长,沈发俭为教务长,阎敦一为训育主任,学校受南京国民政府教育部和山东省政府双重领导。招生对象为高中毕业生,每年招收1~2班,每班40人,课程有公共必修课、基础理论、专业医术及实习四类课程。

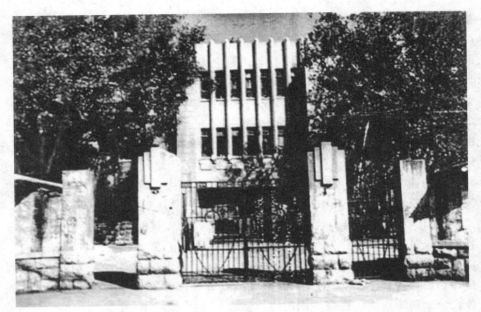

★山东省立医学专科学校原址

1933年,尹莘农创办出版《新医学》杂志,兼任杂志社社长;1936年,当选山东医学会会长。尹莘农先生任省立医专校长17年,对于山东医学教育之发展、医务行政之推广,规模宏开,绩业卓著。提出"纳国医于科学之规辙",引起多方重视关注。虽社会公务活动繁忙,仍坚持著书执教。所讲课程有医学纲要、内科学、诊断学、小儿科学等。

作为当时山东一所省立高等教育机构,省立医专的师资和教学质量在国内均属一流水平。尹莘农是教育部特聘教授,治学严谨,治校有方。在办学和师资聘用上,效法蔡元培先生"兼容并蓄"方针,医专教师队伍人才济济,所培养的学生后来大都成为各医院或医学院所骨干。著名儿科专家、山东省立医院杨亚超教授就曾是山东医专最年轻的教员。1936年,教育部、卫生署与训练总监部在南京召集全国医药院校学生总集训,山东省立医专的总平均成绩仅次于北京协和医学院,名列全国第二。

抗日战争爆发后,尹莘农奉命带领医专和附院师生员工携贵重仪器撤出济南向南转移。为战时需要,附属医院被国民政府改编为"军政部第十重伤医院",官兵编制500人,由尹莘农任院长。12月济南失守,又经河南转移到汉口,经水路到四川云阳县,不久又迁至万县。1940年以后情况有所好转,学生主要免试招收当时流亡到四川绵阳县的国立山东六中的高中毕业生,1941年又委托在沂蒙山区的山东省政府代招了30多名山东学生,通过日军占领区辗转送到万县,同时也招收当地学生。到 1943 年,第十重伤医院番号撤销,学校恢复附属医院,对外称"山东医院",城内外各设一处门诊。由于医疗技术条件较好,在当地民众中有较高威信,直到抗战胜利后几十年,万县百姓仍对"山东医院"记忆犹新。

14 年抗战,山东省立医专辗转跋涉,历尽艰险,救死扶伤,除迁移当中一度停课外,一直坚持正常招生上课,并增加了军医战时救护学的内容,为抗日前线培养输送了大批医务人员,抢救治疗了大批抗日将士和平民百姓。抗战胜利后,尹莘农于 1946 年 10 月又率全校师生携仪器返回济南,收回了被日伪"山东省会警局"所占据之趵突泉前街校舍,原址复校,同时接收了位于四大马路纬九路日伪时期建立的山东省立医专,校址比抗战前扩大很多,设备也更加充实。尹莘农仍担任校长之职,并应山东省主席秦德纯之邀兼任省政府卫生处处长。

1948 年 8 月,山东省立医专经教育部批准改为"山东省立医学院",尹莘农因患脑瘤无法到校视事,改聘为研究教授。校长由王宝楹接任,未及上任,解放军攻破济南,学校被接管,随后与华东白求恩医学院合并,1950 年定名为"山东医学院"。1952 年,又与齐鲁大学医学院合并,成为新的山东医学院。

(德　夙)

◎齐大又一次南迁

1948 年 5 月 1 日,"第一届国民大会"闭幕,新任"总统"蒋介石在会上致词,谓今后政府一切措施,必遵守宪法。当天,中国共产党发布的《纪念五一劳动节口号》喊出:"各民主党派、各人民团体、各社会贤达迅速召开政治协商会议,讨论并实现召集人民代表大会,成立民主联合政府。"毛泽东致电中国国民党革命委员会主席李济深、中国民主同盟中央常委沈钧儒,提出召开新的政治协商会议的意向,得到响应……

齐大在国共大决战之前,决定南迁。

■ 包机辗转南迁

1948 年 6 月,华东野战军陈毅部完成对济南的包围,这是解放军首次攻打国民党军占据的大城市。彼时,国民党军败象初露,但三大战役尚未开始,鹿死谁手还未可知。战争将持续多久,会对平民的生命财产安全造成什么样的影响? 刚回迁济南席不暇暖的齐大,就面临这些个无解的难题。

1948 年 7 月,在济南解放前夕(1948 年 9 月 28 日济南解放),齐鲁大学主要负责人及新来执教的内科教授张光璧,谋划向南方迁校,当时驻济南城郊的中共济南市委获悉后,派人与齐大杨德斋博士联系,阻止齐大迁校,并要保护图书仪器,勿使运往江南,结果阻止未成功。

国共战事已兵临城下,处于圩子墙外的齐大校园已成了王耀武的前沿驻军兵营。就在大战一触即发之际,齐大在董事长孔祥熙的主持下召开了校董会,决定由校长吴克明负责学校再次南迁。

学校包了两架民航飞机,将决定南迁的教职员与眷属,连同所带行李,由济南空运到到青岛。两架飞机两次飞航就完成这项空运。到了青岛后,有亲友者去亲友家暂住,无亲友者被安排在几所教会中学宿舍内。在青岛停留了 10 天,使大家有与亲友相聚及告别的机会。然后全体登上预先订妥的轮船,直航上海。到上海下船后,在安排好的旅馆中休息一天,翌日即乘火车去杭州,由杭州市再租大型汽车进入云栖寺。学生们的旅行也是取这些方式,经过这条路线。

到杭州后,虽有当地基督大学做各项协助,但住的问题仍不能解决,于是宿舍选在杭州郊外 2 公里的云栖寺。去杭州的学生是 280 名,其中女生 99 名。教职员 55 名,连同眷属共 120 名。

医学院的预科也在迁到了杭州。提到那次搬迁,后来留校任教并担任附属医院放射科主任的华伯埙教授仍记忆犹新。华伯埙 1947 年考上齐鲁大学医学院七年制医学专业,正赶上了那次搬迁:"当时济南到杭州没有直达的火车,我们先是从济南乘坐美国陈纳德将军领导的飞虎队飞机到青岛,然后从青岛坐船到上海,再从上海辗转来到杭州。校址就设在杭州的云栖寺内。"

云栖寺也是著名的"西湖十八景"之"云栖梵径"所在。"云栖梵径"又叫"云栖竹径"。自三聚亭始,至云栖坞止,长约 1 公里,宽约 3 米,这里景色特异,路两旁绿竹遮天蔽日,山径纤曲,延缘数十里,无比深郁。沿途设有回龙、洗心、双碑等路亭,竹径一侧,溪水叮咚,清溪顺流而下,曲曲弯弯,与竹径时远时近,若即若离,并时闻啼鸟之声。若盛夏至此,如入清凉世界。

但华伯埙却无心享受美景,他要努力学习,他要克服生活的压力,当时在国民党统治时期,物价飞涨,"金圆券"在飞速地贬值,谁手里有钱,都赶快换成"袁大头",然后什么时候花再换成"金圆券"。华伯埙教授还记得当时他一学期的学费是三袋面粉,现在看来虽然不多,但当时很多奸商囤积居奇,那么多人吃都不够,哪有面粉来交学费呀!

▌福州的生活并不美妙

医学院本科选择了另一处迁徙地。医学院师生及图书仪器病理标本、简易病床等均乘飞机至青岛,转乘二战后退役的美军登陆艇由海路到福建马尾港,再乘木船逆行闽江,到福州码头。医学院基础科学生在福州苍前山协和神学院开课及住宿,临床科学生则在福州南门协和医院开课,宿舍在乌山路一教会大院内。

至此,这所流亡大学分置杭州和福州。迁到杭州云栖寺的预科情况不算太糟,福州的齐大医学院本科也照常开课,但情况并不美妙。

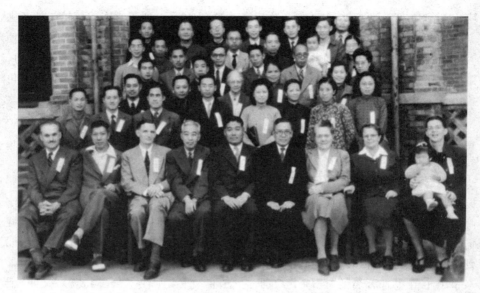

★1948年，齐大校友会欢迎吴克明校长到福州视察医学院

有校友回忆：

　　我们男生分别住在福建神学院的苍前山和黑石山宿舍，女生全住在福建女子文理学院宿舍里。每天乘学校交通车往返于协和医院和几个其他较小的医院上课、实习。为了便于和病人交往，询问病史，我们还学福州方言。在福州那一年，同学们学习上刻苦攻读，生活上却十分困难。不少人只好靠卖血维持生活。我也卖过三次，一次300毫升，得到一担（160斤）大米的钱，够一个月的饭费。那时，早饭只有大米粥，喝三四碗撑饱了，但不到10点钟就饿得腹内辘辘作响。

福建本地学生范启修、程素琦却因为齐大的到来而改变命运。他们回忆：

　　很多同学是从小就立志学医，当医生治病救人。但由于家乡——福建省山多平原少，中华人民共和国成立前没有铁路，公路也不发达，交通很不方便，到外地上学甚为困难，因此不少同学都先在本省大学学习医预科，以等待机会。1948年秋适逢齐大医学院本科迁到福州，经过考试录取后，我们就成为本科一年级的学生。一年的基础课学习，更激起我们对医学的兴趣。

1949年春，解放军渡江战役正在准备。吴克明已去台港访友，他完全可以金蝉脱壳，但他拒绝了亲朋故旧要他滞留海外的劝告，回到战火纷飞的大陆。他赶到杭州云栖寺，召集文理学院师生开会，讲到将前往"沦陷"了的济南一探究竟时，不少人为校长的安全竟失声痛哭。5月3日，解放军攻占杭州。8月，攻下福建长泰,截断福州厦门交通线。在福州的齐大医学院负责人也在思考出路。

据说张光璧教授(福建人)及医学院负责人,想借助福州教会、协和医院为依托,另立福州齐大医学院,李缵文教授为医学院院长。福州解放前夕,医学院负责人又准备将师生搬迁到菲律宾。当时医学院学生邵孝珙在校图书馆半工半读,听闻医学院要收拾图书,准备搬迁到菲律宾,遂组织学生在医学院内展开了返校、反搬迁的斗争。

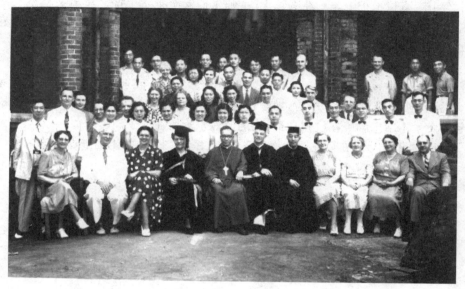

★1949 年,齐鲁大学医学院在福州举行毕业典礼

8 月 15 日,解放军攻入福州。在枪声时断时续的气氛中,医学院组成临时救护小组,同学们带着担架和急救箱,别着红十字的袖章,去大路上为遇到的伤员服务。

福州一解放,解放军派员入校宣传政策,解放军有很多山东人,老乡见老乡情绪激动,同学们要求返校的呼声很高。当时医学院领导对返校态度犹豫。一个周末,学生在乌山路食堂开会,会上除个别人反对外,大部分同学坚决要求返回济南。在解放军福州十兵团政治部的支持下,成立了"返校委员会"。学生代表多次与医学院代院长李缵文商讨返校事宜,最后取得院方同意。经与济南校本部联系,得到校方支持,并汇来 3500 美元为返校经费。

华东军政委员会敦促吴克明负责齐大回迁事宜。济南市军管会负责教育的李澄之,要求校方尽快派代表接回医学院师生,重整齐大,造福人民。吴克明和学生代表段惠灵启程前往上海,在新亚酒店召开了齐大董事会,商议医学院长由张汇泉担任,返校经费去圆明园路中国教会大学办事处争取,由吴克明等即去福州接回医学院师生。

10月下旬,医学院图书仪器设备全部装箱,师生们分乘几艘机动木船,沿闽江上行抵达南平。再由十兵团政治部安排军车,把师生们从南平运到上饶。军车上覆盖绿树枝叶伪装,沿途都能感受到战时气氛,经过武夷山时,仍有散兵和土匪骚扰,还遇到过一架国民党军的飞机低空跟踪。解放军全副武装戒备,在卡车上架有机枪护卫。一路有惊无险,师生们安全抵达上饶。李缵文代院长等先赴上海找军管会政委魏文伯。魏认为齐大医学院回到新解放区,将产生很好的政治影响,遂写信指示上海铁路局军管会,安排火车免费送师生回到济南。

当时几个福建同学曾有些犹豫,怕远离故土,人地生疏,与家里失去联系。当时福建仍有些小城镇被国军残余占据,担心经济发生问题。在大家的关怀和劝说下,他们终于打消了顾虑,随学校去济南继续上学。北返途中,一位叫韩培慈的女生不幸患脑炎在杭州病逝,她的芳魂永远留在西子湖畔。

1949年11月,在吴克明的率领下,齐大医学院全体师生终于返回济南。

(资料来源:岱峻《风过华西坝》等)

◎读大学要穿越封锁线

时隔几十年，再忆那段南迁往事，山东大学齐鲁医院血液病的创始人和山东内科学首位博士生导师张茂宏教授对有些细节已经记不清楚了，但是那份经历，当时的那种感受他一辈子都不会忘记。

▌十六天，历经艰险走到杭州

1947年的中国，战乱，民不聊生，百姓颠沛流离。

由教会创办的齐鲁大学是私立学校，学费昂贵，张茂宏考取的是医学院，学制七年。对穷学生张茂宏来说，在这样的条件下，能念完大学是件不可能的事情，刚进大学的他一筹莫展。

在这个时候，学校注册处一位姓付的老师找到他说："我看过你的入学成绩，很高，可以申请奖学金免除学费，你只要自理生活费就行了！"付老师的话无疑是雪中送炭，奖学金解了张茂宏的燃眉之急，终于可以读得起大学了！可转过头来，张茂宏又发愁了——吃饭怎么办？遇到花钱的事怎么办？……一切都是未知数，甚至躺在床上睡觉时，张茂宏都在不停地想着怎么办，然后沉沉睡去。梦里，他会梦见父亲，会梦见儿时的艰辛与快乐，会再次听到父亲的鼓励……一觉醒来，张茂宏重整信心，继续读书，然后又是一天。日子就在这种轮回中慢慢地前移。张茂宏也伴着同学好友的鼓励和帮助继续着学业，"车到山前必有路"，只要读一天也要把书读好！当时的张茂宏心里是这样想的。

1947年，解放战争打到了济南。1948年，学校被迫搬迁，预科搬到杭州，本科搬到福州。

去杭州路途遥远，一般的行程是从济南坐飞机到青岛，再从青岛坐船去上海，然后再到杭州。但坐飞机和船需要一笔钱，条件好的同学还可以承受，可穷学生张茂宏却拿不出这笔钱。怎么办？只有走着去，在大部分同学们坐上了飞机起程后，张茂宏和另外两个同学一起，开始了他们的行程，也遇上了他一生中唯一的一次惊险。

出济南城首先要穿过封锁线。虽说拿着学校的学生证明，两边的关卡都不用怕，但是真正穿越封锁线的时候，才体会到让人毛骨悚然的惊险——两条封锁线之间是3里宽的无人地带，在这里，连一只鸟都没有，静得异常可怕，无论哪边的冷枪炮弹都可能打过来，死亡随时可能降临——令人窒息的恐惧！

张茂宏一行3人和另外六七个人合伙雇了一辆马车拉行李。马车夫边走边对他们交代：以前自己有好几辆马车都让国民党的飞机炸飞了，所以遇到飞机要马上离开马车，躲得远远的。起初他们都还当故事听，不过时隔不久，"故事"真的就发生了——不知什么时候，一架国民党的飞机开始围着马车一圈圈地低空盘旋，车夫赶紧跳下马车，并招呼车上的人向庄稼地里藏，让马拉着车自己在前面走。

张茂宏回忆道："那时候大家躲在地里头都不敢抬，大气不敢喘，只听见飞机的轰鸣声由远及近，又由近及远，就这样来回足足有十几分钟的时间才离开，十几分钟，仿佛像一个世纪一样漫长，太熬人了！"马车很幸运，没有被炸。张茂宏和同伴们躲过一劫，松一口气，继续战战兢兢地往前走。穿越封锁线后第16天，张茂宏和另外两位同学走到了杭州，见到了亲爱的老师和同学们。

患难同窗，终生挚友

在那样一个动乱的年代，个人的力量是微乎其微的，同窗朋友对贫穷的张茂宏给予了巨大的帮助。时隔半个世纪，他回忆起同学们当时的帮助，每个人、每件事、每一笔资助都历历在目："冬天冷啊，好友邵同学送了一床被子给我，他知道我没有钱，进城理发、洗澡都叫着我，然后抢着结账；一个家在上海的同学，在我们学校回迁经过上海时，把我领到他家中吃饭。临走时，他父亲塞给我十个"大头"（银圆俗称"袁大头"）；同学赵华盛，家境跟我差不多，看我实在吃不上饭了，一声不响把家当中唯一值钱的金戒指摘下来送给我，我知道，那可是他父亲让他万不得已保命用的……"

张茂宏靠着同学们的帮助，不仅生活有了一些保障，更重要的是精神上有很大的慰藉。艰难困苦中的友情最弥足珍贵，虽然后来朋友们都各自分散，疏于联系，但是彼此之间一直惦念，互相牵挂，深厚友谊亘古不变，千金不换。

重新回到济南的学校，张茂宏继续专心学习，因为成绩优异，学费全免，吃住靠拿奖学金支持，经济上没有了大的负担，维持生存已经不成问题。张茂宏开始埋头读书,在学习中吸取养分,丰富自己,提升自己,为他以后从医道路打下了坚实的基础。

福利部长

济南解放后,教会不再负责学校的事务了,政府方面还未能及时接管,学校暂时没了支撑,这对一般同学没有什么,专心学习就行。但对张茂宏来说,就意味着奖学金没有了,生计又成了问题。张茂宏开始半工半读,与同学一起为学校画挂图(如组织胚胎学挂图等),获得报酬,既能解决温饱问题,又能练习绘画,还能复习以前学过的知识,可谓一举三得。张茂宏教授虽然是这么说,但乐观的背后透出的却是种种无奈与艰辛。

就这样过了不到一年,共产党的干部入驻学校,正式接管了齐鲁大学。也为困难学生带来了助学金——每人每月5元,但不发给个人,而是放在学校食堂,由负责人统一支配来安排困难学生一个月的饮食。这件事正好落在张茂宏的身上,从那以后,身为学生会福利部部长的张茂宏做起了"窝窝头食堂"(贫困生食堂)的负责人。

为了用这5块钱让大家吃好,张茂宏认真打理着食堂的大小事务,从买菜买米,到油盐酱醋,他都经营得很仔细,逢年过节还能让贫困生打打牙祭。现在老同学聚会说笑起来,都反映张茂宏把食堂弄得有声有色,大家伙都很满意。那个年月,日子虽苦,但大家在一起苦中作乐,精神上都很满足。

繁琐的食堂工作并没有影响张茂宏的学业,他一直坚信"只有好好学习,将来才有出路",七年的大学生活,张茂宏一直激励自己,在严格的淘汰制度下,从未马虎松懈过,不管遇上什么困难,他都不轻言放弃,始终坚持。工作后,医院人事处的同事做他的政审工作时都觉得很不可思议——一个如此贫穷的学生怎么可能读完七年圆满毕业?而张茂宏凭借顽强的毅力和老师同学的帮助做到了,大学生活的种种经历成为他一生中最宝贵的财富。

◎与军队医学院的缘

华东白求恩医学院前身为新四军军医学校,筹建于 1944 年冬,1947 年改名为"华东白求恩医学院",1948 年,与山东省立医学院合并,1950 年,改名为"山东医学院"。

▌艰苦治学的新四军军医学校

抗日战争期间,在中国共产党的领导下,八路军、新四军坚持敌后抗战,军队日益壮大,医疗卫生工作为了配合战争的需要,急待培养大批多层次的医务人员。为此,新四军首长在向全军发出的 1944 年卫生工作指示中指出:"提高卫生干部质量是卫生部最迫切的中心任务。"

新四军卫生部长崔义田和副部长宫乃泉为贯彻军首长的指示,一方面积极举办各种短训班,以轮训提高在职干部的业务水平,另一方面着手筹建四年制的军医学校,招收高中毕业的知识青年,培养具有大学水平的军医。

1944 年 10 月 16 日,经军部批准建立新四军军医学校,江上峰任校长,副校长由新四军卫生部副部长宫乃泉兼任。1945 年 3 月 18 日,在抗日根据地淮南新浦镇招生,考试课程有数学、化学、英语。学生有自华中建设大学转来的,有部队、地方政府、江淮大学保送和抗日根据地招考的,共录取新生 60 名,这是学校建立后招收的第一届学员。同年 5 月 12 日国际护士节之际,在安徽省天长县长庄举行开学典礼,新四军政委饶漱石、副军长张云逸、江淮大学校长韦悫和军卫生部长崔义田参加大会并讲了话。他们勉励学员走与工农兵相结合的道路,改造旧的人生观,学好专业,做一个红色卫生战士。根据部队编制,学员分为两个排七个班,赵希圣、俞风仪先后担任指导员,薛和、张己克先后担任教育干事,管理思想政治和行政工作。根据战争的需要,学员入学后先讲战伤急救知识,以便必要时学员可参加救护伤员工作。

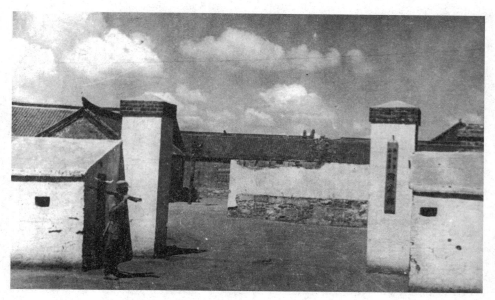

★1945年,新四军军医学校在临沂的校址(新四军山东军医卫生部)

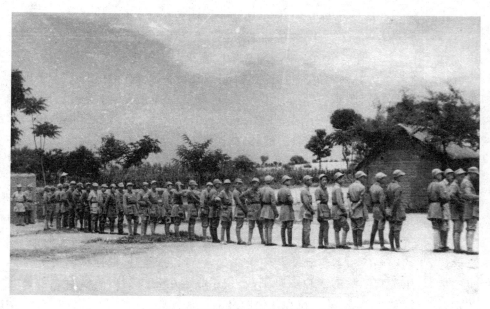

★1946年,新四军军医学校学员们出早操

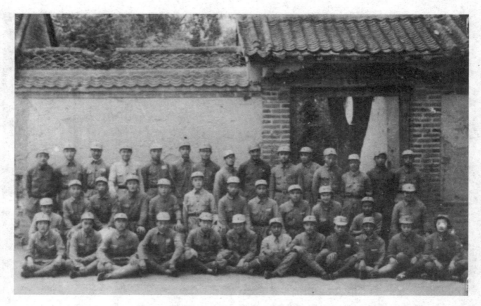

★1946 年 7 月,新四军山东军区卫生部第一期卫校毕业生合影

　　1945 年 8 月抗日战争胜利后,9 月苏北淮阴市解放,学校随卫生部进驻城内,学员一部分在当地仁慈医院参加伤员护理工作;一部分赴淮安前线参加伤员收容工作。一个月后集中在淮阴师范学校上课。当时虽然教学设备较差,但通过地下交通线从上海购进部分显微镜、组织切片等实验器材和标本,还自力更生挖掘无主野坟,收集骨骼做标本,在一定程度上改善了教学条件。同年 11 月全体师生随卫生部北上山东,是时江上峰校长离职,由宫乃泉兼任校长。12 月进入山东解放区,适逢枣庄自卫战,野战医院收容大批伤员,学员奉令去滕县的朱家村野战医院护理伤病员。由于学员在淮阴参加过护理工作,此后又学习了药物学,所以除给伤病员换药外,还能按医嘱发药打针,做一些简单的治疗。

　　1946 年 1 月,学员集中于临沂复学,校址设在城南关。此时学习环境相对稳定,宫乃泉校长从东北回来,带回一批实验器材,充实了教学设备,丰富了师生的文体生活。图书馆藏书也逐年增加,除通过药商到上海等地购买药品、仪器之际,代购一些医学书籍和文艺图书之外,宫乃泉副部长根据部队医务工作的需要,组织编写一些书籍和小册子,学校还收到由宋庆龄通过联合国救济总署送来一批英文原版医学书籍和其他图书。

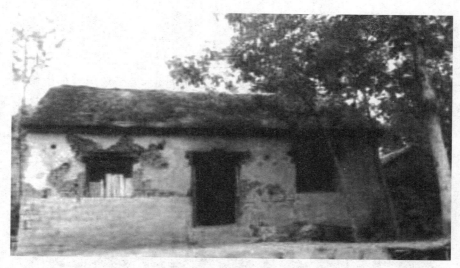

1946年华东国际和平医院驻沂水略瞳村时的手术室遗址

同年7月，国民党政府撕毁了停战协定，发动全面内战，向解放区大举进攻，经常派飞机到临沂上空骚扰。军区各机关开始疏散，学校随卫生部转移到临沂城北的亭子头村继续上课。12月随卫生部转移到李家河北村，在此建筑教室和实验室。同时华东国际和平医院竣工，设有病房，化验室和手术室，作为卫生部的直属医院和军医学校的教学区院。医院除接收部队重伤员和疑难病症外，还接收治疗当地群众患者。由于战争环境，形势不稳定，学生没有寒暑假，学习条件很艰苦。

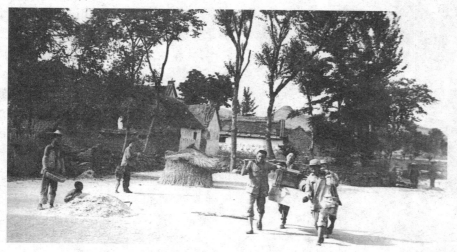

★军校随部队转移期间，师生运送教学标本

▍华东白求恩医学院

1947年1月,根据华东野战军司令员陈毅的指示:为了纪念参加中国抗日战争光荣殉职的加拿大著名外科专家、优秀的共产党员诺尔曼·白求恩,将军医学校改名为"华东白求恩医学院",宫乃泉副部长兼院长。

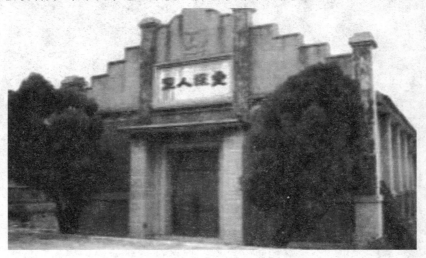

1947年,华东国际和平医院驻乳山县滕家庄时的医院遗址,后改建为军人礼堂

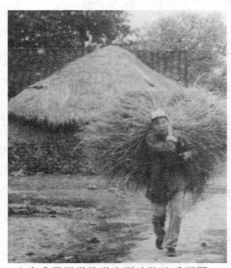

★白求恩医学院学生到达驻地后不顾休息,先背草为伤员铺床

随着战争形势的变化,同年3月学校随军卫生部向胶东乳山县转移,经半个月的行军,到达目的地,一届学员驻滕家庄,二届学员驻耿家村,同时华东国际和平医院也随卫生部到滕家庄。医院转移前,宫乃泉副部长指示:除带一套手术器械外,其余一切设备均移交给卫生部直属所,该所改名为"山东国际和平医院分院"。华东国际和平医院到达滕家庄进驻大地主的庭院内,开设病房及门诊,随即收到联合国救济总署从烟台运来一套完整的美国海军医院的全部设备。

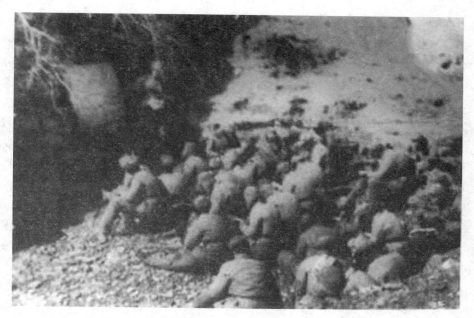

★白求恩医学院学生为躲避敌机轰炸在山沟内上课

5月在胶东各县市招收第三届学员。9月,战争形势紧张,学校奉令就地疏散。为了保障高级知识分子的安全,教师转移到大连市,在那里编写教材和出版《医务生活》杂志,其他40余名医务人员组成和平医院手术队,由左英和胡田成任正副队长,赴前方参加救治伤员;一、二届学员分别到山东兵团第九纵队和胶东后方医院工作,第三届医疗学员和药科学员疏散回原籍。同年11月解放军在胶河战役中击溃了敌人的重点进攻,至12月相继解放了被国民党占领的所有县城,取得胶东自卫战的全面胜利,随九纵转战的学员全部撤回,奉卫生部令,与和平医院手术队及卫生学校的学员联合组成鲁中防疫大队,有140余人,由胡田成、张己克分别任正副大队长,分三个中队,赴临朐、沂北、沂中各县疫区抢救灾区病人。他们跋山涉水,奔走于乡间田野,送医药上门,连续40余天,共救治病人7000余名,于1948年2月胜利完成任务。在工作中有80%的学员立了功,军卫生部齐仲桓副部长代表军卫生部给立功的同志授予了奖状。随后,第一、二届学员集中到诸城县赵辛庄复课,同时华东国际和平医院也进驻该庄。同年3月,第一届学员结业,分到部队医院任实习医生,该届学员在学习期间,经过了抗日战争和解放战争,在党的培养下,不但积极学习专业知识,同时政治思想上进步也很快,刚入学时有5名党员,到分配实习时已有80%的学员参加了党组织。

1948年4月30日,华东军区卫生部在胶东《大众报》刊出通知:"去年九月因国民党军队进攻胶东,白求恩医学院疏散的学员返校复课。"一部分学员陆续返校,驻在海阳县郭城附近的村庄,同时招收医疗、药学及卫生学校新生,随报名随考,录取后当即入校。同年5月,第二届学员参加了潍县战役伤病员的医护工作,完成任务后又集中到莱芜县南柳子村复课。与此同时,原转移到大连去的教师也相继返回山东。6月在胶东返校的第三届医疗学员及药科学员与新招收的卫生学校的学员1000余人,编为10余个队,由海阳迁移到益都县,驻冯家庄一带。在此地,根据学员的志愿和考试成绩重新编队。同时又从潍县招收一批高中毕业新生及一部分由国民党统治的大城市投奔解放区的知识青年,共81人组成医学系三届。同时卫生部还从各部队抽调医助以上的医务人员和司药以上的药剂人员,分别成立医训队和药训队,各队陆续上课。

9月,第二届医训队和药训队的学员参加了解放济南战役的伤员护理工作和军管工作,学校由益都迁入济南,驻经五路纬九路处,从此学校有了固定的校址。

不久山东省立医学院由趵突泉前街迁来与华东白求恩医学院合并,校名仍为华东白求恩医学院。华东国际和平医院在济南刚解放时就进驻济南与山东省立医院合并,仍作为白求恩医学院的教学医院。学校直属华东军区卫生部领导,宫乃泉副部长兼任院长,山东军区卫生部部长白备伍兼任副院长。11月,在济南招收新生499名,其中医学系(高中毕业)两个班156名,附设药科(高中毕业)两个班163名,附设化验科(初中毕业)一个班88名,附设护士学校(初中毕业)92名。学制医学系4年,其余为2~3年。其后,华东区卫生部领导的药科学校学员196人迁来济南并入该院药科。

1949年1月,学校又分别在徐州、济南等地招收医学系新生102名,此时在校学生1249名,教职员工556名,学校按军事院校编制供给食宿及军服、学习用品和津贴等。根据军事院校性质建立组织机构:设政治处,白书章任主任兼党委书记,舒若、郭力军任副主任;教务处,方春望任主任;总务科,许登佐任科长;协理处(分两部),李吉元任一部协理员,王琏任二部协理员;药科,严真任主任,陈克明任协理员;化验科,陈化、刘明厚先后任主任,洪滔任副主任,张玲、张诸峰先后任指导员;护士学校,江成志任主任,戴安胜任协理员;各班均设专职的正副班主任、指导员、学生组织。

在新招收的学生中,大部分对共产党充满敬仰之情,但也有一小部分学生对党的各项政策持怀疑态度,还有极少数人思想反动,到处制造谣言,甚至袭击干部。学校为培养政治坚定、技术优良、身体健康的白求恩式的医务工作者,决定首先集中3个月的时间进行政治学习,有计划地进行形势教育和社会发展史、中国革命与中国共产党史、革命人生观等方面的教育,通过讲课、做报告、分组讨论、进行新旧社会对比等各种形式和内容的教育,使学生的政治思想觉悟普遍得到提高,认识到只有共产党才能救中国。有200多名曾参加过国民党和三青团的学生主动交代了问题,并宣誓与之脱离关系,同时以饱满的热情投入到学习中去,当然也有少数学生不肯悔改而被淘汰。

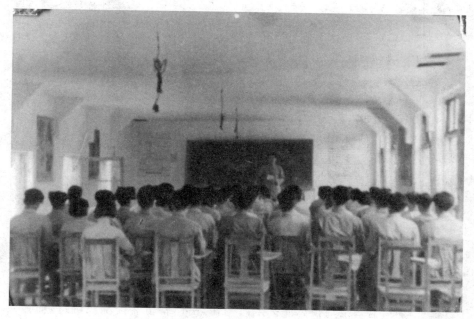

★1949年,华东白求恩医学院附设的化验学校的学生在上课

1949年5月,中国新民主主义青年团华东白求恩医学院委员会成立,各班级及教职工中均建立团支部,优秀学生纷纷要求入团。这时虽然解放战争仍在进行,国家财力、物力等方面都相当困难,但上级仍拨款改善教学条件,先后建立了各学科实验室,有解剖学、组织胚胎学、生理学、生物化学、寄生虫学、细菌学、病理学、药理学、实验诊断学及属于药科的有机化学、药物学、药剂学等实验室。全校共有显微镜94架、分析天平9架、电冰箱2台,并建立了环境卫生试验场和实验动物园。

同月,华东军区卫生部随军南下,华东白求恩医学院划归山东省人民政府领导,更名为"山东省立医学院"。体制由军队系统转入地方,重新调整组织机构,撤销政治处、协理处,改设辅导处,同时取消了班主任和指导员建制,实行学生自治,原政治处、协理处等部分行政干部随军南下。

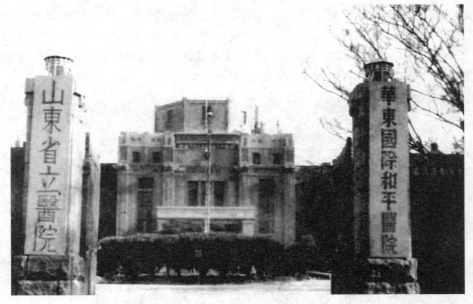

★1948年,与华东国际和平医院合并时的省立医院大门

6月,为了充实师资力量,教务处主任方春望赴上海聘请教师,先后由京、沪来校任职的有王培仁、李希圣、苏应宽、黄进文、骆兆平、谢春泉、李兆亭、汤洁、郭懋荣、张学衡、郑元龙、陈学渊、张肇基、陈叔骐、潘华珍等。9月,王聿先来校任教育长,随后宫乃泉院长离职去上海工作,由白备伍兼任院长,撤销辅导处,改为教务处领导下的辅导科,院党委改为总支委员会,陈克明兼任书记。为了提高学生的学习效率,10月开展创模运动,各班、各小组互相挑战竞赛,学习效果显著提高,如创模运动开展前,全校考试有214人不及格,经过创模运动后,考试不及格者仅有13人,并评选出模范生221人。

1950年2月寒假期间,学校举办了面向济南市的医学教育展览会,组织200余名师生担任讲解员,向观众介绍医学常识及医学院发展情况。展览会历时一周,观众达50000余人次,普遍反映受益匪浅,其中一些教育界及医务界的观众对山东医学院在济南解放后仅一年多的时间里发展之快、设备之精,给予极高评价。

9月,在美国留学的计苏华约同周廷冲、黄翠芬、孙绍谦、邱立崇、张炜逊等教授回国来校任教。各学科师资力量较为充实,实验室也日臻完善,计有生物学、物理学、无机化学、有机化学、分析化学、生理学、解剖学、组织胚胎学、细菌学、生物化学、药理学、病理学、寄生虫学、生药学、药剂学、实验诊断学(前身为化验科)、公共卫生等17个学科,并扩充了阅览室,可容纳300人同时进行阅览。为了提高在职卫生干部的业务水平,学校增设医疗、药学、化验 3 个轮训队,学习时间为 6～9 个月。为了贯彻向工农开门办学的教育方针,学校还招收在职卫生干部 40 名,成立医士班(学制 3 年)。同时设立药学、化验、医学专修科,招收高中毕业生,学制 2 年。

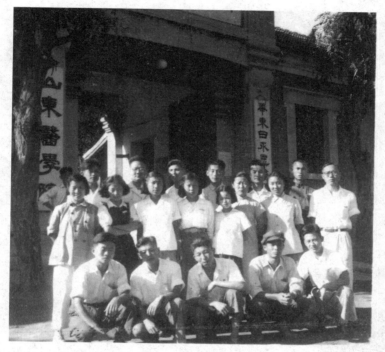

★1951 年,山东医学院(华东白求恩医学院)生化科在校门口全体合影

1950 年 12 月,学校改名为"山东医学院"。1952 年 9 月,全国高等学校院系调整时与齐鲁大学医学院合并,学校迁入原齐鲁大学校园。

(资料来源:《山东大学百年史》)

◎新四军名医宫乃泉

美国记者史沫特莱采访新四军的宫乃泉后说:"我看过许多军队的卫生工作和军医院,你们新四军是其中最好的,我一定要向全世界宣传报道。"刘少奇说:"乃泉同志像一把利斧,多硬的木头,经他一劈,就裂为两半,任何困难环境都阻挡不了他进行工作。"宫乃泉是新四军的"四大名医"之一。

▌学医救国,创建新四军军医处

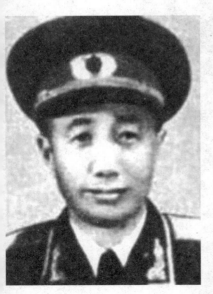

★宫乃泉

宫乃泉祖籍山东省莱阳市,1910 年 8 月出生于辽宁省营口市,是家中独子。少年宫乃泉聪明好学,1928 年以优异成绩考入东北奉天医学院(英国教会创办的医科专门学校)。在校期间,宫乃泉除了勤奋学习专业知识和英语外,还利用业余时间、广泛阅读,涉猎哲学、文学、自然科学以及革命书籍、进步刊物。

在同学中,宫乃泉还是一位思想进步的爱国青年。九一八事变后,他积极参加各种反日集会。因目睹国难无能为力,他更加奋发学习医学知识,立志要学医救国。

1935 年,宫乃泉以优异的成绩从奉天医学院毕业,来到山东省邹平县医院担任外科医生。工作一段时间后,发现这里离"学医救国"的理想相差太远,于是转投奔福州协和医院。七七事变后,他决心要到抗日前线去,遂写信给在延安工作的成仿吾,希望介绍他来延安参加革命医务工作。

很快,得到延安方面的回信,希望他能去新四军,那里比较缺少医生,更何况八路军和新四军是一家。

1937年,宫乃泉到汉口找到了新四军办事处,叶挺军长亲切接见了他。1938年2月,在江西南昌,他和沈其震一起组建了新四军军医处,沈其震任处长,他任主任。当时军医处规模不大,只是一个小诊所,后来陆续有几位正式医学院毕业的医生和几十名护校毕业的护士参加进来。

1938年春,宫乃泉随军部从江西来到皖南岩寺和云岭,与沈其震一起创办了南堡村前方医院和小河口后方医院,宫乃泉兼任南堡村医院院长。在那里,宫乃泉制定了一整套严格的医疗、护理制度,例如巡视、日夜值班、药品发放、护理、消毒、手术及伤病员的伙食制度等等。这些制度在今天看来并不算什么,而在当时,从无到有,着实不易。宫乃泉对工作人员说:"伤员是从前方为了打日本鬼子而伤的,对伤员的病情要认真负责,要一丝不苟地进行治疗和护理,使他们早日康复,以便早日重返前线。"他还身体力行,每天亲自巡视病房,为伤员换药、喂饭。他以精湛的医术、高尚的医德治愈了病患,大家都尊称他"宫大夫"。

1938年秋天,著名记者史沫特莱由重庆到皖南新四军军部做战地新闻采访,政治部安排她住在军医处。由于宫乃泉英语很好,可以用英语与她沟通、交谈,二人很快成为朋友。

史沫特莱对宫乃泉说,新四军的卫生工作是最好的。她说:"我看过许多医院,其中包括国民党的医院,他们的医疗条件很好,医生的数量也多,但他们工作不负责,医院不仅乱而且脏,许多士兵死于非命,而你们的医疗条件虽差,医护人员又少,但是管理和医护工作做得很好,病房也非常整洁干净,伤员在这里得以恢复并很快再到前线去,真是了不起,这是我在中国看到的最好的军医院,我要向全世界宣传你们,呼吁他们来支持你们。"史沫特莱回国以后曾写信给宫乃泉并寄去她的照片作为留念。

▎为新四军培养医务人员

1939年9月,党中央为了开辟和发展抗日根据地,坚持敌后斗争,决定成立江北指挥部,总指挥张云逸。宫乃泉奉命到江北指挥部组建军医处。

由于当时医疗水平低,医务人员少,药品药材也缺少,宫乃泉认为,要解决部队工作中存在的问题,当务之急是培养一支医疗队伍,但是要想从全国吸收医务人员也很难,宫乃泉决定开办卫生干部训练班。经过紧张的筹划,1939年11月份,训练班就开班了。学员均由各部队抽调,共分6个班,每期6个月。前来学习的学员热情很高,但因年龄和文化水平相差较大,无法在短时间内成为合格的卫生人才。

作为二师卫生部部长的宫乃泉，除了每天大量的卫生行政工作以外，还制订教学计划，自编自印讲义并亲自任教。为了使学员对人体解剖有清楚的认知，他带领学生到荒野去挖骨头，制作人体模型。经过一段时间的培训，学员的医疗技术都有了很大的提高。

在训练班毕业典礼时，刘少奇（当时化名"胡服"）对新四军第一支医疗队伍的诞生很重视，他参加了毕业典礼。他说："宫主任要我来讲话，讲什么呢？你们的学习要在今后的实践中不断地提高，你们毕业后，要奔赴前线，同敌人作战，救治伤员。战争中会遇到很多困难，我们是共产党人，是为实现共产主义而奋斗的，为了幸福的明天，我们要克服困难，去夺取抗日战争的胜利。"刘少奇的一番话，使宫乃泉进一步认识到自己工作的重要性，也令全体学员备受鼓舞。

后来刘少奇评价宫乃泉说："乃泉同志像一把利斧，多硬的木头，经他一劈，就裂为两半，任何困难环境都阻挡不了他进行工作。"

此后，宫乃泉随部队走到哪里，卫生干部培训班就办在哪里。在 1939～1943 年期间，宫乃泉创办 6 期卫生学校，1943 年还创办了高级医务干部研究班。据不完全统计，第三野战军的 4 万多名医护人员，绝大部分都是宫乃泉培养出来的。不管在战火纷飞的解放战争，还是在中华人民共和国成立以后的和平环境里，这些医护人员都成为我军医学的栋梁之材。

1941 年发生了"皖南事变"，党中央命令新四军在原有的部队基础上改编为7 个师，宫乃泉所在的江北指挥部所属部队改编为第二师，原军医处改编为二师卫生部，宫乃泉任卫生部长。

▌战时的医学图书馆

为了在战时能将医学的新技术、新理论及时传授给广大医护人员，宫乃泉在淮南根据地创办了《医务生活》医刊，他发表的《战伤外科麻醉》《膀胱的战伤》《破伤风的治疗与预防》等文，成为医务人员提高技术水平的入门文章。由于该刊实用、指导性强，在当时成为全军提高医学知识和医学业务权威性刊物，也是华东部队医务人员的重要参考资料。

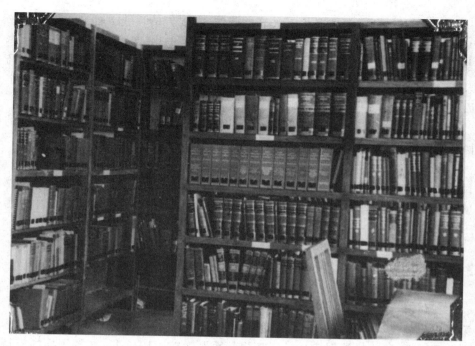

★白求恩医学院到了济南后，图书馆已经拥有了相当数量的图书

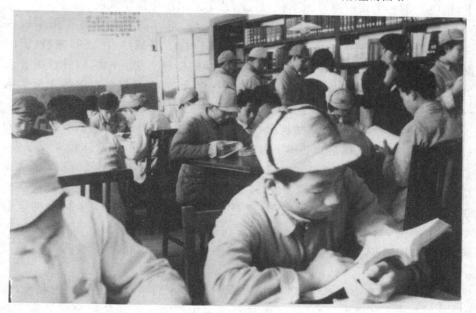

★白求恩医学院学员在图书馆看书

此外，宫乃泉还多方搜集有关医学著作，在艰苦的环境下创办了医学图书馆。他千方百计地从上海和敌占区购买一些急需的中、外文医学书籍，并指派专人保管。经过一段时间的积累，二师卫生部图书馆于1942年夏成立。宫乃泉亲自领导图书馆的工作，他将图书分类、分箱，实行借阅者登记制度，形成了后来我军军事医学图书馆的雏形。

随着图书的积累，图书馆也发挥了极大的作用。当时在二师卫生部工作的医生提高医术，以及卫生教材的编写都依靠这些书籍。

在当年战争环境下，办一个图书馆很不容易，保护图书更不容易。为了应付敌人的"扫荡"，要用最快的速度将这些书转移，有时，会将图书分散到老乡家里或者挖个坑埋起来。就是采用这种方式，才使得图书馆在恶劣的环境中保存下来。

▍创办白求恩医学院，筹建制药厂

1944年，宫乃泉调入新四军军部卫生部担任第一副部长，他到军部工作的第一件事就是举办了军卫生干部训练班，共分医训、药训、化训三个班。同时，在此基础上，他积极筹划建立一所正规的军医学院。1945年，在军领导的支持下，他终于创办了新四军军医学校（后改为"华东白求恩医学院"）。

为了办好学校，宫乃泉动员沈霁春、江上峰、邢其毅等专家教授来学校讲课，组织专家编写符合培养军医要求的医学教材。"平战结合、因师施教、因时制宜、灵活掌握"，是他在军队办校和严谨教学的指导思想。他时刻教育医务人员"医生要有救死扶伤之心，更要有救死扶伤之术"。宫乃泉一直坚持在教学第一线，并先后编写了《战伤疗法》《腹部战伤》《血管战伤》等著作，作为学校教材。

为解决解放区医药短缺的状况，宫乃泉想筹建一家制药厂。抗日战争胜利后，宫乃泉得知我军在东北获得了大量的医疗卫生资源后，遂向陈毅军长报告，希望能从东北调拨一部分卫生材料，在华东建立自己的制药厂。陈毅非常支持，亲自给罗荣桓同志写信，要求将解放东北时收缴的敌人医药卫生材料支援华东军区一部分。宫乃泉带着亲笔信赴东北，将这部分医药卫生材料押运山东，并主持建立了山东新华制药厂（即现在新华制药厂的前身）。药厂正常运转后，一些常用的药品和器械源源不断地被运往军队，在解放战争中发挥了重要的作用。

1947年，根据中央整编部署，华东军区成立，军医学校也发展壮大起来，改名为"白求恩医学院"。宫乃泉任华东军区卫生部副部长兼华东白求恩医学院院长。同年，在宫乃泉的支持下，筹建创办了山东第五国际和平医院。

济南解放后,宫乃泉兼任山东军区卫生部部长。在此期间,他将山东省立医专与白求恩医学院合并,后该院又与齐鲁大学医学院合并,成立山东医学院,由他兼任该院的第一任院长。

他动员一批专家和学者来医院工作,对医院的建设起到了重要的作用,在他的积极领导下,组建了山东省卫生厅,并兼任第一任厅长同时兼任省立医院院长。他将《医务生活》杂志社设在济南,此时《医务生活》刊物才有了固定的出版地点,陆续出版了大量的医学书籍。

随着革命的胜利,1949 年 9 月,宫乃泉调离山东到上海工作。

（王海印）

◎风云再起，齐鲁医院转型

抗战时期，全国上下水深火热，齐鲁医院也未能幸免，被日军侵占，受损严重。又及内战，恢复缓慢。1951 年 5 月，该院曾名为"齐大医学院附属实习医院"。1952 年 10 月，院系调整后，成为山东医学院的附设教学医院，名为"齐鲁医院"。

▌医院被迫停办

抗日战争全面爆发后，韩复榘奉行蒋介石的不抵抗主义，为保存实力而弃城南逃，1937 年 12 月 22 日济南陷于日本侵略军之手。齐鲁大学医学院随校南迁四川成都，齐鲁医院仍在原址照常开诊，医学院未走的人也都集中到医院中。这时医院的诊疗工作较往日更繁忙。在济南长期停电过程中，医院手术室、X 线室等关键部门均有自行装制的发电设备保证供电以应付急需。院长虽为英籍人普瑞格，但医院秩序仍得不到保证，在 1938～1941 年间日本宪兵队、特务经常到医院内搜捕反日人员，以致医护员工惶惶不安，业务也大受影响。

1941 年 12 月 8 日，太平洋战争爆发，英、美对日宣战，1942 年 1 月，齐鲁大学所有建筑及校园全被日军侵入占用，成了日军仁字部队司令部，齐鲁医院改为日本陆军医院。英、美等外籍人员除大部分回国或逃出而辗转到成都齐大任教外，余均被日军俘虏，押送潍县集中营。

不久，日伪市政府在济南皇华馆成立市立医院，原齐鲁医院大部分职工和重要仪器设备（如 X 线机、电疗器、手术台、显微镜等）均被移入市立医院，齐鲁医院被迫停办。

▍整顿恢复,私立变国有

1945年8月15日,抗日战争胜利,饱受战争苦难的中国人民刚战胜了外敌,又遭到了国民党发动的内战祸乱,大伤元气的齐鲁医院也始终未能得到进一步的发展。

抗战胜利时,整个齐鲁大学都成了日本的军医院,内有1200多名受伤或生病的士兵和600多军官。医院损失最为惨重,除病床外,所有设备几乎全都遭到破坏和损失。

1946年1月,齐大医学院随校迁回济南,院长杜儒德与国民党当局洽谈复院工作,齐鲁医院又从市立医院撤回人员和设备,在原址恢复业务工作。当时最要紧的工作即为募集捐款,购置医院用品。因物价高涨,经济困难,募集亦颇不易,且因交通梗阻,除空运,几无他法。最先获得的援助为加拿大红十字会在手术室设备上的捐赠。

1946年3月,美国红十字会捐助2500万美元,10月又捐2300万美元,均作为修缮费;万国红十字会亦捐1000万美元为普通修建之用,再捐600万美元为护士学校专用;救济总署捐款购置了250张病床设备,政府教育部为配合此项设备迅速启用,亦汇款1亿元,专为修建医院之用。此外,救济总署还派医生来院协助恢复工作,公谊救护队也派医生来短期服务,总算应付了急需。各科门诊于当年7月正式开诊,病房只开放新医院的100张病床,全院工作人员共百人左右,业务逐渐展开,病人随之增加。

医院安顿后,院长由英国人希荣德担任,同年7月更换为赵常林教授。1947年7月,赵院长出国进修一年,希荣德又代理院长职务至1948年8月赵常林回国。整个解放战争期间,齐鲁医院并未停诊,战争中还给国民党军队的伤兵治疗。

抗美援朝战争中,从1951年7月至1952年底,一年半左右,齐鲁医院除发动医护员工捐献财物,组织抗美援朝医疗队及手术队外,遵照省卫生厅、民政厅的指示,在整个共合楼病房设立150张床位接受治疗志愿军和解放军伤病员。民政厅派来专门负责此项工作的干部邢山留齐鲁医院工作,开始任伤病员党支部的书记,后来组织新参加医院工作的几位中共党员,于1951年底成立医院第一个党小组,属中共齐鲁大学支部领导,邢山、孙乐武任党小组长。他们为扩大人民政府和党的影响做了大量艰苦细致的调查了解、政策宣传和思想教育工作,保证了医院的稳定和伤病员的治疗、康复,为政府的顺利接收打下了良好的思想基础和组织基础。

1952 年 10 月,全国高等院校进行院系调整,齐鲁医院正式由人民政府接管,性质由教会办的私立医院转变为全民所有制的国家医院。

1953 年,齐鲁医院改称"山东省立第二医院",1957 年改称"山东医学院附属医院",1985 年改为"山东医科大学附属医院",2000 年山东医科大学与山东大学合校后改为"山东大学齐鲁医院"。

(资料来源:《山东大学齐鲁医院志》)

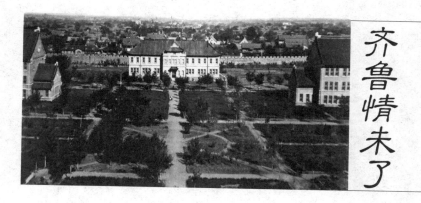

齐鲁情未了

历史往往能对现实产生非比寻常的意义,多一份借鉴,现实就多一份从容。

1952 年,国家对各大高校院系进行调整,教会大学悉数被解散,院系撤并到相关院校中,齐鲁大学亦在其列。其医学院被原址保留,与山东医学院合并,成立新的山东医学院。齐鲁医院由人民政府接管,性质由教会办的私立医院转变为全民所有制的国家医院。"齐鲁医学"的精神与血脉以另一种形式得以延续。

学校初定,风雨未止。

十年"文化大革命",山东医学院遭受到灾难性破坏。然兴衰之中,方显大家本色。在困难岁月,广大干部、教师、工人冒风险、顶压力,仍克服重重困难,为推动医学发展做了大量工作。

1977 年,国家恢复高考,山东医学院也得以恢复招生。1985 年,更名为"山东医科大学",并增设新学科,多学科、多层次、多种形式办学的综合性医科大学渐成,新生机、新气象异彩纷呈。

2000 年 7 月,山东医科大学并入新组建的山东大学,山东大学亦发展成为一所在国内外具有重要影响的教育部直属重点综合性大学,是国家"211 工程"和"985 工程"重点建设的高水平大学之一。

2012 年 5 月,为振兴"齐鲁医学",山东大学整合医科各学院、附属医院成立齐鲁医学部。

2017 年 9 月,改名为"齐鲁医学院"。此次改名让齐鲁医学历史脉络更加清晰,文化传承更为有序。

"齐鲁医学"从此被赋予更多的使命,"齐鲁医学"也将创造更加辉煌的未来!

◎院校合一，齐鲁医学迈入新时期

为了适应国家经济发展的需要，1952 年，在"思想改造运动取得胜利"的基础上，全国高等学校进行了院系调整工作。经过调整，齐鲁大学医学院与山东医学院合并，校址设在原齐鲁大学校址（济南市南新街 82 号，现改为文化西路 44 号）。接着学校又进行了系科调整，从此进入了学校发展的新时期，各方面都走上了正规化道路。

▍簇新的山东医学院

解放战争胜利后，齐大从福州迁回济南校区。当时校门口挂了两块牌子，一是私立齐鲁大学，一是华东革命大学。

1950 年，华东军政委员会教育部接管了齐鲁大学，校长职务由原总务长杨德斋代理。学校在新形势下加强了政治教育工作，将新民主主义论和历史唯物论列为公共必修课，各学院也成立了相应的政治教学委员会。各系师生经过集中学习历史唯物论、土地改革、阶级斗争、社会发展规律和国际主义的教育，思想发生很大的变化。齐大医学院毕业生原被加拿大多伦多大学承认学历和资格，1950 年，医学院学生为了表达新中国的主权意识和爱国思想，宣布放弃加拿大授予的医学博士学位。

1952 年 9 月，齐大医学院与山东医学院合并，组成新的山东医学院，两校合并，校址设在原齐鲁大学校址。

山東醫學院

★1952 年院系合并时采用的临时证章

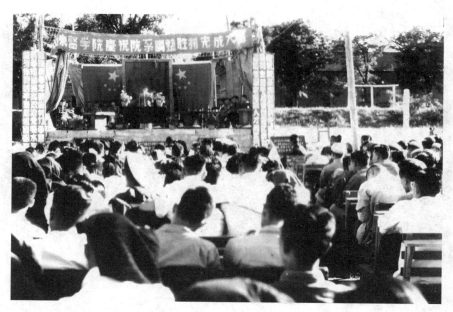

★1952年10月8日下午,在大操场召开院系调整胜利完成大会,标志着新山东医学院诞生。孙铁民副院长提出学习马列主义,进行教学改革,克服困难三大任务

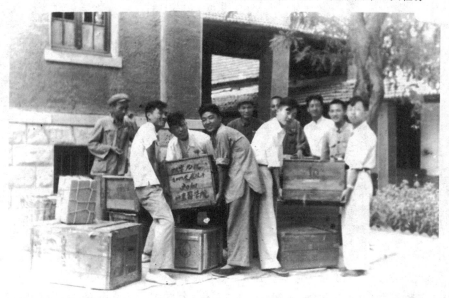

★1952年,华东区高等学校院校调整委员会决定,齐鲁大学医学院与山东医学院合并,校址迁到齐鲁大学校园

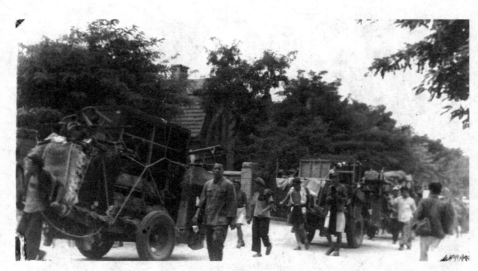

★院系调整,校址搬迁,图书和仪器主要靠人力运输

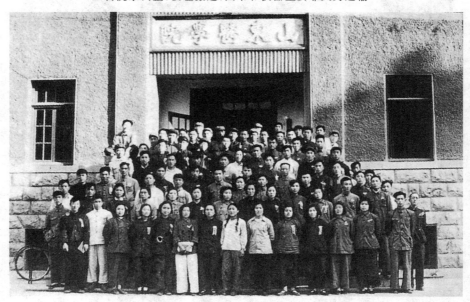

★1952 年 9 月,山东医学院第一届党员代表大会全体合影

1952 年 11 月 14 日,成立了由 23 人组成的院务委员会,并建立了相应的会议制度和四个教学委员会(基础、临床、卫生、药学)。院系调整后,山东医学院共设有医学、药学、卫生 3 个专业。同年底次年初,公共卫生科改为"公共卫生系"。经过院系调整,山东医学院教职工队伍得到充实,特别是充实了一部分比

较知名的教授、副教授。院系调整工作的顺利完成,为学校发展奠定了基础、创造了条件,从此,学校全面发展开始起步。

1952年10月,学校学习苏联的经验实行了"重点分科制",分了内科、外科、妇产科、儿科、眼科、耳鼻喉科、皮肤科等,强调对专修科的领导和思想教育。同年12000平方米的基本建设任务,除实验大楼完成了全部工程的70%外,其余全部竣工,进一步改善了办学的基本条件。

1953年1月22日,山东省人民政府卫生厅第5号文件同意原山东省立医院改为"山东省立第一医院",原齐鲁大学医院改为"山东省立第二医院",其行政领导卫生厅委托山东医学院代管。

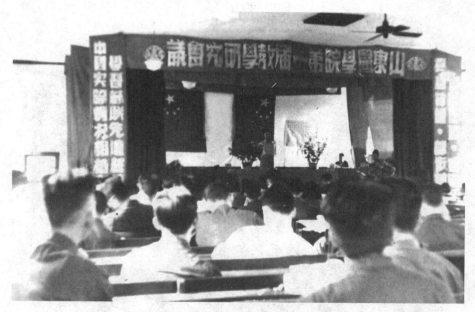

★山东医学院1953年召开首届教学研究会议

▍再次调整,成专业单一的医学院校

1955年,全国系科再次进行调整。经过调整,山东医学院成为专业单一的医学院校。在此阶段,学校在规模、编制方面由原来几个系改为单一的医学专业学院,有两所附属医院(山东省立第二医院、山东省精神病医院),一所教学医院(山东省立第一医院),另外还有山东医学院附设工农速成中学。

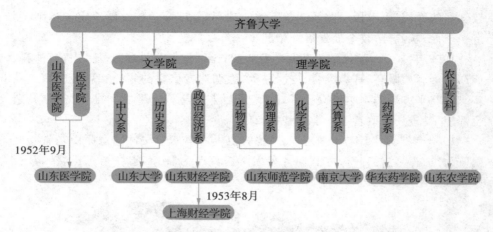

★1952 年院系合并

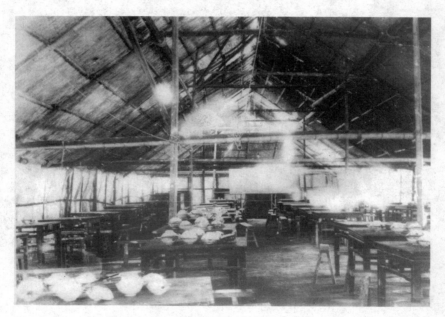

★院系调整后,迁入新校址之处用席棚搭成的餐厅

▌延长学制,劳逸结合

　　在"大跃进"的时代背景下,1959 年学校增设了卫生系、儿科系,1960 年又增设了生物、物理、化学 3 个专业,招生规模逐渐扩大。

1961 年 1 月，中共八届九中全会制定了"调整、巩固、充实、提高"的八字方针，纠正 1958～1960 年工作中出现的"左"倾错误。1962 年 2 月学校先后撤销了卫生、儿科 2 个系及生物、化学、物理 3 个专业，将学生合并到医疗系。同时，医学院也压缩了招生规模。

为了"劳逸结合"，增加学生自习时间，1962 年 7 月，学校分期分批将现行五年制的医疗、儿科、卫生、口腔四个专业的学制延长为六年，四年制的药学专业延长为五年；并增加主要业务课学时，适当减少政治课和中医课学时，增加实验和学生自习时间。

▋翻译、使用苏联教材

1951 年，山东医学院教务处介绍了苏联专家在中国医大的讲话，以及中央卫生部翻译的苏联教学大纲。1954 年，医学院再次组织修订各学科教学大纲，鼓励翻译和使用苏联教材。

1956 年，山东医学院有 8 位教师参加了高等医药院校一些专业教材的编写，分别担任主编或参加编写。1960 年，卫生部委托部分高等医药院校编写和修订了全国通用教材，山东医学院再次参与主编。截至 1960 年，山东医学院先后编写了各类型教材 124 种，1600 余万字。其中包括本科教材 31 种，专科教材 21 种及中级教材 72 种，均由人民卫生出版社出版。

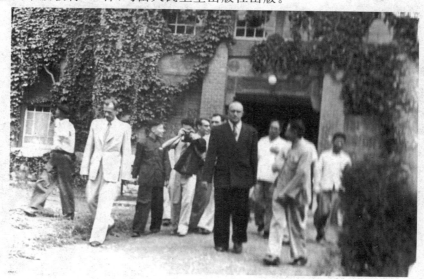

★1953 年，苏联代表团来访

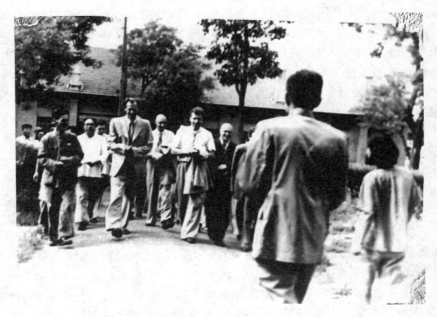

★1953年，苏联代表团来访

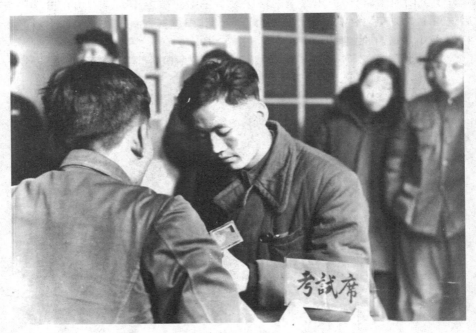

★1953年，教学改革——期末考试采用口试

山东医学院在 1964 年下半年对主要教学工作进行了改进。精选教学内容,对教材内容进行了不同程度的精简,分为精读掌握、一般了解、参考备查三类;改进教学方法,如有的课程采取小班讲课,有的采取课堂预习等;出现多种考试形式,如口试、开卷考试等,停止突然袭击式的考核,减少了平时测验次数。

(资料来源:《山东大学百年史》)

◎考上齐鲁大学最后一届

1951年夏天,我从福建仙游慕陶中学毕业,就到福州参加全国高等院校统一招生考试,考上了齐鲁大学医学院医疗系本科。1952年由于全国院系调整,医学院和原山东医学院合并,取名为"山东医学院"。因此,1956年我毕业的学院是山东医学院。我在齐鲁大学医学院是最后一届,而且只有一年的经历,虽然这一年很短暂,而且时间已过去半个多世纪,但我投考齐鲁大学,从福建到山东的情形仍记忆犹新。

■受"老校友"影响报考齐大

我是1934年出生的,在很小的时候就知道有齐鲁大学,在山东。虽不明确山东在何方,只知道在很远很远的地方,但已经听说齐鲁大学毕业的医生都是最好的。因为我的四叔公(我祖父最小的弟弟)是齐鲁大学毕业的,他曾在福州开办灼祖医院,并曾担任福建省卫生厅副厅长,是福建很有名的医生。

最近我的堂叔王慰年寄给我一本刚出版的《一代名医王灼祖》,其中详细记载了王灼祖(1893~1983)也就是四叔公一生的经历。他1922年毕业于齐鲁大学医科,由于成绩优异、医德良好,被齐鲁大学医院正式聘为教学医院医师,但他时刻挂念福州缺医少药的民众,一年后决心回福州发展。1923年,他应聘于福州塔亭医院,开始了在福州的行医生涯,1926年在福州台江开办灼祖医院,1955年调任福建省卫生厅副厅长。《一代名医王灼祖》是福建省有关领导为纪念、缅怀王灼祖对福建省卫生事业奉献一生的业绩,由福建省、福州市文史界、卫生界及其他有关方面的同志编撰出版的,《福建侨报》副总编黄意华先生担任主编。福建省卫生厅原厅长左英先生为此书撰写序言。序言中说,王灼祖从20

264

世纪 20 年代起从山东齐鲁医院回福州后就在福州行医,先在福州塔亭医院建议并筹建了内、儿科及妇、外科,这是福州西医院最早出现的分科。20 世纪 40 年代初,他又与闽侯医师公会的同仁们创办了由中国医师自己管理的时疫医院(后改名"灼组医院"),为首任院长,为抗击鼠疫、霍乱、天花等恶性传染病发挥了重大作用。

这些史实表明王灼祖是福州西医事业的开拓者之一。他医术精湛,医德高尚,有关他为贫苦百姓免费施诊送药的故事,坊间流传很广。他还热心社会公益事业,在同行中也深孚众望。所以,福州一解放他就得到政府的器重。王灼祖是齐鲁大学的老校友,他的成绩应归功于母校的培养。

我小学、中学都是在福建仙游读书,和四叔公很少接触,但我大姐王玉清早年就在福州读书,医学院毕业后在福州从医,经常和四叔公接触,有时还到灼祖医院帮忙看门诊,大姐回仙游探亲时经常说有关四叔公和灼祖医院的所见所闻,我可能就不知不觉中受了影响,高中时就有意将来学医。

1951 年是全国统一招生的第二年,投考大学时我刚 17 岁,自己就毫不犹豫地第一志愿报齐鲁大学医学院,但是否被录取则毫无消息。当时由于交通不便,信息非常闭塞。有一天我大姐好不容易从福建医学院找到一份报纸(发榜的消息在报纸上公布),才得知我已被齐鲁大学医学院录取的信息,但已超过了齐鲁医学院报到的日期。当时在福州的大姐、二姐、三姐,她们都为我考上齐鲁大学而高兴,同时也为我超过报到时间而担心。大姐当时是福州协和医院的妇产科主任,工作很忙,她让我自己马上打加急电报给齐鲁大学教务处请假(当时不能直接通长途电话),说明迟到的原因,另外,三哥和三姐分别为我买船票和准备简单的行装。大姐问我:"现在找不到伙伴与你同行,你自己敢不敢去?"我很干脆地回答:"敢!"然后她把自己积累的工资 100 元人民币给我作为路费及学费,第二天我就匆匆离开福州,踏上去山东找齐鲁大学的路程。

我知道从福州要到南平才有长途汽车到江西上饶,从江西上饶才有火车到上海,从上海才能买火车票直达北上,到了南京浦口火车还要轮渡过长江,那时的交通情况就是这样。我买到赴南平的这张汽船票是当天剩下的最后一张,是贴近汽船锅炉房的位置,正逢 8 月炎热的夏天,汽船开动时那刺耳的噪音加上锅炉旁的高温,使我几乎透不过气来,经过几个小时迷迷糊糊到了南平。出了码头,随人群匆忙涌向购汽车票去江西上饶的窗口,我买到的汽车票又是最后一排的位置。到达江西上饶汽车站后,我照样随大流跟着人群走,挤在人群中随便买一张去上海的火车票。几天乘船、长途汽车等旅途劳累使我已经晕船、晕车、恶心,吃东西就想吐,又坐上这样的火车,更是迷迷糊糊、昏昏沉沉,就这样到了上海。出了上海站,马上有许多三轮车夫争先恐后地来帮旅客提行李,当然就得坐上他的车了。我按照招生录取通知的那张报纸上所提供的地址，去找齐鲁大学招生上海报到处。但当我好不容易找到那地点时，齐鲁大学的报到处已撤离，我着急万分，不知所措，好像软瘫似地蹲下。幸亏当时山东医学院的报到处还在，该报到处的负责人周樾老师看我着急的样子，就非常热情地对我说："不要担心，山东医学院也在济南，你现在可以跟我们一起行动，把你带到济南。"我顿时觉得好像遇到了救星，喜出望外，我总算是找到集体了，再不必孤独奔波了。此后，我一切跟随集体活动，吃饭、住宿、车票都不必我自己操心。在上海休整了一两天，我才有机会将随身带的一张明信片发出去给亲人报平安。

■ 齐大最后一届学生

从上海到济南，一车厢都是要去山东上学的大学生，沿途说说笑笑，非常愉快，不知不觉就到了济南站。周樾老师看到站台上有两位佩带齐鲁大学校徽的大学生，就把我托付给他们，他们非常热情地带我一齐坐上三轮车到齐鲁大学校门口。后来我才知道这两位分别是四年级的蔡乃哲老大哥和比我高一届的金红学姐。到了校门口，我首先看到的是校门两侧各站立一位保安人员，穿着灰蓝色的制服，手持长步枪在站岗，相当威风。进入校门后的感觉是校园内花草树木多，绿色的草坪很漂亮，校园很宽阔、幽静，点缀着一些别致的别墅式的小洋房，给人一种非常优美、舒畅的感觉。

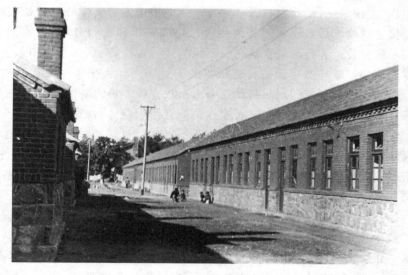

★1953年修建的教工宿舍，现都已拆除改建为宿舍楼

我首先到办公楼教务处报到,交了 30 元学费,就到西村景蓝斋女生宿舍报到。可能是我来得较晚,被安排住在朝北的房间,晚上蚊子很多,我根本无法入睡。我在福州时听说山东没有蚊子,因此没有带蚊帐来,不知如何解决。过了几天,当时六年级的宋世诚老大姐得知此情况后,马上借给我一床蚊帐并亲自帮我挂上,帮我解决了大问题。医学院高年级的女生都住在景蓝斋女生宿舍,当时已经五年级的福建老大姐林与莲、关希吉等经常在生活上、学习上给我很大的帮助与启迪,因此我虽然第一次远离家乡,但并不觉得很孤单。

当时有两个餐厅,校本部的大餐厅及附院的医学院餐厅,大餐厅的伙食费每月 6 元,医学院餐厅伙食费每月 12 元。我选择大餐厅,主食多为玉米面发糕、小米粥等,副食多为炒各种青菜配少量肉类等。早餐常有煮鸡蛋,每个 5 分钱,还有各种咸菜等。我来山东半年后,体重、身高都明显增加。我特地到照相馆拍了一张照片寄回家,我大姐来信说"还是山东的饭菜养人"。

我们 1951 级医疗系本科班共有 80 多名同学,是齐鲁大学医学院学生数最多的一届,也是最后一届。学生来自全国各地,徐晶莹当班长,还有学习、生活、文娱、体育委员等组成班委会,在全班同学的生活、学习、纪律等方面,班委会发挥了很好的作用。

第一学期上解剖课是在西村一间大平房内,张季兰老师集主讲与示教于一身。张老师讲课很生动,常常用一些通俗的比喻说明解剖学的位置。例如,讲到输卵管与卵巢的关系时,他展开双臂向上举,说:"好比这样两手各抱一个大西瓜在肩上,西瓜的位置就是相当于卵巢的位置,双臂相当于输卵管的位置,双手相当于双侧输卵管伞端。"这种比喻让学生听课时很轻松又易记忆。大课后,学生每 6~8 人分为一组,围在一个解剖台边,每个解剖台上都摆放一具成年人尸体供学生自己动手解剖。每组推一组长,张老师先对各组组长重点示教,然后组长再回各自小组,带领本组同学进行解剖操作,张老师再巡回各组指导。当时解剖学老师只有张老师一人,没有助教。大家都知道解剖学是医学重要的基础课,因此学习都很努力、主动。

那时,教学楼只有两座,即化学楼和物理楼,物理就在物理楼上课。教我们物理的老师是一位山东人,讲课是用地道的山东地方口音,我们刚从南方来的同学几乎一句都听不懂,课后只能自己看书,勉强应付期末考试。化学和其他普通课都在化学楼 323 和 333 教室上课。英语是刘兰华老师主讲,生物是张致中老师,化学是王明德老师主讲。体育课在北操场,是苗中元老师指导我们投球、发球、跳高、跳远及跑步等。课外活动是由本班文娱委员安排、带领大家活动,我们经常在办公楼前的草坪上跳集体舞、合唱一些革命歌曲等,常还有口琴、二胡等乐器伴奏。那时的学生生活是多么单纯、和谐、愉快。

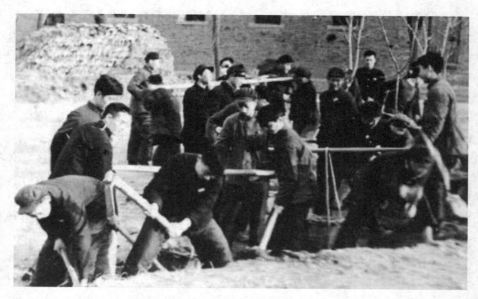

★1954年，教职员工参加学校建设

　　1952年全国院系调整，齐鲁大学和山东医学院合并，取名"山东医学院"，院址仍是原齐鲁大学医学院的地址。合并后我们这个班被编为山东医学院医疗系1951级丙班，原山东医学院的有甲班和乙班两个班。到了三年级，这三个班又根据组织需要分为内、外、妇、儿四个班，我被分到外科班。1956年毕业服从全国统一分配到病理教研室任教，直到2003年5月退休，同时又接受齐鲁医院返聘到病理科工作。

（医学院1951级校友　王美清）

◎医生的艰难晋升路

> 经过入学、求学期间的大浪淘沙后，竞争却远未结束，更严苛的训练是在工作之后。并不是每一位住院医生都有机会升任主治医生，要根据其四年期间的成绩而定。医道从德，术业从精，由此已可见一斑。

林超明家住福建福州市，1948年，齐鲁大学医学院由济南迁到福州，并在当地招收医本科一年级新生，遂报考。1949年，医学院返济。当时由于外部大环境不好，人事浮动，师资缺乏，为了保证教学质量，校方特聘请院外专家到院开课，例如北京协和医学院细菌学谢少文教授、南京精神病院院长王教授、军医大放射科刘国湘教授（齐大毕业）。为此大家都学习很起劲，晚间都自觉到图书馆念书。当时图书馆设在新兴楼楼下一层，只有三间房间，座位不多，晚去的只好向隅。我常见各科室主治医生如杨锡范、沈元津、张振湘、曹献廷、王洁民、孙鸿泉、高学勤等来到图书馆找资料，由于晚到，就站在书架旁，边找边看。这种师生一起学习，努力求知，就是齐医的学术风气。1952年林超明毕业，1953年初分配工作，林超明被分配到齐大附属医院任第一年内科住院医生。当时的院规，医生要做完四年住院医生的训练，才能升任主治医生，而且并非每一位住院医生都有机会升任主治医生，要根据其四年期间的成绩而定，竞争性很大，所以各住院医生都努力念书，力求进步。内科病房分为二南、三南两个病区，每一个病区由一位主治或两位主治医生负责。早上查房，由主治医生率领住院医生两到三位，及若干实习医生（有时还有见习医生）和护士到各病床旁，先由实习医生报告新入院病人的病历，然后由住院医生加以补充，最后由主治医生重点询问和检查病人，并做总结发言，提出还需要做哪些化验和检查，诊断方面要朝哪方面去考虑，以及当前的治疗原则。在讨论中，主治医生常常提问一些问题，考问下级医生（包括实习医生及住院医生），有些问题很难，弄得被问者面红耳赤，这只是小意思而已。如果遇到主治医生心情不顺,加上病史采录或查体遗漏阳性发现,难免要被主治医生当着病人的面训斥一番,甚至摔病历,责令重写。

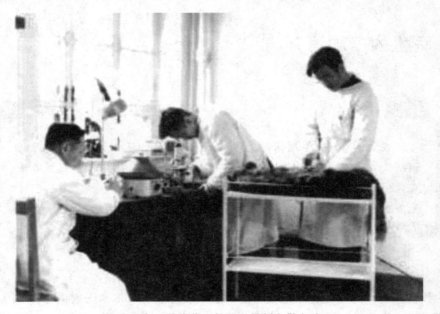

★山东医学院药理教研室教师在做实验

林超明实习时,曾遇到主任查房,因不满另一位实习医生的病史采录,竟将病历从窗户丢到外面去。对于已经住院治疗的病人,出现新的情况应如何处理,以及药物药理等结合临床,都要系统地深入讨论。所以早上查房两个半小时过程,大家都心情紧张,对责难的老师,虽然心里害怕,但仍然有人喜欢跟他查房,因为可以学到不少的临床经验,虽然挨骂也心甘情愿!查完病房,留下一位住院医生值守,其他的由主治医生带领去支援门诊看病人。

下午,由一至两位住院医生带领实习医生在门诊部(那时门诊只上午半天)做各种治疗和检查:抽胸水,放腹水,静脉注射或滴注,骨髓穿刺,腰椎穿刺,直肠镜检查,导尿等等。

晚饭后再由住院医生或住院总医生带领实习医生巡视病重的病人,间或提问,并讨论新发现的问题。此外,每星期六下午举行临床疑难、死亡病例讨论会。每月举行一次临床与病例联合讨论会,病例是由病房的主治医生负责挑选,交由住院医生整理,若时间允许,则油印若干份贴在各病房及门诊,各级医生预先找资料,准备发言。到开会时,主治医生多鼓励年轻的医生发言,给予锻炼的机会,最后由主治医生总结,指出本例在检查、诊断、治疗上存在的问题,亦即总结经验、教训,以防错误再次发生。

为了充实学问，提高业务，从主治医生到住院、实习医生都自觉、主动地努力学习，所以进到内科经四年的住院医生训练，都能成为独当一面的主治医生。学术的风气是很浓厚的。当然这种制度也存在着缺点，例如培养的人员太少，远不能满足社会上的需要。

20世纪70年代末，林超明赴美，报考医生执照，基础考试轻松考过，正归功于齐医的严格教学。

◎为去农村,"缸渡易水河"

　　齐鲁大学坐落在济南南城墙外的千佛山下,方圆约十里,南倚千佛山,向北可远眺趵突泉和大明湖的景色。校园内花树繁茂,郁郁葱葱,散落着五座青灰色三层的大屋顶的教学楼和办公楼。校园中央有一座青石到顶的古典哥特式大教堂——康穆堂。在西南方向则有十几处四周带小花园的西式小洋房,都是英、美和加拿大传教士和教授们住的地方。离西北角上有两个二层楼的女生宿舍,分别叫景蓝斋和美德楼。我们男生宿舍一排四行地并列在东边。校门在正北边,是一个古朴的牌坊式建筑,上有黑底金字——"齐鲁大学"。

　　春夏之交,校园内松柏墨绿,绿草茵茵,丁香和桃花分别用紫红两色点缀在碧绿丛中,构成了一幅幅绝妙的水彩画。

　　校园的南边有大片的空地,齐大农专在那里种麦田,还有养牛场,这些都在图书楼的南面了。那时学校四周也没有什么围墙,只有一道壕沟,还有几个钢筋水泥修的圆形碉堡。杂草丛生,弹痕累累,能使人回想起当初解放济南时震耳的枪炮声。

　　我将近四年(1948～1951)的大学生活,都是在齐大度过的。齐大使我不仅学到了知识,而且还增加了能力,懂得了应当如何去为国家和民族的前途去奋斗。这一切都给我留下了终生难忘的印象。

■ 砸掉"男生止步"的牌子

　　1949年快放暑假的时候,齐鲁大学剧团为了开展活动,排练话剧。我到处去挑选演员,因此,便要经常到女生宿舍——景蓝斋去找女同学。可每次到了景蓝斋门口,首先看到的是门口上面横挂着的"男生止步"的木牌子,叫人看了打心眼里就别扭。一天我约好经济系的张盛岑同学,商定要到景蓝斋去砸牌子。于是,便找来了一个梯子和一把斧子,我爬上去要把那块不合时令的牌子砸掉。这时,不但引来了十几个看热闹的各系同学,而且还把教务处的老师和美国的牧师赖尔老师也请了来。赖尔牧师经常身穿中国长袍,碧蓝的眼睛,透过一副金边眼镜,可以窥视到他深邃的目光。他热爱中国文化,性情温和,乐意和同学们交谈。我在砸牌子时,围观师生便七嘴八舌议论开来。有的说早就该摘掉,有的说这是校规,学生不能擅自动手。这时忽听得赖尔老师大声说道:"It is a law!"意思就是说这是学校的校规,不能随便更改。可我已经把木牌摘下,递给了张盛岑同学。于是我笑着但是又很坚定地用英语向赖尔老师说:"It should be broken!"我的回答立即引起了同学们的一片掌声。

过了几天,几位碰到我的同学都说:"密斯特韩,这件事情干得好!"当时我想:现在都解放了,还搞什么男女授受不亲啊!

▍我的几位老师

1949 年初,齐鲁大学由杨德斋博士接任校长,他是美国的化学博士,为人宽厚,是一位热爱祖国的知识分子。1939 年我在济南正谊中学读初中时,他教我班的英语课。当时日本人曾以高官厚禄引诱他"出山"为日伪干事,但都被严词拒绝,他宁愿当一名清贫的"教书匠",也不为五斗米折腰。在齐鲁的校园中,我不时地遇到杨校长,还经常和他谈起中学时的那些往事,说到杨老师还因为我背不上单词用教鞭敲我的脑袋时,他总是哈哈大笑,十分的开心。

在 1952 年全国院系调整之后,王大彤老师被聘任为齐鲁大学教务长。王老师是我在正谊中学的语文老师兼班主任。那虽然是在日伪时期,他给我们上课讲鲁迅先生的著作时,就明确地给学生灌输爱国、革命的思想。大概在 1946 年他便跑到解放区去了。1957 年,我在空军工作时,趁回济探亲的机会,还去看望王老师,师生叙旧,倍感亲切。

1984 年,我有机会返济去和历史系的老校友相聚时,才听说杨校长和王大彤老师都在"文化大革命"中被迫害。当时,真是让我伤心极了。

英语老师,Miss Maclion(麦克琳),是一位美籍传教士,50 多岁了,还没有结婚,所以我们都管她叫 Miss Maclion。她白颈大眼,满头银发,额头上已经刻上了几条浅浅的横纹,戴着一副小花镜。她经常身穿浅蓝色的中国旗袍,对人和蔼可亲。她平时就爱和学生交往,还说得一口流利的中国话。家住在西北角那面的一个带小花园的小洋房里,我和同学们经常到她家做客,到她家时,她总是招待我们一些自制的小甜点。夏秋之交,她那个小花园里种着一些西红柿、草莓等,成熟时那些东西味道十分诱人,我和同学便在园中采摘着随便吃。麦克琳老师在家中的窗内隔着玻璃看见时,总是笑容可掬地向我们招手示意:随便吃吧。

在英语课堂上,麦克琳教学却非常认真。遇到同学发音不准,她总是不厌其烦地纠正。有一次为了让我准确地区分"th""ts""ds"等词尾,如何才能有区别地说准确,她站在我的身旁,看着我的口形,足足教了我十来分钟。

1950年年底,抗美援朝进入高潮。外籍教师全部回国,不少同学也随他(她)们到美、英、加等国去了。可能麦克琳老师看我天资聪明吧,几次表示乐意带我赴美深造(那时好像出国比较容易)。由于我立志救国兴邦,也就婉言谢绝了她的好意。

▌去农村社会实践

1950年,学校便进入一个党小组,组长叫徐杰,还带来了穿一身土黄色老八路衣服的文艺教授——作家陶钝。这和进出校园的几位西服革履、口讲英文的洋教授形成强烈的对比,使人感到时代正在大变迁之中。

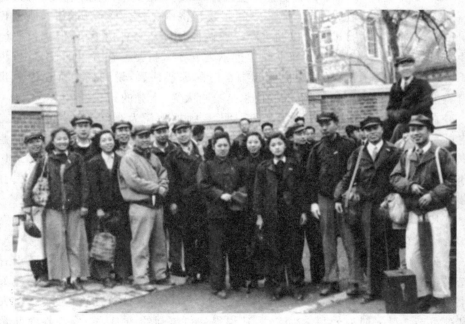

★参与乡村计划的齐大师生

校党组一入校便积极地引导同学们多多参加实践活动。1950年的夏天，我自愿报名参加了"山东省农业调查队"，该队的主要任务是向中央提供第一个五年计划的实际资料。调查队由齐大、青岛的农专、南京金陵大学的60多名师生组成，经培训后，分成若干小组奔赴山东主要县、镇去调查汇集材料。

那时，条件相当艰苦。广大的农村既无公路和汽车，也没有电灯、电话。我等一行7人被分配到胶东一带，下了火车，一般靠步行，还得背行李，条件好的地方能坐上一辆大胶皮车。我组中还有一名青岛农专的牟云官教授以及南京金陵大学的5名同学，奔赴胶县——即墨——莱阳——掖县——黄县一带。由于我们是由省城下来的，所以各县领导总是对我们热情地支持和照顾。

一天，我们走到莱阳，半路上突遇暴雨，易水河河水猛涨，迎面挡住了我们的去路。于是大胶皮的马拉车只好回村，而在天黑之前我们必须过河继续往县城赶路。于是大家便想办法从老乡家里借了一口大缸，搬到河边，把3个女生一个个地放到大缸中，然后推入水中，慢慢推着横渡易水河。我和刘国桢同学水性好，便将衣服和文件等也放到缸中，让女同学坐好，往前推移。最困难和危险的一段是到了10多米远的河中间，水深没人，河水湍急，我们推缸的双手把紧缸边，口喊"一二一"，用蛙泳的姿势双腿猛蹬。运了一个过去，再把空缸推回来运第二个、第三个。最后游回来一趟，把大缸还了老乡，才整理行装，继续往莱阳县城去了。一段"缸渡易水河"的故事，当时被传为佳话。

从莱阳到了掖县，王县长一看介绍信，忙把我们看作"钦差大臣"一般。那时，大学生为数很少，故而王县长把我等待若上宾，把他的办公室临时腾给我们用，把县里当时唯一的一盏吊汽灯也给了我们用，还吩咐下去，让我们吃馒头（平时县长等人都是吃窝头），中午额外加一盘炒鸡蛋。每次我下去调查，都有干部和农业劳模陪着。掖县真是个山清水秀的好地方，县城中林立着十几个用汉白玉雕成的"忠义""贞节"大牌坊，造型多变，构成一道古色古香的风景线。那些小山头上草木丰盛，野花遍地，各种色彩艳丽的大蝴蝶满山飞舞，其中不少山头，都是自下而上的一圈圈的葡萄架一直种到山顶，远处望去，好像一个翻过来放着的螺丝钉似的。农民们指着地里的庄稼给我们介绍，那一种叫"八大叶"（高粱），这一种叫"牛心锤"，质量如何，病虫害怎样。

暑假的2个月中，我组走了五六个县，确实也吃了不少苦。但这却让我们看到了中国的农村，接触到了那些朴实勤劳的农民，还增长了很多的农业知识，可以说收获颇丰吧。

1950年寒假，学校又号召同学们志愿报名参加山东省的土地改革运动。当时，文、理、医三个学院报名参加的有五六十个人。经过几天的学习培训、学习政策之后，我和药学系的马秀莲同学被分配到淄博专区土改组。这个组地点设在淄川西边的夏家庄里,组长是一个40多岁的矿工叫张振德,还有两个背着"三八大盖"的青年民兵。因为当时治安不稳,不时发生敌特杀害干部的事情,所以不管我们走到哪里,两个民兵总是保护着我们。那是一个寒冷的严冬,但是,环绕着夏家庄的那条小河,却不停地流淌着清粼粼的泉水,白天冒着雾状的水汽,河中心不时地能看到翠绿的摇动着的水草,似乎预示着春天即将到来。

土改运动在我们片上迅速展开,宣传政策,调查情况,发动群众,组织群众,忙得日夜兼程。经常是忙到半夜,才踏上厚厚的积雪,回到住所——一家地主的老宅子里。

我和组长住的那间老屋一面正好邻街;那晚刚要休息,民兵小李子突然从院子里找来几块旧砖,爬到炕头,用几块砖块把一个小窗口堵得死死的,还告诉我们,如不堵死,半夜里敌特扔一个手榴弹进来,咱可就完了。小李子是唯恐有人把我杀了。马秀莲是女同学,我也主动地处处关照她,返校之后,我们自然成了好朋友。我们自学校分别,直到2005年齐大校友在济聚会时,才又一次相见了,这已经是事隔50多年了。

那是一生中第一次在农村和农民一起过的一个春节。这次的经历和磨炼,使我获得了许多东西,这些东西都是书本上学不到的,在我脑海里留下了许多难忘的记忆。

抗美援朝,投笔从戎

1951年的夏天,朝鲜战争正打得激烈,装备处于劣势的中国人民志愿军,硬是凭借着一种革命的精神力量顶住了美军的进攻。作家魏巍的一篇战地报道——《谁是最可爱的人》,被广为传诵,激荡着年轻人的爱国热情。

6月的一天,魏巍同志来齐鲁大学做报告,地点就在物理楼对面的那个小礼堂里。当同学们聆听了他在朝鲜战场上的见闻之后,顿时,校园里掀起了一股报名参军、抗美援朝的热潮。有100多位同学主动积极地报了名。经学校党组审查,结果只批准了9位同学入伍,"三三制",陆军3人,海军3名,到空军的也是3名。我是到空军航校的一个。

又经过严格的体检,市政府的宴请欢送,我们9人在7月初的一天,个个身披大红花,锣鼓喧天,被全校师生簇拥着一直到了车站。那一刻我感到无比的光荣和自豪。别了我的父母家人,别了我的同学和齐大母校,结束了我在齐大四年的大学生活,开始到军队中接受新的磨炼,开始了我人生新的征程。

(韩铨师)

◎忆母校,思恩师

1951 年,医学院校友杨庆余考入齐鲁大学。1956 年 9 月,服从国家统一分配到西安市西北医学院第一附属医院外科做医教研工作,1983 年,调至第二附属医院筹建神经外科,1993 年退休返聘至今。逝者如斯,如今每次回到母校,杨庆余都会情难自禁。

人常说,济南泉水多,又名"泉城",但还有别具一格的一个独特景点,那就是齐鲁大学美丽的校院。

齐大校园占地 400 亩,校内楼寓造型各不相同,有中式亭台楼阁,又有欧式别墅的西式楼房,还有用石块建造的古罗马式的康穆堂,也是我们的图书馆,十分壮观。冬天,在地下室用炉火供暖,自然成了同学们晚自习的好去处。校园里花木丛生,大道及人行小道均以植物命名,如槐荫路、杏林路、长柏路、柳荫路、青杨路,每当酷暑夏天,行走在这些路上,都会感到清爽。校外杂音喧嚣,而校内却是鸟语花香。我非常庆幸能在这个清净典雅的校园里度过那些美好时光。

▍想说几次难忘的聚会

那时学校每学年举行运动会算一次大的聚会。运动会时全校停课,师生聚合在运动大操场周边,会场高音喇叭报道比赛成绩,我们班(外科专业)的比赛成绩总是令人激动心欢,因为 100 米、200 米短跑赛华东区冠军裘明德同学,400米中长跑省冠军俞新仁同学都在我们班,省女子游泳代表李青云、吴壁城也在我们班,还有足球队是当时高校足球赛的佼佼者。做好一位外科专业医生,必须有好身体,才能负重而道远。

然后是告别晚会。1956 年我们毕业了,怀着依依不舍的心情,向母校做告别感恩。同学们自编自演节目,诗歌、朗诵、小品剧、相声,最突出的是黄河大合唱,独唱、齐唱、合唱,指挥俞敦仁,钢琴伴奏陈鹤生同学(在济南举办了个人钢琴演出)。时至今日,每当听到黄河大合唱的歌声时,就会联想到告别演出时的情景。

我们曾在毕业后 40 年、50 年、60 年集体回校聚会,忆旧怀新感恩母校。2014 年 9 月 19 日是我们毕业 60 周年回校聚会日,济南同学林毓琴、王美清、吴思恩为我们安排了别样的午餐,地点是我们吃饭的大食堂,又重新建起的带有电梯的三层大楼,各层餐饮类型不同,均可自选进餐,便捷又人性化。我们在三层厅内留出了一角,同学们就坐在六张桌上,品尝鲁菜美味佳肴,边吃边聊天,还可以看到同学们就餐的全过程,取餐盘筷子、主食、炒菜、汤饮、记账,像流水般快捷,入座就餐。饭菜花样今非昔比,我们当年是八人一方桌,主食窝窝头,小盆炒菜油很少,说实话有时吃不饱,只好等下顿了。对比下深深为今天同学们的幸福学习生活而高兴,也深为母校的发展壮大而自豪。

2016 年,18 位 83 岁的同学第四次返校,备受关注。这次参观《校史展览》见到给我们上课老师的遗照,他们是尤家骏、李钻文、孙汇泉、赵常林、张季兰、孙鸿泉、杨锡范、曹献廷等诸多教授,联想他们讲课的情景,情不自禁热泪盈眶。

记得尤家骏老师讲麻风病时,语气庄重地说,"麻风病不可怕",这在当时,很多医务人员都是做不到的。但在他上门诊或带领我们实习时,我亲眼看到老师把麻风病人抱在怀里,亲切地握手,许多麻风病人都叫他爷爷,此景此情深深感动了我。还有一次课间休息时,一位同学摘下口罩问尤老师:我口周边皮肤流黄水,起痂,总好不了。老师看了一下说,不洗脸,一星期就好。又说:记住不管什么皮肤病,不要水洗,否则越洗越糟。这位同学按老师要求没洗脸,一星期后果然好了。在我以后从医的过程中,每遇到皮肤有问题的病人,我的第一句话也是,不要水洗,再建议皮肤科会诊。老师对病人的爱,在我心中生根发芽。

当年我们在新兴小礼堂上耳鼻喉课,下课休息时,科秘书请孙鸿泉老师安排手术顺序。我抢看了单上的手术名称是"内耳开窗",又听到老师说:周三去天津,周五去成都,其余时间安排我的病人。课堂上又听他做喉癌根治术、耳源性小脑脓肿、脑颞脓肿摘除术均取得好的效果。孙老师是国内人工喉的奠基人,这种勇创精神、精益求精的高超技艺,是我的楷模。

生物化学课老师是李钻文教授,他对同学要求十分不同,65 分才算考试及格。我们班上林毓琴同学是他的接班人,也是学校用英语上课的教师,退休住在校区。学好理论,方能指导实践。李老师 65 分的要求是众所周知的。

张季兰教授是我们上人体解剖学的老师。上课地方是今天办公的小礼堂。张老师上课会带四色粉笔(红、蓝、黄、白)。一次上人体下肢解剖学时,他先用白色粉笔画出了下肢的骨骼,然后用红色粉笔画出肌肉和动脉血管,再用蓝色画静脉血管,用黄色画出神经,接着将黄色涂抹在下肢全部代表皮下脂肪,最后用白色粉笔涂在下肢外面代表皮肤,整个下肢形象完成了。每当我复习解剖学时,就像看小人书一样,回想画面的内容,没有感到死记硬背难受的感觉,同时也增加了我学画的兴趣。在许多手术的记录上,我都会把术中所见按解剖比例绘出图来。

那次聚会,还有两件事让我惊喜:一是在医学文件柜里看到我父亲1927年4月在《中华医学杂志》刊登的论文《中国五年来之脊髓麻醉法》,父亲早年也是齐鲁大学的学生,毕业于上海圣约翰大学。还有一件事是1951级通讯,共出版31期,由同学骆树民主编,汇集了每次聚会情景照片、诗歌、回忆录等。我将这31期通讯分装成上、中、下三册,是我永读不倦的读物。

(医学院 1951 级校友　杨庆余)

◎ "文化大革命"中的山东医学院

1966 年 6 月至 1976 年 10 月的"文化大革命"给国家和人民造成中华人民共和国成立以来最严重的挫折和损失。山东医学院在这十年中同样遭到了灾难性破坏,对学校的发展造成了不可估量的损失。

▌派别林立,群众组织掌权

1966 年 6 月 2 日,中央人民广播电台广播了北京大学聂元梓等人的大字报,这张大字报成了全国高校乃至全国动乱的种子。6 月 5 日,在山东医学院校园内贴出了第一张大字报,在一两天内大字报猛增,正常的教学秩序被打乱。

6 月 27 日,高教部发出通知,暂停 1966、1967 年的研究生招生;28 日,高教部又发出通知,提出高等学校 1966 年一律不放暑假,留校开展"文化大革命",山东医学院开始出现不同观点的大字报和不同观点的辩论。8 月 8 日,晚中央人民广播电台广播了"中共中央关于无产阶级文化大革命的决定"(即"16 条")。8 月 9 日晚,山东医学院召开了全院大会庆祝"16 条"的公开发表,并举行游行。山东医学院各派群众组织纷纷成立,派别林立,互相争斗。1967 年 3 月 4 日,成立了"山东医学院革命委员会"。

1968 年 10 月 12 日,山东医学院开始"清理阶级队伍"。据不完全统计,"文化大革命"期间全院有 400 余人受到批斗,很多人遭到毒打和折磨,有的甚至被迫害致死。

▌到农村办学,停止招生

1967 年 2 月,山东省革命委员会响应党中央、国务院的号召,采取下文件、发社论、召开会议等措施,要求停止串联,一律返回本校复课闹革命。由此,学生相继返校,但因又搞所谓"反逆流",复课闹革命一直没能落实,直到 1967 年 7 月 6 日山东医学院才召开了"复课闹革命誓师大会"。1967 年 11 月 3 日,山东医学院和全国其他学校一样开始了"教育革命"。

山东医学院革命委员会对"教育革命"闻风而动,于 1967 年 11 月 3 日成立了一支"六·二六教育革命探索队",到山东省兖州县农村办学。1967 年 11 月 20 日,山东医学院成立了"六·二六公社",根据 1967 年 11 月 3 日制定的《山东医学院六·二六公社方案(草案)》称:"她是一个教学与医疗、医疗与预防、防治与科研、医与护、中医与西医相结合的统一体的新型医疗卫生教育体制。"1968 年 9 月 9 日,工人毛泽东思想宣传队进驻山东医学院,占领上层建筑,领导学校的斗、批、改。12 月 1 日,将全院师生员工除后方留守人员外,全部编成营、连、排,下楼出院,徒步到兖州、邹县农村办学,当时把在校的三个年级编成三个营,教师、干部、工人、医护人员分编到各营,并设立了直属连,即"六·二六教育革命探索队"。此外,还成立了一个"五七干校"。经半年余,实在难于维持,于1969 年 7 月返回济南校园。

在 1966~1970 年的五年间,学校停止了招生,1967 年分配了 1961 级毕业生,1968 年分配了 1962 级毕业生,1970 年分配了 1963、1964、1965 三个年级的学生,至此,山东医学院没有在校生。

▌两校合并农村,恢复招生

1970 年 7 月,山东省革命委员会核心领导小组决定对全省高等学校进行撤并搬迁,当时的原则是贯彻"五七"指示,"面向农村、面向工矿、面向工农""实行开门办学""从战争和社会主义革命、社会主义建设的实际需要出发,适当调整合并,缩小规模,分散到厂矿或农村办学"。在这个原则指导下,决定山东中医学院与山东医学院合并,组建新的山东医学院,并搬迁到泰安地区新泰县楼德镇办学,校址设在原泰安农校。两校仓促合并后于 9 月 28 日至 10 月 17 日分三批先后到达楼德镇,在济南的山东医学院成立留守处,附属医院仍留在济南。当时山东医学院下设四个大队,一大队在枣庄市,二大队在曲阜县,三大队在新汶县,四大队与院本部在楼德镇。

1970 年 11 月 20 日恢复招生,根据新的招生原则,采取"自愿报名,群众推荐,领导批准,学校复审"的办法,废除了入学统考。1971 年共招生 1069 名,3 月 10 日前后分别在枣庄、曲阜、新汶、楼德四个大队报到。新生按军事编制,大队下设连、排、班。经过入学教育后,5 月 10 日正式上课,除医疗专业外,还有中医专业连、药学专业连。3月27日,山东省革委政治部将原山东中医学院附属医院改名为"山东医学院附属中医院"。

农村办学不久,在教学中遇到了一系列问题,1972年3月1日,山东医学院向山东省革委政治部核心组做了汇报,提出的主要问题有:招生数额过大,在农村分散,点多线长,摊子大,条件差,人力物力分散,基建跟不上,基础课脱离实验,临床课脱离医院,加以学员文化程度不齐,给教学带来困难,难以保证质量。同时提出了"收缩战线,保证重点,搞好教学科研工作,充分改造和利用济南现有教学基地,上下结合,互相补充,平战结合"的建议。

山东省革命委员会政治部核心小组原则批准了以下几个问题:在坚持立足农村,开门办学的前提下,克服暂时困难,同意收缩战线,相对集中,基础课恢复教研组;上下结合、城乡结合,济南原有的教学基地可以改造利用;成立药学系、中医系,定点在济南,基本建设重点放在楼德。根据这些意见,山东医学院调整压缩了1972年的招生数量,实际招生400人,全部集中在楼德。1972年11月3日,撤销4个大队,恢复教学建制,设药学系、中医系、基础部、临床部和进修部。

1973年下学期,在教学困难重重,无法维持的情况下,山东医学院党的核心小组决定把主要力量撤回济南,中医系、药学系迁回济南上课。

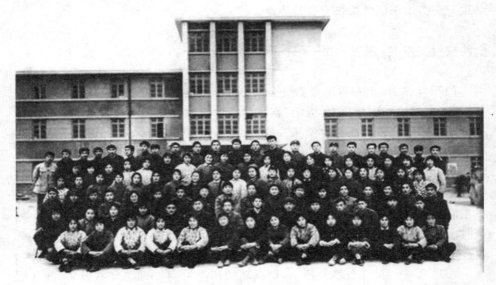

★1977年12月12日,山东医学院楼德分院1974级毕业留念

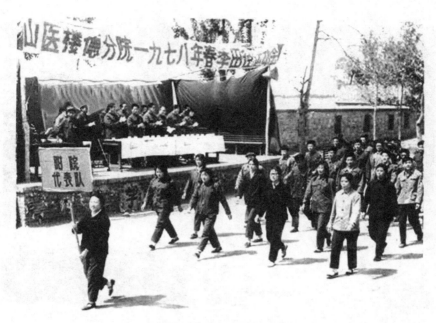

★1978年,楼德分院举行春季田径运动会

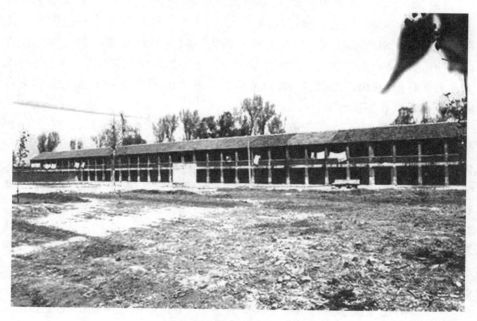

★山东医学院楼德分院遗址

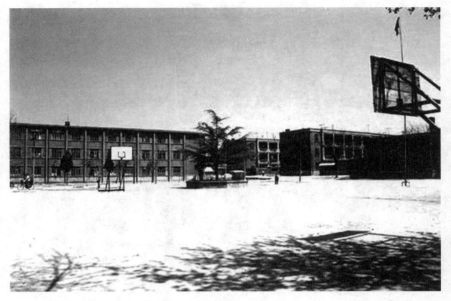

★山东医学院楼德分院遗址

　　1974年学校迁回济南后，本应稳定教学秩序，狠抓教学质量，但又随之而来了"批林批孔"运动，加之在教育战线又出现了"朝农经验"（辽宁省朝阳农学院在农村分散办学的经验）和"白卷英雄张铁生"事件，对初步整顿的教学秩序进行了冲击。"反回潮""反潮流"的错误思想泛滥，各地纷纷树立"双潮流"的典型，《大众日报》对山东医学院1975届学生孙玉兰申请毕业后不拿工资回家当赤脚医生予以典型报导。

　　山东医学院在1975年招收"社来社去"100人，包括泰安地区50名，德州地区50名。1976年在"反击右倾翻案风"的形势下，在开教育革命大辩论中充分肯定了"三来三去"即"社来社去，厂来厂去，哪来哪去"的制度。实验较多的医学基础课在校内上，实践性较强的医学专业课到农村基层上，结合医学基础课和临床课的教学，组织学生回所在社队或农村卫生、合作医疗工作开展好的县、公社、大队进行实践。临床实习课在济南教学医院进行。如1976年9月医学专业曾安排在长清县医院、齐河县医院、历城县市立三院和莘县董杜庄大队四个教学点；药学专业安排在泰安、历城县、淄博等地进行教学。但到这些学生毕业时，教育战线拨乱反正，对他们进行了毕业分配。

　　1975年，山东医学院与山东中医学院分开，山东中医学院回原校址。在校的中医专业1973、1974、1975年级共350名工农兵学员到中医学院学习，同时山东医学院撤销中医学专业。

▌在困难条件下办学

"文化大革命"中山东医学院干部、教师被批斗，教学科研备遭破坏，但在困难条件下，广大干部、教师、工人冒风险、顶压力，克服重重困难，做了大量工作。

1970年10月，山东中医学院与山东医学院仓促合并搬迁到新泰县楼德镇后，尽管条件很差，不具备办学条件，但广大教职员工亲自动手修缮房屋，填坑修路，校社挂钩参加劳动，进行紧张的劳动建校。

为了保证培养的学生尽可能地多学一点知识，教师们不顾所谓"穿新鞋走老路"的压力，给学生补习文化课和基础知识，并在当时的特殊情况下，为了保证学员尽可能多地掌握一点为人民服务的本领，重点抓了教材建设，如在1972年编写了物理、化学、数学文化补习教材。据1973年3月份基础部的统计，当时编写教材19种，修订教材16种。

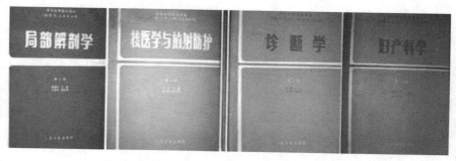

★1977年，山东医学院教师主编的第二版卫生部规划教材

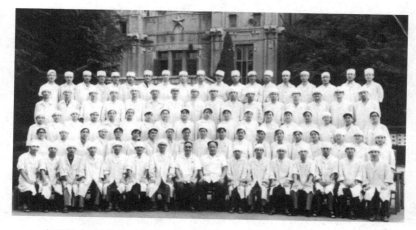

★1982年7月27日，山东医学院1977级省人民医院实习队留念

在全校师生员工的共同努力下,1971～1976 年共招收了 6 届学生,这些学生经过三年的学习打下了一定的基础,经过以后在工作实践中的锻炼提高,有不少同学取得了好成绩。

在"文化大革命"中,科研工作存在一系列困难,正如 1972 年 5 月 4 日学校在给卫生部军管会的《科研工作简要汇报》中反映的,在思想上有三怕(怕说搞科研是业务挂帅,怕认为是追求名利,怕摆弄贵重仪器说是不革命),在工作上经费得不到解决,科技情报闭塞。虽然情况如此,但在广大教师的努力下,还是开展了一些研究,如 1974 年共有 55 个课题,其中国家和省级项目 30 项,自选课题 25 项。

（资料来源:《山东医科大学史志》）

◎忆艰难环境中的老师们

　　1946年，束怀符考入齐鲁大学医学院，在齐大读了六年，第七年被分配到山东省立医院实习。六年时间里，老师们的为人处世、工作作风、治学态度等，使他终生难忘。毕业后束怀符留校做教学工作，得以与老师们更为密切地接触，继续受教育。本文为束怀符的回忆。

▌"立足本职，放眼人民大众"

　　过去由于齐鲁医院业务水平较高，在社会上的名声及影响很大。我考取齐大就是想做一名内科医师，"治病救人""手到病除""光宗耀祖"。中华人民共和国成立后，我虽然随学校多次参加过农村卫生工作，进行过卫生宣教、预防注射等，但内心一直瞧不起公共卫生医师，认为他们像"万金油"一样，哪里也可以抹，但不解决根本问题，认为他们知识浅薄。直到有一次高学勤教授上内科课时说："临床医师在病人面前往往是无能为力的，来到医院的病人我们能治好的不过30％；另外30％左右是病人自己好的，我们给他药，仅是缓解症状，促进他们自己恢复；另有很多病人我们治不好，转成慢性病或最终死亡。这部分病人中有大部分是可以预防的，要解决疾病问题应该大力开展预防工作"，"圣人不治已病治未病"。

　　有一天，我去请教公共卫生教授张崇德。他表示欢迎我做卫生工作，但是要求我必须具备"铜头、铁嘴、橡皮肚子、飞毛腿"四个条件。即要时时刻刻利用一切机会进行卫生宣传，必要时会上会下，校内校外、挨家挨户做工作，不能怕碰钉子。卫生预防工作不是治病，不能立竿见影，有时短期不能见效，要经得起抱怨、讥讽甚至上级否定或不支持，不能生气，不能泄气。一旦发生急性传染病、食物中毒、急性工业中毒时，必须第一个到达现场开展工作。现在就要注意再学些卫生、流行病方面的知识。我听后犹豫不决,苦苦学了七年不够还要再学,受苦受累天天在下边跑,还让同学们瞧不起我,但是放弃又不情愿。

1951年春,我随孙桂毓教授见习眼科门诊,一天来了一位抱着小孩的农村妇女。孙教授热情、温和地请妇女坐下,打开包一看,大惊,孩子骨瘦如柴,双目混浊、凹陷。教授立即变脸,大发雷霆:"孩子眼瞎了你知道不知道?今后孩子怎么活?你早干吗啦?为什么不早来看?"那妇女说:"家里忙,她是个女孩就一直放在炕上没管她。"教授气愤地说:"女孩也是人!女孩也要生活!"

妇女走后,教授半天都在自言自语地说:"怎么办呢?对这类的事情谁来帮他们?怎么帮?"这件事深深地教育了我。医务人员坐在医院里怎么能做到"立足本职,放眼人民大众"呢?当个公共卫生医师,是为人民利益而工作,何必计较名誉、地位及别人的不理解。因此,我下定决心干卫生预防事业不回头。

▍以身作则,培养职业医德

生化课李缵文教授对我们要求最严。他常说做医生要功底扎实,基础课学好了对临床课才能理解深透。那时生化课除了每两周有小测试外,一学年还要考四次,平均分作为总成绩。第一学期开始我对他讲话听不懂,全靠记忆,当时学习困难,第一次考试得了63.7分,那时65分才算及格,发回试卷后发现他对每一题、每一点小错误都仔细改过,最后批语是"粗心!逻辑思维混乱!"他说:"做医生,不比做其他事业,一点马虎不得。"他说:"答试卷如同写病历,第一要业务精,第二要分清主次,符合逻辑思维。第三要重点写清楚,写仔细,无关紧要的从简,病历是病人住院或就诊时的档案,是给人看的,必须字迹清楚。""一个逻辑思维混乱的人,书读得再多也不一定是个高明的医生。"这让我们开始感受到了学做医生的压力。

外科曹献亭教授文质彬彬,讲课生动而幽默,进病房又变得谦虚、温和、慈祥,对病人柔声柔气、嘘寒问暖,从睡眠到饮食,到思想顾虑,逐一解释,在给病人检查中轻触轻按,使病人感觉"不是亲人胜似亲人"。曹教授教导我们,医生不单是治体病,还要治心病,要尽量减少病人肉体及心理精神上的痛苦,要尊重病人。

赵常林教授在关心病人心情方面除态度温和外,其独到之处是不论病多严重、病情多危急,态度仍然沉着、安详,使病人及家属不致惊慌。有一次我们见习时,一个恶性肿瘤晚期病人问:"医生,我还能活多久?"答:"还要活一辈子。别着急,安心养病,配合治疗,咱把这一辈子活好。"一句大实话,人人都是活一辈子,但给了病人以极大的安慰与生存的信心。

　　尤家骏教授是用"母爱"来对病人。他总是慈祥地、慢条斯理地向病人及见习医生解释病情、症状及治疗，要求病人注意治疗中的事项。安排我们见习病人前，一定要向病人做解释，征得病人同意。有一次我们下班晚了，到门诊后，候诊室空无一人。在诊病室只见老教授和病人对坐桌旁，病人身边一杯茶，二人正在聊天。看完病人后他一再向病人道谢，将病人送出门诊，而我们当时都呆呆地站在那里。

　　一位好的医生首先必须是一位具有悲悯情怀的人道主义者。尤教授负责麻风病院，每周查房一两次。有一次我们去见习，一进院门，听到一间孤立病房里传出悲凉的歌声，在唱圣经上的赞美诗。从窗口望去，十几个病人各跪在自己床前唱着，其声调如泣如诉，非常悲凉。教授说："这部分病人病情很重，已到晚期，很痛苦。我们尽量体贴地巡慰、照顾他们，但仍然减轻不了他们肉体及精神上的痛苦。我们只好请人教他们唱了这支圣经上的诗歌，使他们可以倾诉苦衷以求得心理安慰。"人在最不幸的时候，痛苦无法摆脱时，是需要精神寄托与安慰的。

　　记得1977年春夏，孙桂毓教授叫我帮他做有关近视眼的预防的课题，目的是解决下述两个问题：首先，想探讨一下散瞳前后检影结果，不散瞳的矫正方法。其次，现在中小学生近视率较高，想调查一下山东省城乡中小学生的视力情况，找出当前的影响因素，指导他们如何预防。教授带来的验光记录密密麻麻的有700多例，他说这都是近几年自己亲手做的，别人检查的他没要，怕记录不准；还表示学生视力调查他可以亲自参加制订计划，组织、动员及下去调查。我深受感动。"文化大革命"期间，教授们都人人自身难保，过一天算一天，孙教授还时时想着病人的不便，想着广大青少年的近视与未来的职业的问题。他的思想境界超出了一个临床医师的职责。虽然现在在广大医师中考虑到上述问题的人可能不少，但能亲自登记，亲自下农村宣传、组织、检查的恐怕不多。

齐鲁大学节俭成风

　　齐鲁大学总务长杨德斋教授严把节约关。女生食堂都是吃玉米、小米面粉混合的粗粮窝头，有个别同学经济条件好点，将吃剩的窝头扔在垃圾堆上，被他发现后说："谁家里有钱不愿吃粗粮可以，省下来给别人吃，不准浪费。"1950年抗美援朝开始后曾提出节约运动，杨教授在总务处写了好多"贪污和浪费是极大的犯罪"的标语口号贴在厨房、饭厅及洗手间。女同学中好多人觉得把"浪费"二字的严重性提得太高了，有意见。有人在上边改成"是不大的犯罪"，有的改为"不是极大的犯罪"。后来学生会主席又写了一条"节约水电爱国表现"贴

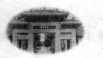

在总务长的标语旁边。杨教授看了生气地说："多少穷人吃不上饭,点不上灯,喝不上自来水,你们在这儿浪费不是犯罪是什么?"

李缵文教授的节约若非亲眼所见,很难令人相信。1953年春,有一次我去他家请教一个问题。李师母正在给教授补袜子,是一双白色粗线袜,底上已经补了两层。第一层是大补丁,第一层破了又在上面补了第二层小一点的补丁。现在两层都破了,她把两层拆下来另补。布拆下来后,袜底洞大如鸡蛋。一双袜子补三次,不知还有没有第四次、第五次。当时一双袜子只有三四角钱。教授穿的大衣是一件深灰色"人字呢"的,衣服边全磨成了"毛边",扣子换了好几种颜色与式样,据说是在国外留学时穿的,已穿了30年。他常说:"中国底子薄,穷人多,相对的我们的生活已经好多了,不要脱离老百姓,不做无意义的浪费,把钱用在该用的地方。"该用的地方是哪里?大概是图书馆吧!李教授一生节约,去世后把仅存的钱全捐给学校作为"李缵文奖学金"。

赵常林教授在工作中非常节约。他带见习时,特别提醒我们,对每一个手术,除术前、术中和术后要充分准备外,对所用酒精、棉纱、棉球、刀口大小、缝合线长短都要心中有数,保证质量为主,不做原材料的浪费。赵教授的节约成为学生的笑谈,说教授用半尺长的缝线就可以做一个阑尾切除术。

尤家骏教授是国际权威、一级教授,大家却从未见他穿过好一点的衣服。冬季一件旧毛呢大衣是30年前在国外时穿的,春秋一身旧中山装,夏天的白上衣领口、袖口皆补丁。不认识他的还误把他当做老清洁工。20世纪50年代一个星期天中午,下着毛毛雨,我遇见他打一把纸伞,提一个布包,建议我陪他到西双龙街小店去买肉包。他说:"老太太年纪大了,身体不好,平日洗衣做饭很累,从现在开始我星期天放她半天假,让她休息。由我负责买肉包吃,改善生活。平日吃素,星期天吃肉。"我说:"我们职工食堂天天有肉包,谁也可以吃。"教授的这种生活水平在当时是普通市民都能达到的。

终生坚持业务学习

我们临毕业时,高学勤教授对全班同学说:"你们读了七年,学到了什么?学校只给了你们一把开启知识的宝库之门的钥匙,希望你们不要辜负了这把来之不易的钥匙。今后要努力学习,不断充实提高,做一个能解决问题的好医生。有人把钥匙拿在手里欣赏、把玩、不思上进,业务得不到提高。可能还有人会拿着钥匙招摇撞骗害人害己。望你们自重!"

20世纪70年代初,有一天下午1点多钟,天下雪、地上滑。我看见赵常林教授跛着腿艰难地去图书馆。当时教学八楼图书馆门前平台上已结冰。我去扶他,问他:"天不好,还来干吗?"赵教授说:"近来门诊病人多,很忙,好多天未来图书馆,国际上医学科学发展得很快,不看就落后了。"那是在"文化大革命"期间,赵教授既不能讲课,又不能做手术,也不能查房,如饥似渴地学习是为什么呢?

1970年,学校全体师生"下楼出院"到农村开课,学校只剩老弱病残及家属。1971年,我与另外两位教师因科研任务被调回学校。由于工作需要,我经常晚上去阅览室查阅资料。有一晚,值班的李同志说:"过去只有李缵文教授来,现在又来了束老师,我只有给你们两个值班。"我心中抱歉。下班时到隔壁阅览室,只见全房间开了一盏灯,只有李教授一个人在查阅资料。我对他说:"晚上路不好走,不要来了。"他说:"没关系,我就住在图书楼隔壁,是平房,好走。"这时我才想起李教授早已被"造反派"赶到图书楼东首工人都不住的小破屋里了。身居陋室,日夜学习,其乐也融融。

尤家骏教授随时关怀病人的作风与精神给齐鲁医院树立了威望。

孙桂毓教授30年前所做的课题,放在现在绝对是微不足道的,实习医生也会想到,但是考虑到当时的历史条件就不同了。那时刚打倒"四人帮"不久,许多"左"的影响尚未肃清;科研无经费,出差下乡自掏腰包;大型现状调查作为内部资料不能在杂志上发表。无名无利的事他做到了,而且是自觉自愿地克服了种种困难而做的。对比过去,今天的研究者们啊,难道不应感到幸福与知足?

(束怀符)

◎"中国人工喉"：让"半路哑人"重新说话

1966 年 10 月 1 日，北京，中华人民共和国的第 17 个国庆节，盛大的国庆庆典正在进行。

天安门城楼上，有位年仅 33 岁的青年人。

毛泽东主席握了握他的手，点了点头。这已经是毛主席第七次接见这位青年。周恩来总理到他身边，轻轻拍拍他的肩，对这位早就熟识的青年人说："你是医生……要为病人解除痛苦，为祖国争光啊！"他点点头，记下了这句话。

这年国庆节，在此时刻特邀同国家领导人登上天安门主楼观礼有深远和特殊意义，全国医学界人士仅 3 人，他便是其中的一位。他就是"中国人工喉"发明者，我国语音康复医学的开拓者（他曾填补医学 6 个空白，创建 4 个中心，治疗国内外 3000 多例哑人）。

■ 制造"中国人工喉"

1958 年秋，山东济南。"毛主席万岁！"山东医学院附属医院耳鼻喉科，普普通通的一间病房里，一病人欢喜地泪流满面，手舞足蹈，"我能说话了，我能说话了！"

这位病人因患喉癌，喉头已被完全切除，成为一名半路哑人。今天，佩戴着的一个小仪器代替他的"喉部"，正是这不起眼的小东西，让他再次说话了！几位已经切除喉头的病人流泪了，几位患喉癌等待手术切除的病人流泪了，几位因伤喉全破坏变成半路哑人的病人流泪了！这是些无声的眼泪，他们哭也无声，笑也无声。他们听得见，而说不出来，比天生的哑人还痛苦。他们只能流着眼泪拍着巴掌，捶打胸膛，脚跺地板发出声音，表达心声。

而这，让他旁边的年轻医生杨仁中激动得泪流满面。病房中的医生、护士、病人等都流泪了，这小仪器，就是凝聚了杨仁中心血的中国人工喉！

新华通讯社向世界发布消息，《人民日报》也在显要位置发布了一条消息：哑人可以说话了！

中国震惊了，世界震惊了！医学界的目光开始聚焦到山东医学院附属医院（今山东大学齐鲁医院）那不起眼的二层灰旧小楼上。杨仁中所领导的中国耳鼻喉科研小组就在这座楼里。中国有了自己的语音康复基地，自己的人工喉。这美妙的一声响，宣布中国第一个人工喉出世了，中国有了自己语音康复机构——山东医学院附属医院"中国人工喉"科研小组。这个小组首先破解了沈括千年"叫子"之谜！

1956年，杨仁中23岁，从山东医学院（今山东大学医学院）到北京医学院（即今北京大学医学部）第一附属医院，重点实习耳鼻喉科。在山东医学院学习期间，他就对耳鼻喉科有浓厚兴趣。实习期间，在临床一线接触到许多半路哑人。他们因为喉部疾病而丧失发音功能，从而成为半路哑人！从一个健全的人成为不能说话的哑人，其痛苦可想而知！有些病人承受不了这打击，丧失了生存的勇气，竟选择了自杀！

杨仁中焦急在心：怎样才能让这些人重新说话，摆脱痛苦呢？让哑人说话，这在当时看来是异想天开的！杨仁中却在有意识地思考这个问题。

"喉头坏了，能不能用个人造的东西顶替呢？"缺少资料，缺少实物，年轻的共和国面对着国际上的禁运、封锁、孤立、围堵……回忆中华百年国耻，激起青年人极大的愤慨！在一位老中医前辈指点下他翻看中国传统医学文献。一天翻看宋朝沈括所撰《梦溪笔谈》，突然发现一段话："世人以竹木牙骨之类为叫子，置人喉中，吹之能作人言，谓之颡叫子。"这不就是要找的人工喉么？！但书上记载的这个东西早已失传，成为千年之谜！这一记载让杨仁中振奋不已，这至少说明他的想法是对的。他下决心深入实践，探讨人为什么能发音讲话，病人为什么不能发音讲话，怎么才能使病人重新发音讲话？在这些众多的矛盾中，有两个主要的矛盾：第一，做一个发音器代替失去的喉头发音；第二，制造一个合适的通道，把声音和气流同时送入口腔适当的部位。

杨仁中开始研究喉的发音原理。找声音，找回失去的声音，病房、宿舍、铁工部、大自然都是实验室。解剖小动物，观察、绘图、研究、思考……一步步探讨发音器官各个小部位的构造和功能。在摸清了喉的发音构造后，杨仁中开始了与同伴们研制发音装置。他试着自己动手做能发特殊音响的哨子。当时，有个特别的组织形式，即医生、病人、工人的三结合，临床、生产、科研的三结合，即把医疗器械的生产与医生科研和病人临床诊治合为一体，从而加强了理论与实践的联系，极大缩短了科研周期。

失败，实践，再失败，再实践……

发音装置终于制好了，但声音不等于语言，怎样把声音和气流同时送进喉咙呢？先试用玻璃管，后选用橡皮管。为了这个特殊弯管的研制，杨仁中把橡皮管往自己的喉咙里插，一次又一次，喉咙出血了，嗓子哑了，咽部肿得饭都咽不下去了……终于，他摸索出了橡皮管的合适大小和长度，制造出了灵巧的弯管。两者的结合，成为"中国人工喉"的雏形。

当他把这个小器具小心翼翼地放置在病人喉咙上，一端放入口中，另一端与颈部呼吸口联结，病人发出了声音，并连成语言。虽然声音不大，但足以震动人心。人工喉成功了！这是美妙的第一声。

怎样命名这个人工喉呢？同事们提议取名"杨氏人工喉"，因为从人工喉的设想到具体完成，杨仁中付出了巨大的心血。杨仁中不同意："任何科学技术的发明发现都不是孤立的，有其天然的连续性、继承性、时代性。没有一个天才能离开社会现实，能够不借鉴前人的工作而完成一个工程，但继承和借鉴绝不能代替自己的创造！""这是我们中国人研制的人工喉，是大家的成果，它属于祖国。"在他一再坚持下，取名"中国人工喉"！意义深远！！

"中国人工喉"从此载入了史册！载入了《中华人民共和国大事记》。

科学研究只有起点，没有终点，没有顶峰，而且处处是起点。第一型的中国人工喉有许多不足，杨仁中马不停蹄，继续改进，精益求精，与山东新华医疗器械厂、青岛橡胶厂合作，研制出了更新型的人工喉（第三型）。

1965年，全国专家组成耳鼻喉科专题委员会对"中国人工喉"第六型进行鉴定，一致认为："人工喉的嘴管进路、发音膜装置、膜间距离调整、咀管的设计等是创造性的！"是一项新的耳鼻喉科创造发明。

1978年，人工喉（8-5）型荣获全国卫生科学大会奖。为介绍这项巨大的成果，上海科教电影制片厂专门拍摄了彩色科教片《中国人工喉》。"中国人工喉"的设计、制造和临床应用在法国巴黎国际第二届视听会议学术委员会中被隆重推举，并参加了在伊朗德黑兰第14届教育影片节展播，从141部影片中脱颖而出，获得金质台尔芬奖。

"中国人工喉"研制成功意味着：中国千千万万的半路哑人可以重新说话了！世界上千千万万的半路哑人可以重新说话了！杨仁中深深知道，"中国人工喉"成功发展都永远是阶段性的成果！有很多不足，需要改进发展提高，"中国人工喉"不能包打天下。在语音康复的科研领域，需要新发展、新技术，要不断有所发明，有所创造，有所前进！

除了中国人工喉以外,杨仁中等还有5项成果为全国第一:食管发音训练法,喉-气管狭窄自调扩张器,胃代食管发音法,中国新型电人工喉,电子助讲器。

杨仁中和他创立的全国第一个语音康复基地,在2000年以前为国内外3000多名无喉患者恢复了说话能力。1990年,该语音康复基地的6项系列医学工程参加了全国医药卫生科技成果展览会,被标明具有"历史久,方法多,效果好,填补空白,形成系列,科技领先"等特点,先后两次为中央首长专门展示。

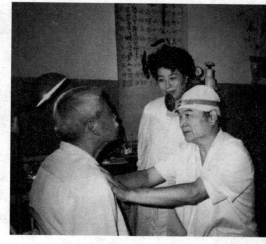

★杨仁中教授正在指导训练病人
用食管发音讲话

▌ 从零开始……

"中国人工喉"只是杨仁中语音康复浩大工程中的梅花一朵而已。半路哑人(非天生性)分为两大类:一是全喉切除病人,即丧失了喉头者;二是喉头全破坏者,即喉头没有被切除,但失去了功能。由此,语音康复医学研究分为三个领域:①手术方法,即对喉部进行整形,恢复讲话功能;②自体方法,即用另一部位代替喉的发音功能,如食管发音和胃代食管发音;③工具的方法,即使用器械工具恢复发音,如中国人工喉、电子助讲器。而杨仁中在三大领域尤其是后两者,深有建树。

"在科学的入口处,正像在地狱的入口一样。"科学的道路从来就是不平坦的。为了这些科研,杨仁中付出了汗水、鲜血!

"文化大革命"时,杨仁中难逃浩劫,被造反派揪斗出来,扣上了"资产阶级学术权威"的大帽子,被揪上台批斗,被拉出去游行,并受到了体罚。更让杨仁中痛不欲生的是,他的科研设备、凝聚了他们10年心血的器械竟被造反派当众砸得稀巴烂,扔进了垃圾堆。

杨仁中眼前顿时感觉到一片漆黑……

在杨仁中受冲击的危险关头,得到了周总理亲自安排:"杨仁中要化名卫东,为120研究所研究员,是属于受国家保护的有突出贡献的科学家,到北京空军总医院去疗养!保密!要保密!……"由秘书安排专车送到空军总院,保住了他一条命!

虽然杨仁中被总理保护了起来,但"反动权威"的大帽子仍没被彻底去除。

回来后的杨仁中仍然被造反派拉去作为批斗的代表,只是减轻了肉体上的折磨,但杨仁中终于又可以从事他心爱的工作了。然而苦难重重:仪器被砸烂,资料都被当作帝国主义器物毁掉了。

从零开始!

为了科研,杨仁中从垃圾堆里捡回破铜烂铁,自己动手制造实验仪器和模具、样机。为了科研,杨仁中那微薄的工资用上了,那是一大家人的口粮和生活支柱!为了科研,老母亲养鸡卖蛋,妻子儿女没白没黑地糊火柴盒,因为能换几毛钱,帮一点忙。大女儿最支持父亲的工作,为挣钱做小工,然而,身体虚弱的她,有病治疗不及时,便匆匆离开亲人。杨仁中白发人送黑发人。

杨仁中流泪了。这个硬汉子,流泪了!"我欠家里的太多了!"是的,他欠亲人们太多,欠自己也太多,仍感到对祖国贡献太少。

▌"无声世界的爆炸"

十年风雨如磐,杨仁中用血泪换来了不朽的成果:

1972 年,杨仁中创办了中国第一个食管发音讲话训练班。

1973 年,杨仁中创造了中国第一个"喉-气管狭窄自调扩张器和自调扩张法",解决了喉和气管狭窄者恢复说话和呼吸的难题。

十一届三中全会后,杨仁中终于可以放心投入科研工作中,他如饥似渴,夜以继日。

1983 年,"胃代食管发音训练法"由杨仁中首创。

因全喉切除与食道切除患者朱仁麟,在杨仁中的治疗下,经过 1 个月的训练,用胃代替切除的喉,发出清晰的声音,能与人正常交谈了!

一个没有喉头、没有食道的人,竟然可以不借助任何仪器,与正常人一样说话!这不是天方夜谭,这是杨仁中创造的奇迹!《人民日报》一刊登这消息,震惊了医学界,称之"无声世界的爆炸"。

瑞典医学界不相信,著名语音康复医学家安德森女士,不远万里亲自赶到中国济南。当病人朱仁麟笑着同她打招呼时,安德森竟没有意识到,被切除喉头和食管的病人正是他!安德森最终相信了,却又难以置信:这杰出的医学成果,是在几间灰旧的小屋中、在简单的医疗设备基础上研发出来的。

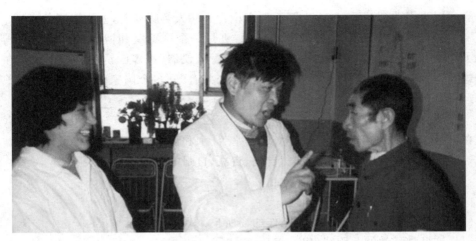

★杨仁中教授在"齐鲁语音康复协作中心"传授技术,指导著名相声演员李文华用食管发音讲话

1984年,集电子喉和中国人工喉于一身的电子助讲器研制成功,应用于临床,效果极佳。

然而,杨仁中的困境远没有结束。20世纪八九十年代,因为种种不正常的原因,杨仁中科研小组的科研经费被扣,仪器资料被封,科研工作又陷入了困境!

岁寒,然后知松柏后凋!"当愚昧和权势凌辱了科学,最大的受害者不是我,而是科学。"杨仁中咬着牙坚持!

杨仁中巨大的学术成就,赢得了广泛尊重。

1987年11月,第二届国际残疾人康复大会上,来自全球500多名一流专家学者济济一堂,提交大会论文千余篇。大会推选2名代表在开幕式上做不限时的专题报告,杨仁中是第一位! 短短两个小时的报告,赢得了11次全场掌声!

依杨仁中的学术地位和医学成就,曾经有几十个国家的科研机构重金邀请他出国,邀请他去建立康复中心,杨仁中拒绝了!

杨仁中的许多弟子已是博士生导师,一大批人成为著名耳鼻喉专家。有的到了国外,情真意切地邀请老师去。杨仁中拒绝了! 他说:任何科学技术成果都是人类的共同财富。杨仁中为推广技术、交流信息,促进我国语音康复事业的发展,便利国内外病人就医,与小组同志一起走出实验室,既治疗病人、推广技术,又培训专业人才。自1974年起先后在上海(1975年4月)、沈阳(1975年12月)、广州(1976年4月)、北京(1990年)创建了四个语音康复中心,毫无报酬、毫无保留地把技术传授给当地医务工作者,这种高尚风格受到国内外一致赞扬。

因为周总理的话，他一生都不会忘记："为病人解除痛苦，要为祖国争光！"

杨仁中的办公室，也是他的会客厅，更是一个展览室和博物馆。室内布满了标本、相册、卷集、照片以及各式各样的医疗仪器，许多已锈迹斑斑。正是在这间不大的客厅里，自20世纪50年代以来共有90多个国家的来宾拜访过，曾经有数以千计的病人慕名而来。

展览室干干净净，一尘不染。每天，杨仁中总要来打扫一遍卫生，认认真真，一丝不苟。这里凝聚着许多人的泪水、汗水和血水！

这里反射着民族自尊、自豪、自爱、自立、自强的光辉！

这里是爱国主义的教育园地！

这里是语音康复的基地！

这里是杨仁中和小组成员工作的场所！

这里是科学的起跑线，出发点！

这里是科学世界的一部分！

"科学只有开始，没有结束。逆水行舟，不进则退。"

"我喜爱石头，石乃天地之骨。壁立千尺，无欲则刚。"

杨仁中这样说，也是这样做的。

（吕　军）

◎齐鲁医院的援外之路

> 百余年间，从华美医院至齐鲁医院，虽光阴流逝，物是人非，但在1934年立下的医院科研楼奠基石"博施济众"依旧彰显着齐鲁医院的情怀，大医精诚，兼济天下。正如《齐鲁医院院歌》歌词："人道主义在这里发扬光大，救死扶伤是我们的诺言。"医院的医生、护士在国家需要的时候，总会挺身而出，担当为国为民的责任。

▌抗美援朝医疗队

抗美援朝期间，齐鲁医院参加多批为支援抗美援朝由山东或华东地区统一组建的医疗队，分别奔赴各后方医院和赴朝工作，为夺取伟大的抗美援朝战争的最后胜利做出了贡献。

1951年1月18日，山东组成第一批抗美援朝医疗队，由齐鲁医院等5个单位共55人组成，分三队，每队17人，沈元津任第一队副队长，米嘉祥任第二队队长，队员还有王其昌、王宝华等，分赴山东一、三、四、五、六、七、八医院进行工作，为4910名伤员进行了查体诊断、治疗，为32人施行了手术，3月27日返回济南。

同年5月，山东第四批抗美援朝医疗队组成，队长曹献廷，于1951年10月4日赴兖州华东第十五野战医院协助工作。分管伤病员242名，治疗出院者87名，做手术91人次。1952年10月4日全队返济，有7人立功，其中三等功2人，四等功5人。

1952年8月，医院沈元津医师，李幼群、张爱华、王书轩护士参加华东地区抗美援朝医疗队，奔赴朝鲜民主主义共和国平安北道、昌城、碧童等地。主要任务是在中国人民志愿军战俘营，为联合国军、韩军被俘伤员和我志愿军伤病员服务。1953年朝鲜战争停战,交换战俘,该队又接收了志愿军被俘人员,为他们进行了各种传染病的疫苗注射。1954年11月返回本院。

　　华东地区抗美援朝医疗队受到中国人民志愿军战俘营的表彰及我国卫生部的表扬。沈元津、张爱华、李幼群荣立三等功,分获军功章和赴朝纪念章各一枚。

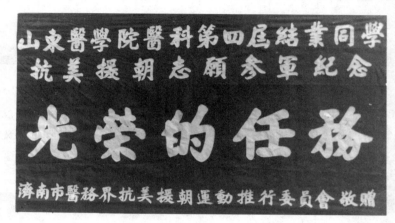

★1951年济南市医务界抗美援朝运动推进委员会赠给的锦旗

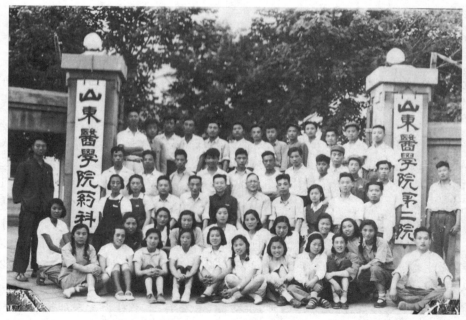

★1951年夏天,为支援抗美援朝,药科师生冒着酷暑赶制各种医用试剂

1953 年 3 月 25 日，山东省第五批抗美援朝医疗队出发，共 10 人，医院（时称"山东省立第二医院"）外科张振湘医师，王志先护士和段美瑛护士参加医疗队，赴东北地区，到达沈阳军区后勤卫生部，分配至长春市第十八陆军医院，任务是配合当地医务人员对朝鲜前线转下来的志愿军重伤员进行手术治疗和手术护理。该陆军医院以胸外科为主，成批突击手术，任务繁重，工作紧张。经过几个月后，外科手术告一段落，又调至齐齐哈尔第二陆军医院，收治志愿军伤病员，进行综合性治疗。医疗队除协助做好医疗护理工作外，还负责培训部队医疗护理人员的任务，给他们讲理论课，带领手术，协助建立健全各项管理制度。1953 年 10 月底返回济南。

援外医疗队

1957 年 12 月 30 日，医院派出张援邦、彭梅羹、徐金香、李春荣、柳惠玲、丁秀春等参加主要由山东组建的中国援蒙医疗队，赴蒙古人民共和国首都乌兰巴托筹建友谊医院，为期 4 年，诊治的病人主要是我国在蒙工作人员及其家属、旅蒙华侨和当地居民。友谊医院是新中国在国外建立的第一个医院，蒙古人民革命党总书记、部长会议主席泽登巴尔，大人民呼拉尔主席桑布等蒙方高级官员也曾到该院治疗。友谊医院为增进中蒙两国、两党和人民之间的友谊和团结做出了贡献。

齐鲁医院自 1968 年接受山东省卫生厅组织的援外医疗队任务以来，根据上级的规定和要求，先后向坦桑尼亚、西萨摩亚、塞舌尔等国家派出了 21 批、64 名医疗队员，其中副主任医师 15 人、主治医师 40 人、医师 8 人、专职队长 1 人。他们坚持"救死扶伤，实行革命的人道主义"原则，不负祖国人民的重托，在国外全心全意地为发展中国家的人民服务，做了大量工作，圆满地完成了医疗任务，增进了我国人民同第三世界国家人民的友谊，提高了我国的国际声望，得到了所在国政府和人民的广泛赞誉。

这些出国医疗队员在德、才、体等方面都比较好，素质较高。他们在国外工作期间，严格要求自己，认真执行上级指示和有关规定，勤勤恳恳、全心全意为发展中国家的人民健康服务。派往坦桑尼亚的医疗队员在实际工作中，注意与坦桑尼亚医生密切配合，进行技术交流，开展了一些难度较大的医疗技术工作，抢救治愈了很多危重病人。同时还注意培训受援国的医务人员，提高他们的医疗技术水平，深受坦桑尼亚政府和人民的好评，增进了两国人民的友谊，扩大了我国的国际影响。在派出的出国医疗队员中，有许多医生因工作表现突出，在国外工作期间被评为先进工作者。岳琦、戴旻笙、张鲁男、孙树三、陈瑛、叶荣坤

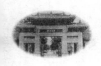

在国外工作期间光荣地加入了中国共产党。

神经外科专业在坦桑尼亚尚是一个空白,1982年起医院先后派出吴承远、鲍修风、何守俭、张庆林、周茂德赴坦帮助坦桑尼亚首都医学中心筹建了神经外科专业。他们与坦方医生密切配合,努力工作,使该专业从无到有,从简到繁,从筹集医疗器械到能开展较复杂的神经外科手术,为神经外科工作的开展打开了局面。1982年12月,吴承远为一位脑外伤颅内血肿呼吸停止病人行开颅手术,抢救成功,病人在英文版《每日新闻》上发表了感谢信。他们还分别帮助坦方医生完成脑膜瘤、垂体瘤切除术和脑脊液鼻漏开颅修补术,传授颅脑立体定向技术等,均受到坦方医护人员的好评,产生了良好的影响。1983年6月,吴承远应邀出席了东非外科学术会议和坦桑尼亚医学年会,并宣读了"脑肿瘤切除"的学术论文,被坦桑尼亚医学会授予名誉会员称号。

1997年,胸外科王善政医师在坦桑尼亚率先施行了针麻开胸行食管癌切除手术,获得了成功,坦桑尼亚卫生部长观看了手术,并在手术后第三天看望了病人,该手术成功的消息刊登在坦桑尼亚《每日新闻》的重要位置。

1978年,小儿外科陈雨历医师在坦桑尼亚开展了首例风湿性心脏病二尖瓣分离手术和颅骨修补等手术。在做二尖瓣手术的病人出院时,坦桑尼亚某省长到医院主持了欢送和庆祝仪式。坦桑尼亚的报纸、电台报道医疗队的新闻事迹达8次之多。

1986年,针灸科副主任医师田道正在西萨摩亚国家医院创建了针灸门诊(为南太平洋第一个针灸门诊),有13个国家的33位医生、专家到针灸门诊参观、学习和治疗。田道正还总结门诊经验,写成"针刺治疗关节、肌肉疼痛521例分析"论文(英文版),由西萨摩亚卫生部打印成单行本发表,并报送世界卫生组织存档。

1986年6月1日,西萨摩亚政府发言人在联合国国际支援日大会上盛赞中国医疗组对西萨摩亚人民卫生保健事业做出卓越贡献,为国际支援人员的典范。

1987年6月1日,西萨摩亚为庆祝国家独立25周年而出版的纪念册中,收入了田道正指导西萨摩亚护士为病人做激光针灸的彩色照片。西萨摩亚国家电台5次播放中国医疗组的工作成绩,国家报纸《信息报》(SAVALI)采访并载文,两次刊登照片颂扬。《大众日报》《济南日报》先后四次报道中国援西萨摩亚医疗组在外工作为国争光的情况。

▌抗震救灾医疗队

1976 年 7 月 28 日凌晨 3 点 42 分,河北省唐山丰南一带发生 7.8 级的强烈地震。山东省卫生厅根据省委指示,紧急组成医疗队,日夜赶赴唐山进行抢救。

7 月 29 日,医院赴唐山抗震救灾医疗队一行 16 人,在党支部书记姜宏明(省体工大队书记),队长李汇川(眼科),副队长徐巨林(外科)带领下乘飞机赴唐山市进行医疗急救工作,每人每天抢救受伤灾民 20 人左右,经初步紧急医疗处理后及时疏散转运各地医院进行救治,于 1976 年 8 月 23 日完成任务回济。

该队队员还有傅淑花(内科)、张玲(妇科)、杨玉慧(小儿科)、周茂德(神经科)、魏奉才(口腔科)、解光(耳鼻喉科)、杨秀丽(手术室)、靖新文(中医科)、王学梅(保健科)、王洪河(药剂科)、李德鲁(检验科)、孙继山(食堂)、杨志远(附设卫校)。

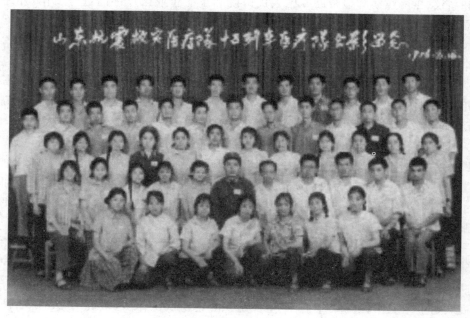

★1976 年,山东医学院学生组成医疗队赴唐山抗震救灾合影

同时,由于大批伤员不断紧急疏散,到山东省的就有万余人,分散在交通方便的铁路沿线中小城市医院进行抢救治疗。伤员有的就住在简易防震棚内。为对伤员高度关怀,并予以及时恰当的治疗,省委又组织了"抗震救灾医疗指导组",由卫生厅李遵友处长领队,齐鲁医院张成、陈国瑞医师,省中医院梁铁民医

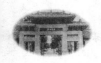

师,省立医院任维国医师等奉命参加,即赴德州、淄博、惠民、潍坊、青岛、泰安、枣庄及济南工作。首先听取当地卫生局和医院汇报伤员数量、分布、伤情等,随即去病房或防震棚检查伤员,讨论制订治疗方案,协助或指导手术。由于伤员多而集中,骨折加疾病范围广,复合损伤及截瘫病情重且复杂,所以工作量及难度相当大。而且多数治疗环境十分简陋,困难很多。经过大家艰辛劳动、团结协作,诊治伤员6000余人次,得到好评,胜利完成任务,于10月中旬返院。

▌支农医疗队

早在院系调整以前,即1950~1951年,副院长张崇德(兼公共卫生科主任、教授)就亲自带领医疗队到鲁西南抗洪救灾。

1957年,齐鲁医院派医务组长黎萍带队,由艾力参加及林朝明、段惠灵、胡继康、江森诸医生和药剂、化验人员共10多人组成医疗队,赴淄博、泰安、临沂和新汶、枣陶煤矿等地帮助专区人民医院和工矿企业医疗部门进行工作,并建立划区医疗关系,历时一个半月。

20世纪50年代末,山东省卫生厅组织防治副伤寒医疗队赴沂南县工作2个月,医院有艾力、徐庆来、丁承恩等参加。

1964年,在全省农村社会主义教育运动中,医院几乎所有的教授、主任、高年资医护人员,均分批轮流参加社教医疗队到齐河县,与农民同吃同住、同劳动、同受教育,并开展医疗工作。

1965年9月21日,《山东医学院附属医院情况简介》中载:"面向农村,为农民服务:1964年61人次,2839个工作日;1965年1~9月份184人次,7928个工作日。直接到农村为农民防治疾病的人数较去年增长了两倍,工作日也增加了一倍半。目前全院正在积极地逐步地抽调1/3的医务人员去农村为农民服务。"

1966年3月,艾力带领医院4名职工参加全省统一组织的抗旱救灾工作队,到莱西县执行任务。自1967年起,几乎每年都派出多批赴农村巡回医疗队、计划生育工作队,帮助建立县分院、卫生院,培训各级卫生技术人员,协助开展农村卫生工作。1971年,省卫生厅组织农村防病工作队,队员10人,除省防疫站4人外,齐鲁医院6名医护人员参加。防病工作队的主要任务原是赴邹县太平公社防治某传染病,控制疫情,驻在太平公社卫生院,队员早出晚归,分别到各村走街串户进行疫情调查、卫生宣教、防病治病等工作。后来,当地群众以为来了山东省医疗队,纷纷到卫生院就诊。由于原定任务胜利完成,而求诊病员有增无减,为了满足农村缺医少药的群众需要,经过协商,领导决定将两位医生留下,处理门诊病员。陈国瑞医生因陋就简,和卫生院医护人员一起创造了必要条件,开展急腹症、肠胃手术、甲状腺手术、先天畸形和小儿麻痹后遗症畸形矫治术等。

后来由于治愈病员的宣传,病人更多,手术种类也相应增加,甚至完成了肾肿瘤摘除和子宫切除术。半年时间手术上百例,无一感染,解决了农民兄弟病痛,深受干部群众欢迎。

1973年9月,医院还派张文才、田道正、张永生参加省卫生厅组织的紧急救灾医疗队,赴东明县进行抗洪救灾医疗。1975年7月,齐鲁医院组成抗洪救灾医疗队赴河南省周口地区商水县进行救灾医疗3个月。虽然生活艰苦、工作条件差,但队员们表现突出,得到当地政府和省报多次表扬,回省后被卫生厅评为先进医疗队,并在全院大会上做汇报。

▌援藏医疗队

援藏医疗队是根据国务院、卫生部、国家人事局的有关文件规定组派的。齐鲁医院于1977年4月按省里要求,组织参加山东省第三批援藏医疗队成员,主要由内、外、妇、儿、眼科医生和护理人员各1人与山东医学院部分教师(5人)组成教学分队。医院的6人是:朱长君(小儿科,副队长)、张文尧(妇产科)、李占元(外科)、李兴福(内科)、张晓(眼科)和王玉云(附设卫校)。

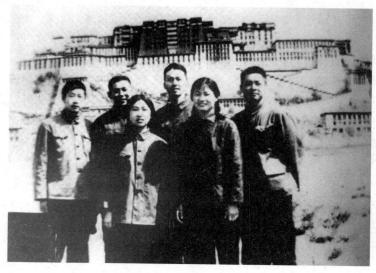

★援藏医疗队员在拉萨合影

该队于 1977 年 6 月 26 日离济,乘火车至青海后乘汽车沿青藏公路入藏,到达日喀则地区,在该地工作两年。

援藏医疗队的任务是:①宣传毛泽东思想、党的各项方针政策和贯彻执行毛主席对卫生工作的一系列指示;②培养提高当地现有卫生人员的技术水平;③调查研究高山不适应症、主要传染病、多发病,并提出有效预防、治疗措施;④根据当地居民的实际情况和卫生习惯,搞好卫生防病工作;⑤注意发掘西藏地区的特殊药材。

该队队员多数发生高山反应,生活和工作条件也相当艰苦,但他们在当地党政部门领导下团结一致,战胜许多意想不到的困难,开展工作。他们主要在首批医疗队协助日喀则地区建立的第一所卫生学校任教,除授课外,还担任了各班的班主任与辅导员,带领藏族学员一起参加建校劳动、下乡麦收和下乡巡回医疗,为当地群众治病,结合实际进行现场教学。以后部分队员到日喀则地区人民医院工作。

据统计,在藏两年期间,整个第三批援藏医疗队(全大队 160 人,其中医生 127 人,其他技术人员 24 人)共诊治门诊病人 6 万多人次,做大小手术 3600 多人次,巡回医疗诊治各种病人 12 万多人次,其中抢救危重病人 1600 多人,受到群众的拥护。医疗队对加强县及县以下医疗卫生机构建设做了大量工作,为日喀则地区的 18 个县医院新建或扩建了手术室,为 12 个县新建或扩大了门诊科室、医院病房;为 16 个县医院新建或扩建了 X 线室、化验室、药库。普遍建立健全了县医院的各项规章制度。协助各县建立区卫生院(室)49 处,小药房 8 处,举办合作医疗站 21 处。医疗队还不断开展卫生宣传,教育群众除"四害",讲卫生,搞好"两管、五改",有计划地进行预防注射、接种、查治地方病。

援藏工作结束,当地为感谢医疗队的支援,赠给每位队员纪念册一本、赴藏纪念章一枚。由于全队在藏工作期间取得优异成绩,荣获"先进分队"称号,李占元、朱长君、李兴福、张文尧等队员获得全区"先进教师""先进工作者"光荣称号,并先后加入中国共产党。

(资料来源:《山东大学齐鲁医院志》)

◎恢复高考的那些年

通过拨乱反正、全面调整,1977～1991 年,学校的各项工作走上了正常的发展轨道,在改革开放中全面稳步发展。与新时期高等医学教育发展要求相适应,党政机构逐步健全,教学工作不断开拓进取,积极发展对外交流,强化后勤、基建管理,面向经济建设进行科技开发,思想政治教育锐意创新,取得了一系列可喜成绩。

▌恢复高考,拨乱反正

1977 年,我国恢复了高等学校统一招生考试制度,要求考生必须具有高中毕业和同等学力文化水平,通过统一入学文化考试,由学校以德、智、体全面衡量,择优录取。1981 年,国家颁发了《中华人民共和国学位条例暂行实施办法》,规定高等学校本科学生完成教学计划的各项要求,学业成绩优良者,授予学士学位。

同年,山东医学院医学系恢复招生,学制 5 年。山东医学院自 1977 年后除设有本科医学、药学专业外还设有口腔、卫生专业,1985 年又增设护理学专业,学制均为五年(药学专业四年)。在医学专业中,1979 年经卫生部批准,山东医学院设立英语医学班,学制为六年(1988 年改为五年)。1988 年经国家教委批准试办七年制临床医学本科硕士生班。

为保证教学质量,卫生部于 1978 年 1 月颁发了《高等医学院校医学专业教学计划(试行草案)》,遵照卫生部计划,山东医学院制订了各专业教学计划。医学专业由 23 门课程增加为 30 门课程,学时由 2617 增加为 3467 学时。毕业实习安排在县级以上医院进行。

学校同时开始平反冤假错案,调动教师积极性。

根据中共中央和中共山东省委的有关指示精神和工作部署,1978年3月,院党委决定成立"落实政策办公室",并开始对1970年以来山东医学院革委会核心领导小组立案审查的167个案件逐个进行了复查。经过复查,有的改正了原来的不恰当处分,有的撤销了诬陷不实之词,对冤假错案进行了平反昭雪,妥善处理了历史遗留问题。根据中发〔1978〕55号文件精神成立落实中央55号文件办公室,对1957年反右派斗争中被错划为右派的112人进行了复议与纠正。此外,还根据中发〔1979〕49号文件精神,对1959年反右倾斗争中受审查的12人进行了复查,纠正了不恰当的结论,从而有力地调动了广大教师的积极性。

学校重抓规章制度建设,恢复了过去一些行之有效的管理办法,制订了各职能机构的职责范围,实行考勤,进行了"三定"(即定规模、定任务、定编制)。总务后勤设备、图书馆等工作在为教学科研第一线服务的思想指导下,克服重重困难,保证了教学、科研的物资设备供应,改善了教师的生活、学习、工作条件。

▎多学科、多层次、多种形式办学

1985年在山东医学院发展的历史上是具有重要意义的一年,5月14日,卫生部以〔85〕卫教科字第34号文批准学校更名为"山东医科大学",学校的更名说明了国家将赋予更重的任务,也意味着学校在发展上又进入了一个新的阶段。

在学校更名的同年,增设了高级护理专业,至此学校有了临床医学、预防医学、口腔医学、药学、护理学5个专业,有硕士研究生、博士研究生,有本科生、专科生,有夜大学、函授大学;1988年学校又增设了七年制(临床医学)专业,学校成了一个多学科、多层次、多种形式办学的综合性医科大学。

为适应这种形势,在机构设置上也发生了变化。如职工教育办公室于1989年撤销成立成人教育处,负责管理夜大学、函授大学、专业证书班及进修班等。研究生科从科研处分出成立了研究生部。此外还成立了基建处、第二附院筹建处和外事处等。根据学校工作的需要,截至1990年底,学校教学行政单位设有基础医学部、临床医学部、预防医学系、药学系、口腔系、护理系、图书馆、社会科学部等8个系级单位;行政管理机构设有校长办公室、教务处、科研处、总务处、人事处、计财处、设备处、研究生部、成人教育处、学生处、外事处、科技开发办公室、保卫处(公安处)、基建处、监察室、审计办公室、实验中心、二附院筹建处等18个处级单位;医疗机构设有附属医院、口腔医院;党委系统管理机构设有纪律检查委员会、党委办公室、组织部、宣传部、统战部、老干部处等部门;群众团体设有工会和团委。

山东医科大学认真贯彻全国高教工作会议精神,不断深化教学改革:修订教学计划,调整课程安排,改革考试方法等,通过这些改革,有力地促进了教学质量的提高,在 1989 年,全校教学成果评比中有 31 个成果获奖,其中 1 项获国家教委优秀奖,6 项分获山东省一、二等奖。

对外交流与合作也是学校工作的重要内容。1992～2000 年 7 月,学校从校际交流、国际合作、留学生培养等各个方面加强了工作,对外交流与合作工作进入全面发展的时期。

1992 年,学校取得了外国专家局颁发的聘请外国专家单位资格证书,具有了聘请外国专家的资格。1993 年,学校完成了国家下达的外国专家、外国教师的聘请计划,共聘请长期外教三人、短期外国专家五批九人来校讲学,进行学术交流。这一年,学校积极组织外国专家、教师参加有关部门组织的活动。霍华德先生在省外办组织的"外国友人话山东"活动中,荣获全省唯一的一等奖。学校外事处荣获省外办颁发的组织奖。在省教委组织的外籍教学人员优秀论文评选活动中,学校外教的论文均入选。

1997 年 5 月,为进一步做好外国专家和留学生的日常管理工作,学校与济南市公安局正式签订了《常住外国人管理安全责任书》,并配备了专门工作人员和有关设施,对外宾招待所的管理人员和服务人员明确责任分工。1997～2000 年 7 月,学校没有发生任何涉外纠纷、重大涉外责任事故和涉外案件。

1996 年 12 月,经山东省教委批准,学校正式成为具有接收外国留学生资格的高等医学院校。1997 年 7 月,学校决定录取日本的阪口昭到附属医院内科消化专业学习。截至 1998 年 5 月,学校已接待了来自美、加、澳、韩、日等国的短期留学生 30 名。为了吸引更多的留学生来学校学习,学校于 1998 年 5 月加入了中国留学生信息网。

(资料来源:《山东医科大学史志》)

◎从无到有的放射科

早先齐鲁医院放射科属于辅助或医技科室,根本不算临床科室。1985 年以后,由于大量开展了各器官的介入诊断及治疗,完全符合卫生部的要求后才改为临床科室。宋世诚回想近 50 年放射科的发展,放射科可以说是"从无到有",变化翻天覆地。

1949 年齐大医学院从福州迁回济南时,附属医院放射科只有一名技师守着两三台破烂机器,一天照不了三五张 X 线片。宋世诚班的内、外、妇、儿等临床课,由附属医院主治医师授课,几个冷门课从外地请来教授集中授课。从四川请来了校友刘国湘医师担任放射科主任并教宋世诚班放射诊断学。他课讲得好,同学们很爱听。经济困难的学生申请暑期工作,放射科只有一个名额,宋世诚被录用了。

实际上,放射科并没有多少工作给宋世诚做,多数的时间是站在刘主任背后看他给病人透视。在病人少时,主任鼓励宋世诚自己下手练习操作。另外就是坐在他身边听他分析诊断 X 线片。经过一个暑假的学习,宋世诚对放射诊断学有了初步的认识,也学了不少本事,对这个专业产生了兴趣。

1952 年,齐鲁医院在全国高等学校院系调整中随齐大医学院合并为山东医学院的附属医院。之前,学校已决定让宋世诚所在班缩短半年的上课时间,增加实践时间,1952 年 1 月起,学生们被分配到各个医院实习。

宋世诚当时是分配到医学院附属医院病理科实习,但几个星期后,学校通知他去放射科上班,因为刘国湘主任必须马上回到解放军第三军医大医院工作(他原来就在那个医院工作)。为了避免放射科唱"空城计",刘主任推荐宋世诚去该科暂时顶替,说在暑期工作时教过宋世诚,认为他能胜任。肺科的主治医师沈元津医生将是宋世诚的咨询顾问,并签发他经手的报告。

1952 年 10 月,医学院安排宋世诚去南京第二军医大学附属医院放射科进修 3 个月。该院的张秉彝主任也是齐大毕业生,那时他因推广床边 X 线异物定位,在抗美援朝中立了大功,刚回国。在军大医院 3 个月时间,宋世诚收获颇丰。

半年实习期结束后,全班人马集中学习,等待工作分配。3 月份揭晓大家最后的去向,宋世诚被分到在附属医院放射科任第一年住院医生。当时放射科内缺人情况已略有改善,有刘慧芳副主任 1953 年到任,张遵瑛医师 1952 年毕业后分配本科工作,华伯埙医师在上海重点实习放射科,1954 年留校工作。日后证明张、华两位医师在领导和发展放射科上起了决定性和带头性的作用。

济南解放前,X 线室长期以来只有一名教授和一名技师。1952 年院系调整后更名为"放射科",职工增至 9 人,供诊断及治疗用的 X 线机仅五六部而已。"文化大革命"前后,工作人员增至 26 人,X 线机约 10 部。1983 年开展了 CT 检查,1992 年磁共振室建成,工作人员约增加到院系调整时的 7 倍。1992～1999 年新添置的 X 线设备就有 18 台之多。

在科研、教学及在职培训方面,放射科都做了大量的工作,并取得了辉煌的成就,不但赶上而且能超越国内水平,还曾多次派人参加大型国际学术会议,做到和国际科研方面接轨。变化真是太大了!

（资料来源:宋世诚《齐鲁大学八十八年》）

◎我国第一个捐献眼角膜的眼科医生

潘作新(1903～1983)，山东掖县(今山东莱州)人，我国著名眼科专家，一级教授。年轻时曾就读于齐鲁大学医科，毕业后曾任母校医学院教授兼附属医院眼科主任。他更是"潘氏手术"的创始人、眼角膜捐献先驱倡导者……一个个标签勾画出了潘作新不平凡的一生。

▌留得光明在人间

1983年2月3日，对海阳县农民韩某来说是一个特别的日子。这一天，他被推进了手术室，接受了角膜移植手术。从此，他的人生重新迎来了光明。他不知道，这片来之不易的角膜来自刚刚身故的著名眼科专家潘作新。

正因为是眼科医生，潘作新接触过太多因为眼疾而失去光明的病人，深知他们失去的不仅仅是视力，而是一家人、一辈子的幸福，让患者重获新生、重复光明是每个眼科医务工作者都应履行的职责。为此早在几年前，潘作新就有个愿望，希望将自己的眼角膜捐献出来。在他生命弥留之际，更是坚定了这种想法，并亲自立下遗嘱，定要将光明馈赠于更需要它的人。

潘作新如愿实现了人生最完美的"谢幕"。一个生命虽然终止，但他却用捐献出来的眼角膜照亮了别人的人生之路，并成为我国第一个捐献自己眼角膜的眼科

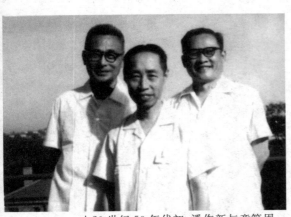

★20世纪50年代初，潘作新与童第周、曾呈奎合影(自左至右)

医生。遵照他的遗嘱，其眼球被制作成教学科研标本，陈列在其生前工作过的病理研究室以作教学之用。

潘作新堪称我国眼科界的楷模。

▌热忱爱国心

潘作新 1903 年出生于山东掖县的一个知识分子家庭，自幼勤奋好学，聪明过人，同时他的家庭也给予其良好的学习氛围。在此环境下，潘作新获得了良好的教育，学习成绩优异，为他后期的医学学习打下了坚实的基础。

1923 年，20 岁的潘作新以优异成绩考入济南齐鲁大学医科，1927 年转读北京协和医学校（协和医学院前身）。在校期间他学习成绩优秀，得到其导师和学院的高度评价和一致认可。1930 年，他于北京协和医学院毕业后因成绩优异被学院选任留院，任眼科医师、主治医师。在此期间他将所学理论知识与医学实践相结合，虚心向导师和前辈学习，使自己的理论和实践经验不断丰富，在眼科领域已渐渐崭露头角，在当时国内眼科领域小有名气。

1936 年，潘作新赴奥地利维也纳大学医学院进修，任研究员。在奥地利进修期间，他深感国内医学的落后状况。为改善这一状况，救人民于水火，使国内人民能够享受到较好的医疗服务，他废寝忘食，孜孜不倦地学习医学知识，1937 年获得博士学位。

他的学识和人品得到了奥地利同仁的赞誉和欣赏，盛情邀请他在奥工作。面对良好的科研和生活条件的诱惑，潘作新毅然回国，投入到抗日战争的洪流中去。

回国后，潘作新继续在北京协和医院任职，后转任南京军校医务主任。抗战期间，潘作新历任中国红十字会会救护总队第十一中队队长、西北医学院教授。战争期间，他不顾危险，主动深入前线，率队进入晋东南根据地，直接为浴血奋战的广大军民服务，并在朱德率领的部队中任十三分队分队长，为抗日战争的胜利贡献了自己的一份力量。

1945 年抗战胜利后，潘作新任南京中央医院眼科主任。1946 年，潘作新回到山东母校应聘担任教授兼附属医院眼科主任。

当时，蒋介石重点进攻延安和山东地区，导致物价飞涨，民不聊生，医护人员工资微薄，生活艰难，医院只能勉强维持，冬季连取暖的煤炭都无法供给。潘作新克服了工作环境简陋、基础设施简单、医疗设备匮乏、医务人员缺少等困难，坚持进行眼科实验和研究。1948 年，他在总结了长期眼科医疗实践的基础上，首创眼睑板切断矫正术，这一成果在 1948 年第 34 卷第 5 期《中华医学杂志》发表后,获得眼科学界的重视,被载入眼科学教科书和眼科文献,被称为"潘氏手术"。

1949年6月2日青岛解放,山东大学获得了新生。青岛市军管会成立了军管小组进校接管。济南解放后,原校长去职,军管会为了加强对学校的领导,采取协商方式,成立了由各方面代表共21人参加的校务委员会,代行校长职务,潘作新是其中之一。1951年华东大学与山东大学合并后,又出任新山东大学医学院副院长,后任青岛医学院附属医院院长,青岛医学院副院长、院长。

潘作新通过抗战期间对于共产党的接触和认识,以及抗战胜利后国民党的种种做法,逐渐认识到只有共产党才能实现他心目中的新中国,才能挽救人民于水火之中,实现国家的富强和振兴。因此潘作新拒绝了国民党当局要求其南下台湾的命令,团结广大医护人员,与敌人进行了巧妙的周旋,终于把附属医院完整地交还给党和人民,为新中国的医疗事业做出了突出的贡献,得到了党和人民的一致赞誉。

为防止破坏,在地下党的领导下,潘作新组织医护员工昼夜巡逻,保卫医院,并将人员、物资、仪器、图书登记造册向军管委会代表办理交接手续。组织首批医疗队,赴吉林省为抗美援朝志愿军伤病员服务。他在管理医院过程中,将协和办院模式加以运用,从严治院。

1956年,青岛医学院独立建院后,潘作新成为青岛医学院副院长兼附属医院院长,眼科主任,为新中国的眼科医学发展培养了大批优秀的骨干人员。

潘作新是我国最早从事眼科病理研究工作的学者之一。1956年,在他的主持下,建立了青岛医学院眼科病理研究室,逐年积累眼科病理资料,不断取得新的研究成果,目前已成为国内眼科病理标本最完善,资料最丰富的科研单位之一。

潘作新致力于医疗、教学、科研50余年,对眼部肿瘤、屈光学等有很深的造诣,在长达半个世纪的医疗、教学和研究工作中,取得了丰硕成果。

"文化大革命"期间,潘作新因历史问题,受到不公正待遇和各种迫害,但他始终坚持自己的信念不动摇,从未放弃为人民服务的理念,在艰苦的环境下,仍然加强学术的研究和医疗服务。粉碎"四人帮"集团后,党和国家为他恢复了名誉,潘作新迎来了生命的第二个春天,出任青岛医学院院长,终于可以毫无干扰地进行研究和医疗。

1983年,潘作新不幸去世。

(李凤莲　吕　军)

◎多普勒，一次震惊世界的变革

当年，张运在国内的第一本关于多普勒超声技术学术专著，好不容易才找到一家出版社出版，但需要自己包销 5000 册，夫妻两人发广告、卖书籍，整整两年。现在，这本书已成为我国多普勒超声技术领域的经典著作，而张运业已成为中国多普勒超声心动图技术的开拓者和奠基人。

从几个月到几分钟

心脏是人体的"发动机"，对心血管类疾病的研究是世界医学科研的焦点。张运是国际上最早把多普勒技术用于心血管疾病定量诊断的学者之一，并围绕这一技术进行了一系列创新，率先提出了一系列的新概念、新方法和新公式。

一般人的心脏相当于自己的拳头大小，但这个拳头大的事物里面藏着什么样的"乾坤"？在采用多普勒超声技术之前，人们是通过一种名为"心导管"的技术来"读"的：把一根导管插到病人心脏里。但这种技术具有创伤性和并发症，由于 20 世纪 80 年代的技术落后，病人往往需要等待几个月甚至几年也做不完，从而失去手术机会，当心导管检查结果出来时却发现病情已经不可逆了，手术不能做了。曾有病人给医生下跪，问什么时候能够排上队做手术。

身为心内科医生的张运，曾经为此感到愧疚和不安。

1986 年，这些状况因张运得到改变。1985 年底，张运学成归国，并带回了被人们称为"放在心脏里的听诊器"的多普勒技术。当时中国正面临着大量瓣膜性心脏病和先天性心脏病患者的沉重负担，而多普勒实现了无创性检查，而且只需几分钟就可以得到结果。为此，张运举办了全国第一期多普勒超声心动图学提高班，来自全国各大医院 50 多名医生接受培训，后来又先后举办了五期。经过培训的这批医生，很快把这一高科技技术带向全国，使我国心脏病诊断技术迎来一场根本性的变革。现在，在瓣膜心脏病、先天心脏病、心肌病、心脏肿瘤等领域，多普勒超声对于心导管检查的取代率已经达到90％以上。

不过这些"壮举"在当年的环境下依然会面临很多困难。比如，张运回国之后写了中国多普勒超声领域的第一部专著《多普勒超声心动图学》，当时正好赶上改革开放，出版社开始自负盈亏，这本书内容太新，出版社担心没有销路，不敢出版，让张运自己包销5000册，自己写书自己卖。那段时间，张运花费大量的时间向全国各医院发通知，统计哪个医院谁买的书，然后和妻子买纸买绳子，把书包成捆，运到邮局寄出去。一包一包地卖，一直卖了两年多，这是一个辛酸而难忘的经历。后来这本书在我国产生极大的影响，已成为这一领域的必读教材，培养了一代多普勒超声专家，其中很多人已成为我们国家的学科带头人。

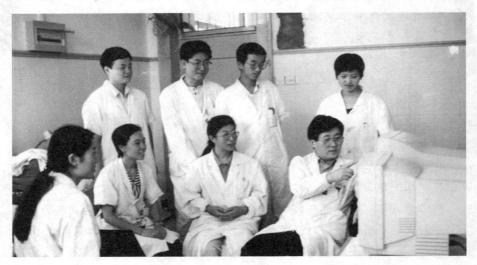

★张运院士和他的学术团队在一起讨论

张运的一系列成果给无数心脏病患者来福音，并得到国内外同行的认可，成为该领域在国际上最具影响力的学者之一。他先后主持国际学术会议30余次。1999年、2001年和2003年，他3次代表中国分别赴美国和香港主持超声心动图学论坛、全球卫星转播学术会议，并发表电视讲座，成为进入美国主会场的第一位中国专家，在国际学术界产生了重大的影响。他先后获得国家级有突出贡献的中青年专家、全国有突出贡献的留学回国人员、国家"百千万人才工程"首批第一二层次入选者、全国卫生系统先进工作者等荣誉奖励。他所在的心内科，被评为山东省和山东省医药卫生重点学科，在全国居领先水平。他与同事和学生们的科研成果屡屡获奖，先后获得国家和省部级科技奖励33项，被人们称为"获奖专业户"。

鉴于他的杰出成就,2001 年 12 月,张运当选为中国工程院院士。

2009 年 3 月 29 日,作为新当选的美国心脏病学院院士(FACC),他又赴美参加第 58 届美国心脏病学院举行的庆祝仪式,这是世界心脏病学界的最高荣誉。

得到这一切,对张运来说,实在不易。

▌小工厂里的"博士"

1952 年,张运出生在聊城的一个医生家庭。然而在那场史无前例的"文化大革命"中,父母被打成"反动学术权威",关牛棚、挨批斗,作为"狗崽子"的他,竟也被戴高帽子游校示众,受尽冷眼与歧视。为了找工作,他曾经干过泥瓦匠,编过笼箩,拉过钢筋。1970 年,他被招工进了聊城市标准件厂,做了一名钳工。厂长让张运去跟市局一位大学生学描图,经过一年多的补习和努力,工厂里所有的图,张运画起来都已得心应手。在大家眼里,他无所不知,无所不会,师傅们称他为"博士"。

1973 年,张运参加了大学招生考试,考进山东医学院学习。有远见的父母告诉他,一定要学好英语。大学期间,张运悄悄找到了刚刚从"牛棚"中被放出来的英语教授胡玫学习英语。用了大约两年时间,学完了"文化大革命"前一套五年制英语教材。阅读了胡老师赠送的英语《内科手册》,为他的英语打下了扎实的基础。这在那个年代的大学生中,几乎是绝无仅有的。

大学毕业后,张运放弃了留校任教的机会,来到聊城新医医院,这是一所治疗脑血管、心血管疾病的专门医院,可以接触到大量病例,得到充分的实践、锻炼机会。有一天,医院收住了一位病情奇特的病号,每分钟心跳高达 300 次。医院请来地区的著名专家会诊,众说纷纭却没有良策。张运依据自己丰富的心电图知识,认为这是一例罕见的心律失常,并提出了对症治疗的意见。3 天后,病人转危为安,事实证明张运的诊断和治疗是正确的。

不久,张运将这一病例整理为论文,作为他的处女作发表在《聊城医药》杂志上,受到业内专家的高度评价。后来考研究生时,他把论文拿给导师看,虽然格式、长度等还不够规范,但导师已从中看出一个年轻人卓越的才华,这也是他接受张运做学生的原因。1978 年,张运以英语和专业分数全校第一的成绩,师从高德恩教授攻读心内科学。

■ 第一个获得挪威医学博士的中国人

　　1983年,31岁的张运被学校派往挪威进修。开始到挪威的时候他感觉很失望,没有去美国和英国,来到这么个小国家。但每个国家都有长处,挪威国家虽小,却是心脏多普勒技术的世界发源地。但张运当时根本不知道什么是多普勒,本打算是去学习心脏电生理学的。直到后来,才庆幸当时能去这样一个国家。

　　张运所在的皇家医院是挪威最高级的医院,各科医生都是通过激烈竞争上来的,年龄一般都在40岁以上,他们对这个来自中国的"Boy doctor"有些轻视。当时张运师从"世界多普勒女皇"丽芙·黑特尔(Liv Hatle)教授,导师直接说:"为什么要接受中国留学生?赶快把他弄走。"他们认为张运学来学去,最后肯定只是留在挪威开餐馆,学不了他们高级的技术,也根本不想见面,指派一个护士带他。

　　这些都没有让张运感到挫败,只想拿出成绩,证明中国人的能力。几个月后,他的第一篇论文完成,解决了当时世界上的一个多普勒超声难题。但教授们不相信,怀疑其中有假,组织专家调查,从原始资料上开始审查,一个病人一个病人地审查,最后证明数据和结论完全正确。后来,张运把文章寄给欧洲权威专业刊物《英国心脏杂志》,该文章未经修改即被发表,上一次发生这样的事,还是在十年前。消息传来,整个医院为之轰动,张罗着为他配秘书、配设备、配房间……导师一改对他的看法,召集全科医生听张运讲述科研思路和解决方法。

　　导师劝他在该院读博士,要知道在挪威通过医学博士学位必须是某一课题的专家,在国际权威专业杂志上至少要发表5篇具有高度创新性的论文,平均要用5年的时间。而作为进修生的张运只剩1年多时间。导师说,相信你能成功。张运再次开始超强度的拼搏。

　　辛苦的付出得到丰厚的回报。在挪威两年,张运不仅掌握了多种超声心动图技术和定量诊断方法,而且对近200名瓣膜性心脏病患者进行了各种综合研究,使定量诊断瓣膜性心脏病的时间由过去心导管检查的几小时缩短到多普勒检查的几分钟,并实现了无创性诊断。美国心脏病年会被世界公认为是最高水平的心血管病学术会议,1985年挪威向该年会推荐了10篇论文,而获选的只有2篇,作者都是张运。

　　那一年,张运成为第一个获得挪威医学博士学位的中国人,也是挪威历史上第二个靠研究多普勒超声技术获得博士学位的学者。

（吕　军）

◎一个偶然成就一次创举

作为山东省神经内科的创始人之一，李大年还创建了山东省首家神经病理学研究室，为山东省神经内科学的发展做出了巨大贡献。李大年学医源于一次偶然，但之后所取得的成就却并非偶然。

▌学医始于偶然

对于李大年来说，当初选择学医有些出于无奈。李大年生于 1928 年 1 月，天津市人，高中毕业时，他的第一选择是西南联大的理工科（当时来说是师资条件最好的学校之一），可是由于西南联大招生地点临时变动和当时交通不便等原因，他无法及时参加西南联大的招考，最终选择了华西大学医学院（现华西医科大学）。正是当时的一个偶然，李大年从此走上了从医的道路。

1952 年，李大年从华西大学医学院毕业，由于学校的淘汰率太高，入学时同班 30 多名学生最终学成毕业的只有 8 个人。同年，李大年被派赴原上海医学院高级师资训练班专修神经精神病学一年，该训练班全国一共有 6 个名额。1953 年结业后分配至原山东医学院附属医院神经内科工作。

当时的山东医学院附属医院神经内科还刚刚处于起步阶段，李大年不但要参与神经内科的创建，而且还要承担学校神经学的教学任务。李大年刚来山东医学

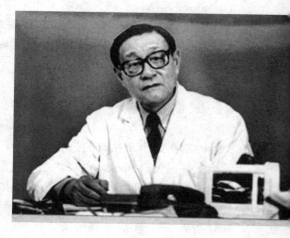

★李大年

院工作的时候,闲暇之余最常去的地方就是学校图书馆。那时在图书馆看书还是要登记的,现在去图书馆翻翻那些书页发黄的老书,在许多书籍末页的登记卡上还可能看到李大年的名字。

此后,李大年历任住院医师、主治医师、副主任医师及主任医师,山东医科大学神经内科学教授。

▌填补山东省神经内科学空白

只有经过不断的艰辛努力才能获得真正的成就。

1980 年,上海第一医学院神经病学研究所邀请美国专家在上海举办了第一届全国神经病理进修班。机会难得,为了学到这在山东省尚属空白的技术,52 岁的李大年南下学习。当时的条件很艰苦,参加学习的医生需要自带被褥,住宿睡的还是上下铺,李大年以极大的毅力坚持了下来。

3 个月学成回来,李大年开始积极筹备创建自己的神经病理实验室,以便能够进行神经病理及肌肉病理的研究工作。没有试剂、没有设备、没有解剖标本,最初的研究工作只能通过四处"化缘"才得以开展。李教授对每例尸检皆亲自指导,所做切片标本均亲自做镜下检查并写出详细报告。按李大年的话,"艰难自知,不足为外人道也"。

不过,"有志者事竟成",1985 年,李大年终于成功建立起了山东省首家神经病理实验室,为山东省神经内科学填补了空白。在此后 20 年的时间里,实验室共完成脑尸检 30 余例,肌肉活检 700 余例,周围神经活检 60 余例,皮肤活检 20 余例,冷冻储存肌活检标本 400 余例,DNA 库储存标本 100 余例,对多种疑难病例进行了病理诊断,完成了多种疑难病例的病理机制研究。该领域的研究成果在国内外重要的学术期刊上发表论文 50 余篇,获得山东省科学技术进步二等奖 2 项、三等奖 2 项。

▌办"微型图书馆"

学医是个很枯燥的过程,学习伴随医生的一生,真正得活到老学到老。要想学好医就必须耐得寂寞,"坐得住"。在李大年的弟子焉传祝眼里,老师就是一个能"坐得住"的医生。焉传祝回忆说,老师经常告诫身边的年轻医生:"人类是自然界最复杂的生物,人类对自己本身的了解还很粗浅,临床医学更是一门复杂的学科,所以选择做医生就是选择终身学习。作为医生,向老师学习,从误诊误治的失败中学习,从书本中学习,这将是医生终生不变的学习模式。"

　　李大年好读书,每天无论工作有多忙,都要抽空看点书,这个习惯至今仍然保持着。"当个好医生得读一辈子的书。"正是好读书这个习惯,为李大年打下深厚的医学理论基础。许多跟着李大年查过房的医生都深有体会,李大年掌握着大量的文献资料,跟他查房能学到很多东西,他不仅分析当前的这个病例,而且还能举出很多相关的病例,旁征博引,有根有据。

　　李大年读书的同时还善于积累,对读过的书都要做个摘要,分门别类保存起来。几十年坚持下来,李大年自己建立了一个"微型图书馆"。年轻医生有问题需要查资料,但又不知道该去查哪本书,只要找到李大年,事情就好办了。李大年能从自己的"微型图书馆"查到问题涉及的相关文献,并会将这些书名打印出来交给年轻医生。

　　李大年70岁的时候,电脑在我国日渐普及,为了能上网查找资料,李大年开始学习使用电脑。让70岁的老人重新学习一件新事物,难度可想而知。但是为了能够及时、准确地了解神经内科学的新进展,李大年通过努力还是掌握了电脑的使用。

　　"当个普通医生容易,要想成为专家很难。"在李大年看来,成为一名医学界的专家必须具备三个条件:首先得是个好医生,其次要是个好教师,再次还要是个好科研人员,只有医疗、教学、科研三个方面都有所建树,才能称之为专家。

　　来山东大学齐鲁医院神经内科就医的病人,不少都希望能够让这个医德高尚、技术精湛、治学严谨、丝毫没有"专家"架子的医生过过目,"让李医生看看,对自己的病就放心了"。李大年对病人不论职位高低,是贫是富,在对病人的态度上从来都是一视同仁,他总是对弟子讲,"想发财就别去当医生"。他的言谈举止,给人的印象是诚恳厚道、认真敬业、淡泊名利,是一位善思考、能够不断学习新知识的医生。

　　曾经有一位病人经李大年治疗后,又跑到北京协和医院就诊,接诊医生一看病人的病例,对病人说:"你之前不是找李大年看过了,那还有必要来我们这看吗？李大年看不好的话,恐怕我们也没什么办法。"李大年在神经内科学界的权威由此可见一斑。

（汤　雷）

◎凭一篇论文成为山东首个医学博士

早年下过乡、当过兵，一度差点上了战场，最终却成"卫生员"……一晃多年，当年的"卫生员"改写了中华人民共和国成立后山东省医学博士零的历史。从一个动乱跌宕的岁月走来，牛军的成功，更像是一个时代的缩影。

▌山东的首位医学博士

牛军读过两次大学：1972年，从部队卫生员进入济军军医学校读书；1976年，进入山东医学院临床医学系（山东大学医学院前身）就读。前后6年半的时间，让牛军打下了良好的医学及英语基础。

因为种种原因，当时在学校学英语还只能"偷偷摸摸"地在夜深人静时进行，学校老师见他喜欢英语，也会悄悄地把家里藏的一些英语材料给他参考。时间飞逝，如今的牛军利用自己多年在国外的广泛学术联系，多次组织、主持国际学术交流会，促进了山东省普外科领域与国际学术界的交流与提高。

20世纪80年代初毕业后，牛军被山东普外学科创始人李兆亭教授选中，来到山东省千佛山医院外科，名师出高徒，几年时间练就一身过硬本领。1983年，牛军以总分第一名的成绩考取了山东大学医学院普外科的第一位硕士研究生，师从李兆亭先生和山东省内的医学泰斗级人物寿楠海教授。

当时牛军的主攻方向是肝内胆管结石治疗，这是一个世界性的难题，国内外资料也证明确无理想的治疗方法。结石是我国及亚洲太平洋地区常见病，发病率高，危害性大，治疗困难，手术也无法取净结石，术后残石率可达10%～90%，常需再次或多次手术，最终可造成严重肝损失和全身情况恶化。就连当时世界上最先进的激光碎石器、电气碎石器械也不能取尽结石，而且价格昂贵。

那段时间,牛军就像着了魔,天天想。突然一天,他想起当年在部队帮助地方煤矿生产时的情景,用"水枪"采岩石夹缝中的煤块。"肝胆管中的结石不也正像岩石夹缝中的煤块吗? 可不可以也用一种'枪'把结石破碎并将它们冲出来呢?"这种大胆的设想让牛军激动不已。经过反复琢磨和近两年无数次的实验,在寿楠海教授的帮助下,纤胆镜碎石清洗器终于问世。它的创造点在于提供了一种新的治疗胆结石特别是肝内胆管结石的方法,快速无创伤地清除其他方法无法取出的复杂肝内胆管结石,大大缩短了治疗时间和提高了疗效,使得一部分过去无法治疗的病例得到根治。这一科研成果不仅解决了长期困扰肝胆外科治疗的难题,而且还成功揭示了东方人特有的肝胆管结石结构特点,为进一步研发防治措施奠定了基础。

后来,牛军以此项成果作为硕士论文提交专家评阅,中国科学院学部委员裘法祖教授认为,论文已达到博士论文水平。当时中国的博士教育刚刚起步,国家对博士学位的授予十分严格。国家教委就把这篇论文和成果提交当时的全体外科学部委员评审。专家几乎一致同意建议国务院学位委员会破格颁发博士学位。在当时山东省还没有医学博士点和博导的情况下,牛军成为山东首位医学博士。

20 世纪 90 年代初,国际上腹腔镜胆囊切除术刚刚兴起,牛军在导师寿楠海教授的支持下率先引进开展,使齐鲁医院成为国内最早开展腹腔镜胆囊切除术的三甲医院。之后又成功主刀创立了"腹腔镜下胆总管切开、纤胆镜直视取石、T 形管引流暨胆囊切除术",为一大批肝胆管结石病人免除了开腹之苦,慕名而来的病人络绎不绝。该成果弥补了当时国际上腹腔镜技术的不足之处,达到国际领先水平,由此确立了山东省在全国肝胆外科的领先地位。

牛军越发感到学海无涯。1993 年,作为当年英联邦皇家外科科学院优秀外科医师奖学金的唯一考取者,牛军来到澳大利亚纽卡索大学附属玛特医院肿瘤临床外科和乳腺外科工作。

凭着卓越的才华,牛军后来受雇于著名的悉尼大学艾菲王子医院和协和医院普外科,同时兼职于澳大利亚国家肝移植中心。因工做出色,被多名外科前辈向总部设于芝加哥的国际外科科学院提名。经一年多的临床技能审核、考试、面试及两级投票,被国际外科科学院(美国)、澳大利亚外科学院授予"普外科专家"资格,颁发在 128 个国家认可的普外科专家资格证书和国际外科医生护照。

即便在国外的工作与生活风生水起,但牛军还是希望能为家乡做点事。2005 年 5 月,牛军回国,由山东大学作为引进人才从教山东大学,行医山东大学齐鲁医院。

再次回到齐鲁医院,短短几年,牛军凭着精湛的外科手术技艺和一丝不苟的工作作风,完成了数百例疑难复杂手术。

如总结这些成绩,哪一项都十分夺目:13项国际专利,多项国家级、省部级奖项,被国务院学位委员会授予"有突出贡献的中国博士学位获得者",终身享受国务院政府特殊津贴。

▎三次救援彰显医生本色

灾难常常能彰显医生本色。牛军一共参加过三次救援,唐山大地震、斐济地震和汶川地震。

牛军出生于1953年,同那个时代的很多人一样,下乡、参军,直到1975年转业到地方医院工作,生活才算安定。没想到还不到一年,就发生了唐山大地震。

当时山东医疗队组织了800多人,是第一支到达唐山的医疗队。医疗队从济南坐火车到天津,再坐飞机去唐山。由于消息闭塞,谁也不知道发生了什么事情,快到唐山机场,大家才从飞机上看到房子、桥梁都塌了,铁路都拧了,才知道唐山地震了。接下来的两个小时,医疗队一直在飞机场待命,没有人组织,现场乱成一团。年轻气盛的牛军想不能总在这里干等,就带了两个护士,背了一大箱药品,和救援的解放军一起冲进现场,成为第一个进入地震灾区的医疗队员。

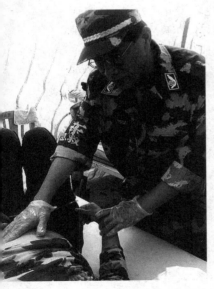

★牛军教授在诊疗

在现场,他们从没见过那么惨烈的场面。街上很多逃出来的人没穿衣服,他就把自己的衣服脱下来给他们穿;现场急救时,由于缺少物资,就就地取材,没有导尿管,就用电线,把芯抽出来,给伤员导尿;打青霉素之前没法做过敏试验,伤员家属大喊:"命都要保不住了,不用做试验了!"等待救治的伤员排了很长的队,药箱里的药全部用完了,解放军又把他们带的药拿出来。干了整整一夜,一点儿药也没有了,最后只能给病人做些简单处理。

第二天上午医疗队才进来,还有人说牛军是逃兵,直到解放军来给他们请功。当时国家的救援力量不如现在,卫生条件不好,很多人都拉肚子。震后第七天从北京开来几辆水车,挂着"毛主席送来幸福水"的标语,大家才有干净水喝。

因为这次救援的经历,大学时,牛军有意识地选择了普外科。

斐济大地震时,牛军已经在澳大利亚工作多年,是业内认可的普外科及腹腔镜专家。那时,他觉得自己有地震救援经验,就报名去了。乘飞机到了斐济才发现,这个南太平洋岛国基本没有自救能力,救援主要靠国际社会,当时的救援队简直就是个联合国。但是那次救援体现出了专业和秩序,每一个环节都衔接得很好,只用了3天就全部救援完毕。

再就是汶川地震。如果说抢救伤员是苦和累的磨炼,那么转战路上就是生与死的考验。当时都是山路,再加上余震不断,山体滑坡,房子大的石头比比皆是,很多汽车被砸在下面,过程中遇到几次危险,与死神擦肩而过。

当时,平武的灾情非常严重,由于路难走,病人都转不出来,当地县医院已没有能力抢救伤员。山东是第一支到达的医疗队,牛军作为队长,带领着医疗队第四分队21人接管了县医院,当时县医院院长说,他的内心已经崩溃……牛军他们实行24小时排班,首先对全院伤员摸底大查房,逐一做出治疗方案,由于没有电、缺少仪器设备,队员们都是靠最基本的望、触、叩、听来检查和判断病情,采取及时果断的治疗措施挽救了很多人的生命。仅用一上午,整个县医院就开始正常运转。之后,平武县没有出现一例伤员死亡。绵阳市市长亲自来县医院感谢,说他们"创造了奇迹"。

(资料来源:《山东大学齐鲁医院报》)

◎山东麻醉界的"祖师爷"

> 一提到山东麻醉界的"祖师爷",业内人士都会知道,这说的就是应诗达。应诗达为山东省各地市麻醉学科的建立做出了开拓性的工作,促成了山东省麻醉学科"从无到有,从小到大"的完整体系,是公认的"学科带头人",在全国麻醉界也享有较高的知名度。

■ 参与编写最具代表性的麻醉巨著

应诗达,1929 年 4 月出生,在他身上记录着一系列和"麻醉"有关的称号历史:1952 年 7 月,毕业于上海同济大学医学院,分配至上海第一医学院附属中山医院外科、麻醉科工作;1953 年 9 月,调入山东医学院附属医院(今为山东大学齐鲁医院);1958 年,创建山东省第一个"麻醉科";山东省麻醉学会名誉主任委员、《中国麻醉与镇痛》杂志主编、山东大学齐鲁医院麻醉科教授、山东麻醉医学界最资深教授……

应诗达是山东省第一个带麻醉硕士研究生的导师,但他这样自谦:"曾做过一点点工作,并在 1985 年通过医学院申请,被国务院批准为山东省第一个麻醉学专业'硕士学位授予权'单位,在全国范围来说也算是一个'硕士学位授予权'较老的小兄弟单位。"

应诗达另一个重要贡献是参与编写《现代麻醉学》。

《现代麻醉学》是我国麻醉界在"文化大革命"以后的一部巨著,是麻醉学科领域内最具有代表性的专业"参考书",是人民卫生出版社列为优先出版的"部头书",其地位与黄家驷主编的《外科学》等巨著相平齐。1987 年出版第一版,1997 年第二版,2002 年第三版,前后 15 年共出版了三版。

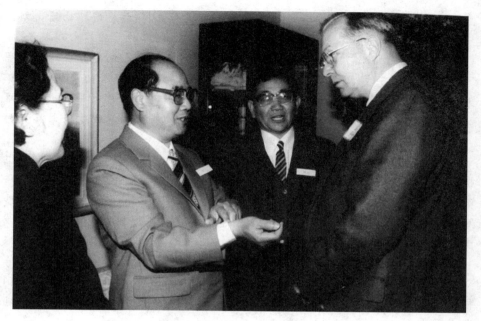

★1986 年,应诗达教授访问美国

应诗达参加了《现代麻醉学》三版书的全部出版过程。后来教授在自己撰写的回忆录中回忆了这段经历:

《现代麻醉学》编写的发起,纯属偶然的巧合。在 1984 年的一次全国麻醉学术会议中,麻醉界同道们欢聚一堂,畅所欲言,激情高涨。在会议休息期间的闲聊中,徐州医学院附属医院麻醉科曾因明教授提出,汇集全国麻醉界精英编写一本麻醉学巨著。随即得到几位当时在场的麻醉学界中年教授们的热烈响应,纷纷表示积极参与。大家有编写《现代麻醉学》的衷心愿望,一拍即合,非常珍贵。

随后,1985 年由曾因明、赵俊教授与人民卫生出版社联系,取得出版社同意编写的意见。随即拟定《现代麻醉学》"编辑委员会"名单、编写计划大纲及内容章节目录,以及邀请执笔作者名单等文件,报送北京人民卫生出版社审批。

当年,编写计划书承蒙人民卫生出版社批准,出版社社长在北京召开第一次"编辑委员会"会议,确定编委会由 8 位成员组成。编委会在落实具体编写分工任务之余,决定邀请麻醉学科麻醉前辈吴珏、尚德贤、谢荣、谭惠英、李德馨、金士翱等老教授组成评阅组。

在第一次 8 人编委会议中,明确书名定为《现代麻醉学》,全书分为四大篇,由8人分为四个专题组进行分工审稿和主编,计麻醉理论篇由刘俊杰、赵俊主编;临床麻醉篇由应诗达、史誉吾主编;麻醉药理篇由郑斯聚、陈伯銮主编;监测与ICU篇由曾因明、庄心良主编。8人编委会经过一年半时间日夜奋战,以及多次集中审稿、定稿会议,渡过了艰苦的里程,终于在1987年10月出版了第一版《现代麻醉学》,共1700余万字。巨书出版后随即引起了全国麻醉界的轰动。所有参加编写的同行们沉醉于极大喜悦和相互庆贺之中。

出版这部巨著在当时尚无电脑的编写条件下,十分不易,出版社对该书也提出了严格的要求,"内容层次齐全,字迹标点清楚,定稿后不再变动(简称'齐、清、定'),一次性交出全书稿件"。8位编委六易其稿,1700余万字全部手工抄写。1986年12月交稿,经专家审阅,该书被认定为能够反映当代麻醉学科领域中的最新水平,并给予了优先出版的权利。

1990年《现代麻醉学》第一版被国家新闻出版总署评选为"全国优秀图书一等奖"。1997年出版第二版,仍由第一版的8人编委操刀,增加了曾邦雄教授担任秘书,协助年迈的刘俊杰老教授工作。第二版增加了不少新内容,同样得到业界好评。

2002年出第三版。但是因为原编委年事已高,有5位退出。应诗达回忆:

> 在解散之前,重新协商选定第三版的主编,由当时年纪相对较轻的庄心良、曾因明、陈伯銮三位担任主编。在第三版的编写执笔人员中,后起之秀的中青年精英增添较多,充分体现了老中青三结合的编写团队,增添新颖内容,仍然是一本麻醉学领域的部头书。

> 《现代麻醉学》第一版至第三版的出版,反映我国麻醉学科迅速发展的水平。希望未来的第四版,全部由我国麻醉界的中青年新秀来执笔,期盼着继续为我国麻醉学科做出更大的贡献。

█ 山东麻醉论坛总坛主

"……老朽不才,但衷心乐意为广大同行服务! 各抒己见,深入讨论,充分发挥,友情相照。众人拾柴火焰旺! 自勉之。"

上面这段话出自山东麻醉论坛,说这段话的人正是山东麻醉论坛的创办人兼总坛主应诗达老人。那时老人已经耄耋之年,虽然不在临床一线工作了,但整天不闲着,用他的话说"光一个山东麻醉论坛就快吃不消了"。

山东麻醉论坛是全国著名的麻醉专业论坛网站,在这里,你会发现,几乎所有的问题都能得到满意的回答——不管是想知道初级的麻醉知识ABC,还是遇到深奥的麻醉专业问题——几乎每个问题的跟帖里都有应诗达的回复，常来这里的人都尊称他为应老，有什么不明白的问题，有解不开的疙瘩，甚至一些不开心的事情都愿意来这里找应诗达聊一聊。

应诗达在和别人聊天的时候话不多，但谈到麻醉的时候，就会异常兴奋。他维护麻醉事业的神情就像维护自己的信仰，喜爱麻醉专业就像喜爱自己的孩子一样。

对"麻醉科医师的地位如何如何低，钱少，'背黑锅'多，风险太大……"这类说法应诗达没少听到过。的确，在麻醉界乃至整个医学界普遍认为麻醉工作是最具风险的职业之一。

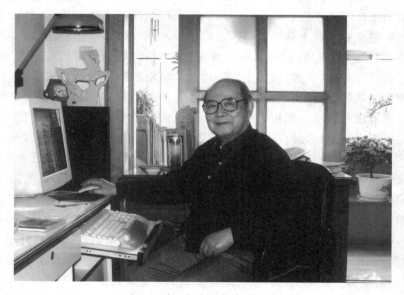

★2004年，应诗达在编审杂志

一位从事了6年多麻醉工作的医生在论坛上发帖说："现在不知为什么我总是感觉到压力很大，以至于只要手术科室电话一打进来说有什么样的手术，自己马上就觉得全身不舒服，做麻醉的时候也是提心吊胆的。只是感觉手术快点做完吧，这样才会舒服。这样的感觉持续了很长时间了。"最后，这位医生发出感叹——为什么我没有再继续麻醉工作的勇气？！

对此应诗达的体会是：无论什么医生都有自己不得意的一面。麻醉医生是为手术医生服务的，这是事实，但是随着医学尤其是现代外科技术的发展，越来越多的地方已经离不开麻醉医师。当人的价值不能用钱的多少来衡量时，对他人或社会不可或缺，就是其价值了。

还有一位麻醉医师留言："与其他专业相比，麻醉科的多数老人结局都不是

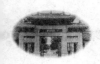

太完美。因为内外科的医生在退休后可找家诊所或在医院打份工,在消磨时光的同时还可以挣点钱,活得比较滋润。而多数麻醉科老医生则没有这么幸运,除少数仍在外打工或利用治疗疼痛的优势可以延续工作生命外,多数人就只能回家颐养天年啦。按理说辛苦了半辈子也该歇歇了,可是麻醉医生天生是忙命,闲不住,不干活就难受,就会生病。自己科里的几位退休老医生,才两年不见就已经衰老得厉害,反应迟钝,有明显老年痴呆的表现,看了令人心痛,这明显与缺乏工作刺激有一定的关系。他(她)们在离职前可都个个生龙活虎的,是从不服老的……"

应诗达的回复是这样的:"我在山东大学齐鲁医院一直工作到现在,体会到麻醉科的工作不能仅仅是'上麻醉''镇痛门诊''ICU'几项工作,还有许多工作需要麻醉科高级专业人员去做,现在是'全面缺档'状态。这就要看这些老人如何对待了。再者,对任何事物,既要看它的历史背景,也要看到它的发展远景。眼光看得远一些、宽一些,可以给我们勇气,提供信心。例如:麻醉科的建设、麻醉科的发展等等,这就比'上一个麻醉'的难度大得多,但是需要每个人都投入才对。另外也要奉劝个别年轻的医生一句——尊老爱幼是中国人的传统美德,应该发扬光大,但愿麻醉界的小字辈或者后起之秀不会因为其他一些东西而失去美德。'老马识途''姜是老的辣','老'象征着成熟和成功。去进修学习,你还得交学费,还要少得一些奖金,身边就看着那么多老前辈,能够从老前辈那里学到成熟的经验,同时又给他们提供了发挥余热的舞台,两全其美的事儿,大家何乐而不为?"

"认认真真做事,认认真真做人,就可将风险降至最低。让我们都阿Q点,练就宽心、安心、静心、耐心、信心、恒心、责任心和良心共存时,大家就会知足常乐,随遇而安了。"这是应诗达从心底里说出的话。

麻醉界虽然少了一位做麻醉的医生,却多了一位给大家传道授业解疑释惑的指路人。

(资料来源:《山东大学齐鲁医院报》)

◎"换心"，这是一个奇迹

> 1958年秋天，宋惠民在山东医学院做满3年住院医师后，在上级医师的指导下轮转外科各个专业，当年9月，宋惠民被派往北京阜外医院学习心血管脏外科。从此以后，宋惠民走上专攻心血管外科的道路，而这也正是他多年的愿望。在这里，他先后师从吴英凯、侯幼临等著名专家，刻苦钻研，打下了施行心脏手术、治病救人的坚实基础。

■ 山东第一例心脏移植手术

1960年，自然灾害降临中国大地。生活上的困难，尤其是食物的严重不足，让所有的人都面临着吃不饱饭的威胁，或者已经吃不饱饭了。在这个特殊日子里，山东医学院胸科及心外科的同志破除重重困难，与铁木工人合作，自制了以铁、木、塑料制品为基质的体外循环机，虽然很土气，但是可以做动物实验。另外，他们购置了上海的一款体外循环机试用于临床，同时以山东医学院为主，主要人员、主要设备都由山东医学院承担，联合省立医院和济南市中心医院组成协作组，成立了体外循环手术研究小组。宋惠民任该小组的秘书。

经过研究、实验和三所医院的商定，由省卫生厅批准，该小组在省立医院施行山东省第一例体外循环心内直视手术。为宋惠民以后开展心脏移植手术提供了丰富可靠的经验。

1998年冬天，宋惠民参加了由哈尔滨医科大学附属医院主持的全国心脏移植学术研讨会，受到了很大启发。福建的廖崇先做过的心脏移植手术例数多，哈尔滨医科大学夏求明教授的病例存活率高、存活时间长，他们是国内心脏移植的先驱者。当时的山东医学院附属医院也曾做过较多的实验研究，宋惠民认为应该有条件做心脏移植手术的临床工作。

1999 年 5 月,济宁医学院附属医院收治了一名扩张型心肌病患者,曾多次心力衰竭,但有心脏移植的指征。宋惠民和陈忠堂受邀看过病人,同意做心脏移植手术。5 月中旬,得知有特殊脑死亡者的供心,确定 5 月 27 日施行心脏移植手术。由于是山东首例病人,为顺利开展工作,决定请廖崇先教授来济宁医学院附属医院主持手术,山医大附院、山医大第二附院、济宁医学院三家商定组成医疗合作小组,共同努力,成果共享。宋惠民担任组长,有关技术问题,由宋惠民主持协调解决。

　　安排妥当后,大家正在等待 27 日的到来,不料于 25 日晚接到廖崇先教授来电,告知因他所在医院也有心脏移植,不能前来帮忙了。这个变故使制定好的计划有点乱套,众说纷纭,商量的结果:供心很难得到,如果能够解决具体技术问题,就施行手术;如若不能,就停止手术。大家让宋惠民仔细考虑,做出最后决定。

　　这个责任和压力实在非同小可,当时宋惠民额头上冒出豆大的汗珠,他觉得需要静下来仔细思考思考。宋惠民当时已经带过几届博士研究生,做过心脏移植的基础理论研究和 10 次以上的心脏移植临床预试验,有一套能够取供心、做移植手术以及手术以后处理的班子。

　　最后他下定决心,坚定地说:"做!"大家一致同意。

　　1999 年 5 月 27 日终于到来了,但是天气非常闷热。手术室里,大家都在焦急地等待着供心的到来。

　　前一天去取心的同志,已经在紧张地展开着工作。这边手术室里也已经开始给病人麻醉、消毒,如果供心顺利到达,就开胸做移植手术。上午 10 点,取供心的同志汗流浃背,终于赶到了手术室。打开绿色包,从冰水中取出供心,检查,确认完好无损。

　　时间已经较预计时间晚了 40 分钟!

　　建立体外循环,切除病心。一切顺利。

　　将供心置入病人心包腔,用双腔吻合法,将供心吻合到病人体内。

　　衔接上腔静脉,长度不够!

　　只得解剖受体上腔静脉,切断奇静脉后与受体上腔静脉对端吻合。后壁可缝合 4 针,然而前方又短缺约 4 厘米×3 厘米,这又是未预料到的!

　　正在关键时刻,宋惠民的第一助手陈教授突然感觉身体不适,头晕,体力不支,只好下台休息。由鲍继森教授接替帮助宋惠民切取受者自体心包,修补上腔静脉短缺,完成上腔静脉连接。

　　手术在顺利进行。开放主动脉阻断带,开放上下静脉阻断带,排出心内气体,心脏开始有规则跳动,血压升至正常,心跳达每分钟 100 多次,肢体可摸到脉搏。止血,关闭胸部切口,仪表保持了正常的生命指标信号。

山东省首例心脏移植手术宣告成功!经过艰辛的术后护理及相关工作,病人恢复健康。

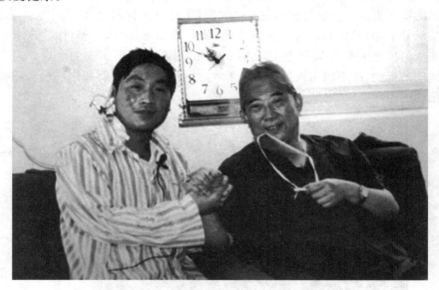

★1999 年 5 月 27 日,宋惠民教授与心脏移植病人合影

1999 年 6 月 15 日,10 余家电视台、报社、广播电台的新闻工作者齐聚济宁,出席山东省第一例心脏移植手术成功新闻发布会,报道了"全省著名心外科专家宋惠民亲自主刀,术后又亲自用药,有效地保障了手术的成功与术后安全"的真实事迹。不久,宋惠民因此而荣获山东省科技进步三等奖。

当年的病人侯明义终于又成了一个健康的人了。以后每年 5 月 27 日,以及他结婚、生子、儿子满月等,都要邀请宋惠民参与祝贺,和他们全家一起分享来之不易的喜悦。

▌两位老人换上年轻的心脏

2004 年,一直从事中学教学工作的刘先生感觉胸前不适,疼痛难忍,体力活动受到很大限制。经仔细检查后,确认当前无常规办法可以解决他的问题,只有施行心脏移植。这位 60 岁的农村老人体质很好,其他脏器无任何疾病。但是临手术前,刘先生突然怀着痛苦的心情告诉宋惠民,有人劝他不要做心脏移植手术,说是风险大、花钱多等等,说得刘先生内心非常难受,不想接受手术,说着说着就痛哭流涕。他的儿子们也在旁边大哭起来。

这时,已经年逾古稀的宋惠民耐心地为病人和家属做工作。他坚定地告诉刘先生:"心脏移植是唯一解决办法,这个手术我们已经成功做过,当年的患者现在已经健康地活过了5年,而且娶妻生子,生活非常快乐。现在的条件好了,成功的概率更大。你还有很长的生存时间,父母生下我们,只给人一次生命啊!你的病好了,回到你的家人和学生面前,他们该多高兴,你活着,你的孩子们就有亲爹啊!至于手术经费,你已交的7万元肯定不够,但是我们已经筹集社会和医院的资助,决不因为缺钱而影响手术后的用药。我们要和你一起从死神手里把你的生命夺回来!"

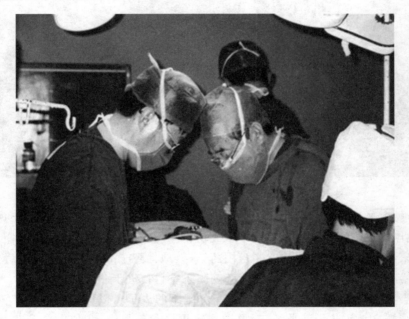

★宋惠民教授在做手术

　　刘先生和他的孩子们终于同意手术。宋惠民以古稀之年,又一次任总指挥、总顾问,团结大家,细致分工,精心组织,指定了具体的取供心、供心运输、手术方式、协调实施方案。

　　2004年末,我国目前年龄最大的心脏移植手术患者、61岁的济南市民崔先生康复出院,而心脏提供者的年龄只有27岁!这是年逾古稀的宋惠民和他的同事们创造的又一个奇迹!

（资料来源:《山东大学齐鲁医院报》）

◎第一个脐血库：不应遗弃的生命之火

在沈柏均的履历里，有很多个第一，但是最重要的一个是他的"变废为宝"，让更多的人迎来新生。

▌两个"新生儿"

对于 9 岁的菏泽小男孩栾顺顺和他的家人来说，2010 年会让他们终生难忘。

时间回溯到 2008 年 3 月，外出打工的栾海军夫妇突然接到家里电话，他们唯一的孩子顺顺突然持续高烧几天不退，夫妻俩匆匆赶回。几天的治疗无效后，带儿子来到菏泽市立医院，诊断结果是急性淋巴细胞白血病，需要抓紧治疗，不然会有生命危险。医生的话把栾海军夫妇吓蒙了。2009 年 2 月，他们又凑了 8000 元钱带着孩子到北京做检查。医生说，做骨髓移植是最好的办法，但骨髓移植的手术费要高达几十万元，不过，新生儿的脐血或许可以救治顺顺！

听到这个消息，栾海军夫妇随即决定：再要一个孩子。在医院的帮助下，栾海军联系到了山东省脐血库，省脐血库方面当即表示可以为栾海军夫妇提供脐带血采集、制备、贮存和血检测等服务，并免除 1 万多元的各种相关费用。

2010 年 7 月 12 日中午 12 时 15 分，栾海军夫妇的女儿顺利降生。医护人员从小女孩的脐带中采集了 120 mL 脐血，脐血和顺顺及栾海军的妻子的血样被装入了专用的脐血恒温运输箱送往济南。救命的种子送到山东省脐血库后，省脐血库马上安排各个实验室的工作人员进行信息登记、细胞计数、分离、检测、冻存和相关的配型检测工作。

在顺顺等来希望的同时，社会各界也给予小顺顺极大的关注。媒体发出了"给脐血宝宝起名"的倡议，众多热心读者积极参与，在为这个家庭祈祷的同时，也为孩子起了很多名字:安琪、思琪、意琪、爱馨、爱欣……栾海军一家最终选了"栾安琪"这个温馨的名字。

"你知道小妹妹是来救你的吗?"

顺顺点点头,挂着泪痕的小脸露出微笑,"我会抱着她玩。"

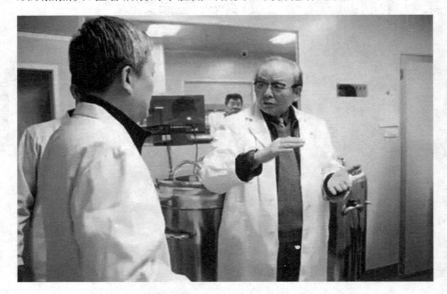

★沈柏均教授在讲解脐带血造血干细胞目前的临床应用

▌不应遗弃的生命之火

提到脐血库,就需要提到一个人,就是沈柏均。

沈柏均,1937 年生,浙江绍兴人,1961 年毕业于山东医学院医疗系,分配到山东医科大学附属医院(现山东大学齐鲁医院)儿科工作至今。现任山东大学齐鲁医院教授、主任医师、博士生导师,山东省脐带血造血干细胞库主任。

在沈柏均的履历里,有很多个第一:1970 年,在山东省内首先开展换血术;20 世纪 70 年代末,率先开展胎儿骨髓像研究;1986 年,负责筹建齐鲁医院低温医学研究室,配合临床进行造血干细胞移植术、人工授精、心脏瓣膜置换术等;1987 年,在山东省内首先开展自体骨髓移植术;1991 年,国内首先报告输血相关性 GVHD,同年完成了世界首例无血缘关系脐血移植术,这一成果被评为 1993 年国内医药科技十大新闻之一……但是在这些第一里,最为醒目的是沈柏均是世界进行首例无血缘关系脐带血造血干细胞移植成功的人。1991 年初,他成功进行了世界上首例无血缘关系混合脐血移植术,至 1993 年已进行了 10

例,包括恶性实体瘤 4 例、白血病 5 例、纯红再障 1 例,造血均获重建。50%病人有脐血造血细胞植入证据,近期疗效十分满意。

20 世纪 80 年代初,有学者提出用脐带血干细胞代替骨髓干细胞移植的可能性。1988 年,法国医生格卢克曼(Gluckman)教授将这一设想变为现实,他们用 HLA 相合的同胞脐带血干细胞进行移植,成功治疗了一例遗传性范可尼贫血的儿童。1992 年美国建立世界上第一家脐血库。全世界造血干细胞移植中,脐带血移植所占比例已上升到 1/4,而在日本,脐带血移植所占比例高达 1/2。

鉴于骨髓移植术因受 HLA 配型限制而举步维艰的情况下,沈柏均教授设想用脐血代替骨髓,进行造血细胞移植,解决供源问题,使更多的白血病、癌症、再生障碍性贫血等绝症病人得以新生。

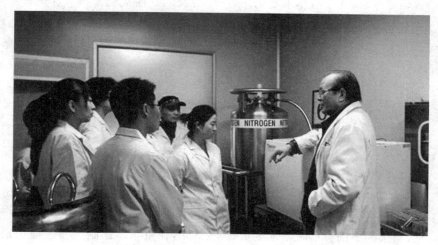

★沈柏均教授在为大家详细讲解脐带血的储存流程

1998 年,齐鲁医院与鲁能集团投资合作建成全国最大的脐血库"山东省脐带血造血干细胞库",成为一个集采集处理和保存脐血干细胞于一体的专业机构。目前已库存脐血 15000 余份,提供给全国医院临床移植 150 余人,成功挽救许多危重生命。

脐血本为废弃之物,研究显示其富含造血细胞,是一种取之不尽、用之不竭的新的造血细胞来源,而无血缘关系的多个脐血混合移植的成功,则为因缺少骨髓而得不到移植治疗机会的众多不治之症患者提供了新方法,使其有了治愈希望。

(资料来源:《山东大学齐鲁医院报》)

◎医学殿堂的明珠

不忘初心，兼济天下苍生；务实谋新，续写医学传奇。回眸齐鲁医学百年，诞生了数不胜数的"第一""首次"，这些成就无一不展现出其人的智慧，其校（院）的辉煌。今略撷一二，记之。

▌哺乳类动物生殖生物学研究发现新领域

张致一（1914～1990），山东泗水人，著名胚胎学家、生殖生物学家、生理学家、发育与生殖内分泌学家。1934 年，他考入国立山东大学生物系。1939 年，转入武汉大学生物系。1947 年，到美国留学，获博士学位。1957 年回国，历任中科院海洋生物所副研究员、动物所研究员、副所长、生殖生物学研究室主任。1980 年，当选为中国科学院学部委员。1982 年，任生物学部副主任。他长期致力于高等动物的生殖规律及其调控机制研究，开拓了中国哺乳类动物生殖生物学的研究领域，为治疗不育、控制人口、拯救濒危物种和畜产品与鱼类的增产做出了重要贡献。

张致一在山东大学生物系三年学习时期间，师从著名实验胚胎学家童第周教授，深受其导师的影响，为以后的研究工作打下了坚实的理论基础。1947 年1 月，他获美国艾奥瓦大学奖学金出国深造，在美国艾奥瓦大学留学期间又从师于威奇（E. Witschi）教授，从事比较内分泌学和发育内分泌方面的研究，后任该系副研究员。为了投身于祖国的社会主义建设，他冲破美国政府的百般阻挠和刁难，毅然率全家绕道回国，到青岛中国科学院海洋生物研究所任副研究员。他在美国以两栖类为材料从事比较内分泌学的理论研究，已获得许多创新的成果，急国家之所急，放弃了个人的兴趣，将研究方向转到更能密切联系实际的哺乳类生殖生物学研究领域，充分表现了他拳拳爱国之心。

早年张致一在从事发育生物学的研究,与童第周合作进行过鱼类胚胎发育能力、外胚层极性决定以及鱼卵器及决定等研究工作。首次应用激素、性腺移植和半联体技术成功地诱发了两栖类性反转,提出同配染色体组合与激素反应关系的学说,这在性别决定和性别分化研究领域曾是一项重要的突破,得到学术界的高度评价。

张致一教授在比较内分泌学和生殖内分泌进化的理论研究方面也有不少建树,最早成功地完成了胚胎下丘脑的割除实验,最早提出两栖类垂体中促肾上腺素和促黑色细胞扩张激素并非同一种肽类激素的论点。

张致一教授对人类生育控制尤为重视,他认为研究胚泡着床机理可为人口控制寻找更为有效、简便而安全的途径。十余年来,他亲自主持该项研究,围绕着胚泡与母体相互作用的物质基础进行了大量的工作。

在应用研究方面,张致一教授也十分重视,他曾多次带队亲临渔场和条件艰苦的牧场进行调查研究,为生产实践提供指导。自从国际上合成的 LH-RH-A 问世后,他就立即考虑这种神经肽催情效果显著,并能客服产生抗性的问题,这一成果得到国际学术界的高度评价,被列为激素对人类的“六大贡献”之一。

▌国内首创可逆性女性绝育术

丁声玲,1924 年生,湖北沔阳人,1951 年毕业于齐鲁大学医学院,同年留在齐鲁大学附属医院妇产科工作,1987 年晋升为教授。由于在计划生育工作中成绩卓著,1984 年她被评为山东省计划生育工作先进个人;1986 年、1991 年,她两次被评为全国计划生育先进个人。

作为实行计划生育的重要措施,女性绝育手术在我国实施的人数日益增多。有的孩子虽然尚在幼小,母亲也进行了绝育手术。这样可以减少因采取其他各种避孕措施而带来的麻烦,效果可靠,是应当值得提倡的。但如果在绝育手术后遇到孩子意外夭折、离婚后再婚等特殊情况需要再生育时,到医院请求医生施行复孕手术这也是合乎情理的。这部分人的比例为 1/1000 左右,粗略估算我国要求复孕的人数大约 4 万人。

所以对年轻夫妇做绝育手术时,一定要把将来要求复孕的可能性也应该考虑进去,因此提倡探讨如何做可逆性女性绝育手术。它的特点是在不损伤或者极少损伤输卵管的条件下,阻止卵子进入输卵管,精子也不能从输卵管进入腹腔。从卵巢正常排出的卵子留在盆腔中就自行溶解吸收了。需要再怀孕时,可以经过简单的手术恢复卵子进入输卵管的渠道,自然能达到复孕的目的。

面对临床的需求,丁声玲教授经过缜密的理论论证,迅速动手,开展了动物

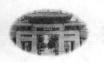
实验。在她开展计划生育不久,受 V 字形脑血管银夹的启发,试图将此应用于女性节育手术,并在动物实验中达到了预期的效果,后在妇产科学会上做了大会发言,受到了同行的好评与鼓励。

丁声玲用家兔进行单纯输卵管银夹阻断性实验,惊喜地发现其有效率高达96%以上。她于 1979 年在国内率先应用于临床,完全成功,推广应用遍及全国,沿用至今。

丁声玲教授在国内首创的可逆性女性绝育术"输卵管埋线加银夹术"产生了良好的技术效益和巨大的社会效益,在计划生育专业领域取得一项突破性进展,不但具有学术上的重大价值,而且在执行计划生育这一基本国策方面具有里程碑式的历史意义,填补了该领域一项空白,进一步巩固了基本国策的地位,充实、完善了其内容,功莫大焉。

■ "全息诊疗仪",受世界医学界肯定

李莱田,1937 年出生,山东济南人,山东大学齐鲁医院中医科主任医师,中国全息医学会(筹)主任委员,中国时间生物学会理事,中国中医药学会男科分会理事。

1984 年以来,中医科李莱田教授在临床上试用张颖清教授发明的第二掌骨侧全息诊疗法,确实收到一定疗效,但也感到该法诊断全靠患者痛觉感觉,治疗全凭医生主观掌握,缺乏客观数量标准,为使全息诊疗客观化、定量化而自选了"全息诊疗仪"的研制发明课题。

1985 年,李莱田在病房和门诊自制成的"全息诊疗仪"对正常人和内科杂病患者进行多种指标的检测,找出了第二掌骨侧各穴区间电位差异的相对稳定差距。1987 年,他用液晶显示器和自动按摩探头制成了"全息诊疗仪"Ⅰ型,参加了第十五届萨格勒布国际发明博览会,获金牌奖,参加中国第三届发明展览会获银牌奖。1989 年,成果转让给山东省人才开发中心医药开发部,生产出"全息诊疗仪"Ⅱ型,批量生产和推广应用于国内 20 个省市自治区。其适应证按中医理论分类为各种头痛、牙痛、肩背痛、颈项痛、胸胁痛、胃脘痛、腰痛、腹痛、痛经、四肢关节痹痛、卒中后遗症等多种功能性、疼痛病症,其中许多病例可收到奇效。1986 年,李莱田在自制"全息诊疗仪"获得确切电生理数据及临床疗效后申请了中国实用新型发明专利,获准并将专利转让给厂家生产。

"全息诊疗仪"是第一个用客观定量标准将第二掌骨侧全息穴区的生理及病理变化反映出来的医疗仪器。它不仅能客观定位诊断,而且能定量地自动按摩治疗。既使全息诊断客观化、定量化,也解除了施治医生的疲劳。同时"全息

诊疗仪"还是第一个以"全息"为正名走向世界，受到世界医学家们公认，获得第十五届萨格勒布国际博览会最高奖——金牌奖的仪器，比"生物全息电图诊断仪"获巴黎市府大奖早一年多。

1991年，李莱田主编出版了《全息医学》，是国内外第一部全息医学领域的学术专著；主编的《全息医学大全》于1997年出版发行，成了国内外举办全息医学学习班的必用教材。他经常出国参加国际全息学术会议及培训班，将全息医学诊疗方法推广到全世界，为医学事业的发展做出了突出贡献。

从国内领先到国外领先的普外科手术

齐鲁医院胡三元教授自1991年开始从事腹腔镜手术的动物实验和临床应用研究，到2008年3月统计，已完成各种腹腔镜手术62种、6000余例，并推广到妇产科、泌尿外科、神经外科、胸外科、小儿外科等科室应用，引发了手术史上的重大变革。在腹腔镜方面，更处于国内领先地位。

2003年7月17日，普外科胡三元教授和小儿外科张文同教授等联合对一例29岁病人实施成人巨结肠腹腔镜辅助经肛门脱出术获得成功。该手术不需要另做腹部切口，直接在肛门外吻合，创面小，恢复快。齐鲁医院小儿外科近几年开展的这一微创手术在国内走在了前列。

2004年3月4日，胡三元教授、刘军副教授等成功独立完成普外科第一例，也是国内首例同种异体肝移植手术。这一手术标志着该院普外科肝胆手术技能已达到国内先进水平。

2008年11月，胡三元开展了国内首例新型经脐入路单孔腹腔镜胆囊切除术，一个月内完成三例，同经典的腹腔镜胆囊切除术相比更加微创，术后疼痛更轻，患者也容易接受，极具推广价值。

胡三元教授领导的团队在2008年9月成功开展NOTES动物实验研究基础上，按照美国自然腔道手术评估研究协会（NOSCAR协会）制定的标准，并经山东大学齐鲁医院伦理委员会审核批准，于2009年4月2日成功为一例患者实施NOTES手术。这是国内临床第一例应用NOTES手术成功。

2009年6月18日，胡三元教授领导的团队成功为一患者实施悬吊式经脐单孔腹腔镜胆囊切除术，为世界首例。

胡三元教授创建了"全国腹腔镜医师培训中心"，对来自22个省（市、自治区）103家医院270余名医生进行了培训，组织了10次全国、10次省腹腔镜技术学习班及研讨会，60余次被全国腹腔镜学术会议邀请做手术演示和专题讲座。他于1996年创办的全国唯一的腹腔镜外科专业刊物《腹腔镜外科杂志》，一直是国内外腹腔镜学术交流的平台,对腹腔镜医学事业的发展做出了巨大贡献,连续两届荣获恩德思奖(Endscopics Award)。

▌糖尿病治疗,填补国内技术空白

糖尿病是严重危害人类健康的慢性病、多发病,且并发症多而重。目前治疗多以补充疗法和对症治疗为主。长期以来,人们一直在找它的根治方法。胰腺移植和胰岛移植曾给人们带来希望,但其固有的目前较难克服的两大问题,即供体不足和免疫排斥,使其效果和广泛应用受到极大影响。

齐鲁医院内分泌科早在 20 世纪 80 年代中期就开始了胚胎胰岛细胞移植治疗糖尿病的研究工作,经过长期努力,曾成功进行了胚胎胰岛组织、胰岛细胞、微囊化的胰岛细胞等向肾包囊、脑组织等部位的移植手术,取得丰硕的成果,积累了丰富的经验。

在国际学术交流和合作的基础上,内分泌科主任、博士研究生导师陈丽教授为首组成糖尿病干细胞治疗专家组,通过与美国贝勒医学院和佛罗里达大学医学院组成的国际合作组织——内分泌干细胞治疗研究室,经过多年的潜心研究,于 2005 年 1 月首次将自体骨髓干细胞移植治疗糖尿病应用于临床。经过 1 年多的时间,积累了百余例病人资料,总有效率达 84%,无任何不良反应,为进一步的临床应用奠定了基础。

2006 年 3 月 8~30 日,陈丽教授、侯为开教授等又成功完成了 12 例自体骨髓干细胞移植治疗糖尿病,其中 8 例已顺利出院,血糖控制好转,同时所用口服降糖药物和胰岛素剂量均有明显减少,其中 3 例患者已完全停用治疗药物。

齐鲁医院内分泌科开展的自体骨髓干细胞移植治疗糖尿病,是国内糖尿病治疗领域的又一个创新,填补了该领域国内技术空白,是糖尿病治疗的一个历史性的飞跃,开创了我国糖尿病治疗新途径,具有重大的学术价值。

▌建立国内首例胆囊癌细胞系 GBC-SD

普外科王占民教授等主持的"人体胆囊癌细胞系 GBC-SD 的建立及特性研究"课题受山东省科委资助,属于临床医学领域。建立肿瘤细胞系是研究肿瘤癌变机制、肿瘤分子生物学、侵袭与转移机制及肿瘤基因生物治疗的理想模型。该课题在进行 5 年肝胆肿瘤组织培养的基础上,利用胆囊癌组织直接体外培养的方法,建立了国内首例胆囊癌细胞系 GBC-SD。

人体胆囊癌细胞系 GBC-SD 自 1999 年 7 月建立至 2000 年 12 月生长迅速

稳定,每 3 天传一代,已传 100 余代。

经查新检索,国内无胆囊癌细胞系,国外主要有日本等国建立的 5 例胆囊癌细胞系,但他们多是取自患者腹水、转移淋巴结或经过裸鼠种植传代建立,而王占民教授等建立的 GBC-SD 细胞系是直接由原发胆囊癌组织取材,直接利用组织块法进行体外培养,能更准确地反映胆囊癌的生物学特性。

山东省科技厅组织的国内专家鉴定委员会一致认为,该课题设计合理,方法可靠,资料完整,结果真实可信,科学性强。研究结果填补了国内无胆囊癌细胞系的空白,经文献检索国内外尚无直接利用组织块法建立的胆囊癌细胞系。GBC-SD 细胞系的建立,丰富了胆囊癌基础研究的内容,为胆囊癌的发生、转移机制及基因调控等研究提供了有用的研究工具,为诊断和治疗应用性研究提供了理想的模型。

(王玉国　田道正)

◎老舍笔下的"非正式的公园"

　　齐鲁大学不仅因年代久远，是中国最老的大学之一，而且还因其早期的建筑特色而蜚声国内。中西合璧的建筑手法和符号，极具艺术价值，形成了特色鲜明的建筑文化。老舍当年曾誉其为"非正式的公园"。今日大学校园依旧古老而沉静，学术氛围弥漫。下面管窥一下这些承载了太多历史与感情的建筑的前世今生。

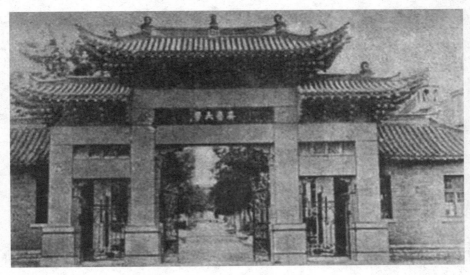

★校友门，建于 1924 年

　　原齐大校园大体保留了始建时的格局，所有建筑均以德国、英国、美国的风格为主，并采用了大量中国传统民居建筑手法和符号，为集仿主义手法的代表。教学区南北轴线长达 200 多米，轴线最北端为办公楼（已不存，今为综合楼），最南端为康穆礼拜堂(已不存,今为教学八楼),往南两侧依次有考文楼(今教学五楼)与柏根楼(今教学三楼)相对、葛罗神学院(今教学四楼)与奥古斯丁图书馆(已不存,今教学七楼)相对,6栋建筑围合成长200米,宽100米的中心花园,8条卵石铺成的道路呈放射性布置,为西方园林式布局。校园内的主要道路均以两旁栽植的花木命名,由北向南为杏林路、槐荫路、丹枫路、松音路、青杨路、长柏路。校园内绿树成荫,四季花香,为当时全国最好的校园之一。

中华人民共和国成立后,在校园内陆续兴建了教学一楼、教学二楼、教学六楼、教学七楼、教学八楼、药学科研楼、图书馆、食堂、学生宿舍、家属区住宅楼等一批建筑,对老建筑进行了修缮加固,形成各种建筑风格错落有致、交相辉映的格局。2013年,包括趵突泉校区的原齐鲁大学近现代建筑群(1905~1924年),作为近现代重要史迹及代表性建筑入选第七批全国重点文物保护单位,编号7-1783-5-176,成为全国仅有的几座国家级文物校园之一。

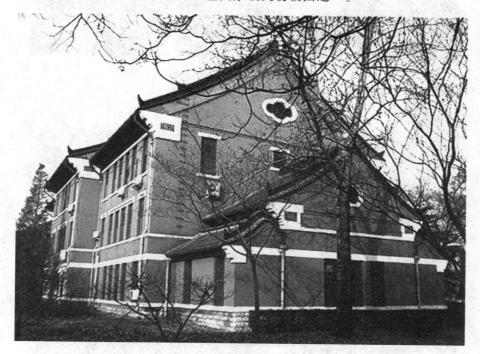

★柏根楼

校园内尚存的主要老建筑有:校友门(1924年建)、教学三楼(柏根楼,1917年建)、教学四楼(葛罗神学院楼,20世纪20年代建)、教学五楼(考文楼,1919年建)、四百号院(1916年建)、健康楼(圣保罗教堂,1919年建)、景兰斋(1924年建)、美德楼(1933年建)、水塔(1924年建),等等。

校友门是校园的第一张名片,大门牌楼主门顶较高,两侧门顶稍矮,形成一个"山"字形。校友门上的牌匾大字是由时任山东省教育厅厅长,清末山东状元王寿彭题写。校友门见证并记录着齐鲁大学演变历史,匾额北面的校名几经更迭,从"齐鲁大学""山东医学院""山东医科大学"再到今天的"山东大学"。

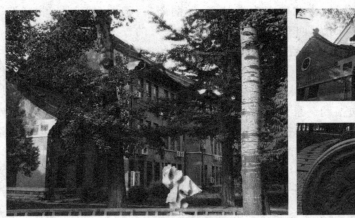
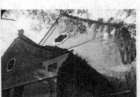
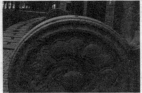

★考文楼和考文楼门前的抱鼓石

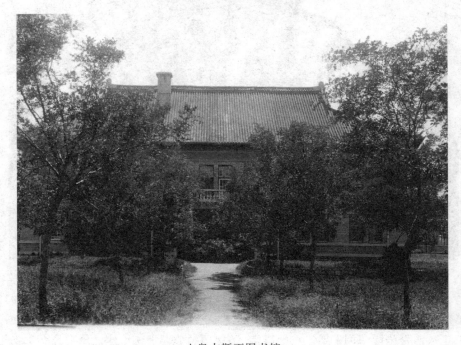

★奥古斯丁图书馆

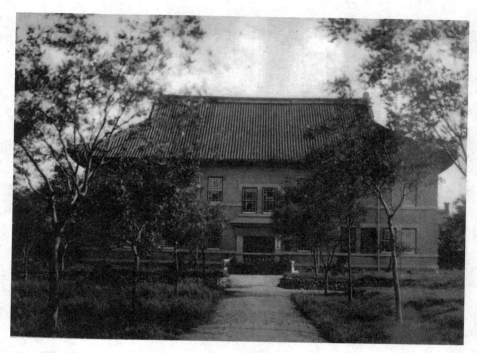

★葛罗神学院楼

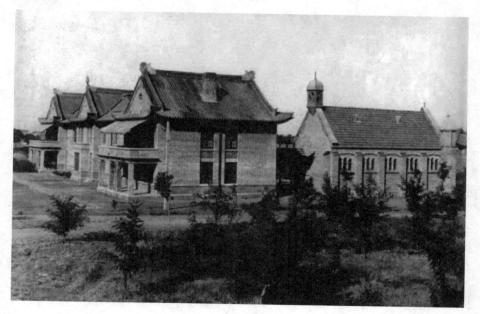

★圣保罗楼

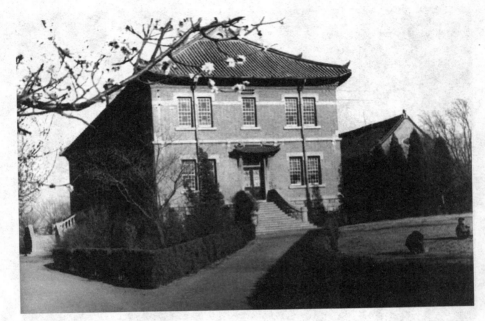

★行政楼

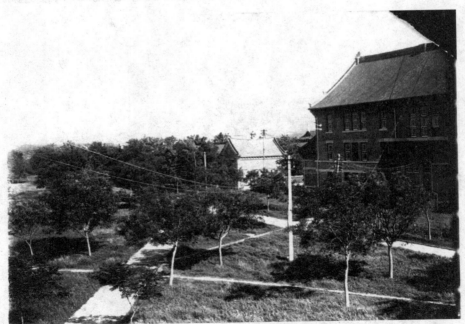

★医学楼

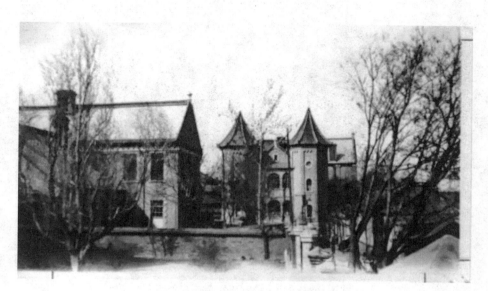

★共合楼

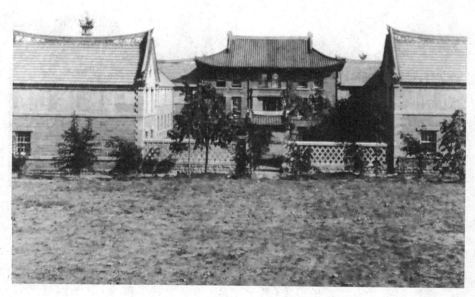

★号院

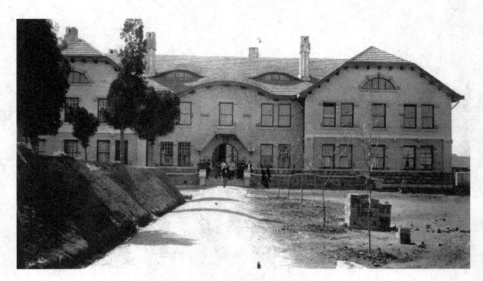

★1925 年建成的女生宿舍——景蓝斋

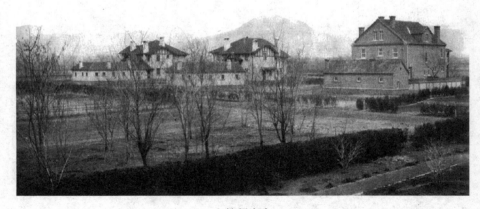

★教师宿舍

从校友门进入校园，在道路的右侧可见一两层建筑，这就是圣保罗楼。圣保罗楼的名字取自基督教《圣经》中的著名人物圣保罗。圣保罗楼小巧精美，与小教堂围合成的一个内向庭院。

考文楼（教学五楼）、柏根楼（教学三楼）和葛罗神学院楼（教学四楼），是原齐鲁大学留存下来的体量最大、原貌保存最好的 3 座建筑。

　　柏根楼（今教学三楼）是为了纪念柏尔根的卓越贡献而以其名字命名的。柏尔根楼里留下过很多名人身影。老舍先生曾在柏根楼里的大教室里讲课，来听课的学生常常挤满教室。

　　考文楼（今教学五楼）是与柏根楼并列的"双子座楼"，是为了纪念齐鲁大学创始人之一、美国传教士狄考文而命名的。

　　葛罗神学院楼（今教学四楼）是最早的神学楼。对照老照片可知，葛罗神学院楼是原齐鲁大学中心教学区中保存原貌最好的一座建筑，墙面、屋顶、门窗基本保持原样。

　　康穆大教堂是创办齐鲁大学的英国、美国、加拿大三个国家的 14 个教派联合教会的礼拜堂，为纪念捐款者而命名为"康穆礼拜堂"，始建成于 1923 年。20 世纪 20 年代初，罗素、杜威、泰戈尔等世界著名学者拜访齐鲁大学，都在康穆教堂发表过轰动世人的演讲。泰戈尔访华来济，在齐大康穆堂演讲时，是徐志摩兼任翻译。伴随着大师的演讲，康穆教堂也名扬海内外。外界传言，康穆教堂有一口大钟，每当敲响，整个济南城的人都能听见。1958 年，康穆大教堂被炸毁，在原址重建了目前的教学八楼，泉城从此不再闻此钟声。不过，康穆教堂那口大钟还在，现在保存于目前综合办公楼一层的医学院院史馆中。

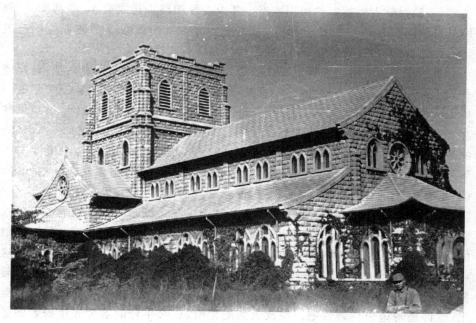

★康穆大教堂

和康穆大教堂有着同样命运的还有奥古斯丁图书馆,由加拿大危培格·奥古斯丁长老会捐资修建,曾经藏书 10 余万册,可惜该楼于 20 世纪 80 年代被拆除,在原址建立今教学七楼,是现在的药学院。馆藏图书大多被保留在趵突泉校区新图书馆内。

号院其实是"四百号院"的简称。四百号院是原齐鲁大学校舍,现为留学生宿舍。它的设计者为美国著名建筑设计师亨利·墨菲。建筑在改造前由两列八幢二层的砖木宿舍楼组成,为 6 个院落,大约可容纳 320 人,号称"四百号院"。

景蓝斋是为纪念原齐鲁大学首任女生部主任、来自美国基督教北长老会传教医生蓝娜德博士命名的。蓝娜德博士是华北协和女子学院创始人之一,1923 年,她和另外 4 位美国女教员带领两个班全部 32 名女生,携 50 万美元协办款到济南,并入齐大医科,1924 年,被齐大任命为首任女生部主任。蓝娜德病逝后,为纪念她的功绩,将新建成的女生宿舍定名为"景蓝斋",取景(敬)仰蓝主任之意。当时作为女生宿舍使用,每一间有 20 多平方米,每人一间,房间内的设施相当齐全,备受住宿者赞誉。现为山东大学耳鼻喉研究所。

为了提高学校的教学质量和社会声誉,原齐鲁大学向社会各方招贤纳士,聘请了国内外许多知名教授、学者前来任教。为此,原齐鲁大学修建欧式别墅住宅,以满足学者教授们的居用所需。其中在长柏路上建成有 13 幢别墅楼,原牌号自西向东为 1～13 号,后来 13 号别墅为建食堂而拆除,7 号别墅则因建教学八楼被拆除,因此现留存有 11 幢。青杨路现有 3 幢别墅。

最后说一下麦考密克楼。现在综合办公楼的位置原为麦考密克楼,是原齐鲁大学最引人注目的主楼之一,一直被视为校园文脉的象征,可惜 1997 年的一场大火将其夷为平地。1930 年,老舍先生第一次来齐鲁大学执教时,最初就住在麦考密克楼二层最西头南面那个房间。那篇充满诗情画意的散文——《济南的冬天》,就是在该房间里完成创作的。1931 年暑假期间,老舍先生回北京与一年之前相识的胡絜青女士结婚。婚后两人一起回到济南,租住在南新街 58 号(当年为 54 号)。就在那一年的初夏,回北京之前,老舍又发表了一篇散文——《齐大的校园》,用细腻活泼的语句描述了夏天里齐大校园的幽雅和静谧。他在文中写道:"只有办公处的大钟的针儿,偷偷的移动,好似唯恐怕叫光阴知道似的,那么偷偷的动,从树隙里偶尔看见一个小女孩,花衣裳特别花哨,突然把这一片静的景物全刺激了一下,花儿也更红,叶儿也更绿了似的,好像她的花衣裳要带这一群颜色跳起舞来。"又写道:"啊,又快到夏天了!把去年的光景又想起来;也许是盼望快放暑假吧。快放暑假吧!"哈,想必年轻的老舍先生盼着的是早点回北京与心爱的人儿结婚吧。到了 1932 年夏天,老舍还发表了一篇散文——《非正式公园》,齐大校园由此获得"非正式公园"的美誉。

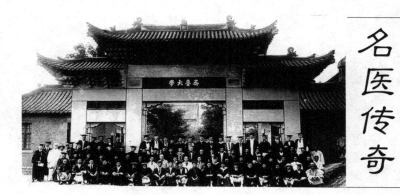

名医传奇

大学的精神是什么？

真正一流的大学是什么样子？

大学之大，不止于体；大学之学，不止于识。

哈佛大学老校长科南特说：大学的荣誉，不在它的校舍和人数，而在于它一代一代人的力量。

清华大学故校长梅贻琦说：所谓大学者，非谓有大楼之谓也，有大师之谓也。

回眸齐鲁医学百年历史，亦有大师云集、人才辈出，其文化之博，学问之渊，胸怀之宽，理想之远，精神之伟岸，足以让社会倚重，人心仰仗，其精神品格代表一所大学的精神和品格。此中所记不过寥寥数十人，所述品格更不及其万一。

他们心怀桑孤蓬矢，学医济世，生于乱世，不忘热心奔走，天道酬勤，终成医学巨擘。于教育，树名师风范；于科研，"首创"无数；于精神，"忘己爱苍生"……

在今日急速变化的时代面前，浮躁、迷狂者众，前辈师者正犹如警世明灯，以期在荣辱富贵之间，在世事无常之间，在沧桑巨变之间，不随波逐流，无苟且之心，留一份淡定从容，留一份专注与专业，唯此，方能血肉丰满，生动可敬。

◎侯宝璋：中国病理学先驱

侯宝璋(1893~1967)，安徽凤台人，中国病理学先驱，医学教育家，著名爱国民主人士。1920年毕业于齐鲁大学医学院并留校工作。曾留学美国、德国、英国。曾任齐鲁大学医学院病理学系教授、主任，齐鲁大学医学院代院长；香港大学医学院病理系教授、主任、代院长；全国政协四届委员会委员等职。著有《实用病理组织学》《中国解剖学史》《中国糖尿病史》《中国牙医史》《中国天花病史》《疟疾史》等专著及论文50余篇。

英国科学家、胚胎生物化学创始人、中国科技史研究专家李约瑟在《中国科学技术史》序言中指出："侯宝璋是本书作者当时在中国巡回研究中国科技史所尊重和依靠的病理学家、解剖学家和医学史家。"

▌青年热血，结缘医学

古代齐鲁因杏坛弦歌、稷下先生等的流风余韵，故有苏辙"我生本西南，为学慕齐鲁"这般感慨；至近代新式教育西风东渐，山东出现了"中国最老的大学"之一——齐鲁大学。齐鲁大学"尤以医科见长"；齐大医学院培养了中国最早的一批医生和医药学家，侯宝璋便是其中杰出代表。

幼年侯宝璋的文化启蒙是私塾先生。侯宝璋少时

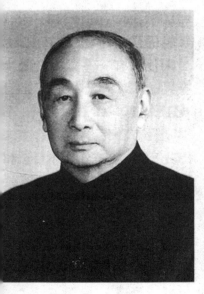

★侯宝璋

即心怀桑孤蓬矢,立志做大事。他作别家人,独自步行至怀远,索性到当地一所慈善机构——教会办的民康医院化验室帮工学技,一面谋生一面学习,境遇的驱使竟使侯宝璋与医学结下不解缘。侯宝璋的品行和求知若渴的精神,使民康医院负责人大为感动,决定由医院留用并保送他入含美学校学习。毕业后又被保送至南京金陵大学预备班。

在金陵大学期间,侯宝璋因参加学潮与若干同学一起被校方列入开除名单,但校方宣布:若认罪悔过,便可复学。侯宝璋是有不屈不悔、敢作敢当骨气的,他坚持认为伸张正义,维护公理,清白无辜,没有罪过,宁肯失学也不违心伏"罪"。因此被校方开除。侯宝璋义无反顾地再一次回到民康医院化验室。1916 年,民康医院借给侯宝璋少量的钱,再一次保送他入学至北平协和医院,之后入齐鲁大学医学院学习。

1919 年 5 月,巴黎和会丧权辱国的消息传来,北京学生集会抗议并游行示威,济南学生迅速声援。侯宝璋积极参加了齐鲁大学"外争国权,内惩国贼"的学生游行示威请愿活动,激情投身五四爱国运动。

1920 年,侯宝璋毕业并留校工作。1921 年齐鲁大学成立医学编译部,医学院各科教授、主任兼任编译委员会委员。刚毕业留校工作一年的侯宝璋崭露头角,作为青年教师中佼佼者参加了医学编译部工作;是年 4 月齐大医学院创办《齐鲁医刊》,侯宝璋兼任编辑。该刊是现代医学的渊薮和《中华医学杂志》的前身,影响甚大。

1926 年,侯宝璋赴美国芝加哥大学留学,后赴德国柏林大学,在路德维希·佩克(Ludwig Pick)教授指导下进行病理学的深造和研究。

1931 年九一八事变后,日本侵略者吞并东北,又入侵华北,侯宝璋迅即组织战地救护医疗队,自告奋勇、不顾危险亲自奔赴喜峰口等战区支援军民抗日工作,救治伤病人员。

1937 年抗日战争全面爆发。齐大医学院及齐鲁医院在当时国内规模可观,各学院教授工作、生活条件优越,安居乐业,校方就是否迁校问题举棋不定。齐大董事长孔祥熙主张:为了国家利益和抗日大局,也为齐鲁大学的荣誉,齐大应迁校四川。当时包括侯宝璋在内的齐大医学院诸位教授已接到有关医院、大学的邀请,或留守济南,不随学校入川。大搬迁,蜀道难,教学、科研、医疗、生活条件毫无保障的迁徙办学将何等艰辛,侯宝璋却毅然决然地在抗日战争那极端艰难困苦的非常时期与齐鲁大学同在。

他负责组织齐大医学院师生和重要设备仪器标本的转移工作,与大家患难与共、同甘共苦。威望素著的侯宝璋对齐大医学院师生确实起到了稳定、凝聚人心的中流砥柱作用,他作为著名教授入川也对齐大医学院的学术地位起到了维护和加强的作用。

侯宝璋虽为国民政府教育部特聘教授,但生活甚为清苦。在抗战困难时期,侯宝璋尽其可能从经济上帮助困难学生,有时是隐名向困难学生提供学费,使他们得以继续学业。1938年正为抗日战争动荡和艰苦阶段,侯宝璋赴贵阳,参加贵阳医学院筹建并担任病理学科研教学工作。后太平洋战争爆发,东南亚各国相继沦陷,大批华人子弟背井离乡,流亡各地。侯宝璋热心奔走有关慈善机构,安置了大批青年到大后方就读。

▌医学翘楚,写就中国病理学界第一部专著

病理学是研究病因、发病过程及病变本质和规律的科学,是医学的基础学科。我国秦汉时期的《黄帝内经》、隋代巢元方的《诸病源候论》、南宋时期宋慈的《洗冤集录》等对病理学的发展做出了很大贡献。

1934年,侯宝璋在10多年苦心收集、积累丰富的病理材料、图片资料的基础上,加上一贯的苦心研究,终于总结成书,出版了《实用病理组织学》这部病理学专著。这是中国病理学界第一部学术专著。

《实用病理组织学》的出版发行在中国病理学术发展史上具有里程碑式的重要意义,不但在对中国人疾病的病理学诊断研究上具有重大价值,而且还吸收了国际上病理学最新的研究成果,因而具有广泛的参考与应用价值,被中外病理学家给予高度评价。侯宝璋的研究成就被美、英和日等国病理学杂志刊登传播,使他在国际病理学界享有盛誉。英国著名史学专家李约瑟在《中国科学技术史》这部名著的序言中指出:"侯宝璋是本书作者当时在中国巡回研究中国科学史时所尊重和倚靠的病理学家、解剖学家和医学史学家。"

1941年,侯宝璋发现一例来自山区的黑热病患儿,便两次在暑期翻山越岭,路远迢迢到四川西北部地区实地调查、研究黑热病传染媒介白蛉子的分布和利什曼原虫感染流行病学。在抗日战争极端困难的条件下,侯宝璋以坚持开展科学研究的执着精神,为齐鲁大学医学院倡导学术风气做出了榜样。他的研究成果见诸美、英、日本等病理学杂志。侯宝璋的学术成就使他在国际病理学界享有盛名和声誉。

文化功底深厚，学贯中西

侯宝璋是一位杰出的国学学者，尤其对中国医史研究自成一家。他从事医史研究的其中一项工作是在卷帙浩繁的历代文献中搜寻有关疾病的记载和描述，进而用现代医学做出科学结论。如《为司马相如的病下一诊断（中国糖尿病史）》(1942)，侯宝璋研究了文献记载的西汉辞赋家司马相如的病状，认为司马相如身患糖尿病。他还把历代著名诗人描写疟疾病状的诗辑录成册，独开先河。

侯宝璋还是一位文理贯通、博学多才的病理学家和医学教育家。他与齐鲁大学文学院诸教授时相交过从，如老舍、顾颉刚、钱穆、吴金鼎、商承祚等。老舍初到成都及从美国回北京经香港均住侯宝璋家中；老舍作品在美国出版事宜的信函、汇款都是从美国寄香港大学侯宝璋，再由他转北京老舍收。老舍曾为侯宝璋赠诗一首："余钱买字画，斗室傲云烟；心悦为珍品，神游乐自然。"又题道："幼我兄与予有同嗜，余钱辄换字画，悦心则取，不以真伪年代多字萦绕。"

侯宝璋善于以医学切磋文学艺术，又以文化研究医学。科学与艺术的相互借鉴和沟通使侯宝璋还与关山月、黎雄才、赵望云等心照神交，成为彼此汲取精神创作营养的契友。

关山月曾在《羊城晚报》撰文道："侯宝璋教授善于从画面构思和笔法上提出独到的见解，而使画家从中获益良多。"1986年，关山月为"侯老逝世二十周年"赋诗一首，《怀念侯宝璋教授》："乱世逢知己，蓉城谊最亲。多才为世重，濡沫见情真。博学兼迷画，崇义更爱人。春晴思故旧，闻笛倍伤神。"吟诗思人，兹情兹意，可见侯宝璋的博学多才、崇文爱人，不仅在医学界，而且在文化界都有一席之地。

侯宝璋善于把"博学、慎思、审问、明辨、笃行"的教育思想精湛地融会于教学之中，而俾众受用终生。他精通中国古典文学，就某种复杂的病理理论和现象，他可以驾轻就熟地用一两句谚语、典故加以精辟概括，画龙点睛，触类旁通，深为师生称道。

在抗日战争时期的成都华西坝，南京金陵大学、金陵女子文理学院（金女大）、齐鲁大学以及燕京大学集聚同一校园上课。一天下课前一两分钟，侯宝璋忽来兴致，笑对学生说："我有一联，请君试对，上联为：'金男大，金女大，男大当婚，女大当嫁，齐大非偶。'"学生们击节称赏，凝思默虑。此事被《新民报》记者披露，公开征对，便有诸多应征联相对。"校名联"诸类俯拾即是，病理学家侯宝璋深厚文化功力略见一斑。

▌赤心报国，多次受国家领导人接见

1948年，侯宝璋接受英国政府教育部聘请，出任香港大学二战结束复校后第一任中国籍的病理学教授兼病理学系主任。

中华人民共和国成立后，侯宝璋欢欣鼓舞。他心系北京，1952年将次子侯健存由香港大学送回内地工作，参加祖国社会主义医学卫生建设事业。1955年，侯宝璋组织香港大学英籍教授代表团访问了北京，受到了周恩来总理的亲切接见。1957年，侯宝璋第二次到北京参加了第一届中华全国病理学会成立大会和中华医学会年会，并做学术报告。翌年，经侯宝璋安排促成国际著名病理学家、肿瘤病理学权威韦礼士教授（Prof. R. A. Willis）访华。在1960年前后，应卫生部和中华医学会的邀请，侯宝璋第三次赴内地进行病理学学术合作与交流活动。1961年，香港大学授予他荣誉科学博士学位，被推荐为英国皇家学会病理学会终身委员。

1962年，正值国家困难时期，侯宝璋由英国管辖地区香港回到社会主义祖国北京。为绝对保证侯宝璋的生命安全，周恩来总理亲自做了缜密周到的安排，侯健存从英国回国协助，由新华社香港分社和内地专人负责。侯氏父子是在夜间由海路护送至澳门，并得到澳门知名人士马万祺等亲自臂助，经拱北海关进入内地。在侯宝璋未安全顺利进入内地前，新华社香港分社将周恩来总理亲自签署的任命侯宝璋为北京中国医科大学副校长的电稿暂作保密。

侯宝璋的归来对海外侨胞和国际医学界产生了积极的作用和广泛的影响。侯宝璋抵广州后受到陶铸、张治中等热烈欢迎和接待。他在接受《人民日报》《光明日报》、新华通讯社记者采访时表示要"将余生贡献给祖国"。

回到北京后，周恩来、邓颖超接见了侯宝璋及家人，并在中南海西花厅设家宴款待，陈毅、童小鹏、费彝民在座。周恩来尊称侯宝璋为"侯老"，总理说："侯老，对你们在这个困难时期回来，我十分钦佩！""我们闭关自守多年，对外面科技发展、进步很少了解，侯老这次回来可以引进医学新科技，引进人才。"

侯宝璋归来时为我国订购了一批先进的科研仪器设备，带回了多年收集的珍贵的实验标本及数百份图片资料；他一手建立起了当时国内先进的分子病理学实验室。

1963 年,侯宝璋出席全国科学技术协会举办的春节联欢晚会,受到了刘少奇、邓小平、董必武等党和国家领导人的接见;国家主席刘少奇首先与侯宝璋亲切握手致意。一同受到接见的其他著名科学家还有竺可桢、吴有训、华罗庚、钱三强、钱学森、邓稼先、黄家驷等。1964 年 12 月 27 日,毛泽东、刘少奇、周恩来、朱德、邓小平、宋庆龄等亲切接见了侯宝璋等出席全国政协第四届全国委员会第一次全体会议的各位委员。

侯宝璋对祖国文化遗产爱护备至,竭尽所能,省吃俭用,收藏了大量流散海外的陶瓷、书画、善本古籍等珍贵文物。他从香港回北京后将其钟爱之物先后分五批尽赠国家故宫博物院珍藏。

1967 年,侯宝璋逝世后,《癌》(*Cancer*)杂志、《英国医学杂志》(*Brit. Med. J.*)等均在显著位置发表了悼念文章。

(资料来源:忞齐《百年纪人》)

◎尤家骏：丹心为民，以抗"天刑"

随着社会的进步，麻风病这个名字也许会在人们的视线中慢慢消失，但参与麻风病防治的一代代人不该被人们遗忘，他们用一生见证了可怕的"天刑病"由肆虐到逐渐消失的过程。尤家骏就是其中一位。

■ 刻苦求学，获医学博士学位

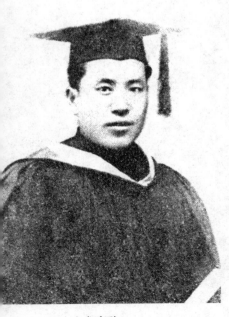

★尤家骏

尤家骏，别名尤修正，字修之，1898年出生于山东省即墨县农村一户贫苦家庭，祖父及父亲均当过佃户，为周姓大户看守墓田。后祖父下关东做木工多年，置下薄田数亩、草房一座，脱离了佃户处境。父亲尤开纪，务农为生，农闲时当货郎，走村串户卖针线，贴补家用，但无力供孩子入学读书。尤家骏的叔父在读私塾时，因人品好、学习好受老师器重而免交学费，后中了清朝秀才，在济南私立商埠小学当了校长，遂把哥哥家中长子尤家骏领出来读书。而尤家骏的两个弟弟则没有那么幸运，他们留在家中以种田为生，农闲时手工织粗布。

1915年，尤家骏小学毕业后考入济南第一师范学校。自幼贫困的尤家骏很现实地考虑到就业问题，由于当时小学教员月薪很低，只有14元，还不容易找到空缺的职位。他以为学医找饭碗相对容易，遂于1918年9月未等毕业，就考入齐鲁大学医科,次年参加五四爱国运动。1922年,叔父因肺结核病逝,尤家骏断了学费和生活来源,靠亲友资助才读完大学。

由于出身贫寒,尤家骏深知上学得来不易,因而非常珍惜时间,尽量学些知识,将本领练得好一些。在齐鲁大学读医科时,全班86人,因屡遭淘汰,只剩24人,最终,尤家骏因刻苦读书成为获医学博士学位中的一员。

▌职业却没有高低贵贱之分

大学第四年时,尤家骏喜欢上了皮肤科学,深得院长兼皮肤花柳科主任海贝殖的赏识。1926年毕业后,尤家骏顺理成章地被留在齐鲁医院皮肤科工作,因月薪太低,2个月后转入泰安博济医院工作一年,后又被要回济南,历任齐鲁大学医学院皮肤科讲师、副教授、教授兼系主任。

由于努力工作,谦虚好学,颇有建树,1932年8月,尤家骏被海贝殖院长送到奥地利维也纳大学皮肤病院专修,深造1年。留学时,因外国人看不起中国人,所以他发愤自强,刻苦钻研,把所学的知识和技术形成详细的笔记和画图,并和其他珍贵资料一起带回国内。回国后,尤家骏接替海贝殖兼任济南麻风病疗养院院长。

麻风病是一种古老的疾病,当时,人们对麻风病和麻风病人存在偏见,民间一直流传着这样一种说法:麻风病是上天惩罚人的疾病,也被称为"天刑病"。这种迷信的思想顽固地盘踞在人们的思想中,为防治工作带来巨大的困难和阻力。尤家骏对每位麻风病人同情、体贴,平等对待,从不歧视,体现了一名医生的高尚职业道德。他常常穿着普通隔离衣检查病人,带头消除人们对麻风病常有的恐惧心理,给青年医生、学生和家属、群众留下了深刻印象。

1934年,海贝殖回国,尤家骏接任齐鲁医院皮肤花柳科主任。1937年,齐鲁大学迁至四川成都,尤家骏在出发不久因病返回济南治疗和养病,病愈时济南已沦入日寇之手,无法成行。1939年,齐鲁大学医学院院长请张汇泉教授来电催尤家骏赴成都教课。正要准备动身,留守的施尔德院长竭力挽留,邀其共同支撑齐鲁医院工作。

抗战胜利后,尤家骏担任齐鲁医院皮肤花柳科主任、教授。这前后,南京国民政府卫生署长刘瑞恒多次以借、调的名义请尤教授到中央医院工作。尤家骏早就看透了其居心:国民政府官员许多人患有性病,让皮肤性病一流专家"伺候"他们,以保证这群腐败分子继续享受纸醉金迷的生活。由于多次拒绝,尤家骏得罪了这些所谓的权贵。

1947年8月,尤家骏到美国纽约哥伦比亚大学中心医学院专修皮肤科1

年,对皮肤真菌学和皮肤组织病理学做了重点研究,带回一些稀有真菌菌种和重要资料,回国后率先开展了皮肤病组织病理诊断工作。1948年4月,尤家骏自纽约赴古巴首都哈瓦那,代表中国首次参加第五次国际麻风病学术会议,会期13天。在大会上,尤家骏以丰富的实践经验说明麻风病并非不治之症,驳斥了某些外国传教士,特别是英国某传教士的危言耸听、谎报疫情,把中国描写为麻风之国的无稽之谈,引起了强烈反响。回国前夕,尤家骏拒绝国外友人的劝阻,放弃国外优厚的待遇和生活条件,毅然返回祖国。

中华人民共和国成立后,人民政府出于对群众健康的关心,上级卫生行政部门批示医院专建麻风门诊。尤家骏主持规划设计,在原门诊病房楼皮肤科门诊外面修建了麻风病专科门诊,向外单独开门,自成系统,严格隔离制度,避免交叉感染。尤家骏亲自主持工作,带领医师轮流应诊。

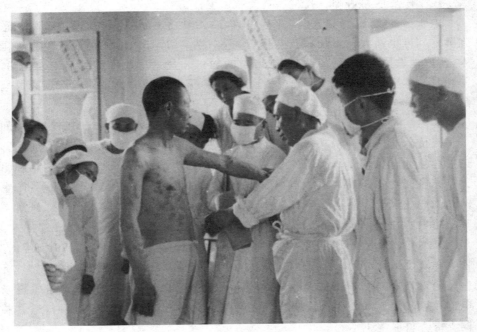

★尤家骏教授和刘春林教授在为病人查体

1951年11月,山东省卫生厅抽调30名医护人员组成山东省麻风病调查队,由尤家骏亲自讲课、带领实习。半月后,尤教授一起参与对7个县历时3个月的实地调查,并做技术指导,写出专题报告,为新中国建立麻风病防治机构、加强防治工作提供了第一手资料。

对于麻风病的防治,治疗难还是次要的。人们对麻风病的偏见根深蒂固,尤家骏带领麻风病调查队深入偏僻的山区和乡村开展工作时,往往会遇到很多困难和阻力。人们听说是和麻风病有关,对他们敬而远之。不少地方等调查队走后将用过的碗、盘子砸碎,被褥统统烧掉,以免留下祸根。麻风病人本身讳疾忌医,对开展工作也十分不利。许多从事麻风病防治工作的医生会因此而受到困扰,甚至他们的家属也受到不同程度的牵连。虽然困难重重,尤家骏和他的同事们并没有被吓倒,广泛深入基层调查、研究,宣传麻风病可防、可治、不可怕的科学观点和防治常识,努力消除人们对麻风病人的歧视、排斥和恐惧,让全社会正确对待病人、接受病人。在尤家骏的积极倡导和努力下,很多麻风病高发地区建起了麻风病院、麻风村,很多麻风病人治愈。

疾病治愈,对于麻风病人而言,只是第一步。如何让社会接纳,融入社会中开始生活则是更为长远和沉重的话题。尤家骏不仅尽其所能,关心、救治每一个麻风病人,而且还把每个病人今后的生活放在心上。他带领医务工作者积极宣传麻风病知识,让社会上更多的人认识这种疾病,消除偏见,接纳麻风病人;他更关心麻风病人康复后的就业问题和社会生活问题。

尤家骏还受卫生部的委托,于 1951 年、1954 年、1955 年和 1957 年四次在济南举办全国性高级师资麻风病进修班。

尤家骏一生辛勤执教,为全国培养了大批皮肤病学专门人才,桃李满天下,他曾教育他的学生说:"大家都不愿意进皮肤科从事麻风防治工作,我们来做这项工作就最有意义,也最光荣。世界上只有高尚的人,职业却没有高低贵贱之分;三百六十行,行行出状元……"在尤家骏的感召之下,许多学生投身到皮肤病、麻风病的防治工作中,成为著名专家。此外,尤家骏还曾担负越南留学生培训工作,有良好的国际影响。

▌傲人成就,世人景仰

尤家骏从事皮肤科医疗、教学、科研和社会卫生工作 40 余年,积累了丰富的经验,取得了丰硕的成果。

1927 年,尤家骏以抗酸染色法检查麻风杆菌,并熟练地掌握了梅毒螺旋体的检验方法;1928 年,用铋剂治疗梅毒病。1930 年,在国内率先开展头颅浅部真菌的分类与鉴别,并建立了真菌实验室,对一些皮肤病的病因和诊治进行了研究。

尤家骏最突出的成就在于对麻风病的防治研究成果。1950 年,他在《中华医学杂志》发表《现代麻风分类及治疗》,成为国内外麻风病专业的经典论著。其后他《中华皮肤科杂志》等学术刊物陆续发表一系列具有指导性的麻风病专题论文。对全国麻风病防治和科研、教学工作起了极大的推动作用，当之无愧地成为我国麻风病学权威。

1951年，尤家骏在我国首次发现并报道了黄色酿母菌，并探讨了硫酸铜、碘剂对该病的治疗，还用浅层X线治疗孢子丝菌病，均为国内首创。他还开展组织疗法、睡眠疗法、冷藏血等疗法治疗各种疑难皮肤病，均取得满意效果。

尤家骏在长期医疗实践第一线，做了大量艰苦细致的观察研究工作，为麻风病、性病和其他皮肤病的防治进展做出了突出贡献，成为国内外知名的皮肤性病和麻风病专家、学术权威。除前述麻风病专著外，他还受国家卫生部教材编审委员会委托编写了《皮肤病及性病学》，被列为全国高等医学院校统一教材。

中华医学会皮肤性病学会委托尤家骏牵头备函邀请全国麻风病专业工作者撰写麻风病研究论文34篇，经详阅、修改并提出意见，最后评选出26篇，编辑成《麻风病专号》，于1956年1月出版，其中收录尤家骏的论文最多，共有4篇。这对全国麻风病防治工作起到了很大指导和推动作用。

尤家骏高尚的医德医风、精湛的医疗技术和对医学事业的贡献，足以使他成为中国麻风病防治专业的开创者和奠基人，全国医务界的代表人物。然而，在"文化大革命"中，尤家骏未能幸免，被强加了种种诬蔑之词，惨遭迫害，致使其精神失常。在患病期间仍被强迫劳动，因病情恶化，于1969年2月13日不幸逝世，终年71岁。

1978年7月20日，山东医学院召开了全体教职工大会，尤家骏终获平反昭雪，恢复名誉，强加给他的众多莫须有罪名一律推倒，并举办隆重的追悼会，将其骨灰盒安放到济南市英雄山革命烈士陵园干部堂。

（贾玉华）

◎张汇泉：司徒雷登推荐上大学

> 　　张汇泉(1899～1986)是我国著名的组织学与胚胎学家。高中毕业后,他曾幸运地被推荐进入燕京大学预科班学习。1919 年 7 月,他带着司徒雷登写的介绍信,来到济南,成为齐鲁大学医学院的学生。1926 年,他凭着北京教育基金会的资助和担任医学院实习助理医师的工作,顺利完成了本科 7 年的学习,毕业后留校任组织学与胚胎学助教,1928 年晋升为讲师,1932 年 6 月赴美国芝加哥大学及明尼苏达大学进修。正是这次美国进修提高了他从事的医学研究水平。

▌司徒雷登为张汇泉写推荐信

　　张汇泉,1899 年出生在河北省文安县一个农村家庭,1913 年他离开家乡,来到了在北平教书的叔叔家。在叔叔的资助下,他到北平的一所教会学校汇文中学读书,1918 年高中毕业后,被推荐进入燕京大学预科班学习。

　　燕京大学是一所教会大学,当时的大学校长正是燕京大学的创立者司徒雷登。司徒雷登出生于中国杭州,和中国孩子一起长大、上学,中国话说得和英语一样流利。1919年,北平爆发了震惊世界的五四爱国运动。张汇泉和燕大的学生一起参加了这场声势浩大的爱国运动,他们到米市街去游行、示威、喊口号。

　　在这场动荡的学生爱国运动中,张汇泉结束了燕京大学预科的学习,在选择专业的时候,想到了家乡父老穷困潦

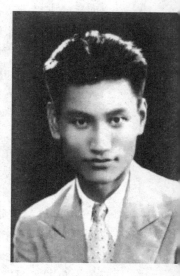

★张汇泉

倒、生病无钱医治的情形，决心学医，学成后回到家乡医治乡亲。一天下午，他主动来到燕京大学校长司徒雷登的办公室，把这一想法告诉了司徒雷登。司徒雷登思考了一下，说："你的想法很好，但北平没有医学院，只有一所协和医院，不过我可以写一封推荐信，介绍你到山东济南齐鲁大学医学院去，学费由我们负责。"然后，他就把写好的推荐信交到了张汇泉的手上，并说："你去济南找齐鲁大学的校长吧。"就这样，张汇泉拿着司徒雷登的介绍信来到了齐鲁大学医学院。

1919 年 7 月，张汇泉带着司徒雷登写的介绍信来到了济南，成为了齐鲁大学医学院的学生。当时齐鲁大学的校长是巴慕德，医学院院长是施尔德，医学院的学制是七年。

1926 年，张汇泉顺利地完成了本科七年的学习，大学毕业后留校任教。

▋赴美研修的一段经历

20 世纪 30 年代，齐鲁大学医学院在国内医科首屈一指，素有"南湘雅，北齐鲁"之称，十分重视人才的发展。时任齐鲁大学医学院院长的施尔德（美国南长老会传教士，1905 年来华）非常赏识张汇泉的医术，希望他做解剖学和组织学的学科带头人。

1931 年 6 月的一天，施尔德找到张汇泉把学院准备推荐他去美国芝加哥大学进修的事告诉了他。听到这个消息，他既激动又兴奋，连声说："谢谢院长，我一定认真学习！"张汇泉简单收拾了行李便踏上开往美国的轮船。他从上海先到日本的大阪，再到美国的夏威夷，然后到旧金山，再乘火车到了东部的芝加哥，在芝加哥大学开始了进修生活。

美国芝加哥大学医学院的解剖学和组织学是世界领先的，平时除了学术讲座、研讨会之外，课堂上教与学采用互动式或启发式。张汇泉主修解剖学和组织学，他作为一名进修生可以自由选择课程旁听。他每天除了上课，不是在实验室做实验就是在图书馆查资料，如饥似渴地学习着先进的解剖学和组织学知识。每周学校都要举办舞会，让同学们放松一下，张汇泉不敢去消遣，他深知自己肩负着学好本领报效祖国的重任，哪敢有一丝的懈怠呢？

在美期间，张汇泉出色的外语能力、扎实的医学基本功和严谨的治学习惯使他很快融入工作当中，加上在齐鲁大学医学院做人体解剖和临床实践经验的扎实积累，令张汇泉在解剖学和组织学领域得心应手。美国导师林格曼十分惊叹他出色的学习能力和实际操作水平，这位中国来的年轻人高高瘦瘦，不爱多言，却似乎有无穷的精力，遇到不懂的问题必定查遍资料，彻底弄通为止。仅仅一年时间,张汇泉就修完了解剖学和组织学的相关课程。

1932 年,林格曼推荐张汇泉去了美国明尼苏达大学继续深造组织学。林格曼说:"你是医学界难得的人才,你如果想在该领域有所建树,我建议你再到明尼苏达大学去学组织学。"组织学是医学的基础学科,它和细胞学有密切关系,人体的结构、脏器、血管、肌肉、皮肤、骨骼皆和组织有关。张汇泉知道细胞是生命的最小单位,揭开人的生命奥秘必须从细胞开始,便听从了导师的意见,从美国的东部转到西北部的明尼苏达大学,继续进修组织学。

张汇泉发奋图强,刻苦钻研,认真研修了组织学的所有课程,专业水平明显提高。这次在美国两所大学进修的经历,为他回国从事组织学与胚胎学研究奠定了基础。

1933 年春,张汇泉结束了明尼苏达大学研修工作启程回国,并且把所学的珍贵资料带回国内。1937 年抗日战争爆发后,他随齐鲁大学医学院南迁四川成都,借华西大学校舍继续上课,当年担任医学院代院长。1938 年,他将美国西北大学胚胎学教授阿里(L. B. Arey)所著《胚胎学》一书译成中文本,作为齐鲁大学医学院和四川华西协和大学医学院、齿学院的胚胎学教材,并开始着手从事细胞器的研究。这一时期他还在《美国解剖学杂志》和原《北京协和医学院生理学杂志》(英文版)发表了《血之活体外染色法》《所谓中性空泡与高尔基氏器》等数篇文章。

后因提议组织一支医疗队到川西为群众医治,遭到外国教师反对,愤怒之下他毅然辞职,并离开了齐鲁大学。1949 年,齐鲁大学复课后,由于工作需要,张汇泉教授再次担任齐鲁大学医学院院长职务。20 世纪 50 年代初,张汇泉设计制造了系统、完整的胚胎学教学模具,建立了胚胎标本室,为我国胚胎学研究打下了良好的基础。

(山东大学文学院　张洪刚)

◎郑毓桂：从"娃娃号兵"到针灸名医

郑毓桂老先生的一生，没有伟大的功勋，没有杰出的贡献，可以说是平凡而又简单。但他的可贵之处就在于，他用平凡把崇高变得生动，用生命把忠诚写得鲜红。征服心灵的还是心灵本身。郑毓桂老先生的感人之处，在于精神！

■ 独立门户，磕头求字

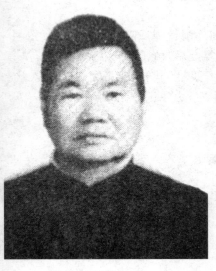

★郑毓桂

郑毓桂 1902 年出生在济宁城的一个贫民阶层家里。由于生活困难，郑毓桂从小就营养不良，身材矮小，又很瘦。因为一家人常常食不果腹，上学读书的事郑毓桂想都不敢想，所以直至十几岁，他还是个文盲。为了能够混口饭吃，在大人眼里还是个娃娃的郑毓桂就去旧军阀的军队里当了兵。穿上又肥又大军装的郑毓桂要身高没身高，要力气没力气，扛着重一点的枪都觉得很吃力，所以，军队上也就"量材录用"叫他当了"吹号兵"。这种工作单调机械，时间一长，郑毓桂也就自然而然地腻了。这个时候，年龄越来越大，越来越有"心眼"的郑毓桂，开始考虑今后的事。他想，自己就这样下去，只会白白浪费青春，根本不会有什么出息。他随部队来到济南后，就毅然决然辞掉了军务，一门心思地想学点技术"立足社会"。

为了解决肚子问题，郑毓桂在老济南的东门外找了一家包子铺打工。时间一长，他便慢慢地掌握了做包子的手艺。等省吃俭用有了一点积蓄后，他便独立门户，自己开了一家包子铺，生意还算兴隆。可由于没上过学,郑毓桂记账都觉得挺困难,这时他才觉得没文化的苦恼。他便忙里偷闲向来铺里买包子的文化人讨教。每学一个字,他都是下工夫死记硬背,反复地练习,到记牢理解为止。

在郑毓桂的身上,真应了"工夫不负有心人"那句老话。为了能学到一个字,他不知道磕了多少个头,但渐渐地,可以自己记账,还能看报纸了。

▌ 包子铺里干"兼职"

郑毓桂是个心地善良、有爱心的人。经常有一个女乞丐带着两个孩子到他的包子铺讨点饭吃。郑毓桂的小包子铺尽管生意还算红火,但这小本生意收入微薄,可他还是挺可怜这娘仨的,因此,时常伸出援手"救济"她们些包子吃,几乎是"有求必应"。后来他才知道,这个女乞丐是因为家乡闹水灾,丈夫饿死后,她带着孩子一路讨饭来到济南的。时间长了,女乞丐看到郑毓桂是个好心肠的人,衣食无靠的她便把这个小包子铺当成了解决温饱的"根据地"。一来二往,经好心邻居的撮合,他们竟然成了一家人。从此,郑毓桂也就告别了一人吃饱全家不饿的生活,担负起了这个四口之家一家之主的责任。后来他们又添了个男孩,家庭生活负担也就更重了,小日子便时常出现入不敷出的境况。有了生活负担和压力的郑毓桂,便想另辟蹊径,多挣点钱养家糊口。

那个时候,老婆孩子闹个大病小灾的,都是郑毓桂领着找医生去看看或者是请人来家治。有一次,大孩子高烧几天不退,他便领着孩子来到一个中医门诊。医生望闻问切后,拿出几根细细的小针,在孩子身上轻轻地扎了几下,没花几个钱,孩子的烧就退了。他的小儿子消化不良引起腹胀腹泻,吃药总是不见效,请推拿医生推了一次便有所减轻,三次就全部好了。"真神了",郑毓桂心想,"要是能学中医多好啊!"最让郑毓桂感兴趣的是中医的针灸和推拿。因为针灸和推拿既简便易行,成本又低,治疗效果还好,且适用于治疗很多的病症。

从此,郑毓桂便抽出空闲时间跑到旁边的诊所,向那个老中医求教针灸和推拿技术。郑毓桂是个爱动脑的人,学什么都很专心,记忆力特强,时间不长就初步掌握了针灸推拿的基本技术。从此,他的老婆和孩子有了病,再也不用出门求医了。实践过程中,他的技术水平提高很快。很快,"那个卖包子的小子会看病"的消息传遍了街坊邻居,到郑毓桂包子铺里看病的人慢慢地比买包子的人还要多。这个时候,郑毓桂便"随行就市"搞起了"第二职业",在经营着包子铺的同时,他又干起了用针灸推拿技术给人们看病的行当。

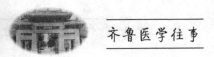

▍多方求学，苦钻医术

　　时间一晃就到了1935年，已经33岁的郑毓桂总有一种求知的紧迫感，整天想的是到正规学校系统学习，切实打牢自己的医学基础，更好地为患者解除痛苦。从此，也就开始了他坚持不懈地求学生活。

　　郑毓桂先后来到济南彝廷儿科推拿讲习所、济南稷门针灸讲习所学习，一段时间后，已有多年实践经验的他总觉得课听得"不过瘾"，满足不了自己的需求。因为这些讲习所当时在济南还算可以，但在全国没有多少名气。求学心切的郑毓桂一直有个心愿，上最好的学校，学最好的医术，做最好的医生。所以他便把家里的包子铺交给老伴照管，自己又来到当时全国唯一一家专门学校——无锡中国针灸专门学校，从师承淡安潜心学习针灸，得到名师真传。郑毓桂十分珍惜这来之不易的学习机会，刻苦勤奋，虚心求教，受到带教老师的极高评价。10个月后，他的针灸和推拿技术就有了很大长进，因此，回到济南后郑毓桂便正式开诊所行医针灸。有了"行医执照"，这个时候的郑毓桂才算得上真正开始了他的行医生涯。

　　针灸学是运用针刺和艾灸防病治病的一门临床学科，包括经络学、腧穴学、针法灸法学和针灸治疗学等内容，十分复杂，可谓"奥秘"无穷，尤其是绝大部分内容靠死记硬背才能掌握和熟悉的。随着接触复杂病症病人的不断增多，郑毓桂慢慢地觉得自己所掌握的技术还是有些力不从心。为了不断提高自己的诊病疗病的技术水平，1949～1951年，他便在济南医务进修学校边学习边行医。这个学校是时任齐鲁医院院长赵常林主持开办的，主要是想通过进一步的培训学习，提高在职人员的技术水平。那时刚解放，中西医学刚刚开始走上正轨，开办这个学校实际上就是一个在职人员的提高班。郑毓桂在那里一学就是两年，其勤奋刻苦程度令人钦佩至极。在不断地学习求索过程中，郑毓桂的针灸推拿技术日益精进。

▍手法独特，传承后人

　　1952年，国家号召联合办医，就是把个体行医者都联合起来开办医院。郑毓桂积极响应号召，带着自己小诊所的"全部家当"，来到当时的泺源区（历下区）联合医院，当上了院长兼针灸科主任，在这里他一干就是4年的时间。1956年他又听从组织安排，来到了济南市立二院担任针灸科主任。1960年又调到山东省千佛山医院担任针灸科主任。1964年，千佛山医院合并到了山东医学院附属医院,郑毓桂自然而然地又到了山东医学院附属医院,干的还是针灸推拿科的主任,直到 1982 年去世。

《山东大学齐鲁医院志》(1890～2000)记载,这期间,郑毓桂曾多次被评为先进工作者,1956 年出席全国第一届先进工作者大会,成了光荣的共产党员,1958 年参加了全国医药卫生技术革命经验交流会,1960 年作为全国先进工作者出席全国文教群英会,成为双料的全国劳动模范,享受劳模津贴。

要想有所成就发展,就必须在继承的基础上有自己的突破。大器晚成的郑毓桂老先生,靠着他那份执着和勤奋,在半个多世纪的行医生涯中,一直在不断地"推陈出新"。他应用双手套管针刺法,达到进针绝对不痛的程度。

《山东大学齐鲁医院志》载:郑毓桂热爱本职工作,刻苦钻研,40 余年从事针灸和小儿推拿工作,有丰富的临床经验和熟练的操作技能手法,在治疗哮喘、视神经萎缩、聋哑病、鹤膝风、婴儿瘫、精神病等顽固和疑难病症方面有较深研究,取得满意效果。他发现了天星穴,应用了风岩穴等有效新穴位,发明了太阳灸法,创制了新灸疗器械,对某些严重虚寒病疗效显著。他擅长无痛针刺法和管针刺法,深受老人、小儿和惧针者欢迎。他还多次为中央首长和外宾诊治疾病,得到认可和肯定,并受到表扬。郑毓桂注重培养后人,传授技术。1963 年,济南市举办中医针灸干部训练班,他讲课三期(每期半年,每次 50 人左右),并在临床实践中培养出针灸人才 30 余人,为我国针灸事业的发展做出了贡献,在中医针灸界享有一定声誉。

郑毓桂老先生的弟子遍布天下,且皆"成名成家"。郑老先生在弟子们的协助下还整理发表了《针灸预防婴儿瘫 2044 例初步总结》《风岩穴的临床使用及对 111 例患者的效果观察》《郑毓桂针刺手法》《太阳灸疗法》等 10 余篇学术论文,并编著《针灸临床治疗学》一书,可谓成果丰硕。

淡泊名禄,清廉一生

郑老先生性格直率,上班时间话不多,他从不扯与工作无关的话题,一般都是你问什么,他就回答什么,说完就算,没有多少"来回话"。晚年的时候,他都是坚持正常上下班,因为那个时候没有"退休"一说,老医生只要身体允许就能干。腿痛,他便拄着拐棍硬撑着坚持。缘于对临床工作的热爱和对患者的服务精神,郑老先生一直干到自己起不来床为止,这时他已经是 80 岁高龄的老人了。

郑老先生性格刚毅,这充分表现在他的戒烟上。他不到 20 岁就开始抽烟,一直抽到 60 多岁。可当他被检查出得了冠心病、高血压、糖尿病后,医生劝他

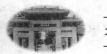

把烟戒掉，他竟然奇迹般地戛然而止，"我们再也没见他抽过一支烟。"他的弟子田道正教授回忆说。

郑毓桂老先生日常生活非常简单，一贯的勤俭度日，从不讲究什么"档次"。这与他曾经过过苦日子，知道生活的艰难有直接的关系。尽管后期身份地位提高了，生活条件改善了，他也从没例外。郑老先生的学术成就斐然，在学术界威望很高，他曾任山东医药卫生学会常务理事、山东省中医学会理事、济南市中医学会副主任委员、济南市科学院中医中药研究所兼职研究员、济南市医学会理事、济南市中医学会针灸分会委员、《山东医刊》副总编，第一、二、三届市政协委员，第四届省政协委员。他追求进步，表现突出，曾光荣地出席了第一届全国先进工作者大会，先后两次出席全国劳动模范大会，1958年参加了全国医药卫生技术革命交流会，1960年出席了全国文教系统"群英会"。

田道正教授说："郑老家中的摆设很简单，与一般的中下层居民没有什么两样。老太太仍是一身农妇打扮，生炉子、搞卫生，买平常菜，吃的是粗茶淡饭，老两口却怡然自得。郑老无论到哪里，总是穿着一身深蓝色的中山装，一双圆口的黑布鞋。"这就是在那种特殊的环境和条件下的一代老人，长期养成的一种生活习惯，不论手里有多少钱，他也把一分钱当成"大锅盖用"。

郑毓桂老先生的俭朴程度不仅仅表现在个人的生活上，而且还表现在对待"公物"方面。他在门诊上从来不把病历纸、处方移作他用。打讲课草稿、记事等用稿纸都是长期坚持用完正面再用反面，从不浪费一张，见到有的人浪费了纸张，他就"气不打一处来"，非发顿火不行。但他对病人却一贯和蔼可亲，既耐心又细心，从没有见过他冷漠以待，更没有着急上火的时候。

按常理，混到了他这个级别地位，就凭他的影响和威望，该享受的待遇就享受本无可厚非，可他总是不去享用。医院有规定，他外出开会时院里可以派车，但郑老先生能步行去的却从不向院里领导开这个口。

"他把自己的一生无私地献给了医学事业，而从不因为个人的私事向组织提任何要求和条件，添一点点的麻烦。这是一个值得后人敬重的老先生！"田道正教授眼里噙着泪水，深情地说。

（资料来源：《山东大学齐鲁医院报》）

◎高学勤:中国医学界传奇人物

高学勤如同一块古化石,埋藏在历史的夹层中,一经发掘,血肉尚存,肝胆尚在,弹之依然有铮铮地骨响。

1965 年,在递交的一份"思想汇报"中,高学勤说,"关于自己的优点,实在想不起来,要是非说不可的话,只好说,搞好了分内应该干的事,想多干点事,老老实实地干点事,没出医疗事故,对群众解释医疗问题耐心,想尽一切办法教好技术接班人……"

几十年过去了,言犹在耳。

■ 曾为蒋介石、杨虎城、冯玉祥治病

高学勤,(1903～1978),安徽省蚌埠市人,国内著名的血液病、传染病医学专家;1931 年毕业于齐鲁大学医学院,获医学博士学位,曾先后在南京中医院、南京市立医院、南京传染病医院任住院医师。1937 年南京沦陷后,高学勤先生辗转至贵州,任贵州医学院讲师、副教授、教授。1943 年,应邀赴"陪都"重庆,任国民中央医院内科主任,兼湘雅医院教授,月薪 200 银元。抗战胜利后,1946 年 3 月,高学勤先生远渡重洋,赴美国费城吉福生医学院、波士顿麻省医学院深造。1947 年回国,被南京大学医学院聘为教授,兼附属医院院长。1950 年秋天,高学勤先生再应母校之邀,到齐鲁大学医学院任教授、内科教研室主任,兼山东省立第二医院内科主任。

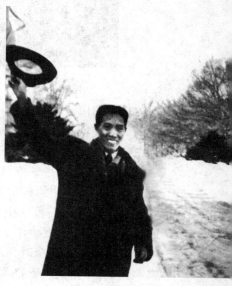

★高学勤在美国联合国善后救济总署留学工作时留影

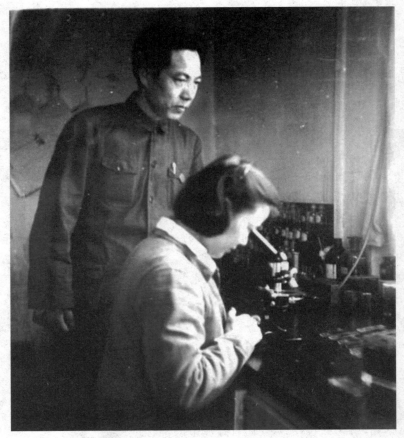

★20世纪50年代，高学勤教授在医学院实验室对年轻医生进行业务指导

　　档案的记载约约绰绰，但依然可以看出，中华人民共和国成立前，高学勤是中国医学界传奇人物。在那个时代，中国医学界颇流行"南有湘雅，北有齐鲁"之说，高学勤早年毕业于齐鲁大学，年及而立，以教授身份执教湘雅，又在不惑之年，回齐鲁大学再执内科教研室及省立第二医院内科，且漂洋过海，喝过洋墨水，中西合璧，在中国医学界凤毛麟角，风骚独领。

　　高学勤先生在重庆中央医院任内科主任的那些日子，因为名气太大，求医问诊者三教九流，其中不乏达官显贵，风云人物，蒋介石就曾亲笔手书，请高学勤为其治病。在那个时代里，蒋介石的手书如同"圣旨"，高学勤何敢怠慢？此事一经披露，重庆上下皆称高学勤"御医"，高学勤淡然一笑，在他看来，工人做工，农民种地，医生治病，都是职守，职责所系，不值得大惊小怪。

　　而历史事实是，高学勤不仅治过蒋介石的病，治过戴笠的病，而且还为冯玉祥将军治过病，为杨虎城将军治过病，为爱国"七君子"之一的史良治过病；为民盟创始人之一罗隆基治过病，也为当时联大驻华大使潘友新治过病……

▌奔走穷山恶水，"活人数千"

中华人民共和国成立前的高学勤并非仅为风云人物看病。据档案记载，抗日战争期间，为抗击、粉碎侵华日军的"细菌战"，高学勤先后三次深入疫区参加霍乱菌的防治，"活人数千"！

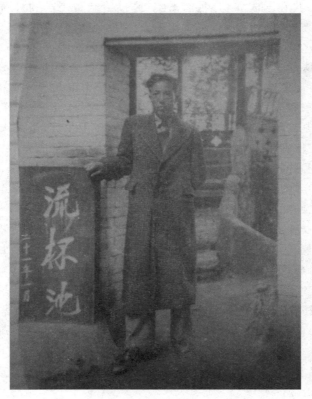

★高学勤教授赴西康考察时在流杯池前留念

历史上，贵州、湖南一带多疫情，唐代文学家柳宗元曾借《捕蛇者说》，描绘疫情的凶险："（异蛇）触草木，尽死。然得而腊之以为饵，可以已大风、挛腕、瘘、疠。"大风者，麻风病；挛腕者，手足蜷曲，不能伸展之病；瘘为脖子粗胀；疠为恶疮。如此恶险之地，闻者色变，唯恐避之不及。而高学勤在贵州工作的五年间，每年都带领弟子们深入疫地、疫区，开展传染病、流行病普查和防治，若非心系民间疾苦，他何致冒如此大险？

中华人民共和国成立前后，四川省血吸虫病肆虐成灾，千村薜苈，万户萧疏，国民党政权腐败无能，不问百姓死活。高学勤凭着医生的一颗良心，奔走呼号于穷山恶水，能救一命救一命，能救一家救一家。血吸虫病多发生在穷苦人家，衣食尚不能自保，哪里掏得出钱买药？高学勤发明"老醋泡铁钉"的验方，代替铁剂治疗。一代医学大师如同乡间郎中一样，悬壶济世，一个验方救活多少身家性命！被一方百姓尊为"救命菩萨"，这验方至今还在一些边远、贫困地区沿袭使用。

中华人民共和国成立初期，国家实行"供给制"，高学勤月薪为1200斤小米，据高学勤当年的弟子说，他们的老师"不为一己食禄之多寡，一心扑在新中国的医学事业上"。乾坤初定，思贤若渴，高学勤因医术高超，获得无数桂冠和荣誉：济南市医学学会理事、山东省丝虫病防治委员会副主任委员、山东省医药卫生学会常务理事等，1956年加入九三学社，任济南市九三学社筹委会副主任，第二、三届山东省政协委员，山东省人大特邀代表等。因为工作积极，成绩突出，1955年、1956年连续被评为齐鲁医院、山东省卫生厅、济南市、山东省卫生战线的先进工作者……

高学勤同志的先进事迹：

（一）科室主任领导方法

能发扬民主，对科内各项工作能普遍征求意见，做出决定，从群众中来，到群众中去。例如搞好内科工作，对各级医生的工作安排，各级医生之进修，都能提出讨论并圆满解决，如讨论4名代理主治医生的工作问题，全科医生的进修问题，都取得了圆满的结果。

（二）工作作风认真，负责，细致，深入

①每周4个上午参加查病房，对各病房的重点病号能掌握病情，全面了解内科病房，协助解决问题，比如对某些病情的诊断、检查技术及治疗方案等。据了解，各地医院主任（每周）至多查1～2次，很少有这样深入的。

②在节日，如元旦、国庆节，抽出时间亲自到病房、急诊室，问有无疑难问题，及时指导处理。

③因公出差，开人代会、参观等，从外地回济南后，首先到科室了解情况，到病房了解有无困难，而且，次日即上班，从不告假休息。常常出发回来后，先到病房查看，然后再回家。

（三）在教学及培养医生、进修医生方面

①主动提出给全科医生讲解"原子医学"，提高大家对原子科学水平之认识。

②③④（略）

（四）协助兄弟医院亲自会诊

如省立第一医院，铁路医院，军区医院，青岛、北京血丝防治研究所等地，不断地去会诊，全年不下 50 次。

（五）科学研究方面

①著作：（略）

②科研：

a.建议铁道部，火车行经丝虫病流行区时，要注意灭蚊，以防止在火车上传染旅客，并将丝虫病带往非流行区。已为铁道部采纳，对预防丝虫病传播有一定的贡献。

b.担任本省丝虫病防治研究委员会副主任委员，曾两次亲赴济宁丝虫病研究所指导工作。

第一次在 1956 年 2 月中旬，当时该所在治疗工作上无人负责，即派科内医生前往协助治疗。还亲自到乡间了解丝虫病流行情况和农民健康状况，而后决定慎重使用卡巴松、海群生试行治疗。经过缜密观察，证明了卡巴松的毒性是存在的，尤其对身体较弱的病人更易表现。因此证明其意见是正确的，指导是及时的，阻止了最初有关方面急于推行卡巴松（治疗）的决定，使患者免于药物中毒的危险。

第二次是在 1956 年 9 月初，在济宁应用卡巴松试行治疗 300 余名丝虫病患者时，发现有肝大、发烧等情形，当时不能肯定是否由药物中毒所致，（济宁市）决定电话请示卫生厅，请高主任去济宁帮助解决，但卫生厅答复：高主任很忙，不能赴济宁。时值炎夏，高主任得知消息后，次日即赴济宁，丝防所的人很惊异。下午，高主任即在济宁逐家诊视病人，证明确为卡巴松中毒性肝炎，并指示处理办法。中毒者基本痊愈，这就进一步证明卡巴松治疗并不安全。我省丝虫病患者估计有 200 万人需要治疗，最初有人主张用卡巴松推广治疗，但结果经高主任一再观察证明，（卡巴松）毒性不小，重的中毒者约 5％，及时制止了在丝虫病防治方面的冒进行动，避免了很多人中毒的危险……

历史的话外音

张茂宏教授是高学勤先生的弟子之一。当年，就是高学勤派他去济宁市丝虫病防治所"协助治疗"的。一去就是年余，奔走于穷乡僻壤，千家万户，吃够了苦，也丰富了学识。

讲述恩师往事,老人眼睛里始终含着泪水。

"高先生在世的时候,许多病人因为他活着而存活下来。高先生去世了,肯定有病人因为先生之死而过早地离开了这个世界!"

张茂宏说,高学勤学术造诣博大精深,在20世纪50年代初期就担任博士生导师。在齐鲁医院的发展史上,高学勤也功不可没。来齐鲁医院后,开拓性地建立起心电图室,又第一个开展胃镜检查,这是齐鲁医院在消化系统领域的一大进步。先生的到来,形成了齐鲁医院的心血管、呼吸、血液、消化"四大专业",并使之处于山东省领先地位。

他对下级和学生很宽厚、慈爱,也极严厉。医生、护士想揩高学勤的"油"了,就会故意在先生面前喊天气太热了,口渴了。高学勤就会跑到大街上买回冰糕、西瓜之类,慰劳下属们。高学勤说一口纯正、漂亮的英语,工作中经常用英语和年轻的医生们交流,以提高年轻人的英语水平。而一旦严厉起来,不怒自威。凡是高学勤查房的日子,值班医生无不精心准备病历和治疗方案,害怕经不住他的检查、询问,稍有疏漏,哪怕高学勤只是一个眼神,也能看得人无地自容。若是高学勤冲谁一点头,笑一笑,或者拍打谁的肩头一下,这个值班医生保准会自个儿偷偷乐上三天。

"大医院"并非医院的大楼之大,而是医院的大师之大。别人看不透的病,他能看得透彻,别人治不了的病,他能治个准到。高学勤就是这样的大师。张茂宏教授讲述了恩师这样一个故事。大概是在1954年春天,居住在齐鲁医院近旁的一位老太太,突然发生呼吸困难、昏厥,送进齐鲁医院,在48小时内,抢救无效死亡。病因不明,征得死者家属同意,决定解剖尸体,求证病因,由著名教授孙绍谦主刀,正当孙教授走向手术台时,高教授满头大汗地赶来,告诉孙教授,解剖尸体的过程中,要十分注意对个人的保护,千万不可创伤了自己的手指。高学勤已经对死者的家属、邻居做了走访调查,死者生前正在纺羊毛,没有任何发病征兆,突然胸闷、呼吸急促,昏倒在地。综合种种现象分析,高学勤怀疑"炭疽病菌"致死。炭疽病菌是一种危害性极大的烈性传染病,曾经是侵华日军在华北地区使用的主要细菌武器,大都靠牛羊等牲畜携带、传染和蔓延,感染者十人九死! 不能不百倍警觉和戒备。高学勤不愧为一流的传染病专家,尸体一经解剖,千真万确是高学勤所担心的炭疽病。一个病例的发现和确诊,立即引起全社会的高度关注,随之而来的就是济南地区的全民行动,打响了一场防治炭疽病菌传播的人民战争。高学勤为济南市民的生命健康立了一大功劳!

高学勤的功德之举决非仅此而已。

早在1951年7月间,高学勤以山东省人民政府麻风病普查、防治工作组第四组组长的身份,率队赴海阳县开展工作。麻风病也是一种传染性极强的疾病,患者常遭受歧视。高学勤和他的队员们在数月时间里吃在农家,住在农家。在曹村,确诊了 400 多名患者。在邢庄休养所,为 144 名休养员做了查体诊断,在生产村,治疗了 320 多名传染病患者;在湖八村等处治疗了 500 多名病人。牟家村贫协主任的妻子患心包炎,在那个时期这种病是不容易彻底治愈的疾病,而高学勤却能帮助病人制定延长生命的措施,让病人感动不已。在此期间,高学勤还指导海阳县医院改进治疗、护理措施,治疗效果更显著了,也为病人节约了药费开支,而海阳县医院治愈出院病人也由每月 60 多人增加到百人之上……

　　这便是一位医学大师之"大"了。

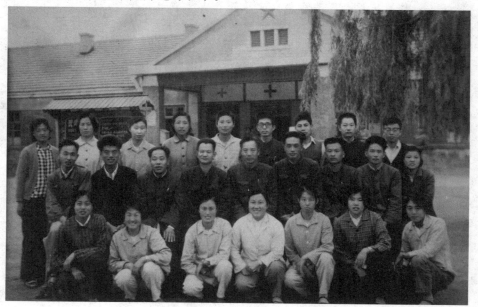

★1965 年 6 月 14 日,海阳县医院内科欢送医疗队同志留念,二排中间为高学勤教授

　　至于高学勤教授一生教授出多少有成就的弟子,张茂宏教授一时难以数清,只说了一些齐鲁医院的学兄学弟:譬如我国著名的放射医学专家华伯埙、我国著名的骨科专家王永惕、我国著名的心血管专家高德恩……

　　1957 年高学勤教授被错划为右派分子,直到他去世后的第二年才得以平反昭雪。

　　"有的人死了,他还活着……"

（资料来源:《山东大学齐鲁医院报》）

◎赵常林：婴儿瘫造就一代"骨科圣手"

> 作为中华人民共和国成立后齐鲁医院第一任院长，赵常林是中华人民共和国骨外科学的开创者和奠基人之一，在国内外享有盛名，被誉为"骨科圣手"。
>
> 赵常林带头撰写的《急症外科学》一书，在上海连续印刷 10 次，成为国内最畅销的临床读物。以后此书又在上海连续刊出两版，仍然畅销全国，成为他留给医学界的最佳读物。
>
> 尽管一人身兼多职，事务繁多，但是赵常林一辈子都在遵循一个原则——哪里有病人，哪里就有他的身影。

■"哪里最需要我，我就到哪里去"

赵常林 1905 出生于胶东农村一个教师家庭。他从小就患了婴儿瘫，两条腿不一样长，走起路来起伏很大。但这并没有阻碍他成为一个杰出的人。正是因为过早地品尝到了疾病的痛苦，才让赵常林走上了学医的道路。

其父曾中过清朝秀才，是家乡中学的一名语文教员。赵常林弟兄 7 人，他排行第六。家中当时仅有瓦房三间，地无一垄，生活拮据。

因为身体有残疾的缘故，父亲怕赵常林长大后不能自立，把家中所有的财力都花在他的教育上。赵常林是兄弟 7 人中唯一读过书的人。

赵常林靠着父亲的微薄薪水和几位伯父下关东当店员寄点钱来供他上学。14 岁时他考入黄县县立中学，当过学生会干部，并与同学们参加抵制日货运动。1923 年，他考入齐鲁大学医学院，经历了国民革命军北伐和"五三惨案"，曾参与救护受伤百姓。

赵常林上大学时，成绩总是名列前茅，当时很严格，如果有一门考试不及格,就要降级。两门以上不及格,就会被学校劝退。大学7年当中,因为生活困难,赵常林没有回过一次家。他总是利用节假日四处打点小工,做些抄抄写写的活,挣点零用钱。

26岁时赵常林毕业留校,任齐鲁医院外科住院医师,1933年加入抗日救护队,并到北京后方医院服务。1934年7月,赵常林考入北京协和医学院骨科任助教、讲师。本来有三个月的试用期,但赵常林只干了一个月,医院就跟他签了合同。最多的时候,他每月的薪水是200银元。

1937年5月,齐鲁大学向赵常林伸出橄榄枝,他毅然回到了齐鲁大学医学院,担任外科副教授、齐鲁医院外科主任。北京协和医院的领导和同事都劝他,你在这边发展得挺好的,干吗回去呢?他说,"哪里最需要我,我就到哪里去。现在我的母校需要我,我必须义无反顾地回去!"

抗战胜利后,赵常林担任齐鲁医院院长兼外科主任,承担了复院重建的艰巨任务。一年后,赵常林获准到美国纽约骨科医院留学一年。临行前,他的朋友、济南成通纱厂经理苗海南借给他200万元法币做出国路费,才得以成行。在美国,他一面做事,一面抓紧学习西方先进医术,以便为祖国和人民健康服务。

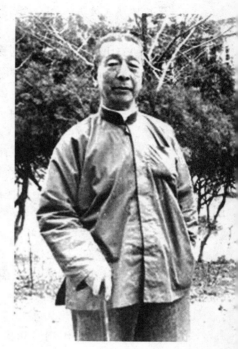

★赵常林

身兼多职的一院之长

济南解放、中华人民共和国成立后,赵常林积极响应党的号召,努力参加各项社会卫生工作,推行中西医结合事业。1949年12月,赵常林和全市医务界知名人士以团结中西医药人员为宗旨,发起并成立济南医学讲习所,次年改名"济南市医务进修学校",招收中西医务人员业余学习中、西医药学,培训中西医结合人员,并带领院内18位专家分任各科课程的临床教师,与省立医院共同承担实习任务,为新中国培养了大批医药骨干。

1950年春,赵常林参加鲁中南灾区慰问团医疗队,调查和治疗营养性水肿等疾病。同年任济南市医务界抗美援朝推行委员会常务委员,动员和参加抗美援朝医疗队下乡工作数次。

1953 年,赵常林加入中国民主同盟,并担任民盟济南市常委。在党的领导下,他关心国家大事,认真做好参政议政工作,还要求院内盟员除做好本职工作外,要积极完成医院中心任务。由于当时内、外、妇、儿、皮肤、眼、耳鼻喉、口腔等主要科室负责人和业务骨干都是盟员,因此医院的医、教、研各项工作发展很快。

1955 年,山东省成立西医学习中医委员会,由 16 名中西医专家组成,赵常林是委员之一。他除了负责和推动全省西医学习中医工作的开展以外,并在院内具体落实党的中医政策,让各科选派专人参加统一举办的脱产或在职学习中医班,在日常业务学习中注重应用中医或中西医结合知识,要求多请中医会诊等。

按省卫生厅要求,赵常林选派了出生于中医世家的内科肖珙医师代表山东赴上海参加卫生部举办的全省首届西医离职学习中医研究班,为期 3 年,使之成为我省及齐鲁医院中西医结合事业的带头人。

在完成院长行政工作外,赵常林还兼任着外科主任一职。他很重视科内会诊,每次都是亲自主持并保证做好。对科内提出需要讨论的病例,他每次都参加,并提出意见,做出决定。必要时他还亲自诊视病人,安排时间去处理。

赵常林很重视人民来信来访,如问病、表扬或提意见,他都亲自回信和接见,直到病人满意为止。

曾经有一位病人小指感染,已 10 个月不能工作,不得不每天到门诊换药。赵常林发现后仔细询问和检查了病人的身体情况,并提出了具体的治疗意见,半个月后病人就痊愈了。他以此例教育大家不要忽视小的手术,不因其小而马虎,否则可能因小失大。

赵常林十分注重勤俭节约,绝不浪费器材和药品。有一次他帮一位医生做椎板切除术,不在无菌手术切口内用抗生素,强调不依赖药品,而是靠医生努力提高无菌技术。

还有一次赵常林协助做髋关节手术,动作轻快准确,出血很少,这样就不必再为病人输血,甚至不用输液,不但节约了血液、药品,而且还减少了手术并发症。其他像如何节省纱布、棉花、石膏等,他都有小窍门。赵常林总是一边给大家讲解,一边做示范,并讲解节约与疗效不矛盾,既能节省医药资源,又减轻患者经济负担的道理。

除了在本院进行诊疗工作,赵常林对兄弟医院给予技术指导和无私帮助也是常有的事。仅 1955 年赵常林就外出协助手术 44 次,而且大多都是利用休息时间去的,济南市的医院几乎去了一个遍。

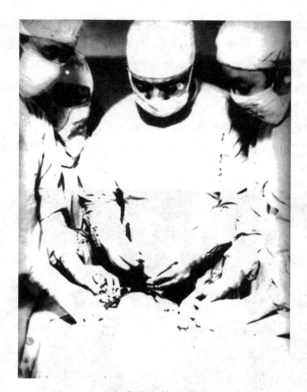

★赵常林在精心手术

▌亲力亲为的好老师

　　赵常林长期从事外科医疗、教学和科研工作，积累了丰富的临床经验，对外科领域不同专业的手术都很在行。因此，在中华人民共和国成立前后人员严重缺乏的情况下，他身为一院之长，仍然经常亲自主刀，熟练地进行妇产科和眼科手术。

　　早在 1947 年，赵常林就在国内领先开展麦氏截骨术治疗股骨颈骨折、用肌腱移位术治疗婴儿瘫后遗症；1949 年，又率先开展股骨粗隆下截骨术、全距关节及足三关节融合术；1950 年，开展膝关节半月板切除术；1952 年，开展腰椎间盘突出症开窗法髓核摘除术；1955 年，开展脊柱侧凸畸形楔形切开矫正脊柱融合术等，均为国内率先开展和首例成功。其他在山东省内领先开展或首例成功手术不计其数，为我国及山东省骨外科学的医疗技术发展做出了开创性贡献。

　　赵常林不但医术精湛，经验丰富，而且医德高尚，平易近人，说话幽默风趣，大家与赵院长谈话都没有顾虑,对改进医院工作很有利。无论在担任院长、科主任期间,还是当教授、医生,工作作风一贯认真扎实,堪称典范。

赵常林是医界名人,省内外找他诊治的病人络绎不绝,他总是来者不拒,一视同仁。由于病人慕名而来,专找他看病,所以他诊桌上经常堆满病历,常常耽误了他休息的时间,别人 11:30 下班,他却总要忙到 12 点以后。

有时年轻医生怕他实在太累,想去帮他一下,他却总是说:"我晚走一点、累一点没关系,只要病人满意就行了。他们从大老远来看病,花很多钱,吃住不方便,很不容易啊!"

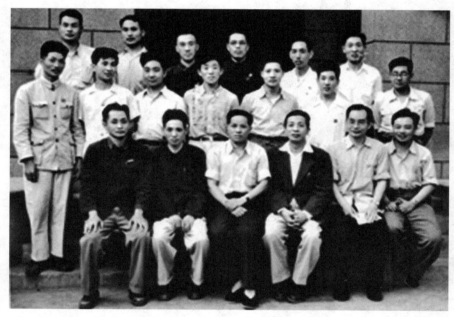

★1957 年,赵常林(前排右三)在山东医学院临床外科教研组任教师时与师生合影

虽名声远扬,但赵常林始终保持着谦虚谨慎的态度和作风。有一次,他的一位朋友因患胃癌,执意要请他主刀手术,赵常林考虑再三,虽然完全有把握做好胃癌根治术,但自己已分在骨外科专业,不应再包揽普外科的手术。于是他找到普外科的刘修炳教授说:"你是普外老手,这个手术由你主刀,我做帮手。"最后,两人密切配合,顺利完成了手术。

除了完成医学院的课堂授课外,随着兄弟医院进修医生逐年增多,赵常林也总是亲自讲课。对住院医生及实习生,他教他们简化的开口引流术,这样病人痛苦最少,改变了年轻医生轻门诊、不重视小手术的倾向。

为培养职工的独立思考能力,赵常林常结合病案提出各种问题让大家回答,最后结合课堂讲授内容进行总结。在给学生讲课时,赵常林善于用形象生动的图画作为辅助授课,给学生留下深刻的印象。

为尽快培养人才,赵常林放手让年轻医生独立手术,发挥创造性,他在旁边指导,使年轻医生提高很快。同时,他对护理临床教学也很重视,常与护校负责人接洽,想法协助,凡是在齐鲁医院实习的护士,他都随时进行现场指导。

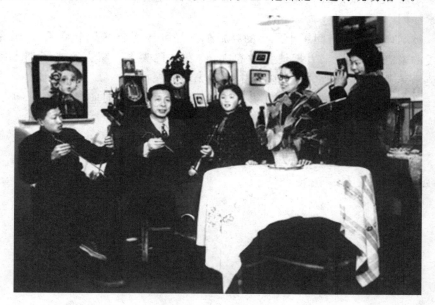

★赵常林多才多艺,尤其擅长京剧老生,一家人经常凑在一起自娱自乐

刚毕业分配工作的住院医师常常有浮躁情绪,穿上白大褂就摆出个医生的派头,不再像当实习医生时那么踏实苦干了。赵常林认为这是当医生的大忌,必须加强教育引导。

他教育人的方式很特别:查完房后,他对坐在医生办公室的所有年轻医生说:"你们知道住院医生是什么意思吗?英文叫"House staff",意思是房屋的支柱,引申的意思是住房的主人。住院医生就要待在病房里,不能随便外跑,细心看护你的病人,随时关心病情变化,以便打下当一名好医生的扎实基础。"

1979年下半年,赵常林已近75岁高龄了,而且患有严重的脑血管病,可他仍惦念着《急症外科学》第二版的编写及出版工作。当该书的全体作者前往山东医学院建设楼宿舍看望老院长时,他已瘫软在床,疲惫无力,对围坐在他身旁的同事和学生们的问候,已不能回答,只能艰难地睁开双眼,深情又满怀期望地扫视一下这些亲切的面孔。

张振湘教授代表在场的人躬下身对他说:"你主编的第二版《急症外科学》,

我们一定把它改好、补充好,字数增加了一倍,上海科技出版社已计划明年一定出书,您老放心吧!"他微笑着轻轻点了点头,便又昏睡过去。

1979年的一天,齐鲁医院的一位老教授在翻译一本医学专著的过程中,遇到了十几处把握不准的语法点。在问遍了所有他认为英文水平比较高的几个专家之后,老教授依然一无所获。万般无奈,他抱着试试看的心态敲开了赵常林家的门。

被脑血管疾病折磨了十几年的赵常林已经卧床不起好几个月了,在听完老教授的来意后,他让家人把他扶坐起来,倚靠在枕头上。家人抱来了那本厚厚的英语辞典,这本辞典曾经伴随他走过了无数的深夜。

一个多小时后,赵常林把十几个语法点全都仔仔细细地标注出来,然后满意地微笑了一下,闭上眼睛休息。

他已经累了。为了他救治的病人,也为了他所投身的医学事业。

第二年开春,一生坎坷却笑傲以对的赵常林离开了他为之奋斗的医学事业,溘然长逝。

(易　黎)

◎孙鸿泉：将不可能变成可能

> 他是我国耳鼻喉科事业的开创者和奠基人。1942 年与他人合作，成功实施了我国第一例"全喉切除术"，并训练无喉病人用食管发音，开国内利用食管发音之先河；1947 年他首创"内耳开窗术"，治疗耳硬化症，接着又利用改良"内耳开窗术"，治疗先天性耳畸形获得成功；他还在国内率先开展了一系列外科手术——"鼻部脑膨出术""舌癌根治术""中耳癌手术治疗术""面神经移植术"等。因其卓越的贡献，被定为医学一级教授。他始终坚持医生应以医德为先，要有高度的人文关怀精神。

▌一边教学，一边求学

1910 年，孙鸿泉出生于鲁北农村的一个普通家庭。1928 年在潍坊鸿文中学毕业后，考入济南的齐鲁大学附设高中学习，1933 年考入齐鲁大学医学院。原齐鲁大学医学院由外国教会创办，对学生有着严格的要求，淘汰率很高，一个班入学时几十名学生，经过 7 年下来，有时只有几名学生毕业。孙鸿泉取得了 4 年结业总考全部课程及格的好成绩。正当他为终成正果而欣喜时，却被告知：不准其毕业。原因是他自进入医学院后，从未进过康穆堂做礼拜，也没有参加洋教授召集的查经班听讲道，故而提出让他多读一年，以示惩戒。但由于遭到多数中国教授的坚决反对而作罢。

1937 年，孙鸿泉进入临床实习不久，抗日战争爆发。齐鲁大学医学院学生们的爱国热情空前高涨，积极要求加入抗日队伍。孙鸿泉所在班的同学被允许调入空军。到南京报到后，他被派到

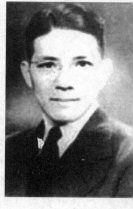

★孙鸿泉

安徽广德飞机场担任战地救护。1938年底,孙鸿泉所在部队奉命撤退到大后方的四川成都。在这里,他与来华助战的苏联空军有了很多接触,苏联医生对伤病员的人文关怀,以极其负责的工作态度,做事干练、吃苦耐劳的工作作风,对他今后的医学道路产生了深远的影响。

在成都,孙鸿泉在华西、齐鲁、中央三大学联合医院做住院医师,并由齐鲁大学医学院耳鼻喉科郎健寰主任介绍,在华西大学医学院眼耳鼻喉专科研究班兼读研究生,1940年夏天毕业,以后即专攻耳鼻喉科。那时的齐鲁大学医学院教授分两派,即洋人和反洋人派。他与郎老师是坚决的反洋人派,终因那时洋人势大,1943年暑假后,洋人不再让他们再在华西、齐鲁、中央三大学联合医院任职了,孙鸿泉离开了齐鲁大学医学院。

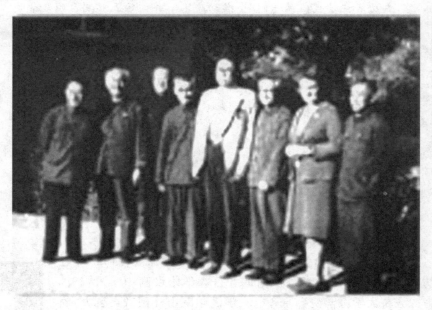

★孙鸿泉、曹献廷与老校友合影

1943年8月,孙鸿泉以雇员名义就任成都空军第一医院耳鼻喉科主任,同时在北碚的江苏医学院兼任耳鼻喉科学教授。抗战胜利后,他辞去空军医院职务,到了南京,在南京市立医院工作了几个月。此时,齐鲁大学医学院搬回济南,因无人教授耳鼻喉科学课程,校方多次敦请,他于1946年回到了母校。

1948年,由齐鲁大学保送,用美国医药援华会的经费,孙鸿泉到美国留学。他心无旁骛,埋头苦读,先后在美国圣路易华盛顿大学医学院耳鼻喉科研究院和费城Temple大学医学院杰克森内镜专科班学习,并以优异成绩毕业。1949年8月,中国大陆的大部已解放,他谢绝朋友的挽留,放弃优越的生活环境和工作条件,急切地踏上了回国的行程,他觉得饱受战争创伤的祖国更需要他。船到香港,"台湾当局"派原南京政府卫生署长造访,力邀他去台湾。他严词以拒,登上了开回青岛的客轮。

▌全方位冲刺

新生的祖国,医疗技术落后,医学院师资少,耳鼻喉科人才极度缺乏,病人得不到及时、有效的诊治。一个炎黄子孙的强国梦撞击着孙鸿泉,他以极大的热情投身工作,充分发挥自己的专业特长,在临床、教学、科研多个方面进行着"冲刺"。

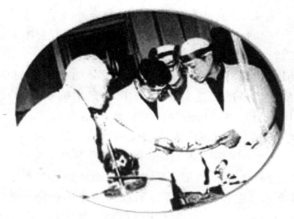

★孙鸿泉教授在手术

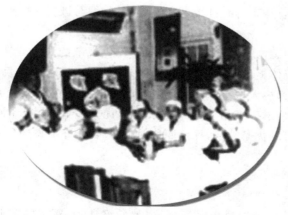

★孙鸿泉教授参加学术研讨会

其实,早在1942年,孙鸿泉就协同郎健寰教授在我国成功地开展了第一例全喉切除术,并首次训练无喉病人用食管发音讲话,开国内之先河。1947年,孙鸿泉首创内耳开窗术,在国内率先开展内耳开窗术治疗耳硬化症,病人听力有明显改善。6年后,他又创用改良内耳开窗术,首次在国内将内耳开窗术用于治疗先天性耳畸形,取得成功。他成功地开展了一系列国内前人从未施行的外科手术,在头面部疾病治疗方面始终处于领先地位。这些手术有鼻部脑膨出手术、舌癌根治术、中耳癌的手术治疗、面神经移植术等17项之多。这些成功的范例收入由他主编、人民卫生出版社出版发行的我国首部《耳鼻咽喉科手术学》中,成为该专业的经典著作。他还主编了《耳科学》《耳鼻咽喉科学》等医学院校教材和《医学百科全书·耳鼻咽喉科分卷》。

20世纪40年代末,当时的口腔科、眼科、神经外科手术水平不高,人员又缺乏,孙鸿泉以其广博的知识和高超的手术技能,突破了耳鼻喉科范围,对前述科室的许多疑难重症也在国内领先开展并取得成功。

在孙鸿泉的许多优秀品格中,有胆量、胆识是他出成就的重要因素。1962年,孙鸿泉和他的助手经过反复实验,终于把一只狗的喉成功地移植到另一只狗的身上,这是国内第一例成功的喉移植手术。

北京某医院住着一位颅底巨大脑膜瘤的病人,该院的苏联专家束手无策,认为不能手术。孙鸿泉详细诊查后,充分考虑术中可能发生的意外及补救方案,确定出手术的最佳入路。他亲自执刀,成功地从病人鼻部取出了巨大肿瘤。

1951年,卫生部指定齐鲁医院耳鼻咽喉科为全国进修基地,委托孙鸿泉举办全国高级师资培训班。在孙鸿泉的积极倡导和大力推动下,原山东医学院开设了国内首届耳鼻咽喉科学四年制本科专业班。无论是全国高级师资培训班还是专业班,他总是亲自制订培训和教学计划,编写教材,并亲自传授各种疑难复杂手术技巧。

孙鸿泉治学态度非常严谨,必须先行严格、规范的训练。教学中,他要求学员先在动物和尸体上做手术训练,年轻医生要进修,实习生要反复练习操作,直至熟练,才可以为病人做手术。孙鸿泉以精湛的医疗技术解除了许多病人的痛苦,并以严谨的治学态度培养了一批又一批优秀专业人才。因他的卓越贡献,受到了党和政府的优厚礼遇,评定职称时,被评为山东省医学一级教授。

▌妙手仁心,精诚大医

精湛的医术让孙鸿泉声名远播,但他始终认为,医生的职业决定他应该是人道主义的代表,其医德应该是第一位的,如果一个医生没有高度的人文关怀精神,医术再高也不是一个优秀的医生。他常说的一句话是:"医生的手术刀可以救人,但在庸医手里会变成杀人屠刀,草菅人命。"

出于对人文医学的执着和坚守,孙鸿泉对患者极其负责。一位患者连做4次活体组织检查,病理报告均无异常发现。孙鸿泉凭着丰富的临床经验和对病人高度负责的态度,在不疑处质疑,他耐心说服病人再做一次活检,结果在被他怀疑的部位取到病变组织,证实了自己的判断,使这位鼻咽癌患者得到了及时救治。

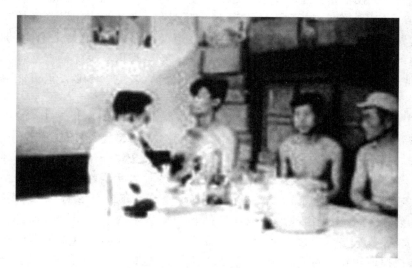

★孙鸿泉教授在为病人诊治

一位十几岁的姑娘得了"脊索瘤",这种病当时书本上没有治疗方法,世界文献上也没有这方面的手术报告。孙鸿泉在制订实施手术的具体计划时,多方面考虑手术每一步可能发生的情况及解决方案。他先在尸体上审慎地进行了这种手术练习,并对整个过程再进行全面审查、思考,尽量查找欠缺和遗漏。这才进行"颅内及鼻咽部脊索瘤开颅术",挽救了病人年轻的生命。

"文化大革命"期间,孙鸿泉被戴上"反动学术权威"的帽子批斗,强制性劳动。最难能可贵的是,尽管"文化大革命"期间自己及家庭遭受了各种的磨难,孙鸿泉依然保持了一位优秀医生的风范。

杭州某医院,一喉科医生给2岁的小孩做气管切开时,误伤了食道,患者发生气管食道瘘,吞咽打呛,不能进食。家属带着孩子奔走了全国各大医院求治,8年中手术竟达7次,甚至做过2次开胸手术!孩子苟延残喘地活到10岁,由于进食的困难,重病的折磨,生长发育严重阻滞,看上去只有三四岁大,尤其是喉部功能长期废退,已经不会说话了。他们打听到孙鸿泉,在医院的协助下,不远千里前来求治。

孙鸿泉见到这个人造侏儒时，痛心极了！那时，他自己身体很不好，而且开展工作尚有很多人为的困难。但是没有任何障碍能阻止他抢救一个垂危的生命。他和王天铎医生终于在济南军区总医院给孩子做了气管食道瘘修补手术。手术成功！

一次，山东某出版社一位编辑因失音来医院看病。几位医生认为喉癌的可能性最大，建议活检。这时，一位医生看到被"监督使用"的孙鸿泉在场，便叫住他给看看病人。他检查了病人之后，说："不是癌。是接触性溃疡，这是罕见病例，世界只报告过 20 例。"那医生不以为然地说："那么，你说这是第 21 例喽？""是的，第 21 例。"他低声很自信地说。后来，经各地几个医院检查，多次活检，证明他的诊断是正确的。不但解除了绝症的恐惧，避免了不必要但可能致使的手术，而且还省下经济开支。

上海某工厂书记因做报告时，麦克风坏了，长时间高声讲话，后来哑了，说不出话。虽在北京、上海等各大医院多方治疗，总不奏效，而且诊断纷纭，莫衷一是。在面临着失去工作机能的绝望中，前副省长余修介绍他来济南找孙鸿泉治疗。听完病人的治疗经过之后，孙鸿泉带他到检查室用喉镜检查了病情。受够了多次失望打击的病人，又一次战战兢兢地等着不知什么样的"判决"。但是，几分钟之后，医生用他那种职业性的和令人信赖的语气说："哦，其实，没有什么大毛病，只是声带过度疲劳，治疗几天就好了。"孙鸿泉由于丰富的临床经验，有把握地纠正了对病的"误判"。果然，由于做出了正确的诊断，经过合理的调理，病人很快就痊愈了。1979 年，当这位病人从上海来济南，想用恢复了洪亮的声音向他道谢的时候，孙教授已经偏瘫、失语，他再也不能回应病人的道谢了。

"文化大革命"结束，孙鸿泉刚恢复工作，就以一种"超速补损"的方式投入到医学教育和专业人才的培训上。他顾不上自己"文化大革命"时已经受伤的身体，在他生命的最后 18 个月中，他有 14 个多月出差在外工作。

孙鸿泉的学生，曾于齐鲁医院耳鼻喉科工作的王天铎教授曾回忆："老师不求名，不为利，从做人到行医一生为人师表。眼下国外的一些管理模式，其实我们已经实践过，比如说，住院医生体现人文关怀的 24 小时负责制等等。20 世纪50 年代，在孙教授的带领下，齐鲁医院的耳鼻喉科在全国率先开展了许多新手术，孙教授要求我们不断地以以往的资料进行回顾性分析，从而发现问题，进一步开展前瞻性研究，以求解决方法。医学科研要以解决百姓疾病痛苦为目的，坚持科研的实用性、科学性、先进性。这一时期的临床研究和医疗实践工作高效、严谨、有序。"

1979年6月,全国政协五届二次会议召开期间,孙鸿泉突发脑出血,病情十分严重。邓小平得知后,亲自指示,要求医务人员尽一切力量抢救,并责成卫生部尽快出版由孙鸿泉编写的3部专著,让他亲眼看到自己一生的科研成果被人们接受。病情稳定后,孙鸿泉被护送至齐鲁医院继续治疗。同年12月15日病逝。

(由　然　杨玫玫)

◎孙桂毓：在故土上播撒光明

为了帮母亲解除病痛，在填报大学志愿的时候，孙桂毓毅然把所有的专业都填上了医学专业。虽然没能挽留住母亲，但他把一生都奉献给了医学事业。1952年，孙桂毓教授开展角膜移植术获得成功，使许多盲人重见光明。1963年，他主持分离出沙眼衣原体山东株，处于全国先进水平。他善于积累资料和总结经验，将一生中的科研成果以大量专著和论文的形式发表，给后人留下了宝贵的财富。

▍学医救母

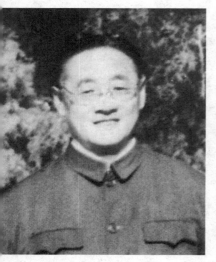

★孙桂毓

山西人走西口，山东人闯关东。民以食为天，进入清代以后，一向守土安命的山东人为"稻粱谋"而掀起了空前的闯关东移民大潮。至1911年，东北约有1800万人，其中山东人最多。全国著名眼科专家、山东大学齐鲁医院眼科创始人孙桂毓就是山东移民的孩子。他祖籍山东掖县，当年，为了更好地生活，父亲带着母亲来到了冰天雪地的黑龙江，先后有了哥哥姐姐和他。

孙桂毓的小学是在黑龙江的哈尔滨读完的。1931年九一八事变后，日本侵略者相继占领了中国东北的广大地区，东北待不下去了。孙桂毓的父母想到了落叶归根，就回到了老家山东掖县。但为了让孩子们能有个更好的发展，父母让刚刚读完小学的孙桂毓跟随哥哥和姐姐来到了北京，让他就读于北京汇文中学。

在读中学的时候，孙桂毓的父亲不幸因病去世。

没过多久,操劳过度的母亲也染上了重病,快要中学毕业的孙桂毓恨自己不能为母亲解除病痛,在高中毕业填报大学志愿的时候,他毅然把所有的专业都填上了医学专业,他想赶快学成,去治好母亲的疾病,但母亲还是走了。在孙桂毓去上海之江大学念医学预科的时候,母亲永远地离开了他。

春秋时孔子偕徒外游,忽闻道旁有哭声,停而趋前询其故,皋鱼曰:"我少时好学,曾游学各国,归时双亲已故。为人子者,昔日应侍奉父母时而我不在,犹如'树欲静而风不止';今我欲供养父母而亲不在。逝者已矣,其情难忘,故感悲而哭。"

这个故事孙桂毓不知听说过多少遍,但当突如其来的现实一下子落到自己身上时,他还是难以承受。但熟悉中国历史的孙桂毓同样也读过《孟子》。在《孟子·梁惠王上》中,孟子提倡"老吾老以及人之老",很是为孙桂毓欣赏:恻隐之心、不忍之心是仁爱的基础,善行就是推己及人。尊老爱幼作为一种美德,体现了人们对整个社会老弱群体的关爱与爱心,这是家庭和睦的基础,也是社会稳定的要素。

于是,孙桂毓把对母亲的怀念深深地埋在心底,刻苦地投入到医学知识的学习中来。1938年,念了一年多预科的孙桂毓随学校搬到成都,就读于齐鲁大学。当时,求学是非常艰苦的,很多同学因为经济困难、意志不坚而未能坚持学业。毕业的时候,孙桂毓的班里只剩下9名同学。

靠着坚定的信念和姐姐的支持,再加上自己的勤工俭学,孙桂毓艰难地继续着自己的大学学业。每年暑假,都有一些有钱人上四川峨眉山避暑,他们打网球,孙桂毓就当球童拣球、画线、替人跑腿,为了省钱,他一天三顿吃土豆,以至于后来一看见土豆就恶心……正是用这些劳动所得和节省积攒下来的生活费,孙桂毓得以顺利地通过七年的大学学习,并最终获得了齐鲁大学医学院医学博士学位。

毅然回国,大展宏图

孙桂毓喜欢学眼科,在成都上大学的时候,学校里有一位眼科教授叫陈跃真,是他课堂上生动的讲演和精湛的医术深深吸引了孙桂毓,所以面临工作选择的时候,他毫不犹豫地选择了眼科。

1946年,孙桂毓毕业后历任设在成都的中央、齐鲁、华西三大学联合眼耳鼻喉科医院住院医师,后来又来到上海中美医院工作,再后来又到了南京国立中央医院(现在的南京军区总医院)任眼科主治医师。

当时虽然日本已经投降,但国内时局并未因此好转,国民党的腐败统治激起了无数爱国人士的反抗。在这种动荡的局势下,孙桂毓选择了留学深造。1948年在表哥的资助下,他前往英国伦敦眼科研究院专攻眼科。两年后,孙桂毓学成,他毕业时参加了英国皇家医学会考试,取得了专业学位,并被任命为英国利物浦大学医院眼科助教,布拉克普尔维多利亚医院眼科住院医师。

但在这个时候,孙桂毓的内心再一次面临抉择——回国还是留下?自从来到英国的那一天起,孙桂毓就一直在思考这个问题。当时的英国,二战刚刚结束不久,急需医学人才,得到一份满意的工作完全没有问题。如果选择回国,等待自己的不知道是什么。可那毕竟是自己的祖国,经历过家园动荡的孙桂毓胸膛里仍然跳动着一颗爱国的炽热之心。

正在这个时候,中英建交迈出了可喜的一步——1950年1月6日,英国正式宣布承认中华人民共和国中央人民政府是中国法律意义上的政府,成为第一个承认中华人民共和国的西方大国。而且,国内不断有令人振奋的消息传来,从中英友好学会里的《人民日报》和《人民画报》上,也能经常看到中国在共产党的领导下正发生着可喜的变化。

促使孙桂毓下决心回国的一件事情是外交官伍修权的来访。看到伍修权代表国家求贤若渴的诚恳态度,再加上与日俱增的思乡情怀,孙桂毓在和妻子商量后毅然决定——回国!

当时孙桂毓的哥哥已经是台湾地区的"立法委员",并三番五次地邀请他去台湾,但孙桂毓对国民党已经彻底失去了信心。所以,虽然对共产党还不是十分了解,但他还是选择了回国,把自己和家人的后半生交给了共产党,交给了他深深爱着的祖国。

回到母校的孙桂毓历任齐鲁大学医学院附属医院眼科主任、眼科学教研室主任,山东医学院附属医院副院长兼眼科主任、山东医学院副教授、教授等职。

孙桂毓教授几十年来在眼科医疗、科研和教学方面做出了很大成绩,尤其对眼科屈光学的研究有较深的造诣。1952年,他开展角膜移植术获得成功,使许多盲人重见光明;1963年,他主持分离出沙眼衣原体山东株,仅次于北京,处于全国先进水平。他善于积累资料和总结经验,将一生中的科研成果以大量专著和论文的形式发表,给后人留下了宝贵的财富。

孙桂毓教授主编了多本专著,《眼屈光学》《眼的屈光学概论》《实用眼屈光学》等,还编写了《眼科学》等高等医药院校教材,在国内外杂志上发表的论文无数。

孙桂毓于1944年加入中华医学会,任该会眼科委员。后任山东省眼科分会副主任委员,兼任山东省沙眼防治研究所所长,曾任第三届省人大代表,第一、二届市政协委员,第二、四届省政协委员,1952年加入中国民主同盟。1956

年被评为山东省卫生系统先进工作者。

▌相濡以沫

　　孙桂毓和夫人付曾矩教授是1946年在南京国立中央医院认识的,当时孙桂毓是医院的主治医生,付曾矩是从湘雅医学院来实习的学生,孙桂毓是付曾矩的带教老师。学生欣赏老师生动的讲课,老师喜欢学生学习的执着,一来二去,师生二人在慢慢地了解中建立了深厚的感情。1947年,付曾矩从湘雅医学院顺利毕业,并留在南京中央医院工作,两个人如愿以偿地结为夫妇。

　　时隔不久,孙桂毓负笈英伦,为了能和丈夫在一起,付曾矩放弃了赴美国工作的机会,也来到英国。两年后,他们又一起回国,来到了孙桂毓的家乡山东,并双双成为齐鲁大学医学院的教师和附属医院的医生。

　　孙桂毓开朗,付曾矩内秀,平时夫妻俩出门,话全让孙桂毓说了。也正

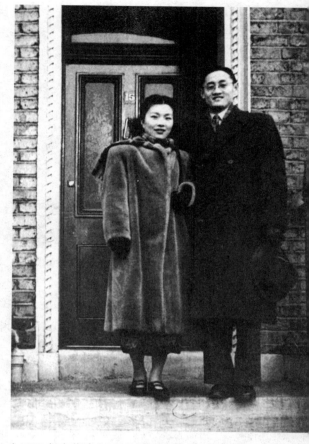

★1950年中英建交,孙桂毓和妻子毅然决定回国,这是回国前在伦敦寓所门前留影

是因为敢说敢做、刚正不阿,"文化大革命"期间的孙桂毓没少吃苦头,关牛棚、挨批斗,样样都没落下。付曾矩教授曾回忆那段时光,伤心不已:"老说他是特务,如果真是那样的话,他完全可以不回来。他之所以回来,是因为热爱母校,他之所以挨批斗还不走,是因为他不愿意放下刚刚建立起来的眼科。他爱这里的事业,20世纪50年代末他成立了防盲研究所,后来虽然因为经济困难取消了,但他从未打算放弃,因为他希望把母校的眼科建设好。从我们回国的那一天起,我们就已经把自己的后半生交给了共产党,交给了祖国。即使在'文化大革命'期间我们也没有动摇过,虽然那个时候我们非常的迷茫。"

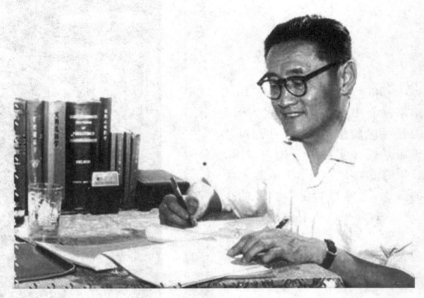

★孙桂毓

　　"文化大革命"刚刚过去,孙桂毓被允许可以给人看病了,虽然身体很不好,他还是一下子扑到工作上,看到科里的同志学习不够努力,他着急,就冲他们发脾气。付曾矩劝他说,"文化大革命"那么多年,人心都溃散了,不可能一下子就收回来,慢慢来吧。可孙桂毓教授还是急急火火地工作,搞科研,做实验……

　　付曾矩教授后来说:"现在想想,他是怕自己说不定哪天就倒下了,没来得及建设好科室,对不起母校。后来老孙去世了,以前科里那些因为被严格要求而对他有意见的同志也都觉得很遗憾,没能学到更多的东西,没能把眼科建设得更好。很多事情都是这样,往往是失去了才觉得美好……我觉得自己最对不起他,平常我们工作都很忙,各忙各的,没能很好地照顾他,反过来他还老是照顾我,安慰我。问他哪里不舒服,他总是说很好,没问题。他是怕我着急,再大的委屈都闷在肚子里,脸上还笑呵呵的。1973年,我们的生活就好一点了,1978年,生活就更好了。本想趁着这几年好好照顾一下他,可还不到两年,那么一个健康魁梧的人,说倒就倒下了,如果能早照顾一下他就好了……"

（尹鸿博）

◎朱汉英：我国第一代临床神经病学工作者

"先生从上海引进科学火种，点燃山东医学辉煌，蹉跎岁月历经磨难，鞠躬尽瘁心地善良。先生儒雅、深沉、安详，平静地躺在鲜花丛中……"

2005年4月8日，朱汉英教授的追悼会上，山东省各大医院的神经科都派出代表，赶去吊唁；教授生前的同事、好友、学生，无不为这位神经病学先驱的仙逝而痛心。

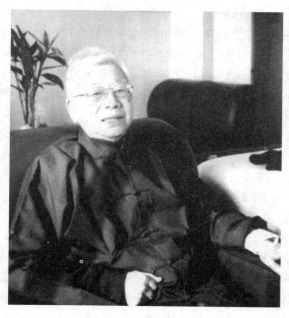

★朱汉英

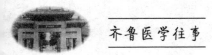
▌神经内科三个创始人之一

1917 年，朱汉英生于浙江省嘉兴县，1945 年毕业于原国立上海医学院，同年受聘于上海红十字会总医院，担任神经精神科助教、讲师，成为我国第一代临床神经病学工作者，是神经内科三个创始人之一。

1954 年，受老同学、时任山东医学院院长方春望之邀，朱汉英到山东来建立神经科，并担任神经精神病学教研组主任。此后的半个多世纪中，朱汉英制定、完善了神经科的查体方法和查房制度，为山东各地培养了一大批临床神经病学方面的人才，促进了神经病学的发展。20 世纪五六十年代，朱汉英参编了高等医学院校教材《内科学》《实用内科学》（第 1、2 版）《中华现代医学》（中英文版）《中国医学百科全书》，参与翻译了《苏联神经病学》等著作，并担任《中华神经精神杂志》编委和《临床神经病学杂志》《国外医学·神经病学/神经外科学分册》杂志编辑顾问等职。

2005 年 4 月 1 日 22 时 50 分，朱汉英教授驾鹤而去。但在后辈们的心目中，他高尚的医德、精湛的医术和严谨的态度，永远是他们奋进的不竭动力。

▌最受欢迎的查房

神经内科主任迟兆富是朱汉英带的第一个研究生，认识朱汉英 30 多年了，他从没见过朱汉英迟到，朱教授退休后一直坚持看门诊，直到病重。在 30 多名医生中，朱汉英总是第一个到门诊，这是人尽皆知的事情。他一般都提前半个小时，稍微休息一会儿再开始工作。他认为，气定神闲了才不会犯错误，"气喘吁吁地给人看病，我怎么能那样做呢？"

神经科的检查比较复杂，有时一套系统的检查做下来需要两个小时。医生为病人检查时，常常需要反复蹲下去、站起来，很是消耗体力。即便这样，年事已高的朱老仍然亲力亲为，一丝不苟地为病人检查。其实他看门诊，总有年轻医生帮他抄方子，同事好意劝他，检查的事情可以让年轻人做，自己坐着写写病历就行了，朱老却说："那哪儿行啊？那样我就找不着感觉了！"

退休以后，朱汉英每周查房一次。每逢他查房，进修医生、研究生、住院医生等年轻医生都特别愿意参加，因为每次查房，他都要讲一个题目。为了讲这个题目，事先他要到病房去找病例，病房没有，还要到急诊或门诊去找，然后到图书馆翻书。周四是查房、进行疑难病例分析的日子，但朱汉英的准备从周一就开始了。到病房或门诊、急诊选定病人之后，就到图书馆或者回家查阅资料，一本本、一摞摞地翻。这个时候,家里气氛最紧张了,女儿朱晓熹说,有时候在家里大气都不敢出,"查不到资料的时候,爸爸就会唉声叹气。"星期三晚上,朱汉英总是早早睡觉,星期四凌晨 2 点钟,他就起床了,扭开灯,戴上眼镜,摊开书本,开始备课、背书。他说,年纪大了,背早了记不住。查房时,会有很多医生前去旁听。朱汉英一边问病史、查体,一边在黑板上讲解,一讲就是一上午。因为满口的浙江话,害怕别人听不懂,他总是边讲边在黑板上认真地书写。

至今,很多医生还记得他查房、讲解病例时的情景,都说他头脑清醒、条理清楚、逻辑清晰。

▌知之为知之,不知为不知

"朱教授从来都是实事求是,知道就是知道,不知道的就说不知道。给学生和年轻医生分析病例的时候,碰到他也不懂的地方,他就说自己不知道。碰到把握不准的病人,就跟病人约好时间,然后回去查资料,弄准确了再给病人看。"说起朱汉英的严谨,同事和学生们都有相同的感受。有一次,朱汉英在门诊碰见一个患有肌阵挛癫痫的小女孩,当时病情很复杂,朱汉英一时拿不准如何诊断,就叫孩子家属第二天上午 10 点在门诊等他。下班后,朱汉英到图书馆查资料、回家翻书,第二天准时到门诊给病人答复。类似的例子不胜枚举。

1987 年,朱汉英的关门弟子郭斌跟随教授进行临床实习。朱汉英碰到一位 50 岁的病人,四肢肌肉萎缩,言语不清。经过初步检查和询问,他初步断定,病人患有肌萎缩侧索硬化症,这在当时是一种难以治愈的顽疾。为了给病人一丝希望,并进一步做肌电图检查以待确认,朱汉英在病历上慎重地写了几个字:肌萎缩原因待查。郭斌说,老师的认真、严谨对自己影响很深,一辈子都不会忘记。

有一次,诊室里来了一位八九岁的小女孩,家长说她爱哭闹、易烦躁、情绪不稳。此前有医生诊断为神经衰弱,说属于功能性疾病,吃点药,休养一段时间就好了。朱汉英在复查时,发现了这位病人,要求重新诊断:"自古以来都说,'小儿无诈病',小孩子怎么会欺骗人呢?"朱汉英亲自检查、诊断,结果发现,小女孩得了"肝豆状核变性",一种铜代谢异常的隐性遗传病。

▌没有好课题,不带研究生

"文化大革命"结束后,邓小平"科技就是生产力"的论断让朱汉英等"反动学术权威"感受到了改革开放的春风。1978 年,朱汉英成为第一批硕士研究生导师,8年间共培养硕士研究生7名。1986年以后,他就再也不带研究生了,他说,"我想不出好的课题来了,怎么带研究生呢?我不能耽误了学生!"分数不够高、外语不达要求的学生他也决不收。大女儿朱晓熹的一个老同学,外语学的是日文,想考朱汉英的研究生,朱汉英一口回绝。虽然带的研究生不多,但对于每一个学生,朱汉英都倾注了大量心血,想尽办法为他们创造出国深造的机会。每次学生出国临走,或从国外归来,他都要掏腰包,请学生们到酒店吃饭。这时,朱汉英一改平日的严肃,笑逐颜开。

除了这7名研究生,科里的其他医生在严格意义上来讲,也都是朱汉英的学生。1960年毕业参加工作的韩丹春教授,是与朱汉英相识时间比较长的同事了。在韩丹春眼中,朱汉英谦虚严谨,对人要求严格,但从不发脾气,让人从内心愿意一丝不苟地把工作做好。他布置工作时的口气也从不是命令式的,而是温和地说:某某医生啊,有一件什么事情啊,你什么时候有时间能不能做一下啊?

1973年,当时还没有CT、磁共振等先进的检查设备,脑脊液循环试验是神经科经常做的检查之一。一次在为一名颈髓肿瘤的病人做检查时,出现了压颈试验不通畅、压腹试验通畅的现象,大家都不能理解。朱汉英到学校的解剖教研室找出解剖挂图,给科里的医生们耐心讲解。

▍拿出全部积蓄,设立奖学金

朱汉英的精湛医术和严谨态度,吸引了全国各地的病人慕名而来。很多病人康复后都会买些礼物送给他,但他从来不收。有一次病人送来了两个西瓜,第二天他就派人把西瓜给病人又送了回去,那是买什么都要凭票的年代,两个西瓜该用多少票啊。有一次,同事花了几块钱,买了两瓶葡萄酒送给朱汉英,结果愣是让他给退了回来。几天后科里开党员会议,朱汉英又把这件事当作"反面教材"给抖搂出来,搞得坐在台下的同事满脸通红,甚至别的同事也觉得有些尴尬。

青年时代的朱汉英是个很讲究的人,这一点从那些发黄的黑白照片中可见一斑:穿西服打领结,头发梳得一丝不乱,干净清瘦的脸庞,眼镜后面透出的是睿智和才华。到山东来以后,朱汉英变得很朴素,一粒米掉到饭桌上,他都要捡起来放进嘴里;菜吃剩下了,下顿接着吃;洗过衣服的水,留下冲厕所;床单都有几十个补丁了,还是不舍得扔掉;一件呢子大衣,披了几十年。有一年夏天,小女儿朱晓东从背后看见爸爸的确良衬衣里面的汗衫像蜘蛛网一样,就提醒爸爸换掉,结果朱汉英说:"哦,那这件汗衫夏天不能穿了,冬天还能接着穿。"

朱汉英的老伴是齐鲁医院的一名护士长,1982 年 5 月,老伴离开了人世。为了纪念去世的老伴,也为了发展一下比较落后的护理事业,1985 年,朱汉英拿出全部积蓄,捐资 18000 元人民币,在山东医科大学护理系(现山东大学护理学院)设立了奖学金,这对当时月工资是 180 元的朱汉英来说,已经属于"天文数字"了。朱汉英去世的时候,医院的不少护士都说,上学的时候拿过这个奖学金。熟悉朱汉英的人对朱晓熹说:"我知道,你爸爸把吃饭的钱都拿出来了。"而在那之前,朱晓熹被查出患有鼻咽癌,正在治病,医疗费用不菲,而且由于她所工作的国棉厂经济效益一直不好,她的收入少得可怜。

生命的最后一个月,朱汉英的病情恶化。基于他对医院的巨大贡献,医院对他开放了重症监护病房,但朱汉英摇摇头,"住那个地方干吗?身上插满了管子,很痛,里面冷冰冰的,看不见人。"更重要的是,他认为,"那是浪费国家的钱啊!"生命结束前的一天,医生问他:"朱老,您好不好?"他还用尽力气地回答:"好!"作为医生的他,当然明白自己的状况,他这个"好",是不肯麻烦人的意思。在与远在美国的小女儿朱晓东的最后一次通话中,他还让女儿放心,他一切都好,大家照顾得也很好。

▌ 除读书看病　什么都不会

在女儿眼中,朱汉英是个书呆子。女儿常常笑话他:爸爸除了读书看病,什么都不会,连吃饭也不会!书呆子父亲顽固地只吃南方口味的饭菜,每到吃饭的时候,他坐在饭桌前,看看有没有喜欢的,做得不对胃口,就少吃或者不吃,但从不提要求。所以做饭问题一直是妻子和女儿的头等大事。

1966 年,朱汉英被打成"反动学术权威",不能看病了,只能为病房拖地板。很快人们就发现,他连地板都不会拖。在朱汉英心里,做学问是最重要的事情。除了吃饭睡觉,他一辈子的时间几乎都用在了做学问上。

除了看专业书,朱汉英还关心国家大事,《参考消息》每期必读。他唯一的爱好是听京剧,有时会花点时间看电视、听京剧。10 多年之前,小女儿到美国定居以后,朱汉英一个月给女儿写一封信,内容经常是"形势大好"之类的话,也会谈谈老百姓特别是农民的疾苦和就医的难处。女儿说,书呆子父亲虽然是个稍显迂腐的老头,但也有可爱的时候。他偶尔也会在半夜爬起来看足球比赛,大呼小叫。前两年用电子邮件跟小女儿联系,小女儿的信件是英文,朱汉英给大女儿翻译的时候,有时会故意翻译错了,等到大女儿查英文词典发现时,他会一本正经地说:"也让你高兴高兴。"

受朱汉英的熏陶,朱晓熹的女儿刚学会走路时,就会搬个小凳子坐到正在看书的外公身旁,拿着铅笔写字。朱晓熹说:"我们家的孩子不用管,学习都很好。"朱汉英的小女儿朱晓东毕业于吉林大学化学系,后来到南开大学攻读生物化学研究生,毕业后在山东大学微生物研究所工作,现定居美国,从事病毒遗传基因的相关研究。大女儿朱晓熹的女儿5年前从山东大学医学院毕业后,去新加坡国立大学攻读博士学位,现在新加坡从事内分泌方面的研究。

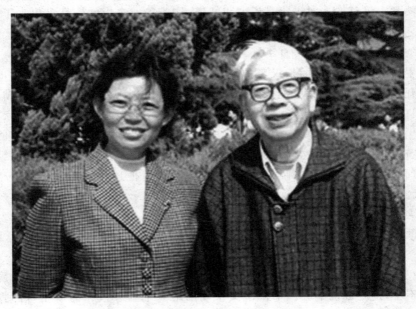

★朱汉英和女儿朱晓熹

朱汉英的离去,是千万患者的损失,神经学界为之悲痛。生命已逝,然精神永存。"行医济世,毕生追求",这是朱汉英留给我们的宝贵财富。他高尚的医德、精湛的医术、严谨的态度,已融入神经学界的每一个"细胞",流淌在每一个后来者的血液中。

资料来源:《山东大学齐鲁医院报》

◎周显腾：谦谦君子，温润如玉

　　1991 年 12 月 10 日，周显腾因心脏病突发永远地离开了他毕生追求和热爱的事业。逝世前四天，他还在讲课；逝世的当天晚上，他还指导研究生做毕业课题。看门诊、查房、带研究生，周显腾事必躬亲，力求做到最好，他太累了。周显腾戴着高度近视镜，凑得很近看病历的形象，也许会永远定格在后辈的心里，成为他们的精神旗帜。

　　周老已逝，精神永存。

▌名校求学，山东就职

　　1917 年 9 月 10 日，周显腾出生在江西省进贤县，5 岁就上了邻村的私塾，因为路远，平时也不常回家。回家一次，就要带些大米和自家做的咸菜干。因为营养不良，周显腾小时候得了夜盲症，到了晚上就看不见东西。母亲不知从哪里讨了个方子，天天给他吃鸡蛋，竟然吃好了。生活条件虽然差，但周显腾特别喜欢学习，熟读四书五经，古文根底深厚。据家人讲，兴致来了，周显腾还喜欢作旧体诗自娱自乐。

　　1937～1944 年，周显腾在江西中正医学院学习，曾任江西省立医院内科主治医师。

　　1937 年，中正医学院在江西南昌创建，抗战期间，七次迁移，搬迁万里，迁昆明、贵阳，与湘雅医学院、上海医学院联合办校成为西南联合医学院，名流汇集，教学质量和效果堪称一流。当时生活虽然艰苦，吃的是粗粮，洗脸都用河沟里的水，校舍和实验室也因陋就简。没有教科书，便由上一届学生读完后转让给下一届继续使用。但显微镜是当时最好的蔡司显微镜，人手一台。为了提高英文阅读和听写水平，一律用英语讲课，70 分及格，考试淘汰严格。中正医学院存在 13 年就培养了大批医学人才，曾任和现任大学校长 6 名，6 位工程院院士，获

407

得国家科学技术进步一、二等奖者甚多。1949 年,中正医学院与第四野战军医科学校合校成立华中医学院,几经更名,1975 年成为今天的第三军医大学。

1949 年 5 月,周显腾在浙江医学院工作,1950 年因协助解放军第 23 军检治血吸虫病而荣立三等功,曾任 50 个国家访问中国代表团的保健医生,受到高度评价。1954 年 3 月,调至山东医学院,历任内科教研室副主任、主任,山医附院内科副主任、主任,1961 年晋升为主任医师、教授,被济南军区后勤部卫生部聘为济南军区总医院内科顾问,兼任中华医学会内分泌学会全国委员会委员、中华医学会山东分会理事、中华医学会山东分会内科学会副主任委员和医院红十字会首届理事会理事。

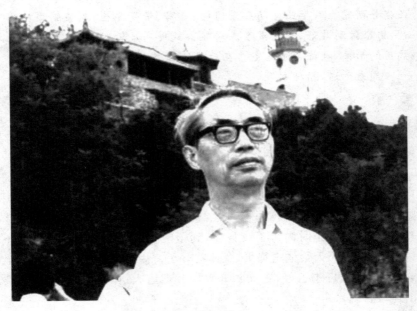

★周显腾

▋"病人是医生最好的老师"

在当年的同事,后曾任山东医科大学附属医院院长、山东医科大学党委书记的吴祥廉印象里,周显腾问诊之详尽,查体之仔细在全院是出了名的。在缺乏仪器检查的年代,要正确诊断,就得要病人详细叙述病史。可病人叙述病状与他的文化程度有关,这就要靠医生仔细问,耐心听,从中鉴别出有价值的信息。所以说,看似平常的问诊与查体包含高深的技巧。

从病人那里得到诊断的依据,说起来容易做起来难。可是别人做不到的,周显腾做到了。周显腾查体的特点就是从头查到脚。有的医生看病头痛查头,腹痛查腹部,这就容易漏诊。比如,阑尾炎造成的腹痛,最初在上腹部,而不是在下腹部。如果不仔细问诊、详细查体,就有可能误诊。

一次,病房里收了一个长期发烧、原因待查的病人,当时所有能做的检查都做了,仍然没查出原因。主管医师请周显腾会诊。周显腾详细问过病史,就开始全面查体,从头、颈、五官、胸部心肺、腹部肝脾肾及四肢、皮肤,一处不漏地检查了一遍。在查腹部时他特别仔细,对肝脾的触诊多次反复,一会儿让病人平卧,一会儿让病人侧卧,一遍遍地检查,旁边一群住院医生、实习医生都在仔细看。看着看着,周显腾似乎发现了什么,他一边触诊脾脏,一边自语:"脾大,脾大。"旁边的医生都感到诧异,因为这个病人,大家都查过多少遍了,谁也没发现脾大。周显腾说:"你们摸摸。"大家都摸了一遍,有的说好像摸到了又不敢肯定,有的说未摸到,都似是而非,住院医生没有人敢肯定是脾大。周显腾嘱咐按照黑热病进一步检查,大家一听都愕然,这可是他们只在书本上看到而在临床上从未见过的病啊!因为黑热病 20 世纪 50 年代就消灭了。后经骨髓检查,确诊这位病人患的正是黑热病。

还有一次是一位女病人,因贫血入院待查,但做了许多检查都不能确诊。周显腾问病人喜欢吃什么,病人想了好半天,说以前爱吃灶下烧饭烧过的土块。这时,一个姓王的实习医生在一边说:"会不会是钩虫病?"进一步检查就是钩虫病。20 世纪 80 年代以前既没有 B 超,也没有 CT 这些先进检查手段,周显腾就靠了他那训练有素、坚持如一地认真询问病史,全面仔细查体而获得正确诊断和实践经验的。

一次,在病房讲座时,周显腾专门为住院医生、实习医生讲了一次问诊与查体。在这次讲座中,周显腾说:"病人是医生最好的老师。"

"文化大革命"中,周显腾和住院医师、护士一样为病人扫床、叠被、打针、服药,端水、喂饭、值急诊、值夜班。虽然专家、权威被批得谁都不敢沾边,可每个人心里都有杆秤,年资低的医师还是不时地偷偷向他请教,找他看病的病人络绎不绝。一次,周显腾教授看门诊,快到下班了,他面前还放着一大摞病历,分诊叫号的护士先是催他快看,后是劝他到点下班,下午再看。12 点,别的医生都下班了,护士见他不走,病人也等着不走,只好自己先走了。周显腾问诊、查体、开处方,还像刚开诊时一样仔细、认真,一丝不耐烦都没有,每看完一个病人总还要根据病情嘱咐上几句。在他周围的同事看来,周显腾看病人,看第一个和看最后一个是一样的,不会因省时间而减一道程序。周显腾说,病人来了,如果看不完病,他就得住下来等第二天再看,这样,病人的负担就增加了。

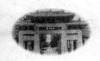
　　周显腾平等地对待每一个病人，没有高低贵贱之分。常常是到了一点钟了，家人该去上班了，他才回来。有一天上午周显腾看门诊，家人下班后在家做好饭，左等不来，右等不来，一点多，快到下午上班的时间了，他才回来，而且后面还跟着一个病人，是个煤矿工人。原来，他看门诊时人太多，病人没仔细问。所以他下了班，病人就跟着回来，想仔细听听。等到病人满意地走了，周显腾才匆忙扒拉几口饭，又去上班了。在家人的印象里，他经常很晚回来，有时是因为碰到医院煤气站的同志让他开处方耽误了时间，有时是一个普通管道工的亲戚找他看病，他便跟着他走好远的路去看病人。在好多人眼里，周显腾虽然不太爱讲话，但他没有架子，有求必应，从来没有因为他们是普通工人、农民而拒绝他们。

■ 山东省内分泌专业的学术带头人

　　作为医学院内科教研室主任，周显腾循循善诱，对学生倾注了大量心血。当时的山东省副省长王哲兼任山东医学院院长，在他亲自参加的一次教学评估活动中，周显腾上课教过的知识，学生当堂吸收率为80％，这在当时已是最高的了。

　　周显腾教授创建了山东省内分泌专业硕士研究培养点，培养了多名研究生，他们在国内外内分泌领域中成绩斐然。1979年，周显腾收了他的第一个研究生王德全。本来，王德全是准备报考心血管专业的，结果在转科转到内科时，周显腾发现王德全是个能坐下来搞学问的人，顿生爱才之心，便力劝他考内分泌专业。在以后的十几年里，周显腾在学业上、生活上都给了王德全很大的帮助。有时，周显腾在家里查到什么资料，他觉得对王德全很有帮助，就让自己的孩子骑着自行车去告诉他。后来王德全成为山东省内分泌专业学术带头人、山东省内分泌及糖尿病学会主任委员和中华内分泌及糖尿病学会委员，创建了山东省内分泌专业博士点。1983年，王德全毕业了，这一年，他的爷爷、爸爸先后生病住院，这给本来就不宽裕的家庭带来了困难。周显腾知道后，就让家人到医院探望，送去了10块钱，还经常做些饭菜送到医院。在当时，10块钱相当于王德全一个月的生活费。

　　中正医学院的7年学习为周显腾打下了坚实的英文基础，平时，他查阅大量原版英文专业书籍。他逝世后，家人整理他的遗物，光是英文书就装了满满三箱子。1983年，医学院开始要求老师用英语讲课，因为周显腾平时说话江西口音比较重，为了让学生听明白，他常常一句话要重复好几遍，而且大量板书，帮助学生理解。用英语讲课后，他轻松了，学生听得也轻松了。他的学生说，周老师讲课用英语比用汉语更能听得懂。

▎谦谦君子，只求学问

周显腾是一位书生气甚浓的谦谦君子，乐学不疲，与世无争。他常常说：知识是看书看来的，凭空进不来。在家人眼里，他就是一个典型的"书呆子"，整天就是看书，看书，看书。夜晚他家书房里的灯光常常亮到深夜一两点钟。周显腾家的书房窗户正对着旁边的那栋楼，那栋楼上的住户看到医学院的熟人说：你们学校的老师真刻苦，经常看到对面楼到下半夜了还亮着灯。

周显腾是大内科主任，众人信赖的专家。但遇到自己不太了解的，不擅长的，他会跟人说"我不晓得"，然后推荐别人，说你去找某某某。他推荐的这个人可能是比他年资低很多的医生，但对这个专业比他更了解。"文人相轻"这句话，在他身上看不到。与他共过事的同事说，从没有听他背后说过谁的不是。

从周显腾的人生字典里，你很难找到"自私"二字。1950年，他因协助解放军第23军检治血吸虫病而荣立三等功，在那发黄的证书上，其中就写着这么几句话"能把自己的东西贡献给公家，不计较个人得失"。不管是讲课、讲座，讲完后有人问他要讲稿，他会很自然地给别人。家人说，你自己辛辛苦苦整理的，要保留好。他却说人家需要，就帮人家一个忙。周显腾做医院大内科主任25年，可他从没为自己的事找过医院领导。

1981年，周显腾发生过一次心肌梗死。按说，他应该好好休息，注意身体了，可他没有，依然坚持查房并亲自诊治疑难病人。照样该干什么干什么，因为怕花公家的钱，他硬撑着不去查体。在夫人田丽娟记忆中，她印象最深的一次是为了做动物实验，他在狗窝里住了整整6天，自己亲自给狗用药，半夜起来抽血。其实这本是研究生可以做的事，可他非要自己去做。

家人说他太傻，为了学问，为了病人把自己身体搞垮了，如果他身体好好的，多活几年，不就能多搞几年学问，多看好多病人了吗？

有一次，医院的领导住院了，家人看好多同事都探望过了，让他也去看看，可周显腾说：我就不用去了，看他的人肯定少不了。我有更重要的急症病人去看。

私交好的同事对他夫人说，你家老周太老实了。生活中，我们常常混淆了老实和真实的概念。可以这么讲，周显腾是一个真实的人，是一个儒家文化浸染很深的人。如果说他的勤奋源于天命所在的职责，那么朴实乃是因为他觉得做的一切都是自己分内的事。

（张　玲）

◎孙涌泉：真正做学问的人

孙涌泉(1918~1993)，山东省博兴县人，1948 年毕业于华西协和大学口腔学院，同年获美国纽约州立大学口腔医学博士学位。此后曾在成都呈修医院、东北抚顺矿务局医院、北京医学院任口腔科医师，1951 年回到济南。作为山东省口腔颌面外科专业的奠基人之一，孙涌泉不仅在自己的医学领域创造了多个第一，而且他的人品更为世人所称道。

他是病人眼里的好医生，学生眼里的好老师，父亲眼里的好儿子，妻子眼里的好丈夫，儿女眼里的好父亲。

一个人，如果只让一个人觉得好并不难，难的是让周围所有人都说好。

■ "他是我的丈夫，也是我的老师"

"他是大学老师，我是小学老师，我在他身上学到很多东西。"在妻子刘慕雍眼里，孙涌泉是一位知识渊博的人。

孙涌泉的父亲曾经是一位牧师，专门在齐鲁医院做临终安慰。后来开始学习中医，并经营药铺生意。他考入齐鲁大学两年后，抗战全面爆发，孙涌泉不得不休学回家。

后来，在其大哥建议下，孙涌泉来到四川华西医科大学。当时，华西医科大学是全国唯一开展口腔颌面和整形外科专业的大学，孙涌泉也从此奠定了他一生学习的方向。

然而在他求学的路上却充满艰辛。

由于当时很多城市已经沦陷，交通几乎中断，许多路程孙涌泉和他的同学都是推着独轮车,一路走过来的。每当通过敌人的封锁线时,子弹常常从头上飞过。

　　最终,从济南到成都,他们一共走了三个月的时间。而在华西医科大学,孙涌泉一待就是7年。毕业后,他先去了抚顺矿务局医院,然后被分配到北京协和医院。

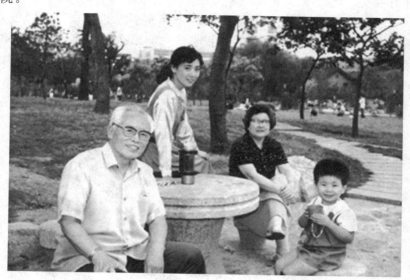

★孙涌泉是一个很有生活情趣的人,一家人总是其乐融融

　　20世纪50年代初,张光溥主任开始筹建山东医学院口腔医学系,从北京、上海请来一大批专家,孙涌泉就在受邀请之列。后来因为种种原因,口腔系没有成立起来,别的专家先后回到原单位,只有孙涌泉留了下来,并最终协助张光溥主任筹建了附属医院口腔科。

　　孙涌泉的妻子刘慕雍回忆说,"他的手很巧,20世纪70年代参加下乡医疗队那会儿,他一天最多能做10多台手术,不论儿科、妇科全都能做。最长的一次手术,孙涌泉从早上8点,一直做到晚上9点,他又累又饿,一句话也不想说。"

　　刘慕雍在丈夫身上学到的不仅是这种敬业精神,而且还有许多做人的道理。

　　"有一天晚上睡觉前,我忽然想起备课时有一个字不太确定读音,就问他应该怎么念,结果他也不确定,就要起来查字典。当时是冬天的深夜,我们家又没有暖气,我说等明天再说吧。他说,孩子是祖国的幼苗,你要想用一桶水浇灌他,自己就得先有十桶水才行,这容不得半点马虎!"

于是,孙涌泉披着大衣,打开台灯查起了《辞源》。等到他全都查明白时,看到妻子已经睡着了,就把那个字的所有相关解释,全都清清楚楚地记下来,夹在妻子的备课本里。

还有一次,刘慕雍因为忙着做家务耽误了去学校开会,孙涌泉催她,她说:"又不是什么重要的会,到时候我坐在后面,没人能看见我。""别人看不见,你自己能看见自己啊! 如果别人因为等你浪费了时间怎么办?"孙涌泉经常给家人重复鲁迅的话:珍惜时间就像珍惜生命一样。从那以后,刘慕雍不管赴什么约会,都会提前到一会儿。

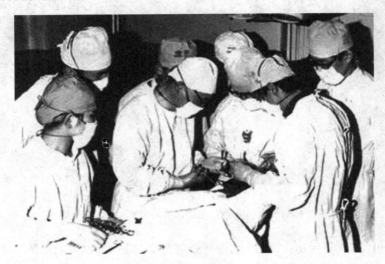

★孙涌泉(左三)实施的手术开创了无数个山东第一

▌"对别人很慷慨,对自己却很'抠'"

孙涌泉一辈子都在替别人着想,在华西医科大学读书时,一位同学因为出国留学的费用不够,他卖掉了自己的自行车。邻居家里大大小小的事,他都主动帮着张罗。妻子在院子里种的丝瓜、向日葵也供大家一起分享。

"'文化大革命'时,他是学术权威,又有海外关系,但几乎没受到什么冲击,因为很多人都保他。"

"他不仅给病人送钱送粮票,还经常把病人领到家里管吃管住。"刘慕雍记得有一次,孙涌泉领回家一个口腔癌病人,吃饭时,看到病人化脓的嘴,害她紧张了半天。"万一把孩子传染上怎么办?"

孙涌泉是一个很有生活情趣的人,给孩子起的名字简单又富有意味儿。

大儿子叫亚男,二儿子叫亚夫,把"夫"字拆开,意思是第二个人;三女儿叫亚众,"众"由3个人组成;四女儿叫亚娣,"娣"是妹妹的意思。

四个孩子再加上孙涌泉的父亲,全家7口人就挤在两间平房里。刘慕雍记得她刚生完亚娣时,孙涌泉买了一条鲤鱼。中间鱼肚子上的肉留给爷爷,再往两边比较好的部分给三个正在长身体的孩子,正在休养的刘慕雍吃鱼头喝鱼汤,轮到孙涌泉时,就只能吃鱼尾巴了。

孙涌泉对别人很慷慨,对自己却很"抠"。

有一年孙涌泉去禹城参加下乡医疗队,公社里提供的饭菜中有腌咸菜,但腌咸菜的大缸里生满蛆虫,别人都吃不下,孙涌泉却照吃不误。后来,大家都跑去买烧鸡吃,他也被拉了去。别人一天能吃一只,而他一只鸡却吃了好几天。他觉得一天吃一只鸡太奢侈了。

一年四季中,一件中山装伴随孙涌泉走过三季,直到洗得发白。"给他做了新的也不穿,去日本访问时他还带着那件中山装。"刘慕雍回忆说。

孙涌泉喜欢收藏古董字画,有了闲钱都用在了这方面,但'文化大革命'时被砸的砸,烧的烧,后来,仅存下来的唐伯虎的画、慈禧的字被别人冒领了去,他一笑了之。

"他一辈子没享过福,连空调都没用过。去世时,家里一点积蓄也没有,全都接济亲戚朋友了。"刘慕雍说。

"凡事都要靠自己"

孙涌泉的二儿子孙亚夫后成为一名口腔科医生。17岁就离开家上山下乡的他,跟父亲相处的时间比起其他兄弟姐妹来要少了许多,如今,作为父亲事业的唯一继承者,他以这种方式离父亲更近一些。

"父亲对我们要求非常严格,小时候,我去医院随手用医院的处方反面写字他都不同意,他告诉我,人要公私分明。"

孙亚夫在农村插队三年后,考入聊城卫校,然后被分配到县医院口腔科工作。30岁那年,他参加了全国统一的研究生考试,那时,孙涌泉是山东省唯一的一位口腔专业导师,但他为了考试公正,让别人出题,也不参与儿子的复试。"那时候也许是自己本身信心不足吧,最后也没有考上。"

刚回济南时,孙亚夫总觉得自己学历低,不够自信。父亲经常鼓励他,"别人对你的态度并不重要,最重要的是你自己要先瞧得起自己!要靠自己努力,不要在乎别人怎么想!"

"他总说,做医生要有一颗菩萨心,一个想从病人身上捞钱的医生永远不可能在业务上进步。"孙亚夫回忆。

淡泊名利是孙涌泉留给子女最大的一笔精神财富,在他担任山东大学医学院口腔系主任期间,除了完成教学工作,开会、领奖的事儿他从来不参与。在参与全国口腔科大学本科教材编写过程中,孙涌泉为了把教材写好,翻阅了大量参考书,每天晚上都要熬到深夜。

▌"他是真正做学问的人"

齐鲁医院院长魏奉才是孙涌泉的第一个研究生,也是全山东省第一个口腔专业的研究生。从 1975 年大学毕业被分配到齐鲁医院,他就跟随孙涌泉工作、学习,是最了解孙涌泉的人。

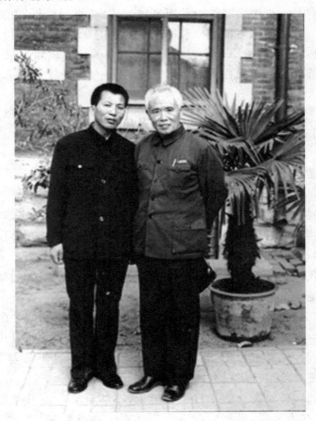

★齐鲁医院院长魏奉才(左一)是孙涌泉的第一个研究生,师生二人情同父子

　　"他不仅在山东，在全国口腔界都很有名望，有些四川、陕西的病人都慕名来找他看病。"

　　孙涌泉在口腔科医疗、教学、科研第一线工作了40多年，在口腔颌面外科专业有颇深造诣，积累了丰富的临床经验，是山东省口腔颌面外科专业的奠基人之一。1979年，孙涌泉开展腭裂整复改良手术——腭咽环扎术，属国内首创，对减少腭裂术后的复发，恢复正常腭咽闭合功能具有重要的学术和实用价值。这一发明在全国反响很大，孙涌泉还在美国国际口腔学术会议做了交流和推广。他还主持完成了"腭咽环扎术"电化教学影片，该手术方法直到现在仍在国内外医院应用着，其电化教学影片也一直是口腔学课堂上的示范版本，并指导着一代代口腔颌面医生的临床实践，推动着口腔科学事业的不断发展。

　　"他不仅是位有名的口腔科医生，还是个出色的整形专家。齐鲁医院这么多大大小小的手术，很多都是由他第一个做的。像鼻子、耳朵、嘴唇这些器官的再造，大面积皮肤移植，当时在整个山东也是首创。"

　　"他的手特别巧，用肋骨做的耳郭跟以前的几乎没有太大差别，我们医院很多职工脸上有疤痕的，全都找他做，他永远都是来者不拒。"

　　在魏奉才眼里，导师是真正做学问的人。

　　"他上班就坐诊，进门就看书，没事时就抱着个颅骨在那琢磨。现在，很多人为了晋职称，整天发表论文，却没给人留下多少印象。孙教授一辈子没发过几篇文章，但他却能影响几代人。"

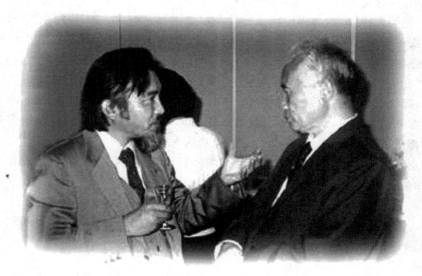

★1988年，孙涌泉在日本访问期间与日本专家学者进行学术交流

在孙涌泉的小女儿孙亚娣家里，笔者看到一本红色的硬皮笔记本。由于年代久远，封面的红颜色已经部分脱落，但左上角的红五角星还清晰可见，一看就知道是"文化大革命"时代的产物。

　　已经泛黄的内页中，用蓝黑色墨水密密麻麻写满了英文，有些地方还划了着重符号。

　　"这是我爸'文化大革命'时期做的笔记。"孙亚娣一边说，一边翻着笔记本，这让她再次感受到父亲的气息。

　　由于经常去山东省图书馆借书，孙涌泉早就和图书管理员成了朋友。"文化大革命"时，当别人都忙着搞批斗或者被批斗时，他却带着妻子、女儿去图书馆查阅资料。

　　"那时候，省图还在大明湖那边，我爸进去看书，我和我妈就在附近玩。那时我只有五六岁，还不知道当时看英文书是要冒风险的。"

　　这些笔记，即便现在看来，也有相当高的医学价值。不过，在孙亚娣眼里，那只是思念父亲的一种寄托。

　　像这种将近两厘米厚的笔记本，在孙亚娣家里一共有7本。

　　孙涌泉的一言一行都是魏奉才学习的榜样。通常情况下，他白天做完的手术，晚上都要亲自去查查房，看看病人有什么反应。每次手术前一天晚上，他会专门查阅相关资料。做主治医师时，他没事还坚持练习打结，锻炼手的灵活性。每天早上，他都是第一个来医院上班。

　　"他为人很厚道，和周围医生的关系相处得非常融洽。做完手术后，他经常自己掏钱给大家买饭吃。一起外出开会、会诊，本来应该我们照顾他，可每次都是他张罗着给我们安排吃住。"

　　"在他担任口腔科主任的几年里，所有节假日都是他值班。直到他去世前几年，那么大岁数的他还坚持值班。"

　　在孙涌泉眼里，病人永远都是第一位的。"他对谁都是有求必应，很多病人最后都成了他的朋友。平时他都是亲自给病人换药。"

　　点点滴滴的记忆重叠在一起，让魏奉才得出这样的结论："他真的没什么缺点，非常完美。"

（易　黎）

◎江森：医学战线上的"儒将"

是俊才，他通唐诗宋词，晓六国语言，谈吐儒雅，博学多才，学贯古今中外；是良医，他倾一腔热血，带两袖清风，医术高超，治学严谨，救死扶伤数十载；是泰斗，他桃李满天下，名誉载九州，德技双馨，著作等身，伏枥仍存万里志。

这就是被尊称为"江南叟"的全国劳动模范、原中华医学会妇产科副主任委员、原山东省妇产科学会主任委员，原山东大学齐鲁医院妇产科主任；山东大学教授、博士生导师、山东大学齐鲁医院妇产科主任医师、《现代妇产科进展杂志》主编江森。

殊不知，在他的背后却是一条辛勤耕耘几十年如一日的不懈探索之路……

▌齐鲁大地迎来"江南才俊"

山东妇女有幸。齐鲁大地万物回春，百蕊待发之时，迎来了"江南才俊"。

1948年，江森毕业于东南医学院（安徽医科大学前身），获医学学士学位，毕业后在江阴吴兴福音医院工作。1949年10月，响应中共华东局"面向农村，迁往内地支援山东医疗卫生建设"的号召，赴山东济南的华东白求恩医学院国际和平医院（山东省立医院前身）任妇产科医师。1952年9月院系调整，调往山东医学院附属医院妇产科工作。1958年开始，历任妇产科代副主任、副主任，山东大学（原山东医学院和山东医科大学）副教授、教授。江森教授执掌山东大学齐鲁医院妇产科半个多世纪，在妇产科学领域诸多方向卓有建树，是我国妇产科学界的一代宗师大医，享誉全国。

中国几千年的封建制度使劳动妇女长期处在不被重视的地位。面对着建国初落后的医学技术,有着一身傲骨的江森的血液沸腾了。他在思索,他在凝望,他在暗下决心。他决心要通过自己的努力,为自己热爱的这份事业做一点贡献。

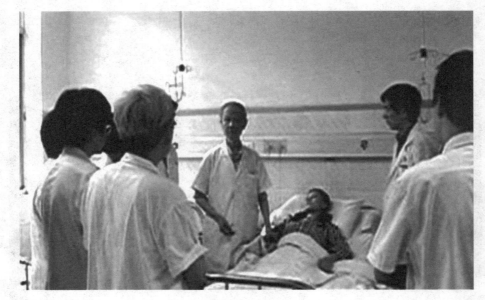

★江森在查房(1958 年)

江森是书生但不怯懦,饱才学却不张扬。他相信荀子的一句话:"不登高山,不知山之高也;不临深溪,不知溪之厚也。"他把几乎所有的精力都放在了研究上,潜心阅读书籍、翻译外文资料。他十分重视理论与实践的结合,每诊疗一个病人,每进行一次手术,都详细地做好记录,从中总结出个人独到的见解。中学时他曾患过两次肺结核,加上不适应山东的气候,每到寒冬,他就咳个不止,但从未停止过学习。风华正茂的青年医生就这样默默无闻地工作,一做就是数十年。支撑他这一切的如果说只有两个字,那就是"执着";如果说只有一个字,那就是"爱",大爱无言,大音希声。即使在那"知识越多越反动"的年代里,他依然是孜孜不倦、晨读冥写、锲而不舍地阅读各种典籍,学习新的论著,扩展新的知识,探索新的领域。

"绳锯木断,水滴石穿。"江森在付出中也开始收获了。

早在 1965 年,江森就已经晋升为副主任医师,在此之前他已经发表了不少论文,主编的《妇产科手术学》和《计划生育学讲义》得到了医学界的普遍赞赏。

江森医术高超,使很多身患痼疾的病人霍然而愈。他出色的宫颈癌手术闻名于全国卫生界,首创腹膜外淋巴清扫和髂内动脉结扎及腹膜内广泛子宫切除的宫颈癌根治术，从 20 世纪 50 年代以来做宫颈癌手术 2000 余例，效果良好，"宫颈癌根治术"获省级科技二等奖。

1985 年，年逾花甲的江森把多年积累的子宫脱垂与尿漏这两种妇女最常见最痛苦的疾病的临床防治经验与其他同事一起整理出版。

1986 年，他经过 35 年的辛勤研究，使早期宫颈癌治愈率达到 90% 以上。

1987 年，他担任中国抗癌协会子宫颈癌专业委员会子宫颈癌手术治疗学组组长，先后在青岛、温州等地举办子宫颈癌手术治疗经验交流会和讲习班，在全国医学界引起良好反响。

他主编了《妇产科手术学》《实用妇产科学》《子宫脱垂与尿漏》《围产医学讲义》《实用产科学》等妇产科论著，其中，《实用产科学》获全国科技大会一等奖。他还参编了全国高等医学院校医药教材《妇产科理论与实践》《中国医学百科全书·妇产科学》等 10 余部妇产科著作。

江森，这位顽强的"白衣天使"，以他渊博的妇产科知识，丰富的治疗妇产科疾病的经验，跻身于全国出类拔萃的高级医学人才的行列之中。

▌厚德载物　兼济天下

江森是一位专家，更是一位医学战线上的"儒将"。

年轻时，同事都戏说，他是"风流才子"，这是因为他不仅"术业有专攻"，而且十分重视自身修养。

江森有两大嗜好：一为读书，二为吸烟。

江森读书的爱好自幼有之，并且陪伴其一生。在他的眼里，"可无衣，可无食，独不可无书"。他会六门外语，因而读书的范围也极广，古今中外几乎都有涉猎，"读未见书，如得良友；读已见书，如逢故人"，每每读书，往往废寝忘食，甚至通宵达旦，久而久之，他形成了一个习惯——每晚三点之前从未休息过，这种习惯一直坚持到晚年，其毅力之坚韧让多少人深为折服。他尤其喜欢文学。虽然他工作很是繁忙，但他仍然忙里偷闲经常写一些古体诗词。人们都说他深有儒者风范。他读书不是如古人般为了"一折青山一扇屏，一湾碧水一条琴"，而是学以致用。他深厚的古文功底，在同事中鲜有人及，在他的文章中亦处处可见，即使在一些应用文体中，他同样挥洒自如。比如在他晚年主编的《现代妇产科进展》的一篇编后记中提到对稿件的要求时写道："对山东医科大学及省内来稿亦'一视同仁'，同样要求，但'举贤不避亲'，为文章质量是定。也可能是'近水楼台先得月'吧，而'向阳花木易成春'还是有所要求的。"江森古文功底之深厚可见之一斑。

他读书特别喜欢金庸的武侠小说,可以说已经形成一种"金庸情结"。在这里还有一件趣事。江森老年后花眼比较厉害,有一次路过一个书摊,发现有一本金庸著的小说,一看书名,他还没有读过,于是就即刻买了下来,可回家仔细一看竟发现变成了"全庸著"的小说,方才知道自己上当,即便如此,江森仍然把这本书从头到尾读了一遍。由此,江森爱书亦可见一斑了。因此有人尊称之为医学界的"大侠"。

江森有傲骨,但绝无傲气;有着文人的清高,但绝不轻人。江森一生行医,足迹行遍天下,好友遍布四海。他很重情义,由一件事足以证明。

2000年2月,江森的同事兼挚友、中国工程院资深院士、英国皇家妇产科医师学院院士宋鸿钊先生不幸逝世,江森闻知,心痛不已。虽时值事务缠身并有重要会议,但他"回忆旧情,最终还是决定赴京",参加了宋老的追悼会,并敬悼挽联:谊兼师友,出国访问常勖我;交称莫逆,遇有其使每托吾。"回济南后,77岁的江森又亲自提笔,写下一篇悼文,回忆了其与宋老不一般的交情,以及宋老的"宽厚待人",并称宋老是"一代宗师"。字里行间,情之切切,感人至深。

江森这位"大侠",不仅有儒者其名,还有儒家"兼济天下"之心。

随着江森在国内外学术地位的不断提高,请他看病、讲学、鉴定、指导的纷至沓来,江森的工作日程安排越发紧张,然而他仍然事无巨细,甚至分外之事,必尽力躬身为之。济阳县一个农妇难产,他雪夜出诊,排除"险情";临沂县一习惯性流产的农村妇女来信求医,他利用出差的机会寻到病人家里治疗;他为刚做完手术的病人送去牛奶蛋糕,给刚生下孩子的产妇拿来红糖、鸡蛋……

有人说,江森有爱,但独不爱自己。这话一点不假。在他安排得紧紧的日程表上,从来没有安排过为自己做点什么。1983年元旦前夕,他应邀到宁夏医学院讲学。7天时间里,他组织了4场妇产科学术讲座,做了3例宫颈癌手术。回济南次日上午,他主持了计划生育病房疑难病例讨论会,下午上台为病人做手术。过度的劳累使他的身体素质严重下降,手术台上,他脸色苍白,大汗淋漓,喘气急促,大家劝他休息,他没有理会,坚持把手术做完。下台一检查——他患了肺炎。在领导的几次催促下,他住进了病房。在20多天的住院时间里,他照例早起床,照例坐诊、查房、参加疑难病例研讨会。另外,他还审阅了来自湖北、北京等地寄来的60多万字的论著,修订了全国高等医药院校妇产科的教材。同事们看在眼里,疼在心里,但都知道江森那股不服输的脾气,谁都没有说什么,只有尽力地替他分担点工作,给他减少一点麻烦。

在手术的前一天,江森还在坐诊,临进手术室,他又到3个病房和门诊做了安排,然后才坦然地走进手术室。手术后第四天,江森就又出现在办公室里。看着他消瘦的脸庞,虚弱的身子和那包着白纱布的伤口,同事们感动了,病人们流泪了，江森却笑了。

1984 年，江森实现自己多年的夙愿，成为一名光荣的中国共产党党员。1989 年和 1990 年，江森又先后被评为有突出贡献的专家、全国先进工作者、全国劳动模范，享受国家特殊津贴待遇，并两次应邀赴京参观国庆观礼，受到党和国家领导人的亲切接见。

江森已成为妇产科学界的一种精神，一种青年人难以企及的精神，这种精神是非亲历者所不体会的。

▌老骥伏枥 志在万里

大江东去，岁月如流水无痕。

再回首，当年的"风流才子"转眼间已成为雪染鬓霜的矍铄老人。江森并没有从此驻足，多年的工作使他越来越注意到学术交流的重要。除了经常参加各级学术会议发表论文外，还在 1985 年赴联邦德国参加第十一届国际妇产科学会，发表了《盆腔血管阻断术治疗晚期宫颈癌》的学术论文。他在北京参加首届国际妇产科学术会议，发表论文《盆腔血管床组段化疗在晚期宫颈癌治疗中的应用》。1988 年，他在第一届济南国际妇产科学术会议上发表了题为《手术治疗子宫颈癌 35 年经验谈》的论文并播放录像，这些都大大地促进了学术的交流和发展。于是，在他的心里，始终有一个愿望，那就是要办一本妇产科杂志，他期望着造就各地妇产科及有关后起之秀。

终于在 20 世纪 80 年代，以身为中华妇产科杂志副主委的江森联合和他的"战友"——苏应宽和殷立基两位教授向全国发出创办杂志倡议。他们的倡议很快得到了浙江、上海、北京协和医院的响应，尤其是还得到了英国皇家院士宋鸿钊先生的支持。江森深受感动，一鼓作气，成立了《现代妇产科进展》协作组。1989 年，饱含江森心血的第一本《现代妇产科进展》杂志面世。

1992 年，在众人的努力下，经国家科委批准，《现代妇产科进展》杂志获得了全国统一刊号。编辑部迁至山东，在当时山东医大附院齐鲁医院专设编辑部。

1994 年，众人期待已久的《现代妇产科进展》杂志正式在全国发行，杂志以其高质量得到了医学界的普遍赞扬。时隔一年，杂志就被评为"山东省优秀期刊"，接着，又先后被评为"华东地区优秀期刊""山东省十佳期刊"。如今的《现代妇产科进展》杂志已成为中华人民共和国国家教育部主管山东大学的国家级学术期刊，先后被评为"中文核心期刊妇产科学类""中国医学核心期刊""中国科技核心期刊"。

江森数十年的倾心耕耘得到了应有的回报。

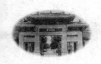

在此期间,他还于 1997 年、1998 年、2002 年、2004 年四次主持召开了全国妇产科学术会议,并于 2001 年 9 月参加亚太国际肿瘤生物学学术会议做临床医疗报告,获"春华秋实"金牌奖;2001 年 10 月,获中国妇科肿瘤学组突出贡献者金牌奖。

博学的江森深知人才的重要,他不顾年老体弱,一直坚持在教学一线。1983 年,江森开始带硕士研究生;1987 年,他又开始带博士研究生。他亲自编制教学计划,改革教学方法,亲自制作教具,对科里年轻的医生和所带的研究生严格要求,一丝不苟,手把手地教他们做疑难手术,甚至包括怎样给住院病人铺床、手术后的卫生清扫这些小问题,他都亲自辅导。他带着学生们搞科研、定课题、查资料、改论文,却很少写上自己的名字,即使哪一次写上了,也总要求署在最后。在他的带领下,已经有数十项课题获得了国家和省级奖励,但他仍然鼓励学生再接再厉,争取更大的成绩。

2004 年,江森送走了他的"关门弟子"。至此,这位老人已为国家培育了 60 余位出类拔萃的医学人才,"江氏弟子"已遍布世界各地,在各自的岗位上都做出了非凡的业绩。

（吕　军）

◎王天铎：守护"咽喉之地"

王天铎的人生与我国耳鼻咽喉事业的发展、创新紧紧相连，56年的临床实践，他在自己的专业上成就了许多的第一。他的手术病人来自全国30个省、市、自治区，香港、澳门、台湾地区，以及印尼、缅甸等东南亚国家。

王天铎是山东省耳鼻喉科界第一位博士生导师，已亲自培养了硕士4名，博士研究生11名，为了培养年轻力量，他坚持每周到科室进行教学大查房，组织病例大讨论，把多年的临床经验毫无保留地传授下来。

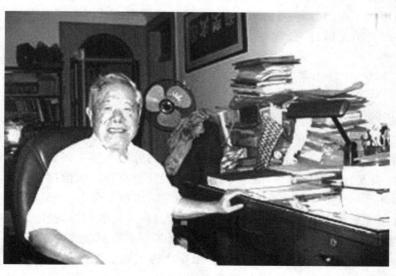

★王天铎

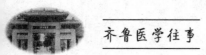

▌生活里只有4个字

能记住王天铎名字的人，多因为他做过的手术，数千例耳鼻咽喉手术让病人、病人的亲友、同事，让当时社会上关注媒体报道的许多人知道并记住了他。王天铎个人简历，记录着他各个时期开展的各种系列的手术情况。一些现成的资料，让非专业人士看着费劲，而我们希望找到一些更自然、更新鲜的话题，让这位德高望重、受人尊敬的医学专家离大家更近些。

王天铎是山东省东平县人，生于1921年5月，1950年毕业于齐鲁大学医学院七年制临床医学专业，并留校任教，从事耳鼻咽喉科医疗、教学、科研工作已50余年。

50多年来，王天铎教授以精湛的技术、高尚的医德、严谨的学术作风，努力工作，勤奋耕耘，把全部身心都致力于耳鼻喉科事业的发展，取得了极其丰硕的成果，为科室建设及我国的耳鼻喉科事业做出了巨大贡献。特别是在咽喉肿瘤的手术治疗方面有独特的建树，不仅在国内耳鼻喉科界享有极高的威望，而且还在国际耳鼻喉科界享有较高声誉。

同事形容王天铎，全部的生活4个字：工作、学习。对生活一无所求，粗茶淡饭、美味佳肴对他都一样儿，不擅交际，无缘电影、音乐，人世间的种种享乐，他都无暇体验，仿若不食人间烟火的仙人。对这样的评价，王天铎纠正："对生活可以不做要求，对待事业却要求苛刻，随时掌握国内外医学新动态，要了解行情，研究行情，突破行情。"

▌让病人发出"最强音"

人们常用"咽喉之地"来形容某一地理位置的重要，也常用"卡脖子"来比喻问题的关键和症结所在。可见，咽喉在人体上的重要。20世纪70年代以前，对人体咽喉这个重要位置上长了肿瘤的病人，国内外医生多主张全喉切除。喉头被切除，病人有嘴不能说话，成了半路哑人，喘气也只好在颈前部留个洞。1873年在国外第一例全喉切除手术之后的100年里，多以全切喉头来延长病人的生命。有些肿瘤范围很小，有的只有一个豆粒大，也要全喉切除，健康组织被一并切掉，十分可惜。在病房里，王天铎经常看到术前病人把亲属唤到床前，总有许多的话要说，这种场景让他心里难过，总像在拷问自己是否尽到了职责。能否既彻底切除病变部位，又尽量保留喉的健康部分？为此，王天铎不断地进行动物实验，以积累经验。

1973 年,王天铎为一位喉癌病人切除了肿瘤,保留了部分喉头,取得了成功,成为我国做保留喉头部分手术的第一人。接着,他又为几位病人做了喉半切除、次全切除、扩大次全切除手术,都获得了成功。1975 年 3 月,他为一位不能保留喉的病人做了气管咽吻合术,将其喉切除后,把气管拉至咽部,吻合成"新喉"。病人在很短时间里,恢复了喉的全部功能。接受过手术的滨州人刘洪喜至今生活正常。这是我国第一例全喉切除气管咽吻合喉功能重建手术。

1978 年 3 月 11 日,王天铎又为 43 岁的东平农民刘志金做了喉咽癌切除喉功能重建手术。因为下咽在喉头的后部,因此手术比喉癌更复杂。这种下咽癌曾被许多国外专家认为应做下咽及喉全切除手术,刘志金是在被多家国内大医院拒绝为其手术后找到王天铎的,王天铎将其喉头、下咽全切除,将喉的正常部分保留下来进行了重建。术后,病人喉的全部功能恢复如常。接下来,王天铎尝试着用更多方法使手术趋于完善。用皮瓣整复咽喉,使喉功能部分恢复或全部恢复,病人出院时都能讲话,吃东西不呛不咳,绝大部分病人能拔掉颈前的气管套管,用鼻子和嘴呼吸。如果病变范围大,喉头切掉得多,就用颈部皮瓣和肩胸皮瓣一期整复咽喉,手术一次完成。1980 年 6 月 9 日的香港《明报》以"喉咽癌病人的喜讯,中国医生研究新方法割掉喉管后,功能如常"为题,对王天铎的手术开展情况进行了报道,他开展的"广泛喉咽癌切除 I 期喉咽功能重建术",使许多曾被认为无法手术治疗的下咽癌患者,术后恢复了喉的三大功能(呼吸、发音、吞咽),提高了患者的生存质量。这一创造性成果,1981 年被卫生部授予甲级成果奖。到 1997 年,王天铎完成了 305 例下咽癌手术,其中 206 例保留了功能,手术例数及功能保留例数在全国首屈一指。

▌医生要走在世界前列

作为医生,王天铎最大的特点是善于思考。他十分关注国内外最新医学动态,从中发现、了解前沿的专业信息。他不惜代价购置专业书刊,生活困难时期,有时为了一本专业书刊花掉一个月的工资。"文化大革命"期间,单位的外文杂志停止订阅了,他就到省图书馆查资料。他认为,"现在科学发展日新月异,稍有懈怠就会被人抛在后面,要想走在世界前列,必须了解行情、研究行情"。

1985 年 6 月,在美国迈阿密举办的第十三届国际耳鼻喉科头颈外科学术会上,王天铎的《次全喉切除及扩大,一期喉、喉咽成形术》和《喉咽及颈段食管癌切除游离空肠,一期整复术》两篇论文引起了各国与会专家的兴趣和关注。1987 年 3 月 26 日,香港《晶报》以"山东教授治咽喉癌,切除后做功能重建"为题,报道了王天铎;1987 年 3 月 28 日,美国纽约《北美日报》的中文版也以"咽喉癌切除重建术鲁王天铎国际领先,八成患者手术后已恢复说话功能"为题对王天铎进行了报道。

就在这次会上,王天铎受到与会专家的关注,他也在关注会议。他看到,当时日本派了 200 名代表参加会议,泰国也有 20 多人,泱泱 10 多亿人的大国,我们仅有 13 名代表参会。在众多的国际耳鼻咽喉专业刊物中,没有我们国家的耳鼻喉学科杂志,这再次让王天铎感到了压力。

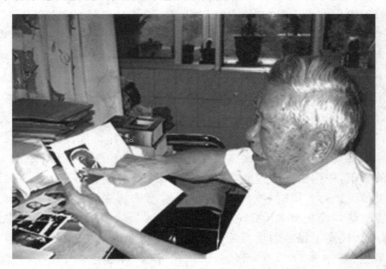

★王天铎教授在讲述实施过的手术特殊病例

1992 年,王天铎注意到国际上颅底外科的悄然兴起,这是一种集耳鼻喉科、脑外科、头颈肿瘤外科和头颈整形外科等从各个侧面共同研究的学科,他积极致力于这方面的研究。1991 年和 1995 年,他进一步开展了颅外肿瘤累及颅底的一系列手术,创造性地将其手术改进扩展,为国内的颅底外科提供了多种新的手术入路,大大方便了进入中颅底、咽旁间隙、斜坡区、颞下窝、鼻咽部的手术径路,成为目前这些区域肿瘤切除及修复的最佳入路。新方法的推广,使这种高难度、高风险的颅底手术得以在国内许多医院广泛开展起来。

找王天铎看病的患者来自全国各地,这其中一部分由于手术失败,被当地医院转送过来,也有一些情况危险的患者,由医院出面邀请王天铎前去做手术。对一些疑难病及晚期癌症病人,王天铎本可以婉言拒绝手术,但是他却总是答应下来,经过细心研究,拿出一个适合的治疗方案,挽救这些被认为没有希望救治的生命。

一位参加自卫反击战的战士因颈部外伤发生气管长段狭窄缺损,历经 7 次手术不成功，转到齐鲁医院，王天铎给他做了气管形成术，气管恢复功能。一位气管上段乳头状瘤的患者，在外院多次手术，仍然不能拔管，后经王天铎治疗，拔掉了气管套管，恢复了喉的全部功能。一位跨颅底脑膜瘤的患者，去了国内的数家医院，均以肿瘤范围大，被拒绝手术。王天铎接收了病人，经过周密准备，他为病人实施了当时国内首例上颌骨外旋入跨颅底脑膜瘤切除术，手术进行了 10 多个小时，取得了很好的治疗效果。来自枣庄的王某某，35 岁时，鼻子里长瘤子进入脑内，被诊断为低分化鳞癌，他央求王天铎，让其术后再活 5 年。很多年过去了，他活得很好，王天铎在其脑中取出了 3 个完整的瘤子。20 世纪80 年代初，他受命乘飞机到昆明为缅甸国的一位重要人物做手术，手术成功，为国家赢得了荣誉。

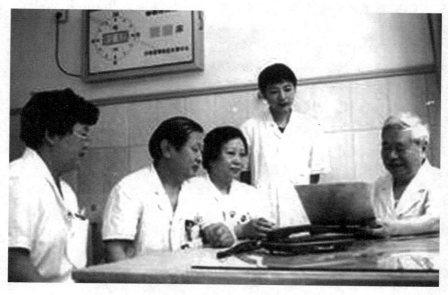

★王天铎主持病例讨论

　　每一项新手术开展之前，王天铎都要广泛查阅文献，或者先做动物实验，再到病人身上进行。进行游离空肠移植的动物实验中，当时已近古稀之年的他，在显微镜下坚持练习微血管吻合；在下颌骨外旋手术中，80 高龄的他，在手术台上连续进行了 10 多个小时的手术。对待每一位手术病人，他都要亲自为其检查，设计出一套完整的手术方案。手术时，由于每个病人的情况不同，王天铎的每一刀都力求做到精细、准确，术中碰到各种突发事件，他都能从容、冷静应对。许多手术从早到晚长达 10 多个小时，当手术结束时，王天铎常常挪不了步，而被老伴和孩子搀扶着回家。

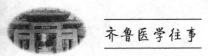

█ 他说,要对得起良心

　　传承事业被王天铎当成了晚年的一项职责,义无反顾地做着。20 世纪 50 年代,在孙鸿泉的带领下,齐鲁医院的耳鼻喉科在全国率先开展了许多新手术。孙鸿泉要求医师不断对以往的资料进行回顾性分析,从而发现问题,再进一步开展前瞻性研究,以求解决方法,这一时期的临床研究和医疗实践工作显得高效、严谨、有序。融先进理念、技术,承先人学风,王天铎始终如一地坚持着。每天早晨从床上起来就坐到书桌前,很快进入阅读、书写状态。除了吃饭,他能在书桌前一坐就是一天,写字台上堆满了书本。一年 365 天,他有 364 天在干活,除夕夜来临时,他才肯停笔“收摊儿”。初一刚过,写字台上又恢复了原样。家中的大小事他一概不闻不问,老伴也尽最大可能为他提供着便利。

　　像王天铎这种“重量级”专家,带研究生完全可以轻松一些,但他却不,尸体解剖、动物手术,他都跟着一起做,研究生做课题实验,他也要亲临现场指导。他说,要对得起良心,对得起自己热爱的事业。

　　“我对事业很热爱。”王天铎说。“热爱”,这个行医者最本色的信念,让王天铎用毕生的经历一直在实践着。

(资料来源:《山东大学齐鲁医院报》)

◎戚仁铎:八路出身的医学泰斗

2006 年 8 月,正是泉城一年中景色最美的季节,百泉喷涌,佛山垂绿,山东省军区五所大礼堂座无虚席,来自全国各地的医学以及医科教育学专家云集济南,"全国高等医学教育学会年会"在这里隆重召开。当大会主席团宣布,为表彰我国诊断学科的创立者为诊断学科的建立和发展做出的卓越贡献,以及诊断学对我国高等医学教育的突出贡献,大会特设"诊断学教学改革特殊贡献奖"授予一位年逾 80 的老人的时候,会场爆发出一阵热烈的掌声……

当这位双目失明、下肢瘫痪的老人被轮椅推上讲台时,全场顿时一片寂静。这位深受人们敬重的老人,就是我国诊断学的重要创始人之一——戚仁铎先生。

■ 烽火岁月里的神圣誓言

1947 年,中原大地还处于解放战争的炮火硝烟中,由新四军主办的"华东医科大学"随军转移到胶东老区的乳山县。生于 1921 年,当时高中毕业的戚仁铎刚刚来到烟台市的一所小学任教还不到一年。这位 20 多岁的热血青年,读过不少进步文学艺术作品,崇拜鲁迅、胡也频等左翼作家艺术家,也有过当作家的梦想。但在当时共产党人的感召下,由他的入党介绍人的支持,改变自己初衷,毅然投笔从戎,成为华东医科大学的一名学生——也是解放大军的一名战士……

当时的胶东解放老区,也还处在战争与动荡的状态之

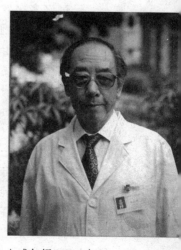

★戚仁铎(1994 年)

431

中。因为战争的需要和形势的发展,学院里的人员流动很大,学习生活也不能规范。戚仁铎和本届的 20 多个学生,寄住在当地的老百姓家里,过着半军事化的学习生活。时过不久,蒋介石发动了对山东解放区的"重点进攻",华东医科大学短暂的学习生活也随之被改变了,学员大都分配到各个作战部队随军作战。戚仁铎当然也不例外,来到华东野战军第九纵队卫生队,做了一名卫生员。在那些战斗的日子里,戚仁铎跟随着解放大军,征战山东大地,炮火硝烟里进进出出,抢救负伤的解放军战士。火热的战斗生活,锻炼了戚仁杰的毅力,也同时使他增强了做一个卫生战士的责任和重大使命感……

国民党对八路军根据地的"重点进攻"被粉碎后,华东医科大学改编为"华东白求恩医学院",戚仁铎接到上级指示,又恢复了原来的学习生活。

那是个动荡无常的岁月。医学院的学员们根据战争的需要,忽聚忽散,忽前线,忽后方,一切为了战争需要、为伤病员服务。他就参加过西红山、珊瑚山、胶河等重要战役战斗,在血与火的斗争中受到很大的锻炼。接到返校命令后,戚仁铎又回到学校,但一看当时情况心里有些不安起来,原来同他一届学习的 20 多位同学,这时只有 6 个人应召前来报到。经过了解,原来有的已经在战斗中牺牲了,有的同戚仁铎一样,已经离不开或不愿再离开自己战斗过的部队……

感慨之余,戚仁铎也向组织提出要求,再回部队工作!经过一段军旅生涯的戚仁铎,他已经离不开火热的战斗生活以及那些生死与共的战友。当时,卫生队的队长(中华人民共和国成立后曾任卫生部副部长)严肃地批评开导他,要他认识到做一个新中国医务工作者的重要意义,服从组织安排,好好学习,努力做一个合格的白衣战士。

经过许多次战斗的洗礼,戚仁铎也已经亲身感受到做一个人民医生的重要意义,他所信任的卫生队长的一番道理更如醍醐灌顶。听了队长的这番话,他不由想起自己学生时代的一段刻骨铭心的经历:那天早晨,学校的同学们同往常一样集中在操场上,等待教务主任训话。大家却奇怪地发现,一夜不见,慈祥的教务主任好像一下子年老了许多,他蹒跚着走上讲台,开始讲话,声音却哽咽着:"同学们,无论你们以后身在何地、从事何种职业,有何种个人经历,都不要忘记这一天——7 月 7 日!北平失陷、天津失陷……整个华北已经摆不开一张安静的书桌了……"

那个非常的年代里,戚仁铎年幼的心灵里种下了仇恨的种子,也种下了强国健民的种子。他永远也忘不下那悲怆感人的一幕,教务主任声音战栗着,老泪纵横。教务主任的这番话,留给他的是激愤和终生刻骨铭心、永志不忘的记忆。在他年幼的心里,仇恨那些将中国人称为"东亚病夫"的日本帝国主义分子,盼望有一个强盛的民族和祖国!

　　这会儿,卫生队长的话又勾起了他幼年的记忆,热血不由涨满心头。他庄严地表示,作为一个共产党员,作为一个人民战士,他决不辜负党和人民的期望,刻苦学习,努力工作,将自己一生献给祖国的医疗卫生事业……

　　此后的岁月里,戚仁铎一直遵循着自己的神圣誓言,为新中国的医疗事业做出贡献。在随后到来的潍县战役和济南战役中,他随同医学院的其他同志,几次参加战地医院的救护以及防疫工作,直接为解放战争服务,为伤病员服务。紧张的战争与学习生活,使他获得了丰富的实践经验。

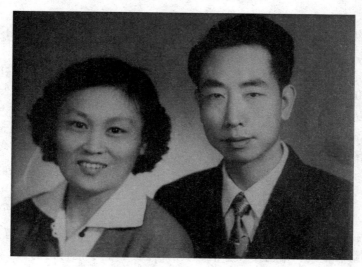

★20世纪50年代留苏前戚任铎夫妇合影

　　济南解放以后,作为华东医大的学员,戚仁铎来到院系调整后的齐鲁医学院学习并留校任助教。1955年,为了提高专业水平,继续深造,戚仁铎考入北京俄语学院留苏预备部,1956年毕业后,被派赴苏联莫斯科第二医学院心内科做副博士研究生,后转入莫斯科中央血液研究所,在国际著名血液学家杜尔岑教授指导下做研究生。

　　在莫斯科,在异国的医学殿堂里,戚仁铎接受了更为规范严格的教育。虽然人地生疏,他还是努力克服各种困难,一边努力学习俄文,一边系统地学习医学基础知识。当时,中苏关系是友好的,这就为学习生活提供了安定良好的环境,为来自中国的学子进一步学习提高医学知识敞开了方便之门。戚仁铎渐进渐深地站在了国际研究领域的高端,从而审度自己面前的问题,不断拓宽拓深自己的学习研究领域。虽然开始时语言交流上还存有一些障碍,但戚仁铎经过一番刻苦努力,这些很快得到解决。

　　1959年底,学业完成,满怀报效祖国的一腔热望,戚仁铎又回到自己的祖国,仍在山东医学院附属医院工作,历任内科讲师、副教授,教研室副主任、主任等职,1983年又晋升为教授。

戚仁铎对内科学及内科基础课程,有丰富的授课经验,热爱自己的工作并倾注以满腔的热情。自1979年任硕士生导师以来,培养出许多研究生,在医学教育工作中做出了很大贡献。

▌做一个受人民欢迎的好医生

几十年来,戚仁铎先生,无论任教从医,始终严谨执着,一丝不苟,认真负责。

在讨论病案的时候,常常有学生会把"癫痫"读作"癫 jiān",只要让他听到,他就会不厌其烦地一次次纠正。因为他的这种学究气,"文化大革命"中还发生过一件让人啼笑皆非的故事:当时因为戚仁铎是八路出身的专家,所以"文化大革命"中仍担任内科的党支部书记。有一天,内科教室黑板上发现了一条反动标语,是用俄语书写的"赫鲁晓夫万岁",因为当时全国到处都在打倒"中国的赫鲁晓夫"。原保卫科长接到报案后,便请了精通俄语的戚仁铎一起去勘察现场,没想到到了现场,学究气十足的戚仁铎竟然无视反动标语的反动内容,一板一眼地挑剔和修改开了反动标语的语法错误和大小写错误,让现场的造反派无比愤慨。戚仁铎想不到的是,这一次,他却给自己找来了大麻烦,因为挑剔修改"反标"的语法错误,"书写反动标语"的帽子反倒扣到了他自己的头上。随后的那些日子里,这位中华人民共和国自己培养出的医务人员,还是没脱了挨批斗的命运。后来,纠正"文化大革命"的错误,有关部门要人们检举"文化大革命"中的"三种人"的时候,戚仁铎虽然清楚地知道批斗中打过自己的那个人是谁,却没有去举报。他认为,医生的天职是"治病救人",他相信踢过自己一脚的那个人当时对自己还是心存爱护的呢,他会接受教训,重新做人的——在政治思想上,也应该遵从治病救人的原则……

在那些非常的日子里,戚仁铎被发配到鲁南的农村,接受贫下中农的劳动改造。在那缺医少药的乡村里,戚仁铎一边劳动,一面发挥自己的特长,为当地的贫下中农治病。他对劳动人民的诚心诚意,感动了当地的劳动人民,他们把戚仁铎保护起来,不让他参加一些过于繁重的体力劳动,而要他专心为农民诊疗治病,并耐心地指导乡下的医生,提高他们的医疗技术。戚仁铎来这里不久,四邻八乡的父老乡亲都知道当地来了个城市大医生,于是扶老携幼,每天来找他瞧病的人络绎不绝。当时,乡里有辆自行车都是很稀罕的,驻地的乡村干部却规定,一旦哪个村里有了病人,不能让戚先生攀山走路,务必派人用自行车带着他前去为患者治病。

在那些非常的日子里，戚仁铎的足迹踏遍了兖州、泗水等地的许多农村，为无数父老乡亲解除了病痛。他成了乡里最受欢迎的人物，并且深受当地百姓的爱戴和保护，在那些难忘的日子里，一旦有"造反派"组织要提他去批斗的时候，当地的老百姓就千方百计地阻拦，说他在这里还没有"改造"好，"需要继续接受贫下中农的监督"……后来，他结束"改造"回城的时候，父老乡亲都依依不舍地前来为他送行……

在这段难忘的日子里，戚仁铎自己也确实受到了很大教育。农村的贫穷和缺医少药，使他更感作为一个人民医生，自己肩负责任的重大，决心要做一个受人民欢迎的好医生，时刻不忘劳动人民的疾苦，全心全意为劳动人民服务。这个信念，成了他此后攻克医疗难关的一个巨大动力。

"诊断学"学科的重要创始人

在 20 世纪 60 年代初期戚仁铎从国外留学归来时就曾提出，应该创立中国医学界自己的"诊断学说"。"文化大革命"结束后，戚仁铎先生重新回到了医疗和教学岗位上，面对当时百废待兴的医疗教育事业，他感觉到随着医疗技术现代化的发展，国内的医学教育课程设置和教学模式已经难以适应医疗技术的发展水平，于是他开始专心研究医学课程的改革。他分析对照了国外的医学教育课程，发现国外很重视诊断的教学，随着各种先进的医疗诊断设备的问世，诊断学作为一个专门课程，在医学基础教学中占有越来越重要的地位。但国内的医学课程设置中，诊断学包含在"内科学基础"中，既不能突出诊断在医科教学中的重要地位，也不利于和国际接轨。但一门约定俗成的基础课程的设置和改变谈何容易，涉及旧的传统观念，教材的改编，这些几乎就是一次医学教育改革的系统工程。戚仁铎发现，在世界的许多发达国家，医疗诊断学已经作为一个单独而且十分重要的学科得到研究发展，而在国内，医疗诊断这一学科，却还依附于内科基础学之中，这样显然影响了这一学科的研究和发展。并且，就中国医学界的现状来说，这一学科的独立研究越来越显得迫切和重要。

鉴于这一现象，为了发展诊断学研究，戚仁铎开始四处奔走，到处呼吁，对医科大学的基础课程进行改革，尽快建立"诊断学"课程，突出诊断在医疗中的重要地位。他的这一观点，终于得到了上级有关部门和医学界同行的积极支持。山东医科大学专门成立了戚仁铎任主任的诊断学教研室，此后，由他负责出面牵头，召集全国内科、外科、儿科、妇科等同仁，开始编写《诊断学》教材。

经过数年的努力，一部百万余字洋洋大观的中国自己的《诊断学》终于在

1974 年问世了。作为医科院校的高等教材,《诊断学》内容全面,材料翔实,文字精练易懂,经过全国医学院校的教学试用,得到了积极反响,现在已成为中国医学院校最实用的医学基础教材之一。

除去组织之外,戚仁铎先生亲自动笔撰写了《诊断学》中的"白血病前期及早期诊断"一节,参阅收集了国内外诸多研究文献,阐明了白血病前期的本质、早期诊断新技术和借鉴诊断要点,取材丰富,论据正确,对白血病的诊断治疗具有指导性意义。这是一篇很有价值的医学文献,先后获得卫生部颁发的许多荣誉和奖励。《诊断学》的出版,推动了中国对于诊断学科的专门研究,并且在卫生部主持下,专门成立了全国性的诊断学研究所。

随着医学技术的发展,每隔几年,就需要对教材进行一次补充和再版,其中前四版都是戚仁铎先生亲自主持编纂再版的。戚仁铎从医 50 年,如果从 20 世纪 60 年代初,他开始呼吁建立中国的诊断学开始算起,他把自己一生的大部分时间都献给了"诊断学"的建立和发展。作为"诊断学"学科的重要创始人和著作者,他先后被聘为国家卫生部高等院校诊断学教学咨询委员会主任委员、《诊断学理论与实践》杂志名誉主编等,并享受国务院特殊津贴,在医学教育界享有盛誉。

▍著作等身的学者

20 世纪 80 年代,戚仁铎退休在家,开始安度自己的晚年生活。但是,"烈士暮年,壮心不已",坐卧行止,他还是念念不忘自己所从事的医学事业。在此期间,他利用退休的充裕时间,撰写了不少医学论文。

这期间,因为患脑梗死等疾病,很多时间戚仁铎都是在医院的病床上度过。当时,卫生部正组织有关人员编写规模宏大的《中华内科学》,卫生部长陈敏章亲自任主编。陈部长思来想去,其中编写有关《诊断学》的一些章节,最为合适的人选,首当其冲的当然是为此学科奋斗一生的戚仁铎先生。但是,面对卧病在床的戚仁铎,他实在有点不忍心再将这一繁重的工作交给他。陈部长向戚仁铎透露了要编写《中华内科学》的想法后,谈到其中的《诊断学》部分。戚仁铎还是察觉了部长的心思,就直截了当地对部长说:"如果有需要我做的,我一定会尽责尽力……"

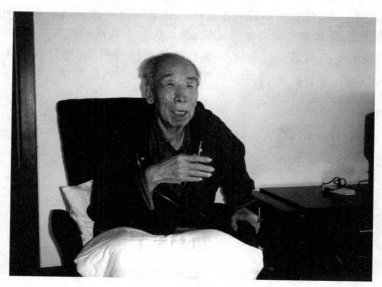

★2006 年 11 月 29 日，戚任铎在家中接受记者采访

就这样，戚仁铎在病床上开始了工作，就在这样的身体状况下，年逾花甲的戚仁铎先生忍受着病痛的折磨，再度呕心沥血，编撰《中华内科学》有关诊断学的第三章。因为年迈，因为病痛，坐的时间久了浑身酸疼，他就写写停停、停停写写；有时一夜要醒来几次，睡不着就爬起来，歪在矮桌上再写，直到累得挺不住了才歇息一会儿……

病床的护士和陪床的家人，看到他歪在病床上一个字一个字地吃力书写的样子，劝又劝不下，自然十分心疼。医院有关人员就在医院的病床上为戚仁铎安了一张矮桌子，供他写作时使用。

就这样，一年的时间过去，戚仁铎如期完成了《中华内科学》第三章的编写任务。数十万字的著述，每一字每一句，都凝聚着老人的心血！

在此期间，饱受病魔折磨的戚仁铎先生，还主编了《诊断学问答》《诊断学实习手册》《妇产科与儿科诊断图解》等医学著述，参与编写了大型参考书"实用丛书"之《战胜病魔》中的某些章节，以及《诊断学基础》《再生障碍性贫血发病机制研究》等医学著述。主审了路在英主编的自学考试教材。在《诊断学问答》这部著作中，他把诊断学中的许多关键重要的课题，用问答的方式提出问题并给予解答，这种方式通俗质朴，简明易懂易于接受，深为学生喜爱，成为医科学生考研必读的重要资料。上述论著获得了省部级多种奖励。

晚年的戚老先生双目失明，但仍念念不忘自己付出一生心血的《诊断学》的编纂出版工作，他就像一柱高燃的红烛，燃烧自己照亮别人！

"春蚕到死丝方尽,蜡炬成灰泪始干。"伴随着新中国的医学和医学教育事业的发展壮大,伴随着齐鲁大学的成长,老人从一个八路军的白衣战士,成为中华人民共和国培养的第一代专家。他是救死扶伤的医生,更是著述等身的学者;他孜孜以求,上下求索,身体力行,诲人不倦,为中国的医学教育改革做出了巨大的贡献。

(资料来源:《山东大学齐鲁医院报》)

◎乔柏生:"火眼金睛",忘己爱苍生

抗日战争的硝烟未散,乔柏生毅然投笔从戎,参加了八路军胶东支队,并且出人意料地成了一名军医。大学毕业后,作为一名病理医生,练就一双"火眼金睛"。在他的带领下,病理科的科研始终走在山东省前列。

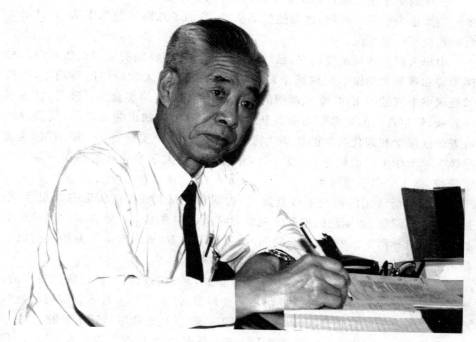

★乔柏生

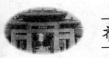

▌涉深水者得蛟龙

1926 年 12 月 26 日,从莱阳县高格庄乡西宝村一间破败的老屋里传出了一阵婴儿的啼哭声,响亮、有力的哭声划破了山村寂静的夜空。这家的主人姓乔,他虽然目不识丁,却为儿子起了一个极富文采的名字——柏生,他希望儿子能像村前的柏树那样,健康、茁壮地成长。

岁月如流,春秋更替,转眼间小柏生已小学毕业,并以优异的成绩考取省内一所名牌中学,就要负笈远行了。"男儿立志出乡关,学问不成誓不还,埋骨何须桑梓地,人间无处不青山。"这位与毛泽东同月同日生的中学生,当时虽然未必知道毛泽东的这首诗,然而当他挥泪告别父母,步出乡关的时候,心中无疑抱定了"学问不成誓不还"的决心。因为他深深地知道,假如此去学问无成,不但对不起自己的十年寒窗苦读,更对不起卖掉家里仅有的三亩薄田供他上学的父母。

三年的中学生活很快就结束了,年轻的柏生回乡当了一名教师。当抗日战争的硝烟还未散尽的时候,他毅然投笔从戎,参加了八路军胶东支队,并且出人意料地成了一名军医。

中华人民共和国成立前夕,已经有两年临床医疗经验的他被选送到白求恩医学院和齐鲁大学医学院继续学习、深造。刚一跨进大学校门的乔柏生,就被学校藏书丰富的图书馆、学识渊博的老教授、设施精良的实验室所吸引,整整五个春秋,他用自己的全部精力劈波斩浪于浩瀚的医学知识的海洋中,贪婪地吸吮着传统医学和现代医学的精华。宿舍——课堂——实验室——图书馆,这就是他 5 年大学生活的轨迹,日复一日,年复一年。大学毕业后他留在齐鲁大学医学院,做了一名病理医生。

病理学最常用的研究手段是观察,大到对检材及病变组织形态的观察,小到对病变的细胞、亚细胞的细胞学观察和超微结构观察。这就要求病理科医生必须有一双孙悟空式的"火眼金睛"。为了炼就这双"火眼金睛",乔柏生付出了超出常人几倍的艰辛。

乔柏生随身带有两把钥匙,一把是家里的,而另一把则是病理科资料室的。所谓资料室就是病理科保存病理切片的资料库,这里保存着自齐鲁医院始建病理科以来几百万张病理切片,真正的"火眼金睛"就是在这里"炼"出来的。

按规定,一个刚刚从事病理工作的病理科医生,3 年内无诊断权,他必须利用这 3 年时间看完十几万张病理切片后方可独立下诊断,而乔柏生刚到病理科的头 3 年却看完了当时资料室仅有的 30 多万张病理切片。白天的时间不够用,他就偷偷配了把资料室的钥匙,利用晚上的时间看。有人粗略估算了一下,假如一年按 360 天计算的话,乔柏生每天至少要看 300 张病理切片,这比规定的阅片数整整高出了一倍。

医学知识的海洋广袤、浩瀚,它在逐渐抛弃已经干涸的小溪的同时,也在不断汇入新的河流。随着超微病理学等新的边缘学科和学科分支的建立,病理学已不仅能从细胞和亚细胞水平,而且深入到能从分子水平,从人类遗传基因突变和染色体畸变等去认识有关疾病,研究疾病的起因和发病机制。在医学海洋中搏风击浪、初尝乐趣的乔柏生已不再满足于采撷一两朵浪花,他要涉深水擒蛟龙。

为了跟上知识不断更新的步伐,乔柏生订阅了十几种病理学方面的杂志,他那间仅有十平方米的书房也堆满了近千册病理学方面的书籍。多少个夜晚,多少个节假日,在书房、资料室、图书馆,人们总看到他在不停地读啊、看啊、写啊。几十年下来,他到底看过了多少杂志,读过了多少书,无法统计,只知道仅他做的读书笔记就有 29 大本,近 50 万字,读书卡片 1 万余张近 100 万字。

"天道酬勤",经过修炼,他的"火眼金睛"终于"炼"成了。

在乔柏生的带领下,病理科快速病理的诊断符合率达 98.7%,比卫生部对三级甲等医院的要求高出近 14 个百分点;以乔柏生作为中坚力量的山东医大病理教研室成了山东省临床病理研究的中心和领头羊,山东省每年千余例疑难病理在这里会诊,其中经他诊断的在 500 例以上。

在乔柏生的带领下,病理科的科研也始终走在全省的前列,仅他自己就获得了卫生部科研成果乙级奖,山东省科委科技进步二等奖、三等奖,山东省卫生厅科技成果二等奖等大小 10 余项科研成果奖。

"忘己爱苍生"

1997 年 8 月 11 日下午 2 时,济南英雄山公墓告别大厅,哀乐低回,气氛庄严肃穆,乔柏生教授的追悼会正在这里举行。大厅的正中央,乔柏生教授的骨灰盒安放在鲜花翠柏丛中,上面覆盖着中国共产党党旗。大厅正面的墙上悬挂着乔柏生教授的大幅遗像,遗像两侧摆满了花圈,其中最引人注目的是一个用鲜花扎成的花圈,它紧紧地挨着乔柏生的骨灰盒,是那样的依依难舍。花圈的白色缎带上写着"父亲大人千古,女儿小芳泣挽"。

熟悉内情的人都知道,乔柏生膝下只有三个儿子,从哪里又冒出这样一个女儿来呢?

1985 年秋天的一个下午,刚要下班回家的乔柏生,在走廊上被一位面容憔悴的姑娘拦住了。经询问,姑娘叫邢芳,家住滨州地区农村,一年前无意中发现自己乳房上有一硬块,遂到医院就诊。医院检查结果为乳腺癌,需切除一侧乳房。这对于一个刚满 23 岁的未婚女青年来说无疑是晴天霹雳。姑娘傻了、蒙了,整整两天水米未进。经人指点,她抱着最后一线希望,到济南来找乔柏生。谁知屋漏偏遭连阴雨,在来济南的车上,姑娘的钱包又被小偷偷走了。下了车,人生地不熟的姑娘整整找了一个下午才找到山东医科大学附属医院,找到了病理科,找到了寄托她全部生命希望的乔柏生。

听完姑娘的叙述,乔柏生的胸口像压上了块大石头,沉重地透不过气来。他把举目无亲的姑娘带回家,让老伴给姑娘做了一顿可口的饭菜。第二天一早,他拿了 1000 块钱为姑娘办理了住院手续。其后,又亲自领着姑娘做检查,取活检。看他那关切的神情,俨然自己的亲生闺女在生病。

几天后,病理结果出来了,乳房纤维腺瘤,无须做乳房切除。

姑娘感激地跪倒在乔柏生面前,认下了这个给了自己第二次生命的慈祥的"父亲"。

有人说,乔柏生在处理与病人关系的时候常常会"错位",他经常把自己放在病人亲属、朋友的位置上。有时候,其为病人的病情担心、迫切希望病人痊愈的心情让人分不出乔柏生与病人亲属到底哪一个与病人的关系更近。四十五年中,类似前述"错位"的事情很多很多,直到他去世也没有找到"回归"的感觉。记得唐代大诗人王维有两句诗"达人无不可,忘己爱苍生",细细想来这两句诗像是特为乔柏生所写。

四十五年春秋更替,四十五年间沧桑变幻,四十五年间乔柏生走过的每一步都是"忘己爱苍生"这部动人乐章中一个个跳动的音符。

学过病理学的人都知道,病理学常用的观察方法有 5 种,而其中最基础同时也是最脏、最累的方法就是"大体观察"。做这项工作不可避免地要用手去接触病变组织本身。通常这些工作,都是由低年资的医生来完成,且做此项工作时都要戴上乳胶手套,以免感染肝炎、结核之类的病菌。而乔柏生即使在成为全省乃至全国有名的教授后也常常亲自动手做这项工作,而且他做这项工作时有个习惯,就是从来不戴手套。是他不怕感染吗?不,他是怕,戴上手套降低手的敏感度,从而影响正确诊断。他常对自己周围的人讲,"大体观察""取材"看似小事,实则是关系到病理诊断正确与否,人命攸关的大事,千万马虎不得。

在朋友的眼里,乔柏生是个宽厚、谦和、慈祥的老头,但是就是这样一个性格温和的老头也有"乌云"满面的时候。组织上为了照顾他的生活,给他装了一部电话,没想到不但没有起到"照顾"的作用,反而又给他添了不少"麻烦"。自从装上电话以后,一天到晚铃声总是响个不断,多的时候一天能接到二十几个电话,不是请乔柏生会诊,就是请乔柏生讲学。对于这些电话乔柏生总是每响必接,每接必应。有天中午正吃着饭,电话铃响了,是一例快速病理要请他诊断,他二话不说,放下饭碗就走。老伴心疼他,劝他吃完饭再去,他硬邦邦地甩过一句:"病人还在台上躺着,我能吃得下去吗!"

每天听到接连不断的电话铃声,看着乔柏生因奔忙、操劳而日渐消瘦的脸,老伴实在忍不住了,终于有一天偷偷拔下了电话线。一连几天听不到电话铃声,乔柏生有些纳闷。及至发现是老伴搞的"鬼",面对自己40多年从未与之红过脸的老伴,他沉下了脸,瞪起了眼⋯⋯

"居高声自远,非是藉秋风",随着乔柏生在医学界名声的越来越大,请他会诊、讲学的人也越来越多,十几年来他的足迹踏遍了黄河两岸、泰山南北。他出外会诊、讲学总是利用双休日或节假日,很少占用正常的工作时间。在老伴的记忆中,无论再忙再累,对于会诊、讲学,解决疑难病情这样的事,乔柏生从未推辞过一次,即使因儿子结婚这样的大事。乔柏生最大的心愿就是通过自己的会诊、讲学能在全省范围内培养一批在病理学方面有一定水平的专业人才,使全省每个县级医院都能建立自己的病理科,都能有经过专业培训的正儿八经的病理医生。他经常对老伴讲,到那时,我也就不会像今天这样忙了。

乔柏生曾经的办公室里,最引人注目的是一个上下四层的书橱和墙上挂着的一块小黑板。黑板上写着需要办的事;而书橱虽然不大却放满了书,数了数,有300余册。书橱的最底层放着29本黑皮面的笔记本,随手抽出一本,都是乔柏生生前所记病理学方面的笔记。办公室的抽屉,整整5大抽屉的卡片。卡片如手掌样大,上面密密麻麻记满了东西,分门别类,整齐地排列着。有肿瘤的、有乳腺的、有甲状腺的,甚至还有病理学发展史的⋯⋯凡是与病理学有关的专业几乎都涉及了。这些书籍、笔记和卡片,乔柏生的家人后来都捐给了医院。

这位71岁高龄的老教授生前对自己所挚爱的事业,对自己所挚爱的患者倾注了大量的心血,而死后所给予他的事业,给予他的患者的并不比生前的少。

(吕 军)

◎王永惕："怪老头"实为医学圣手

> 我，名永惕，是在上学前由父亲起的。出生于1927年3月8日，是为春天，所起乳名曾叫春生，小时候不知道惕字是什么意思，稍大一些会查字典，才知道它的意思有警惕，小心，注意等，于是我就常向叫我王永杨或王永畅的人说明更正，一直到现在，还常要解释与"易"的不同。偶尔也想父亲为什么要给我起这样的名，但是我一生还必须使用它……
>
> ——王永惕先生《王博士画廊》自序

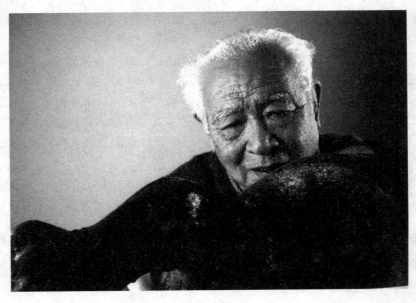

★王永惕

一位艺术大师的诗情画意

记得那时是 2006 年的小雪节令,泉城万木萧萧,但天空晴朗,明丽。

在齐鲁医院一个深邃、幽静的角落,笔者轻轻叩响门扇。

当代著名骨外科专家,山东大学教授王永惕先生的家门应声而开。

迎面见一斗室,约 10 平方米大小,止存一案、一桌、一榻而已,案几上摆放笔墨油彩,地板上散漫着木雕、根雕,卧榻上琳琅着古今中外的种种典籍,四面墙壁又布置诸多摄影、绘画作品,似乎略显杂乱、拥挤,但到处灵光四射,神韵流淌,不能不让人想到:鄙室虽小,可存古今风雅,可容天下文章。

一位白发飘逸的老人独坐其间,如痴,如醉,禅定一般地物我两忘,大笔泼墨……

是的,这就是在骨外科领域享有盛誉的王永惕先生。

面对白发老人,笔者有些茫然。

眼前这位老者究竟是一位医学圣手? 还是一位艺术大师? 面对荟萃医学精髓和艺术精华于一身的老人,笔者该怎样解读、领悟一把手术刀游刃有余的洒脱和所向披靡的犀利? 怎样诠释一支画笔淋漓而下的真、善、美和博爱? 笔者的一支笔能感应眼前这位白发老人的勃勃心跳么? 能探测老人半个多世纪来,一路留下足印的深度么? ……

斗室墙壁上迎面挂着王永惕先生创作的大幅油画:《壮哉,旅鼠祭海》。画作取材于发生在欧洲某些地区的自然现象:为了种族的延续和生存,为了把日益狭小的生存空间留给子孙们,旅鼠唯一的方式是选择死亡。那是一种自觉、自发的死亡! 在秋日阳光的照耀下,千千万万的旅鼠从四面八方向大海奔跑,没有谁可以阻止它们,也没有谁可以拯救它们,这些小小的、橘红色的生灵不回头地从堤岸上跳下去,从岩石上跳下去,从高高的悬崖上跳下去,前赴后继,义无反顾,惨烈! 悲壮! 一幅油画让人惊心动魄,灵魂颤栗。

王永惕先生为油画题诗:

> 洁白的大朵秋云飘在蓝天上,
> 灰绿色的海面上有低矮的涌波,
> 一排排地向岸边推移。
> 在灿烂而温暖的阳光下,
> 原野呈现出枯黄的秋色。
> 在平静的十月里的某个时辰,
> 突然在原野的远处,

出现了橘红色的云并飘向海边。

接着传来吱吱嗡嗡的响声,越来越大。

这些橘红色的云飘到岸边,

便立即坠入了大海,

一些小小的水花溅起在海面上。

不久,橘红色的云就完全消失了,

天地间也完全恢复了平静。

橘红色的云正是狂奔中的旅鼠,

在狂奔中可撞上石头及树木而死伤。

苍鹰、北极狐也趁机捕食它们。

但是,为了种族的延续和生存,

百万旅鼠的生灵,

都毅然投入了浩渺的大海。

佛说:大慈大悲。

诗为情之苗,画为心之声,王永惕先生的诗情画意无不充满悲悯和仁爱。

大医成佛! 施佛心,行佛事,王永惕先生半个世纪以来,坚持以一把手术刀起死回生,济世救人的种种作为,就有了缘起和根脉。

▌历史长镜头

在 1960 年的"社教"运动中,主治医师王永惕被派往郯城农村巡回医疗。进村的第一天,铺盖卷还未打开,一位村民破门而入,"扑通"跪倒在王永惕面前。那村民的妻子十月怀胎,千辛万苦,战战兢兢,好不容易盼婴儿出生,谁知苍天不佑,偏偏妻子临盆难产。1960 年的中国农村尚处于贫穷、蒙昧状态,土生土长的庄户接生婆又少有卫生知识,婴儿出来后,产后大流血!

抢救产妇生命的唯一方式是立即摘除子宫。

产妇血流如崩,生死大限之际,送县城医院抢救已不可能,路途遥远,乡路崎岖,缺少交通工具,送往县城不如说是"送死!"

就地抢救? 王永惕是骨科医生,一把手术刀的神奇和灵性表现在整修、树立人类骨骼上。骨骼与女人的子宫风马牛不相及。

王永惕没有选择逃避。

王永惕说:"见死不救,医生道德何在? 良心何安?"何况等待抢救的是一位刚刚做母亲的乡间女人!

说来话长,王永惕先生毕生献身医学,是缘于母亲情结,少年时代的王永惕原本喜欢绘画艺术,当他画趣正浓的时候,母亲因患肺结核过早地离他而去。王永惕发誓学医,"杀人为将,救人为医",王永惕要用自己一双手拯救天下母亲。1947年,王永惕以出类拔萃的成绩考入齐鲁大学医学院,寒窗苦读,刻骨铭心,奠定了坚实的医学根基,毕业后又在省城大牌医院执刀数年。

风险、责任、后果……顾及不了那么多了!在1960年的中国农村,在一座低矮、陈旧的茅草屋里,王永惕挽袖操刀,为一位年轻母亲成功地实施了手术。

于是,一位婴儿重新有了母亲,一位丈夫重新有了妻子,一个家庭重新获得完美和幸福。

在"文化大革命"中,"臭老九"王永惕经常被遣派到偏远、穷困乡村"接受贫下中农再教育"。王永惕巴不得远离尘嚣四起、剑拔弩张的派别争斗。

乱中求静,培植根本,王永惕是一位真正意义上的医生。

20世纪90年代末,某报刊发表《师辈临床轶事》,披露了王永惕先生当年在农村的许多鲜为人知的往事:

> ……通过和先生的一段时间的接触,我理解在"文化大革命"时期,提倡"一根针,一把草"治百病的年代,对王教授的神奇传说是真实、可靠的。
>
> 在磨棚里一口气为四位老太太做白内障手术;在只有三把止血钳的情况下,为农民做胃大部切除;在无监护条件下做心包剥落;在开腹后没有丝线缝合的时候,顺手抽老百姓的一根棉线,为患者缝合了皮肤……

"文化大革命"中,农村保护了王永惕,王永惕也回报了农村。那些年,王永惕在农村为数名儿童做了兔唇修补;曾在一个上午为两位农民手术治疗;在半年时间里,相继为56位老人做了白内障摘除……

"文化大革命"时期的农村医疗受到农民的赞许、欢迎,至今仍为农民念念不忘。有时候,王永惕先生当年医治过的十里八乡的农民还会到省城来,拜访、问诊或者叙旧。

"若不是省城医生到乡村来,俺一双眼睛早瞎了,哪能看到今天红红火火的好日子!"农民说。

有如此口碑,王永惕一生无悔矣。

"王永惕现象"

1947年,20岁的王永惕以优异成绩被齐鲁大学医学院录取。战事正紧,交通阻断,求学心切的王永惕不顾家人、朋友劝阻,千方百计搭乘了陈纳德将军"飞虎队"的空军飞机,飞机起飞的那一刻,王永惕是抱了誓死不归的决心的。

陈纳德,这位颇具传奇色彩的美国将军,也许做梦都不曾想到,搭乘飞机的

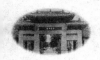

这位年轻人,在不久的将来会成为齐鲁大地上一位著名的骨外科专家,并且将站在美国的最高医学讲坛上,发布种种医学成果。

半个多世纪后的 2006 年 8 月,解放军医学图书馆致函:

王永惕先生:

经《中国生物医学期刊引用数据库》(CMCT)统计,您曾发表的论文《腰椎管大成形术:椎板截骨再植与棘突植骨的临床应用》[《中华骨科杂志》,1995,15(109):644],被引用次数达到 44 次,为较高影响力医学论文,已被收录入《中国高影响力医学期刊论文计量报告》第一版,敬请关注。

日经月磨,拨沙见金,王永惕先生的医学论文以"高影响力"列入计量报告,实属必然。

椎板截骨再植与棘突植骨仅是王永惕先生对骨外科医学贡献之一。

20 世纪 50 年代末,王永惕曾同师辈、中国著名骨科专家赵常林、张学义等先生,在全国创造性地开展"皮肤关节成形术及酒精骨库"应用。此项成果的重大意义在于 20 世纪 50 年代,受医疗条件限制,人体骨骼破损的修复多采取异体植骨方式,不能很好地解决排异反应,致使较大骨骼破损不能获得理想的修复效果。皮肤关节成形术及酒精骨库的应用,成功地解决了这一医学难题,拓宽了骨外科治疗领域。此后,酒精骨库应用在国内推广、沿用达 20 年之久,大医之举,乃苍生之福。

20 世纪 60 年代,王永惕先生在山东省内率先开展挤压综合征及骨腔高压症的诊治,继之,又开展了颈椎前方减压植骨及胸膜椎前外侧减压植骨术。"率先"即第一个"吃螃蟹"的人,在无人涉足的领域里,第一位探路人,求索者,突破医学禁区,变"不治"为"有治"。

20 世纪 70 年代,王永惕先生在国内率先引进、应用股方肌骨瓣移植治疗股骨颈骨骨折及同种异体半关节移植术。

20 世纪 80 年代,王永惕先生以一流的学术成就、一流的医学实践,多次接待来自日本、美国、加拿大、澳大利亚、德国等骨外科医学专家,这些跋山涉水、远道而来的"洋和尚"不是来念经,而是来取经、听经的。桃李不言,下自成蹊,王永惕先生在"洋专家""洋学者"面前就颇具授业解惑、指点迷津的意味了。

1990 年,王永惕先生应邀访问美国肯塔基大学医学中心,在某种意义上,这是医学界的一次"高层论坛",一席之地,具有千金价值!站在世界骨外科医学的高度上,王永惕先生以一口流利的英语,向世界同行讲解股方股骨瓣移植、腓骨肌腱脱位手术治疗、异体骨段植入股骨一次延长术……医学没有国界,王永惕先生在骨外科医学领域取得的成果、成就,将作为一笔宝贵财富,为世界共同拥有。

开展于 20 世纪 90 年代，被医学界评价为具有"高影响力"的"腰椎板截骨再植处理椎管内疾病及椎管疾病"当属王永惕先生晚年对骨外科医学的又一重大贡献。脊椎损伤是一种严重的神经系统创伤，早在 1928 年，世界著名神经解剖学家断言：中枢神经损伤后不能再生。神经系统创伤对人类危害极大，腰椎、胸椎扭伤易造成截瘫，颈椎损伤则造成全瘫，而且，随着人口增长和交通业、建筑业的发展，其发生率逐年上升。王永惕先生的一把手术刀，让瘫痪者重新站起来并且行走，是一大奇迹。

新疆一位患者就是在王永惕先生的手术刀下站立并且行走的。

济宁市一位患者不但站立起来，而且在后来的日子里还逐渐成为跳交际舞的高手……

如果把"年代"喻为支撑人生站立的骨骼，那么，王永惕先生从事医学的所有年代，无不弹之有铮铮声响。或者这就是"王永惕特色""王永惕现象"。

▌ 先生是个"怪老头"

非常人做非常事，常常被视为"怪"。

许多人都说王永惕先生是个"怪老头"。

有一年，从前线运回几名伤员，王永惕先生被某军区医院请去施行手术，下车后，一口水都来不及喝，一连做了四台手术，为表示尊敬和感谢，军区司令员、政委及医院首长准备了丰盛的午宴，请先生坐了首席，先生也不谦让，高高在上坐了，不等司令员致谢辞讲完，先生早已双筷并举吃将起来，边吃边说："不客气，我自己动手……"并把合乎胃口的几道菜蔬毫不客气地收拢到面前，酒未过三巡，先生早已吃饱离座，边向病房走，边回头说："各自方便，你们吃你们的……"

不媚俗，不入流，特立独行。王永惕就是王永惕。

哪怕是抢救垂危病人，王永惕也常常表现得出奇之"怪"。

20 世纪 70 年代末，王永惕先生在长山岛县医院小住，一边休假，一边协助医院工作。一天，突然传来砣矶岛发生车祸，请求医院援救的消息。风高浪急，大海茫茫，出于对王永惕先生的关心，医院领导没有安排他随船出海，原本是医院领导一番好意，不成想反惹得王永惕发怒了，当场大声问："县医院业务水平比我强的人，站出来！"话有些生硬，但的确是事实。事后，有人委婉地提醒王永惕适当注意说话的方式、方法，王永惕不以为然，"人命关天，哪有时间闲磕牙，能快一点救人就是好方式，好方法！"

王永惕登船出海了，伤者是砣矶岛上的一位司机，重伤，创伤失血性休克，生命垂危。现场围着许多人，分不清谁是医生、护士，七手八脚折腾着伤者，连吊针都扎不上。王永惕一声不吭地分开众人，对伤者做了简单检查后，回头在寻找什么，忽然拣起窗台上一片锈迹斑斑的刮胡刀片，在伤者下肢踝处做了清洗、消毒，一刀划开皮肤，用注射针头挑起静脉血管，再切一小口，然后剪断输液管的最细部分，直接插入静脉。此时，有人问要不要给伤者注射麻醉药物，王永惕头也不抬，只管用手指压住静脉切口，液体顺畅而下，半个小时后，王永惕摸着伤者的脉搏说："行了！走！"两句话，三个字。"行了"是说伤者血压升上来了，"走"是说立即送伤者去县医院治疗。出门的那一刻，一头汗水的王永惕对哭哭啼啼的伤者媳妇大声说："别哭了！"似乎还没有把话说完，说透彻，回头再说一句："死不了！"

又是两句话，六个字，怪怪的。而偏偏是王永惕的"怪人""怪话"让现场所有的人都笑了，让压在伤者亲人心头的石头落了地。

至于抢救伤者时，为什么不先行实施麻醉？事后，王永惕对当地医生们做了讲解：休克中的伤者已经对疼痛失去感觉，对休克伤者当务之急的抢救是首先补充液体，如果过度强调麻醉，就会白白浪费抢救时间……

王永惕"怪"得可爱、可敬，"怪"得人口服、心服。

"怪老头"王永惕不是没有苦闷、苦恼。社会上有些人不理解王永惕，王永惕不苦闷，不苦恼，王永惕苦恼的是自己对社会上发生的一些现象的不理解。

"万事万物，没有规矩不成方圆，过马路还要'红灯停，绿灯行'哩，否则，还不天下大乱！"王永惕先生说。

遵守规矩就是遵守道德、公德。

先生医术高超，求诊问医的人自然就多，自然就需要排队挨号，顺序而来，而有些人总不甘心和普通患者一样地遵守排队规矩，总想"羊群走出骆驼来"。他们有着不同常人一样的地位、权势，他们觉得具备了地位、权势的人不需要排队。

这一次，"地位"和"权势"过高估计了自己。"怪老头"王永惕不为任何"地位""权势"买单。

"我是医生，站在面前的都是我的病人，都需要排队！"

"老百姓也是人！"先生的话很沉重。

"怪老头"之怪，自然让社会上某些人感到不那么舒服，甚至有些讨人嫌。还是在"文化大革命"时期，省城显赫一时的"造反派"头目的老婆治病，因为先生"不留面子"，派人查先生祖宗三代。幸亏他身世清白，济南还没解放的时候，先生就以"进步学生"身份加入共青团。鸡蛋里挑不出骨头，先生躲过一劫。

"怪老头"有着许多怪故事，说来令人崇仰、敬重。

一位乡下老人，在王永惕先生门前候诊的时候，没有被"地位""权势"排挤到队伍的后面。老人很感动，也很感谢，掏出一包花生要送先生。王永惕发怒了，发火了，抓起花生扔向门外，老人一下呆住了。事后，王永惕很难过，起身走出门外，蹲下身来，一颗一颗拣起花生，双手送还老人。王永惕仍然很难过，下班了，王永惕拍一拍老人肩头说："老哥哥，咱们回家！"请老人走进附近一家饭馆，一顿饭吃得乡下老人泪流满面，王永惕心里也充满着苦涩、酸楚！

王永惕先生的夫人束怀符女士也是一位知名医学教授，夫妇同在齐鲁医院工作，相濡以沫，白头偕老，自然知道许多鲜为人知的故事。

"老头子人怪得出奇。"束怀符女士笑着说。

有一年的冬天，下了一场大雪，晚上，读中学的儿子放学回家，洗脚后上床睡了。第二天一大早，儿子要上学了，发现床前的棉鞋不见了，里里外外找个遍，不见鞋影子，活见鬼！儿子急得直跺脚，没办法，只好穿一双单鞋向学校里跑，束怀符心疼儿子，先去商店为儿子买棉鞋送到学校去。等老头子下班回家，又说起这件蹊跷事，没想到老头子"嘿嘿"笑了。说病房有一个患病的孩子，农村来的，大雪天没有一双棉鞋，多难过啊，上班的时候，见床前有一双棉鞋，就顺手提上，送给病人了……

冬天的一双棉鞋，或许能温暖农村少年的一生。

齐鲁之光熠熠闪耀

晚年的王永惕先生于 1992 年退休后，作一幅《蝉定菩提》油画，画面上，一头老蝉静静地坐卧在一片树叶上，借蝉喻禅。"禅定"是佛说的一大境界，意为以明镜止水般的心，去求取大智慧。

一幅《蝉定菩提》画作，或许是王永惕先生的心灵写照。

2000 年 8 月 17 日，《人民日报》一版要闻：山东省"心连心"义诊团赶赴重庆市忠县，为即将迁居山东的三峡库区移民进行义诊……山东医科大学附属医院教授王永惕接受笔者采访时表示："很高兴有机会为三峡库区移民义诊，这也是为三峡建设尽我的一份力量。"

2000 年 10 月 18 日，王永惕先生在《齐鲁医院院报》发表文章：

  ……在齐鲁医院建院 110 周年，欢庆辉煌之际，我想起了当年在齐鲁大学读书时的一首小歌。那是充满校园几乎人人都唱的校园歌曲 *Cheeloo Will Shine* 它仅有两段歌词，或说是两句，如下（歌词大意）：

    当太阳升起，

    齐鲁之光熠熠闪耀；

当晚霞升起，

齐鲁之光熠熠闪耀。

我离开学校以后，已经50年了，再也没有听到这支歌，现在，在院庆110周年的时候，让我们在欢庆辉煌之际，一起同声歌唱齐鲁辉煌吧！

当歌曲重新唱响的时候，先生的眼睛里含满了泪水。

王永惕先生，心灵永远充满阳光的一位智者！

齐鲁医院骨外科副主任、硕士研究生导师王韶进教授是王永惕先生的"开门弟子"，1982年拜师门下，师恩如山，对先生崇仰有加。

"先生整天笑眯眯的，像一尊弥勒佛。"王韶进教授说。

弟子王韶进讲述了先生的一个故事：

先生退休后，每周定期参加门诊、会诊。一天，从胶东农村转来一位年轻患者，车祸伤残，伤情严重，双腿裹了厚厚的绷带，天气炎热，受伤时间长，当地医疗条件有限，伤者严重感染，血水、脓液源源不断渗出，腥、臭、脏。为伤者打开绷带的活儿，本来应该由护士或弟子们来做，但先生一一拒绝了。先生弯下腰来，一层一层地解开伤者腿上的绷带，清洗，消毒，一边察看伤情，一边和伤者说些话儿，问伤者多大年龄？娶媳妇了么？抬伤者进病房的时候，先生指着自己说："这双腿就交给我老头子了，放心好了，不会耽误你回家娶漂亮媳妇……"

"只要先生在病人身旁一站，就是一片光明和温暖！"王韶进教授由衷感叹说。

"我爱，所以我快乐。"王永惕先生说。

（资料来源：《山东大学齐鲁医院报》）

◎高德恩:破解心脏密码

1991年5月12日,山东大学齐鲁医院重症监护病房,抢救正在紧张地进行。

心电监护仪上心电图曲线突然变成了一条直线,就在那一瞬间,天花板上巨大的吸顶灯"啪"的一声熄灭了。偌大的病房里,抢救车上的那盏灯,孤独地睁着倦怠的眼睛,极力挣脱黑暗的挤压。摇曳的灯光下,一生从事呵护病人心脏神圣职业的高德恩,心脏停止了跳动。64岁的老教授就这样匆匆离开了他倾注了一生心血的医学事业,离开了他心爱的同事和弟子,离开了他牵挂的病人们……

高德恩去世前曾因心脏病、脑出血两次住进重症监护病房。第一次住院,躺在病床上的他,还在认真指导下级医生如何抢救病人。第二次住院,很多天他一直昏迷不醒,最终抢救无效而去世。

■ 痴迷技术,敢为人先

追溯高德恩的从医之路,医院领导谈论最多的是他开拓创新、敢为人先的精神。

20世纪七八十年代,在山东大学齐鲁医院里,有一间面积不大的普通小屋,里面满满地堆着各种仪器设备零件,连落脚的地方都没有。有一位医生经常泡在这里,一待就是很长时间,时而摆弄机器零件,时而凝眉深思。他就是高德恩,在这间属于他的小屋里,他不知度过了多少个不眠之夜,一个又一个科研成果在这里诞生。

那时候,医院的仪器设备都还很落后,很多机器都需要医生亲自动手安装、调试,高德恩是这方面的行家里手,天罗地网似的各种电线,别人一看就头疼,

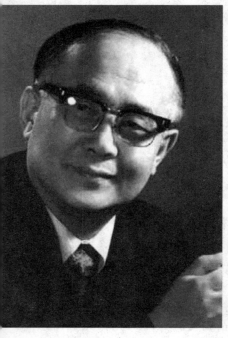

★高德恩

他却像个机械工程师一样连接起来驾轻就熟。20世纪80年代初，黎莉还是个年轻医生，有一天，她在马路边远远地看见高德恩在路中间来回踱步，车都绕着他走。黎莉走过去问："高主任，您干什么呢？"高德恩从地上捡起一颗螺丝钉，说："我在想，这颗螺丝钉可以用在哪台机器上？"黎莉说，20多年过去了，这一幕依然深深地印在她的脑海里。

高德恩对新技术的研究已经到了痴迷的程度，尤其对于心电图、超声心动图等的研究均已达到国内领先水平，对事业的执着回报给他的是众多科研成果：

心脏疾病的诊断需要依靠各种检查手段，如心电图、动态心电图、心音图、心尖冲动图、超声心动图等。现在常见的这些检查手段，在几十年前几乎是一片空白。高德恩在山东省率先建立了心脏综合检查室，开展了选择性冠状动脉造影术、埋藏式起搏器安装术、超声心动图检查、急性心肌梗死的心电监护、高频心电图检查等多项新技术。

他在国内率先研制了卧式蹬车试验计量仪，并与心脏外科协作开展了冠状动脉搭桥术。

他主编的《实用心电图学》一书畅销国内，屡次再版，成为心血管专业的经典著作，全国各地到山东大学齐鲁医院心电图室进修的医生也一直安排得满满当当。

随着科技的进步，单纯的心电图已不能满足疾病诊治的需要，24小时动态心电图随之问世。在齐鲁医院购进24小时动态心电图机（全国第二个）后，高德恩开展了100多例跟踪分析后，在20世纪80年代初举办了"全国第一届24小时动态心电图学习班"，开创了这一领域研究及临床应用的先河。

针对心电图诊断冠心病的准确性不是太高的现实，高德恩提出人为加大心脏负荷，做运动心电图检查。后来，他又进一步把运动超声心动图与之结合起来，诊断早期冠心病，受到了国内同行的肯定。

敢在别人未走过的路上拾级而上，这正是高德恩的伟大之处。高德恩精通英语、俄语、德语，外语的优势帮助他紧跟国际医学前沿，他的刻苦钻研、与时俱进精神有口皆碑。高德恩带出了一个不断创新、不断发展的心内科。

诊断仔细,从不放过可疑之处

高德恩诊断病情仔细,这一点全院职工都知道。他不仅善于熟练运用各种检查手段分析、诊断疾病,而且还敢于挑战权威,大胆提出问题,从不放过蛛丝马迹。

有一次,山东省军区的一个司令员找高德恩看病,高德恩仔细看了病人的心电图,然后建议做运动心电图(蹬车试验)。当病人刚开始蹬车的时候,心电图 T 波就有改变,按照当时的标准就可诊断为冠心病,高德恩叫病人别蹬了,以免出现危险情况。为了保险起见,高德恩拿着心电图到上海找到当时心血管界的权威专家,也诊断为冠心病。而病人认为自己尚未使劲蹬车,回家自己悄悄跑步,跑得心率非常快,也没出事,拿着心电图回医院找高德恩。高德恩一看,心电图完全正常了!他连声夸病人有胆量,并大胆否定权威专家的诊断,提出可能是肥厚性心肌病,这一诊断被后来的超声心动图所证实。因此,高德恩改变了运动试验诊断冠心病的标准,提出有 T 波改变未必是冠心病,只有 ST 段改变才能诊断。

1988 年的一天,一名 40 多岁的男子被抬着到了医院。当时这个病人看了很多家医院,都被怀疑是冠心病、心绞痛。高德恩仔细观察了病人,又做了一些必要的检查,诊断为重度心脏神经官能症,也就是病人有心脏疾病的症状,但是检查显示没有出现器质性改变,是功能失调,属于心理疾病的范畴。做出这样的诊断后,高德恩耐心跟病人交流,帮助病人找出心理上的症结所在,引导病人走出阴影。他的学生葛志明教授说,要推翻别人的诊断是需要很大勇气的,怀疑病人患有某种疾病容易,而排除一个疑似诊断则是要担风险的。但是高德恩就是敢于挑战权威,推翻常规思维模式。

诊断不一样,治疗方法就会大相径庭。诊断疾病不能放过一点可疑之处,这是高德恩对属下的要求。有一次,一名病人肚子、腿都肿胀得非常厉害,大家都认为是缩窄性心包炎,需外科手术治疗,术后可迅速缓解症状。结果,外科医生在手术台上打开病人胸腔才发现,病人患的是扩张性心肌病,只能内科治疗。高德恩把所有人集中起来,进行了严厉批评。他说,要把病人的资料都分析透了,才能下诊断,有任何可疑之处都要提出来,这才是对病人负责任的态度!

"拿脑袋换病人生命"

谈起高德恩技术的高超,黎莉讲了这样一个故事。当年她做住院医师在呼

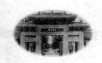

吸内科转科的时候，有一位病人心搏骤停，她就打电话叫高德恩过去帮忙。高德恩当时年纪大了，身体又胖，为了争取时间，他从前院的心内科病房跑到后院的呼吸内科病房已是气喘吁吁。在他手中，病人终于从死神手中被夺了回来。黎莉说，那是她第一次见到死人复活，顿时对高德恩敬佩不已，以后每次抢救病人，只要有高德恩在场，她就一点都不害怕，敢于大胆施救。

心脏是维持人体生存的动力泵，心脏疾病常常危及患者生命，所以对心脏病人的急救就显得举足轻重了。同一个病人，由不同的医生抢救，就可能出现截然不同的结果。高德恩对于心脏骤停病人的抢救，在山东乃至全国都是出了名的，如果病人心跳停止在一定时间以内，只要高德恩在场，他就能让病人起死回生。直到年事已高，抢救病人的时候，高德恩还亲自为病人做心脏按压，因为他怕别人做花架子，做不到有效按压而降低抢救成功率。他要求：心跳停止 6 分钟以内，在有心内科医师在场的情况下，病人的生命应该能够挽救过来。

有一年，医院一位同事做完手术后，病情越来越差，尿也极少，请高德恩会诊。病人插着尿管，瓶子在床下，高德恩体胖，只能跪在地上观察小便情况。他起来对外科主任说："15 分钟一滴尿未见，快成尿毒症了，液体补得不足，滴得太慢。"外科主任说："有专家诊断，病人是冠心病，输液速度不能快。"高德恩只好提出会诊，等大家都谈完后，他着急地用力拍着桌子说："如果这位患者有冠心病，我高德恩割下头来！"外科主任笑着轻轻地拍着桌子说："好的，有高老爷（多年老同事，玩笑称谓）这颗脑袋，我立马吩咐按我们外科手术后常规结合病情补液。"事后，这个拿脑袋换病人生命的故事传为美谈。

山东大学医学院有位老师，患有风湿性心脏病，时常住院。有一次心搏骤停，主管医师边抢救边让人请高德恩。高德恩一进病房，看见心电图画直线，且呼吸也不好，马上跪在病人床上做心脏按压。那时，他已经 60 多岁了，患有糖尿病，又到中午了，所以累得满头大汗，内科张书记让别人替他他下来，可他好像没听见。这时患者的丈夫觉得抢救无望，赶紧打电话找孩子来，等打完电话回到病房时，患者已经能说话了，丈夫激动得热泪盈眶。

病人的病情总在不断变化，根据病情变化及时调整治疗方案尤为重要，对于病情较重、变化较快的心内科病人，医生更要注重观察病情变化。每当抢救重症病人结束后，高德恩总是坐在病人身边仔细观察，直至病情稳定，他才放心地回家，一到家，便累"瘫"在沙发上。1973 年，一位 74 岁的病人胃癌手术后因输液反应出现寒战、高烧、休克、心律失常并发急性心肌梗死。因病人年龄大、病情复杂，抢救起来困难很多。在高德恩的指导下，医院成立了抢救小组，他不离病房地盯在那里，在三天三夜的连续抢救中，他多次亲自测病人的静脉压，计算液体出入量，测尿比重，以确定每天每时的液体总入量，随时调整输液速度。

他说,救治这种病人需要的就是观察仔细、判断准确、处治及时。

高德恩的儿子高瑞南说,爸爸最开心的时候,就是在饭桌上讲如何成功抢救病人;如果哪一天有病人没能抢救过来,爸爸回到家就喃喃低语:"要是早到两分钟,病人还能再活十年二十年。"在儿子心目中,高德恩抢救病人时无异于生命之神,那种直觉和敏锐是常人无法超越的。

"没有高德恩,心脏外科就发展不起来"

现代医学分科越来越细,治疗一个病人往往需要好几个科室的通力合作。心内科、心外科分别以内科方法、外科方法治疗心脏疾病,这两个科室之间的合作更是体现在日常的诊疗过程中。

高德恩和心外科的宋惠民教授合作了几十年,宋惠民教授说,没有高德恩,心脏外科就发展不起来。他们的首次合作,是做心导管检查,宋教授具体操作,把心脏各部分的血抽出来,高德恩对样本的血氧含量进行分析,分析病人的病情,做出诊断,指导治疗。那时候,设备条件有限,医院的第一例心脏手术就是在移动 X 线机引导下,心内科、心外科合作完成的。冠状动脉造影检查、冠状动脉搭桥手术、起搏器安装手术等,都是宋教授负责操作,高德恩负责用药、分析。在长期的合作中,这对搭档形成了互相信任的深厚感情。有几次,在没有 X 线机的情况下,宋教授不敢给病人安起搏器,高德恩就鼓励说,除了在 X 线机下看位置以外,他可以从心电监护仪上的情况了解到起搏器到了什么位置。在没有 X 线机的情况下安装起搏器,这在国内是绝无仅有的,没有高德恩高超的心电图水平,是不可能做到的。1991 年,高德恩临终前因脑出血昏迷住院,心跳慢需要安起搏器,但因不能搬动而无法到放射室去在 X 线下做手术,宋教授为这位老搭档做了最后一次没有 X 线情况下的起搏器安装手术。

宋教授说,以前每一个心外科的病人都要经过心内科的小讨论,有充分证据再下结论,然后才做手术,心内科、心外科的这种合作坚持了 10 年。有一次,一名呼吸困难、血压不稳定的病人,病情很重,入院时被诊断为先天性肺动脉狭窄。高德恩分析病情后认为,可能是肺动脉狭窄,但症状不太典型,很可能还有别的因素,除了做好肺动脉狭窄的手术准备外,还要考虑到其他情况。结果上了手术台,外科医生打开胸腔一看,确实没有肺动脉狭窄,而是一条带状的肌纤维勒住了心脏,出现了跟肺动脉狭窄相似的症状,把带状物切断就解决问题了。高德恩认真负责的态度和毫不含糊的科学精神,心外科的医生也从中受益匪浅,不仅开阔了思路,而且还养成了手术前充分考虑各种可能情况的习惯,以便术中从容应对。

▎学生说，老师的作风是留给他们的最大财富

　　高德恩曾经负责承办山东省心电图、心脏电起搏培训班，受卫生部委托主办全国心血管疾病培训班，为山东乃至全国培养了大批心内科专业人才，享有盛名。许多临床医师、进修医师到高德恩家里登门求教，甚至有时候高德恩在路上找个树枝就地画出心电图，现场授课，事后也不知道求教的人是谁。从1978年开始，他培养了22名硕士研究生，有多名学生取得了瞩目的成就。

　　高德恩非常善于发现人才，培养人才，提携人才。他总是激发人的思维，让学生主动学习。现为中国工程院院士的张运教授是高德恩的大弟子，那时，他的聪明、勤快、能吃苦、肯钻研、善创新，让高德恩欣喜不已。为了科室的发展，高德恩竭力留住张运，并在全国各地的学术会议上给他崭露头角的机会。很快，张运便凭着自身过硬的水平赢得了同行的认可和折服。张运说，老师执着、忠诚、敬业、勤思、刻苦、认真的思想作风和工作作风，是遗留给他们后代取之不尽、用之不竭的最大财富。

　　儿子高瑞南说："父亲是一个把家人全忘了，把学生全挂着的人。学生出国后需要从国内查找资料，父亲连续几个晚上一头钻进图书馆；为了把毕业的学生留在他创建的心内科，平时说话细声细语的父亲和院领导吵架；为了给学生要住房而跑前跑后；把自己分的大米送给南方来的学生；过年的时候，家里总是做很多菜，请学生们一起吃饭……学生们都亲切地称呼他'老爷子'。如今，高德恩已经离去多年，学生们每年还会抽出时间去看看师母。"

　　高德恩几乎没有什么爱好，唯一的嗜好便是读书。只要在家，总离不开他的写字台。家里除了他的书房，卧室、客厅、走廊里到处都堆着书。他从来不去商店、超市，但必抽空去书店。他跟外文书店有约，一有新书就给他通知。直到生病躺在病床上，他还说："可千万别让我瞎了，那样就没法读书了。"这种嗜书如命的精神深深地影响着儿子，高瑞南也特别爱读书，爱读文科书。刚开始高德恩希望儿子学医，不让儿子看文科书，但后来看到儿子的确痴迷文史哲方面的知识，就支持儿子买书。高瑞南动情地说，父亲的精神是他最好的人生坐标！

　　这么多年过去了，高德恩的音容笑貌和大医风范依然在人们的心目中清晰可见，我们有理由向这位德艺双馨的大师致敬！

（王丽云）

◎袁孟彪："贴心医生"的医学之道

袁孟彪，1932 年生于上海，山东大学齐鲁医院内科教授，主任医师，博士研究生导师，全国著名消化病学专家，山东省消化病学学术带头人，1992 年起享受国务院特殊津贴。

袁孟彪历任中华消化内镜学会委员、山东省消化内镜学会主任委员、中华超声医学会常务委员、山东省超声医学会主任委员、国际肝病研究协作交流中心学术委员、中国微量元素科学研究会名誉理事长、省会副理事长，是 13 份全国性医学期刊的编委，兼任山东省委统战部党外知识分子联络员，连任济南市第十一届及十二届人民代表大会代表，多次荣获"先进工作者""山东省优秀教师"等光荣称号。

■ 写下许多个"第一"

初识袁孟彪，是在山东大学齐鲁医院消化内科的病房里，当时他正忙于查房。

袁孟彪中等身材，面色红润，彼时老人虽年逾古稀，但精神矍铄，思路敏捷，说话声音洪亮，举手投足眉宇间始终带着微笑。在两个多小时的采访中，笔者的思维漫步于袁孟彪过往的人生岁月，敬佩之情油然而生。

他是山东省消化内科的学术带头人，山东大学齐鲁医院消化内科的奠基人之一，是山东省第一个消化专业的博士生导师（1993 年 9 月）。1994 年，消化专业博导教学点成立并招生，他带出了省内第一个消化专业博士后研究生。

1972 年，袁孟彪率先在山东省引进并开展了纤维内镜诊断新技术，1980 年在山东省又率先开展了腹部二维超声诊断。他已成为全国超声学界的权威，是第一个在国际超声学界做演讲报告的中国人。

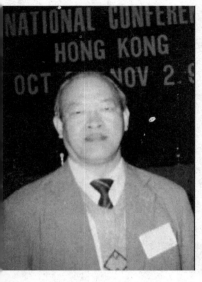

★袁孟彪

他坚持学习外文,能熟练掌握英、日、俄三门外语,译注了三部外文专著。

经过严格评选,他从百余名教授中脱颖而出,被评为山东大学齐鲁医院十大著名专家之一……

医学是门拥有高科技含量的科学,拥有精湛的医术是每位从医者一生的梦想。袁孟彪用他毕生的追求完成了自己从一名普通医生向一位名副其实的专家的转变。

▍被乡亲们称为"贴心医生"

袁孟彪 1932 年 7 月出生于上海一个多子女的家庭,时逢抗战时期,几位兄长迁移西北工作,联系中断。父母没有工作,年岁又高,在那个战火不断的混乱年代里,和全国千百万个家庭一样,袁孟彪一家过着贫困的生活,饿肚子是常有的事。生活的艰难培养了他热爱家庭、孝敬父母、发奋图强、立志拼搏的人品个性,他一头埋到书本里,渴望通过读书实现自己的理想,改变生存处境。

1951 年,袁孟彪在江泽民同志曾任教的上海青年会中学毕业后,考入山东大学医学院。求学期间刻苦学习,成绩优秀,1955 年他被评为我国第一批三好学生。1956 年大学毕业分配到山东省立二院(原齐鲁大学医学院附属医院,现山东大学齐鲁医院)工作。初入医疗一线,袁孟彪时时处处严格要求自己,善待病人,拼搏奋进,孜孜以求,常遵嘱独立查房,抢救危重病人,深得上级医师和院领导的信赖、器重。

按照当时的规定,凡是分配到大医院的毕业生,在工作一段时间后多被下放到农村工作。数年中,和他一同分到医院的相同年资的同事大都下放了,他却被留了下来。年轻的袁孟彪把更多的精力用在了临床一线工作上。那个时候,省城大医院总要选派医生组织医疗队远赴县城、农村进行巡回医疗及会诊、教学,每逢这时,袁孟彪总是第一个报名参加,支农时间前后累计达五年之久,堪称支农时日最长者。五年间,他的足迹遍布了全省农村的基层医院,多次深入乡村走街入户为病人治病,被乡亲们称为"贴心医生"。由于他在基层工作踏实认真,后来选派医疗队时基层群众主动提名要他过去。在那段时间他几乎天天泡在乡村里,就连两个孩子出生他都没在夫人身边照料生活。夫人两次生育时皆由家人来济接回上海分娩,对此家人曾不时地戏称他为"现成爸爸"。后来,他对已长大成人的孩子们说:"面对那些因疾病缠身的农民兄弟渴求的目光,我实在不忍心离开他们!"

20世纪六七十年代,在支农同时袁孟彪全身心投入于本院内科的工作。因工作表现出色,不久他被任命为总住院医师,历时两年,白天、晚上坚持值班,第二天还要查房。当时医院只有一个大内科,不论什么病都要找到他,他忙得一天到晚连轴转,就连吃饭也是匆匆忙忙塞几口完事。艰苦而忙碌的日子给他提供了很好的学习机会,袁孟彪回忆说:"医学是门经验科学,我很珍惜那段时间的磨炼。"

袁孟彪是个要强的人,时时处处不甘人后。上大学期间他除了学习俄语外,工作期间还自学了英语和日语,这对他后来的工作带来极大帮助。20世纪80年代中期,山东医科大学(现山东大学西校区)与日本和歌山医科大学缔结友好学校后,袁孟彪个人即在1987~1988年被医科大学选派为首位访日交流学者,在日受聘客座教授。除日常参与医疗交流活动外,他还多次在日本全国及当地市学术会议上做特别演讲,深得日本同行的好评。初到日本时日本同行对这位来自中国的学者并不"感冒",在研究学术问题时也很少询问他的意见。后来在一次学术报告会上,袁孟彪用流利的日语做了有关肝癌的特别演讲,确实遇到用日语不大好表达的问题时,他就改用英语演讲。一个多小时的报告,他用实力征服了与会者,演讲结束后,日本同行向他投来敬佩的目光。在后来的交往中,当地学者言谈举止对他客气有加,非常佩服。会诊过程中,日本同行多主动征求他个人的诊治意见,认真地记录、采纳。多年过去了,袁孟彪再去日本时,和歌山市的朋友听说他的到来,都会邀他去当地聚会,并亲自到车站迎接他。

针砭时弊,大胆"上书"

作为医生,袁孟彪的最大特点就是认真,这一点,全院职工都知道。

无论什么样的病人,只要找到袁孟彪看病他都仔细问诊,根据病情选择该做的检查。他给自己定了一个不成文的规矩,每次坐诊,不论有多少病人等候,每小时看的病人不能超过5人。他清楚地知道,匆匆忙忙地下诊断,这是对病人极大的不负责任。所以,大家经常看到,早已过了下班时间,袁孟彪还在坚持工作。他接诊每一个病人,病历书写得不仅工整而且非常详细。他说,一个门诊病人的病历,就是透视你医院和医生水平的窗口,病历写得马马虎虎,字迹潦草,诊断搞不清,这样的医院谁还敢进?

有些医生经不起市场大潮的冲击,一切朝钱看,具体到治疗上便是随意地给病人多做检查。袁孟彪看到这些非常生气,他找到院长直言不讳地"上书":好多仅做B超就能诊断的病情,有的医生非要做CT,这种不按病情逐级检查的行为对不起病人！院长采纳了他的建议，在全院开始行风大整顿。有人私下说他"事多"，但也无不从内心佩服袁孟彪的做人。

　　每周五是消化内科大查房的时间，每逢此时，袁孟彪总要认真询问病人病情，掌握第一手资料。会诊的时候，他总是不厌其烦地认真分析病情，提出科学诊治方案，并结合病例讨论、讲解、阐述相关新知识的进展情况，为年轻医师和实习、进修医师做教学讲授。他常说："这是活学活用的好机会。"

　　在门诊，袁孟彪经常会看到一些在其他医院做的B超结果报告单，很多报告都是"肝内占位病变""肝内有包块"之类的语言。看到这些他非常生气："这太模棱两可了，肿瘤良性？恶性？血管瘤？肿瘤？有什么就是什么，单报一个'占位病变'太马马虎虎，不负责任了！"西医的诊断查体讲究望触叩听，特别是触诊，在消化疾病领域，尤其是肝胆疾患方面最为常用。然而，这一类疾病像肝炎等都有很大的传染性，虽然传播途径有限，但仍有很多医生不愿意给病人查体或查体时马马虎虎，一带而过。袁孟彪举了个例子，那是一个右肋胀痛的男孩，接诊医生一番粗略检查后下了诊断："肝部肿大，进一步完善肝功检查"，并按肝炎进行了处理，开了一些药物。这事正巧让袁孟彪遇上了，他发现孩子的症状并不太符合肝炎症状，进一步检查发现，患者是典型的心包炎表现。诊断出来了：心包炎并发肝脏充血性肿大。

　　这件事袁孟彪记得非常清楚，他说：病人找你看病，就是把生命交给你了。他常用"生命在你手中"这句话来律己育人，认认真真地诊断、治疗每一个病人。

▎"心太软"的医生

　　山东大学齐鲁医院的B超室，袁孟彪始终是最忙碌的一个，每次下班往往都要拖后一个多小时，时间长了，一些同事不太乐意了，打发病人说：下班了，明天再来吧。遇到这种情况，他会暗暗地告诉病人在室外稍候，然后加班给病人做检查。他认为，很多病人大老远从农村来了，他们并不富裕，你让他明天再来，他要吃饭、住宿，不容易呀！一名医生，首先要有的就是同情心。

　　袁孟彪自称是个心软的人，有时遇到年轻病人不治亡故，家属痛哭，他也暗暗流泪。有时看到那些经济困难的病人，他实在不忍心，总是想方设法减轻病人负担。有一次，袁孟彪给一位病人下完诊断让他去做检查时，发现该病人立于一旁久久不去，详细询问方知，病人因家境贫困，没钱做检查了。袁孟彪听后为之一动，待众病人散去，教授四顾无人偷偷地拉着这位病人匆匆进了B超室，免费亲自给他做检查。面对病人的疾苦，工作之余他常低声自吟："我总是心太软，心太软。"

袁孟彪热心对病人，时时处处为病人着想。有一次，有位外地病人背着一袋子大米前来找袁孟彪就诊，他耐心地对这位病人说："你的生活更不容易，你不拿任何东西我也会认真给你治疗的。"看完病后他将这袋子大米如数还给病人，并问他是否有返程的车票钱？这位病人感动地说："真没见过这么好的医生！"

对病人热心，对同事、对学生也是如此。2000 年大年三十的中午，袁孟彪骑车去上班的路上看到一位学生用自行车推着行李非常费劲，他不由分说走上前去帮忙，不慎摔伤，在家躺了两个多月，病愈后又马上上班了。袁孟彪带研究生 10 余人，每隔一个月就要聚而考之，严厉有加。但走下考场的袁孟彪立马又变成了一个和善的老人，一如慈祥的长辈一般。学生们汇报完毕他就将大家邀在一起犒劳他们。这时，学生们总会听到袁孟彪那上海味十足的普通话："业务水平就考到这里，下边该考"消化水平"了。"刚才紧张的学生们一下子放松了，房间里溢满了笑声。

五十年如一日

袁孟彪治学严谨，对学生要求严格。多年来他养成了每天坚持看书的习惯，他自己这样做，要求他的学生也这样做。他告诉学生们，每个月至少要认真地"消化"一本书，每个月都要把消化系统的杂志浏览一遍。2002 年，袁孟彪心脏病发作，做了支架手术，病床上的他依然坚持看书，病愈后又投入工作中。

袁孟彪是个严谨的人，他对学生的要求也是如此。曾有两位实习的女同学面对一位"大三阳"的肝病患者，就是不愿动手查体，袁孟彪严肃地批评了她们："作为一名学生离开学校到医院实习，是把书本知识化为实践经验的好机会，精湛的医术，认真、严谨的作风就是在一点一滴的积累中培养出来的。"学生们被他的话语打动了，从那以后，几位实习生完全放开了手脚，争抢着给肝病患者做检查。

50 年来，袁孟彪一直工作在临床、教学第一线，对事业的执着追求摘得丰硕科研成果。他的"血清 IV 型胶原及 III 型前胶原对肝纤维化诊断价值的研究""胃切除术后胆囊功能研究"及"脾内移植 GM-CSF 基因修饰胎肝细胞在肿瘤中的应用"等 7 项研究均获部省级科技成果奖。他主编及参编了 19 部专著，曾在国内外发表学术论文 100 多篇。他在消化专业开展了许多前瞻性的研究，其中，发表在《国外医学·肿瘤分册》上的论文《消化系统恶性肿瘤微转移的研究进展》，对于肿瘤的早期诊断和发现有针对性地提出了许多前沿性的观点。他多次出席国内外学术会议，并做大会专题演讲。

袁孟彪热心于教书育人,除长期担任山东大学的教学工作外,还负责进修医师、年轻医师和研究生的教学和培养工作。通过他的言传身教,青年医师的基础知识和基本技能得到了很大的提高。他共培养硕士研究生 13 名,博士研究生 18 名及博士后 1 名。其中多名研究生的毕业论文被评为山东省优秀毕业论文,他们中的一些人已成为消化内科的业务骨干和学术带头人,有的已赴美英法等国深造及工作。

　　老骥伏枥,志在千里。袁孟彪一生淡泊名利,对事业孜孜以求。医德高尚、医风严谨、医术高明的老教授自勉自律,活到老,学到老,服务到老,为国家和社会奉献一切,是他一生的座右铭。

(刘　冰)

◎ 主要参考书目

[1]郭大松、陈鹏、蔡志书:《文惠天下》,北京:中国文史出版社 2014 年版。

[2]展涛、赵明顺、张体勤:《山东大学百年史》,济南:山东大学出版社 2001 年版。

[3]韩明涛、王历生、杨云雷:《山东大学百年纪人》,北京:知识产权出版社 2004 年版。

[4]刘培平、李彦英:《山东大学史话》,北京:社会科学文献出版社 2016 年版。

[5]刘培平:《山大第一》,济南:山东大学出版社 2011 年版。

[6]齐鲁大学校友会:《齐鲁大学八十八年》,北京:现代教育出版社 2010 年版。

[7]陈晓阳:《百年齐鲁医学史话》,济南:泰山出版社 2010 年版。

[8]杨懋春、李培华:《齐鲁大学校史》,台北:山东文献社 1986 年版。

[9]郭查理:《齐鲁大学》,珠海:珠海出版社 1999 年版。

[10]郭大松、杜学霞:《登州文会馆》,济南:山东人民出版社 2012 年版。

[11]周申:《山东医科大学史志》,桂林:广西师范大学出版社 1991 年版。

[12]岱峻:《风过华西坝》,南京:江苏文艺出版社 2013 年版。

[13]李金邦、田道正、张子文:《山东大学齐鲁医院志》(内部资料),山东新华印刷厂 2000 年印制。

[14]韩同文:《广文校谱》(内部资料),青岛师专印刷厂 1993 年印制。

后　记

　　时值齐鲁医学百年,有关齐鲁医学的专著其实已有很多,涉及各个角度,让百年历史在众声喧哗中得以理性存在,传播深远,昭显于世。自豪的同时,让后人亦有所归属。因为,齐鲁医学,心手相连,血脉相通。

　　此书没有更加与众不同,只是侧重往事,力求不平庸、不枯燥、不乏味,所有均在史实基础上,搜集、提炼、整理、保存。

　　雪莱说:历史,是刻在时间记忆上的一首回旋诗。

　　一个个生动的故事,一个个鲜活的人物在一段段交错的岁月长河里,都烙刻下深深的印记。在那里,可以看到前人的智慧、前人的思考、前人的品格、前人的精髓。他们或为医学奋不顾身,或为事业满腔热血,不止于流言,不囿于时困,不畏惧事艰,终成就当世之医学丰碑。而所谓大师之大,当如是。

　　往事虽不可追,今人却可鉴之。而历史的意义,莫不如此,让今人读懂真正阳光之处,并汲取力量,砥砺前行。

　　作为一种践行的历史与文化,齐鲁医学的发展可谓纷繁芜杂。登州、青州、潍县、济南、成都、福州……一路追随,一路仰视。难在找不到一个词来概括齐鲁医学。因为这一百多年,它承载了太多。

　　历史悠久,不足以讲述其文化的厚重与绵长;

　　颠沛流离,不足以概括其成长中的艰辛与坚持;

　　兼容并蓄,不足以描绘其细微又深刻的内涵;

　　人才济济,不足以言明其培养与传承的无私;

　　硕果累累,更不足以铭记其伟大与辉煌。

466

　　寥寥 50 余万字皆不过齐鲁医学之人、之事、之精神的零光片羽,盖不足以穷尽其所有,尚有大量人事之浩然正气可垂青史。今有不足之处,尚望一笑置之。好在,齐鲁医学,薪火相传,来日方长,更多的历史与未来尚有来日,待我们再继续细细品读追寻。

　　最后,要特别感谢为这本书付出努力的所有单位和人:山东省图书馆、档案馆、博物馆,山东大学党委宣传部、档案馆、图书馆、校友工作办公室,登州文会馆等单位和山东大学的校友,校友的亲属、朋友以及众多致力于齐鲁医学历史研究的人们,因为他们之前的大量珍贵的研究成果及后期不遗余力的协助,此书才能得以从无到有,在短短 3 个月内得以面世。在编写过程中引用的部分文章,无法与其作者联系、致谢,在此表示真诚的歉意,并希望各位作者能及时与我们联系。

编　者

2017 年 10 月